护理理论实践与病例分析

主编 陈艳玮 等

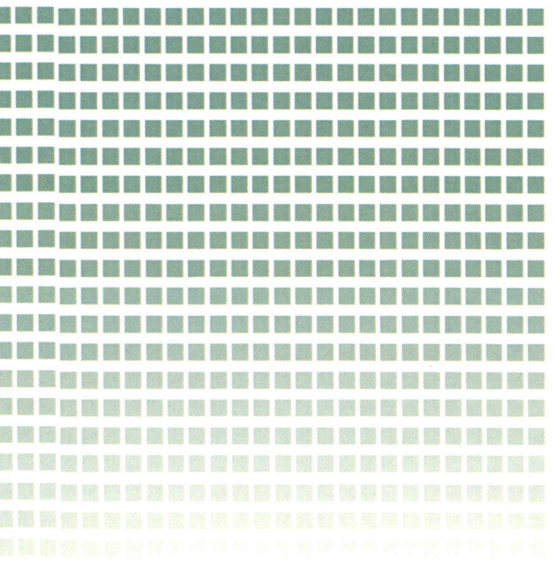

河南大学出版社
HENAN UNIVERSITY PRESS

·郑州·

图书在版编目（CIP）数据

护理理论实践与病例分析 / 陈艳玮等主编 . -- 郑州：河南大学出版社，2022.7
 ISBN 978-7-5649-5317-1

Ⅰ．①护… Ⅱ．①陈… Ⅲ．①护理学 Ⅳ．① R47

中国版本图书馆 CIP 数据核字 (2022) 第 214612 号

责任编辑：林方丽
责任校对：张雪彩
封面设计：河南树青文化

出版发行：	河南大学出版社
地址：	郑州市郑东新区商务外环中华大厦 2401 号
邮编：	450046
电话：	0371-86059750（高等教育与职业教育出版分社）
	0371-86059701（营销部）
网址：	hupress.henu.edu.cn
印 刷：	广东虎彩云印刷有限公司
版 次：	2022 年 7 月第 1 版
印 次：	2022 年 7 月第 1 次印刷
开 本：	787 mm × 1092 mm　1/16
印 张：	28.5
字 数：	589 千字
定 价：	128.00 元

（本书如有质量问题，请与河南大学出版社营销部联系调换）

编委会

主　编
- 陈艳玮　郑州大学附属郑州中心医院
- 黄　平　深圳大学总医院
- 马　莉　郑州大学第二附属医院
- 蒲金霞　新疆医科大学第一附属医院
- 林　芸　湖北省第三人民医院（湖北省中山医院）

副主编
- 许　琢　西南医科大学附属中医医院
- 钟海燕　深圳市人民医院（暨南大学第二临床医学院，南方科技大学第一附属医院）
- 欧阳诗洁　孝感市中心医院（武汉科技大学附属孝感医院）
- 曹金娟　山西医科大学第一医院
- 武　淼　河南中医药大学第一附属医院
- 李文晶　湖北医药学院附属襄阳市第一人民医院

编　委
- 侯慧香　郑州大学第一附属医院
- 刘　炎　郑州市第二人民医院

主编简介

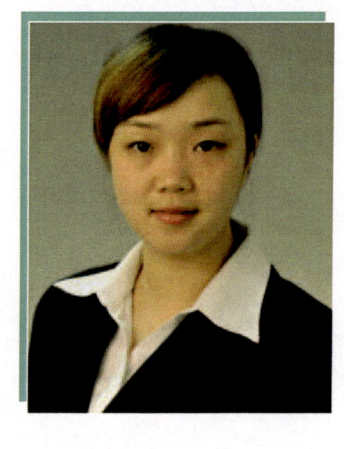

陈艳玮，出生于 1987 年 7 月，籍贯：河南省郑州市。毕业于郑州大学，护理学专业，现就职于郑州大学附属郑州中心医院。主管护师，并担任科室护理总带教，示教室技能带教老师，高校教师，注册国际心理咨询师，河南省康复专科护士，健康管理师，"护理到家"签约护士，任河南省物理医学学会吞咽障碍委员会第一届委员会委员。

从事护理相关工作 14 年，康复专科护理工作 9 年余，曾参加中山大学附属第三医院康复科主办的实用吞咽障碍康复技术推广学习培训班，进修于河南中医药大学第一附属医院。

曾获得"护理明星"、"优秀护理总带教"、河南省康复专科护士培训"优秀学员"、"最佳沟通 最佳体验"沟通范例小组决赛三等奖、河南省康复护理专科护士培训基地首期培训班被评为"优秀教师"、河南省康复医学会第二届康复护理技能竞赛之教师临床教学视频比赛"一等奖"。

参与科研项目"康复护理系统化集中管理对缺血性脑卒中患者康复效果的相关性研究"，参编论著 1 部，担任主编，获实用新型专利 3 项。

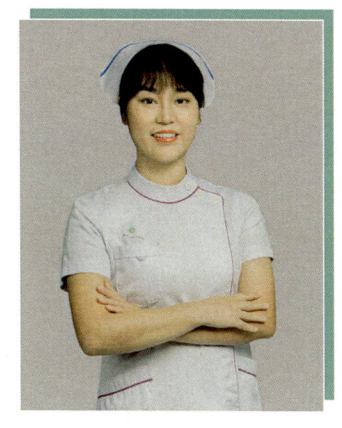

黄平，出生于 1987 年 7 月，籍贯：湖北省荆州市，主管护师。现就职于深圳大学总医院消化内科，擅长护理管理、护理教学及消化系统疾病临床护理工作，特别是消化道急危重症及消化内镜特殊治疗和三、四级手术护理。担任广东省护理学会第八届理事会消化内科护理专业委员会委员，广东省女医师协会围手术期营养与管理专业委员，深圳市护理学会外科护理专业委员会委员，深圳市护理学会消化内科护理专业委员会委员，曾担任高校护理学院基础护理学兼职教师。参与广东省护理学会科研课题项目 1 项，深圳大学校级课改项目 1 项，发表论文 4 篇。

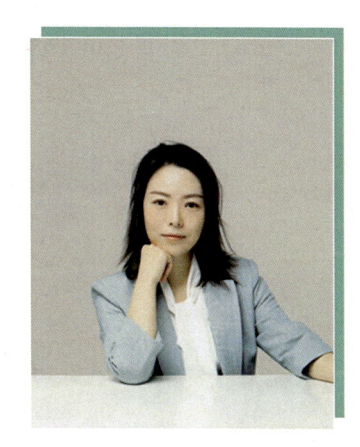

马莉，出生于 1980 年 7 月，籍贯：河南省郏县，先后毕业于郑州大学护理与健康学院、郑州大学，本科学历，学士学位。

1999 年至今工作于郑州大学第二附属医院，现任疼痛科护士长，职称副主任护师。先后担任河南省护理学会外科护理分会第四届疼痛护理学组组长，河南省护理学会肿瘤护理分会第三届癌痛护理学组委员兼秘书，郑州大学第二附属医院疼痛管理学组组长，河南省中西医结合学会疼痛分会护理学组委员，河南省生命关怀协会疼痛康复委员会委员，郑州市医院协会第三届护理管理委员会委员。

从事临床护理工作 20 余年，其中临床护理管理工作 10 余年，熟悉疼痛科常见病多发病的常规护理和专科护理工作，擅长各类慢性疼痛的护理及管理，多次参与省内外疼痛护理相关学术交流。

主持并参与临床科研课题 3 项，发表护理学术论文近 10 篇，参编著作 2 部，获实用新型专利 2 项。

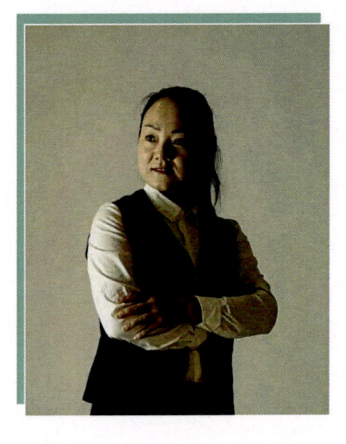

蒲金霞，汉族，出生于1982年7月，籍贯：新疆昌吉，先后毕业于新疆昌吉州卫生学校、新疆医科大学成人教育学院，获得新疆医科大学学士学位。于2002年参与护理工作，于2006年参与颌面外科护理工作，现工作于新疆医科大学第一附属医院，从事护理工作20余年，由护士逐步成长至主管护师，熟练掌握颌面外科疾病相关护理操作。工作期间先后发表文章5篇，申请专利1项，用专业护理对待每位病患，为护理事业尽心尽力。

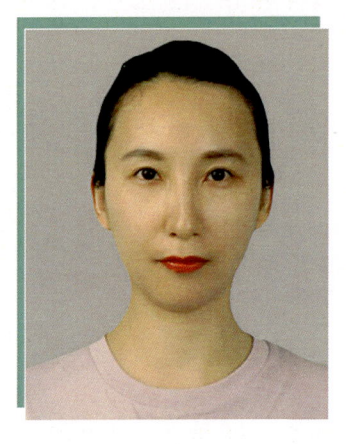

林芸，出生于1981年8月，籍贯：湖北省武汉市。先后毕业于武汉市卫生学校、武汉大学医学院。2003年4月至今就职于湖北省第三人民医院（湖北省中山医院），先后在心血管内科、急诊科、重症医学科从事临床护理工作。现任重症医学科副护士长一职。2016年被评为"武汉市优秀护士"。2016年取得重症护理专科的高级专科护士资质。2018年被聘为湖北省肝胆疾病学会第一届护理专业委员会委员。工作期间编撰护理著作1本，参编护理著作1本，发表普通期刊论文3篇，持有实用新型专利4项。

前　言

　　护理工作是医疗卫生事业的重要组成部分，协同临床医学共同发展，为患者提供高质量的护理服务，帮助患者快速实现身体健康的恢复。随着人们健康观念的改变，对临床服务意识的增强，临床护理模式也发生了变革；护理人员的培养也不仅限于生活护理及各项诊疗技术的操作，而是向整体化、综合化、多元化方向发展，从心理、社会、文化等多方面进行整体护理和健康教育。为适应社会发展对护理学的需求，培养全能型人才，提高护理学医疗卫生水平，我们特组织了一批专业性护理人才共同编写了此书。

　　全书内容涉及范围较广，主要包含了呼吸内科疾病的护理、消化内科疾病的护理、泌尿外科疾病的护理、颌面外科疾病的护理、产科疾病的护理、急危重症疾病的护理、疼痛护理、康复护理及护理管理的内容。全书内容条理清晰，同时，以结合临床护理精选病例的方式对护理内容进行了重点讲解及分析。本书具有科学性和完整性的特点，是一本可供临床护理学者及护理医务人员参考借鉴的书籍。

　　本书由多位具备丰富临床经验的护理工作人员编写而成，在编写过程中参考了诸多书籍文献，力求尽善尽美。但由于护理学发展较快，各级护理存在一定的差异性，难免存在疏漏及不足之处，恳请广大读者体谅并予以指正。

编　者

目 录

第一章　呼吸内科疾病的护理 /001

第一节　咯血 001
第二节　慢性阻塞性肺疾病 006
病例 1　肺间质纤维化患者的护理 014
病例 2　咯血患者的护理 017

第二章　消化内科疾病的护理 /019

第一节　克罗恩病 019
第二节　上消化道大出血 024
第三节　慢性胃炎 032
第四节　溃疡性结肠炎 036
第五节　胆道感染 041
第六节　胆囊结石 046
第七节　肝硬化 051
第八节　肝性脑病 058
第九节　肝癌术后皮下留置化疗泵 064
第十节　食管胃底静脉曲张内镜下止血术 068
病例 1　胃息肉切除术患者的护理 071
病例 2　肠系膜动脉置管术后患者的护理 073
病例 3　克罗恩病患者的护理 078
病例 4　上消化道出血患者的护理 080

病例 5　肝硬化失代偿期患者的护理 ……………………………………………… 084
病例 6　肝细胞癌 TACE 术患者的护理 …………………………………………… 089
病例 7　急性胆囊炎 ERCP 手术治疗患者的护理 ………………………………… 092
病例 8　胆囊结石 NOTES 术患者的护理 ………………………………………… 095
病例 9　腹主动脉夹层患者的护理 ………………………………………………… 100
病例 10　贲门早癌 ESD 手术患者的护理 ………………………………………… 103

第三章　泌尿外科疾病的护理 /106

第一节　前列腺增生症 ……………………………………………………………… 106
第二节　肾损伤 ……………………………………………………………………… 110
第三节　输尿管损伤 ………………………………………………………………… 116
第四节　膀胱损伤 …………………………………………………………………… 122
第五节　尿道损伤 …………………………………………………………………… 128
第六节　肾、输尿管结石 …………………………………………………………… 132
病例 1　良性前列腺增生患者的护理 ……………………………………………… 138
病例 2　前列腺增生患者的护理 …………………………………………………… 140
病例 3　尿道断裂患者的护理 ……………………………………………………… 143
病例 4　睾丸鞘膜积液患者的护理 ………………………………………………… 146
病例 5　急性附睾炎患者的护理 …………………………………………………… 148

第四章　颌面外科疾病的护理 /151

第一节　牙龈癌 ……………………………………………………………………… 151
第二节　舌癌 ………………………………………………………………………… 154
第三节　腭癌 ………………………………………………………………………… 160
第四节　口底癌 ……………………………………………………………………… 163
第五节　颊癌 ………………………………………………………………………… 166
第六节　唇癌 ………………………………………………………………………… 167
第七节　腮腺肿瘤 …………………………………………………………………… 170
第八节　舌下腺肿瘤 ………………………………………………………………… 174
第九节　颌下腺肿瘤 ………………………………………………………………… 176
第十节　上颌窦癌 …………………………………………………………………… 179

第十一节　口腔颌面部损伤..183
病例1　腮腺混合瘤患者的护理...191
病例2　舌癌患者围手术期患者的护理...192

第五章　产科疾病的护理 /196

第一节　产后出血..196
第二节　妊娠期高血压..201
第三节　子宫破裂..206
第四节　剖宫产术..209
病例1　胎盘植入引产术后阴道大出血，行子宫动脉介入栓塞术患者的护理.....211
病例2　慢性高血压合并重度子痫前期剖宫产术后患者的护理.................................214
病例3　子宫下段剖宫产术+子宫捆绑术患者的护理...218

第六章　急危重症疾病的护理 /221

第一节　重症肺炎..221
第二节　呼吸衰竭..234
第三节　急性呼吸窘迫综合征...239
第四节　喉癌..247
第五节　脑出血..261
第六节　气管插管配合技术规范..266
第七节　气管切开配合技术规范..268
病例1　脑出血后呼吸衰竭患者的护理...272
病例2　肺部感染患者的护理...276
病例3　喉部肿瘤气管切开患者的护理...278
病例4　车祸伤致多发骨折合并创伤性湿肺患者的护理..283

第七章　疼痛护理 /312

第一节　带状疱疹..312
第二节　带状疱疹后神经痛...314
第三节　腰椎间盘突出症...317

第四节　颈椎病 319
第五节　骨质疏松症 321
第六节　三叉神经痛 323
第七节　癌性疼痛 325
病例1　三叉神经痛患者的护理 337
病例2　会阴痛患者的护理 340
病例3　带状疱疹后神经痛患者的护理 343
病例4　颈椎间盘突出症患者的护理 346
病例5　腰椎间盘突出症患者的护理 349
病例6　晚期癌痛患者的护理 353

第八章　康复护理 /357

第一节　脑卒中 357
第二节　颅脑损伤 372
第三节　脊髓损伤 381
第四节　骨折 389
第五节　颈椎病 398
第六节　腰椎间盘突出症 409
病例1　脑出血恢复期患者日常生活能力的康复护理 417
病例2　神经源性膀胱患者的康复护理 424
病例3　对吞咽障碍合并气管切开患者拔管的康复护理 430

第九章　护理管理 /438

第一节　控制在护理管理中的应用 438
第二节　护理质量管理的方法 442
第三节　护理缺陷的管理 444

参考文献 /448

第一章　呼吸内科疾病的护理

第一节　咯血

咯血是指声门以下呼吸道或肺组织出血，经咳嗽由口腔咯出。咯血是临床常见的症状，部位主要包括呼吸道和肺。咯血的来源：其一为肺循环，即肺动脉及其分支，属低压系统，占95%；其二为支气管循环，发自主动脉，属高压系统，占5%；或者还可来自含有这两种循环的肉芽组织。就出血概率而言，肺循环远低于支气管循环。小量咯血为每日咯血量少于100 mL，中等量咯血为每日咯血量100～500 mL，大量咯血为每日咯血量大于500 mL。大量或反复咯血是危重并且能导致死亡的急症，需迅速确定出血原因和部位，并施以积极的治疗。

一、病因与发病机制

1. 支气管疾病

（1）支气管扩张：大咯血的原因是炎症及支气管壁弹性纤维破坏，形成假性动脉瘤破裂引起大咯血。

（2）支气管肺癌：早期多为少量咯血，晚期癌细胞侵袭较大血管可引起大咯血。

（3）支气管结核：结核病灶侵袭黏膜下血管破裂出血，但大咯血较少见。

2. 肺部疾病

（1）肺结核：慢性纤维空洞型肺结核形成假性动脉瘤破裂时引起大咯血。

（2）肺脓肿：脓肿壁血管破裂可引起大咯血。

（3）肺炎：炎症病灶毛细血管渗透性增高引起少量咯血。

（4）其他：肺吸虫病、肺瘀血、恶性肿瘤肺转移、肺囊肿及肺血管瘤破裂等。

3. 心血管疾病

（1）风湿性心脏病二尖瓣狭窄：左心房扩大超过代偿极限，左房内压增高，肺循环瘀血而致咯血或痰中带血。

（2）左心衰竭：肺循环瘀血引起咯血。

（3）肺动脉瘘。

4. 全身性疾病

（1）急性传染病：肺出血性钩端螺旋体病、流行性出血热等。

（2）血液病：白血病、血友病、血小板减少性紫癜等。

（3）肾病：慢性肾衰竭、尿毒症等。

（4）结缔组织疾病：系统性红斑狼疮、结节性动脉炎。

5. 外伤

外伤如胸部外伤、肋骨骨折、枪弹伤、肺部外伤、异物伤等。

6. 其他

（1）肺出血、肾病综合征、替代性月经等原因及机制不明确的咯血。

（2）特发性咯血：经 X 线支气管碘剂造影及痰液检查未能发现引起的咯血的原发病，一般占咯血的 10%～20%。

二、护理评估

1. 病史评估

（1）详细询问病史，了解患者年龄、职业、诱因、发病过程、传染病接触史等。

（2）观察咯血的量、颜色、性状及出血量。

（3）咯血与呕血的判定见表 1-1。

表 1-1 咯血与呕血的鉴别

项目	咯血	呕血
病史	肺、支气管、心脏病	胃或腹
前驱症状	胸闷、喉痒、咳嗽	恶心、呕吐、上腹不适
出血方式	经气管咳出	经食管呕出
颜色和性状	鲜红、泡沫状	暗红或咖啡色、无泡沫
伴随物	带有痰液	伴有胃内容物
pH 反应	碱性	酸性
出血后表现	血痰	柏油便

2. 体格检查

（1）观察血压、脉搏、呼吸、神志状态、皮肤和黏膜颜色，有无出血倾向和杵状指，有无颈静脉怒张。

（2）详细进行心肺检查，风湿性心脏病二尖瓣狭窄可闻及心尖部舒张期隆隆样杂音。肺部局限性哮鸣音多见于支气管肺癌。局限性湿性啰音见于肺炎。肺部固定湿性啰音可考虑支气管扩张症。

3. 咯血程度评估

一般情况24小时咯血量在100 mL以下称少量咯血。咯血量100～500 mL称中量咯血。24小时达500 mL以上者或一次咯血量超过200 mL，或48小时内超过600 mL，称大咯血，大咯血死亡率高，绝大多数死于咯血后窒息，因此，应予及时治疗。

4. 实验室检查

（1）胸部X线、CT检查：可诊断肺部实质病变。

（2）纤维支气管镜检查：可确定出血部位、出血原因，清除分泌物、积血及取活组织检查。

（3）痰液检查：进行痰液细菌培养和药物敏感试验以确定致病菌。

（4）血液检查：血常规，出、凝血时间，血细胞比容等检查以判断咯血原因、贫血程度及感染等。

（5）其他：心电图、超声波、支气管造影及多普勒等检查有助于明确诊断。

5. 咯血伴随症状

（1）大咯血、血色鲜红伴咳嗽、咳痰量增多，见于支气管扩张症。

（2）咯血伴发热、咳嗽、盗汗、消瘦，见于肺结核。

（3）咯血伴发热、咳嗽、咳痰、胸痛，见于肺炎、肺脓肿等疾病。

（4）咯血伴急性胸痛、发热，见于肺梗死及大叶性肺炎。

（5）咯血或痰中带血伴胸痛、刺激性呛咳，见于支气管肺癌等。

（6）咯血伴皮肤、黏膜出血，见于血液病、结缔组织病、流行性出血热等。

三、急救措施

咯血的救治原则：及时迅速止血、保持呼吸道通畅及维持患者生命。

1. 一般治疗

（1）大咯血患者应绝对卧床休息，取患侧卧位或平卧位，头偏向一侧，可减少出血量及避免血液流向健侧肺内或堵塞气管造成窒息。

（2）密切注意体温、脉搏、呼吸、血压等病情变化，记录咯血量。

（3）通畅气道，鼓励患者咳出滞留于呼吸道的血液及血凝块，咳嗽剧烈者可适当应用镇咳药，如口服可待因，对年老体弱、肺功能不全者应防止呼吸抑制而引起窒息。

（4）精神紧张、恐惧不安者必要时可用少量镇静剂。

（5）随时做好大咯血和窒息的各项抢救准备，呼吸困难者给以氧气吸入，每分钟4～6 L。

2. 止血治疗

（1）止血药的应用。

1）神经垂体后叶素：用神经垂体后叶素 5～10 U 加入 25% 葡萄糖液 40 mL 中缓慢静脉注射，一般为 15～20 分钟，或将神经垂体后叶素 10～20 U 加入 5% 葡萄糖液 500 mL 中静脉滴注。该药物有强烈的血管收缩作用，可致肺小动脉收缩，肺血流量减少，使出血部位血管收缩而止血，作用迅速，止血效果明显，是大咯血治疗的常用和首选药物。高血压、心力衰竭和孕妇禁用。

2）对羧基苄胺：用羧基苄胺 0.1～0.2 g，加入 5% 葡萄糖液或生理盐水 100 mL 稀释后静脉滴注，每日最大量 0.6 g。

3）6-氨基己酸：6-氨基己酸 4～6 g，加入 5% 葡萄糖液或生理盐水 100 mL 稀释，在 15～30 分钟内静脉滴完，维持量每小时 1 g，持续 2～24 小时或更久。

4）卡巴克络：口服 2.5～5 mg，每 6 小时 1 次，可减少毛细血管通透性和增加毛细血管回缩作用以止血。

5）海藻酸钠微球（KMG）：作为一种新型的栓塞材料，临床采用选择性或同轴微导管超选择性支气管动脉栓塞技术，应用 KMG 微球栓塞剂治疗经内科止血无效的大咯血，栓塞效果显著，并发症少，复发率低。

（2）气管镜止血：经药物治疗无效者可考虑通过纤维支气管镜检查并止血。

1）冷盐水灌洗：4℃生理盐水 500 mL 加用肾上腺素 5 mg 局部滴入。

2）气囊导管止血：气囊堵塞出血支气管，压迫止血，防止窒息。24 小时后放松气囊，观察几小时无出血可拔管。

3）凝血酶或纤维蛋白原灌洗：将纤维支气管镜插入出血部位后，注入 1000 U/mL 的凝血酶溶液 5～10 mL 或给予 2% 纤维蛋白原 5～10 mL，再注入 1000 U/mL 凝血酶溶液 1～10 mL，保留 5 分钟，出血停止再拔管观察。

（3）输血：根据病情少量多次输新鲜血（每次 100～200 mL），除可补充血容量外，尚有止血作用。

（4）人工气腹：适用于反复大咯血，经上述治疗不佳，两侧胸膜无明显粘连，心肺功能尚可者，可行人工气腹止血。每次注气量为 1000～1500 mL，必要时每隔 1～2 小时重复注气 1 次。

3. 手术治疗

用于经内科综合治疗无效或有窒息危险的大咯血患者，可行急诊外科手术治疗，以挽救患者生命。

（1）适应证：①肺部病变引起的大咯血，咯血量 > 600 mL/12 小时。②一次性咯血量 > 200 mL 并在 24 小时内反复发生。③可能引起气道阻塞和窒息。

（2）禁忌证：①肺功能不全。②全身状态较差。③肺癌晚期出血，两肺病变广泛。④凝血功能障碍。

4. 控制感染

反复咯血及血液滞留,极易合并肺内感染,因此,选择合适的抗菌药物,预防及控制感染。

5. 咯血窒息的处理

(1)体位引流:立即将患者平卧,头偏向一侧或将患者俯卧头低足高位,进行体位引流,轻叩背部以利于血液流出。

(2)清除积血:神志不清、牙关紧闭者,应用压舌板或开口器打开口腔,用吸引器吸出积血。必要时行气管插管或气管切开,术后经支气管镜止血、清理积血及分泌物,保持呼吸道通畅。

(3)氧气吸入:吸入30%~40%氧气或做高频通气治疗。如自主呼吸减弱或停止,立即机械通气,给予呼吸兴奋剂。

(4)对症治疗:窒息解除后,应纠正酸中毒、补充血容量、控制休克、治疗原发病及脑水肿等。

(5)避免刺激:保持病室安静,嘱患者避免饮用刺激性饮料。

四、护理措施

1. 密切观察病情

大、中量咯血者,定时监测生命体征。伴休克的患者,应注意保温。高热患者应降温止血。观察有无咯血窒息的征兆。若在咯血过程中,患者突然胸闷、挣扎坐起,继而气促、发绀、牙关紧闭和神志不清,说明患者将面临咯血窒息的危险,应迅速清除口腔内血块,轻拍背部,以利于血块咯出解除险情,同时做好抢救准备。

2. 休息与饮食

保持病室安静、清洁、舒适、空气新鲜,温度、湿度适宜。避免感冒,防止剧烈咳嗽,以免诱发咯血。大咯血患者应暂禁饮食。咯血停止后或少量咯血时,应给予温凉流食或半流食,忌服浓茶、咖啡等刺激性饮料,并保持排便通畅。

3. 心理护理

咯血者情绪紧张恐惧,尤其在大咯血时更为恐慌,甚至欲借屏气来减少咯血,由此造成喉头痉挛,咯血不畅,导致呼吸道阻塞而窒息。此时,应安慰患者,使其尽量放松身心,将血轻轻咯出。因咯血而被污染的衣、被应及时更换,咯出的血痰应及时倒去,以避免不良刺激。

五、健康指导

指导患者合理饮食,给予营养丰富、易消化的饮食,有利于疾病的恢复。按时服用镇咳药、止血药及抗生素等,并了解用法、注意事项及不良反应。根据身体健康状况,适当进行体育锻炼。若出现心悸、乏力、头晕、烦躁、胸闷及喉痒等症状或发生咯血，应保持镇静，取平卧位，头偏向一侧，将积血轻轻咯出，不可坐起，以免引流不畅，导致血块阻塞气道，立即就诊或拨打"120"急救，住院患者及时报告医生、护士，以便及时处理。

（曹金娟）

第二节 慢性阻塞性肺疾病

慢性阻塞性肺疾病（COPD）简称慢阻肺，是以气流受限且不完全可逆为特征的可以预防和治疗的肺部疾病，且呈进行性发展。COPD是呼吸系统常见病和多发病。由于肺功能减退，严重影响患者的劳动力和生活质量，患病率和病死率高，其死亡率居所有死因的第4位，且有逐年增加趋势。我国北部和中部地区，COPD患病率占15岁以上人群的3%。

COPD主要与慢性支气管炎及慢性阻塞性肺气肿密切相关。当慢性支气管炎和肺气肿患者肺功能检查出现气流受限，且不能完全可逆时才可诊断为COPD。如患者只有慢性支气管炎和（或）肺气肿，而无气流受限，则不能诊断为COPD，应视为COPD的高危期。支气管哮喘也有气流受限，其气流受限具有可逆性，它不属于COPD。

一、慢性支气管炎患者的护理

慢性支气管炎简称慢支，是指气管、支气管黏膜及其周围组织的慢性非特异性炎症，临床上以咳嗽、咳痰或伴有喘息及反复发作的慢性过程为特征。病情呈缓慢进行性进展，常并发阻塞性肺气肿和肺源性心脏病。据调查，我国患病率为3%～5%，随着年龄的增长而增加，50岁以上者可高达15%左右，北方高于南方，农村高于城市。

（一）病因与发病机制

病因尚未完全清楚，目前认为主要与以下因素有关。

1. 吸烟

导致慢支发生的最重要因素是吸烟。香烟中含焦油、尼古丁和氢氰酸等化学物质，可损伤气道上皮细胞，导致气道净化功能下降，并能刺激黏膜下感受器，使副交感神经功能亢进，引起支气管平滑肌收缩，支气管黏膜充血水肿、黏液积聚，易引起感染和发病。

2. 感染因素

感染是慢性支气管炎发生和发展的重要因素之一。病毒、支原体和细菌感染为本病急性发作的主要原因。病毒感染以流感病毒、鼻病毒、腺病毒和呼吸道合胞病毒为常见。细菌感染以肺炎链球菌、流感嗜血杆菌、葡萄球菌多见。

3. 空气污染

大气中的有害气体,如二氧化硫、二氧化氮、氯气及臭氧等对气道黏膜上皮均有刺激,其他粉尘如二氧化硅、煤尘、棉屑等亦可对支气管黏膜造成损伤,使纤毛清除功能下降,为细菌感染创造了条件。

4. 过敏因素

喘息型慢性支气管炎患者,多有过敏史。变态反应可使支气管痉挛、组织损伤和炎症发生,加重气道狭窄,使阻力增加而导致疾病发生。

5. 气候因素

寒冷空气可刺激腺体分泌黏液增加和纤毛运动减弱,削弱气道的防御功能。还可通过反射引起支气管平滑肌痉挛,黏膜血管收缩,局部血循环障碍,有利于继发感染。

6. 其他因素

全身或呼吸道局部防御功能减退、自主神经功能失调、营养不足、蛋白酶-抗蛋白酶失衡等均可促使疾病发生与发展。

(二)护理评估

1. 身体状况

(1)临床表现:起病缓慢,病程较长,部分患者发病前有急性支气管炎、流感或肺炎等急性感染史,由于迁延不愈而发展为本病。

1)症状。①咳嗽、咳痰:慢性反复咳嗽、咳痰是本病突出表现。轻者仅在冬春季发病,尤以清晨起床前后最明显,白天咳嗽较少。重症患者四季均咳,冬春加剧,日夜咳嗽,早晚尤为剧烈。一般痰呈白色黏液泡沫状,偶因剧咳而痰中带血。②气喘:当合并呼吸道感染时,由于细支气管黏膜充血水肿,痰液阻塞及支气管管腔狭窄,可以产生气喘,为喘息型慢支表现。③反复感染:寒冷季节或气温骤变时,容易发生呼吸道感染,此时患者气喘加重,痰量明显增多且呈脓性,伴有全身乏力、畏寒、发热等。

2)体征:早期多无特殊体征。急性发作时,双肺可闻及少许湿啰音或干啰音,多在背部及肺底部,咳嗽后可减少或消失。喘息型慢支发作时,可闻及哮鸣音及呼气延长,而且不易完全消失。长期反复发作可有肺气肿征象。

(2)临床分型与分期:可分为单纯型和喘息型两型。按病情进展可分为3期:①急性发作期,指在1周内出现脓性或黏液脓性痰,痰量明显增加,或伴有发热等炎症表现,或咳、痰、喘任何一项症状明显加剧。②慢性迁延期,指有不同程度的咳、痰、喘症状迁延1个月以上者。③临床缓解期,经治疗或自然缓解,症状基本消失或偶有轻微咳嗽、少量痰液,持续2个月以上者。

2. 辅助检查

（1）血液检查：慢支急性发作期或并发肺部感染时，可见白细胞计数及中性粒细胞增多。缓解期多无变化。

（2）痰液检查：急性发作期痰液外观多呈脓性，痰涂片或培养可明确致病菌。

（3）X线检查：早期可无异常，随病变进展可见两肺纹理增粗、紊乱，呈网状或条索状、斑点状阴影，以下肺野较明显。

3. 诊断要点

慢性咳嗽、咳痰或伴有喘息持续2年或以上，每年发作持续3个月以上，并能排除其他心、肺疾病（如肺结核、肺尘埃沉着病、支气管哮喘、支气管扩张、肺癌、心脏病、心功能不全等）可诊断。

4. 治疗要点

（1）急性发作期：治疗原则是控制感染，以祛痰、平喘为主。

1）控制感染：轻者口服或肌内注射，严重者应静脉给药，常选用青霉素类、头孢菌素类、大环内酯类、氨基糖苷类、氟喹诺酮类等药物。疗程视病情轻重而定，一般1～2周。

2）祛痰、止咳：常用氨溴索、乙酰半胱氨酸、溴已新。如痰液黏稠不易咳出者，可用生理盐水或乙酰半胱氨酸经雾化器雾化吸入治疗。

3）解痉、平喘：对喘息型慢支，选用解痉平喘药，如异丙托溴铵、沙丁胺醇、氨茶碱等。

（2）临床缓解期：治疗原则是增强体质，以提高抗病能力和预防复发为主。可采用气管炎菌苗、卡介苗多糖核酸、人血丙种球蛋白等，于发病季节前用药，可提高机体免疫力，减少呼吸道感染及慢性支气管炎急性发作。

(三) 主要护理诊断/问题

1. 清理呼吸道无效

该症状与无效咳嗽、痰液黏稠有关。

2. 营养失调：低于机体需要量

该症状与反复肺部感染、消耗过多有关。

3. 焦虑

焦虑与病程长、反复发作有关。

4. 潜在并发症

潜在并发症有阻塞性肺气肿。

（四）护理措施

1. 一般护理

保持室内空气流通、新鲜，冬季应有取暖设备，避免患者受凉感冒，以免加重病情。饮食上给予高蛋白、高热量、高维生素、易消化的食物，若食欲欠佳，可给予半流质或流质饮食，注意食物的色、香、味。鼓励患者多饮水，以利于痰液稀释和排出。戒烟。

2. 病情观察

观察患者有无发热、咳嗽，痰液的性质、颜色、气味和量，有无喘息及其严重程度。若出现咳痰不畅、呼吸困难症状加重，要立即报告医生，协助处理。

3. 用药护理

按医嘱合理应用抗生素，注意药物不良反应。痰多、黏稠时遵医嘱使用祛痰剂，同时鼓励患者有效咳嗽、咳痰，对体弱卧床、痰多而黏稠的患者，可协助翻身、拍背或雾化吸入等促使痰液排出，以利于对呼吸道感染的控制。

4. 心理护理

护士应保持镇静，安慰患者，以减轻其焦虑、不安情绪。关心、体贴、鼓励患者，协助患者适当活动，避免患者产生依赖心理。讲解疾病治疗的重要性，以取得患者的配合。

5. 健康指导

（1）知识指导：向患者及家属宣传本病有关知识，树立信心，坚持配合治疗。

（2）生活指导：生活规律，疾病缓解期进行适当的体育锻炼，加强营养，增强体质。气候变化时注意衣服的增减，避免受凉。耐寒锻炼需从夏季开始，先用手按摩面部，后用冷水浸毛巾拧干后擦头面部，渐及四肢，以提高耐寒能力，预防和减少本病的发作。同时，应避免尘埃和煤烟对呼吸道的刺激，有吸烟嗜好应戒除。

（3）定期复查：告知患者定期随访，若发现呼吸道感染症状时，应立即就诊。

二、阻塞性肺气肿患者的护理

阻塞性肺气肿简称肺气肿，是指终末细支气管远端（呼吸性细支气管、肺泡管、肺泡囊和肺泡）的气道弹性减退、过度膨胀、充气和肺容积增大或同时伴有肺泡壁和细支气管管壁破坏的病理状态。肺气肿是严重危害我国人民身体健康的常见病，患病率随年龄增长而增加。

（一）病因与发病机制

1. 病因

肺气肿是支气管和肺疾病常见的并发症，主要由慢性支气管炎发展而来，故引起慢性支气管炎的各种因素，如吸烟、感染、大气污染、职业性粉尘和有害气体的长期吸入、过敏等均可致病，其中吸烟是主要因素。

2. 发病机制

肺气肿的发病机制至今尚未明确，一般认为是多种因素协同作用所致。

（1）阻塞性通气障碍：慢性细支气管炎时，由于小气道狭窄、阻塞或塌陷，导致阻塞性通气障碍，使肺泡内残气量增多，加之细支气管周围的炎症，使肺泡壁破坏、弹性减弱，肺组织因残气量不断增多而发生扩张，肺泡孔扩大，肺泡间隔也断裂，扩张的肺泡互相融合形成气肿囊腔。

（2）弹性蛋白酶增多、活性增高：主要是中性粒细胞和单核细胞释放的弹性蛋白酶。此酶能降解肺组织中的弹性硬蛋白、结缔组织基质中的胶原和蛋白多糖，破坏肺泡壁结构。慢性支气管炎伴有肺感染，尤其是吸烟者，肺组织内渗出的中性粒细胞和单核细胞较多，可释放大量弹性蛋白酶。同时，中性粒细胞和单核细胞还可生成大量氧自由基，能氧化 α_1- 抗胰蛋白酶活性中心的蛋氨酸，使之失活。α_1- 抗胰蛋白酶是弹性蛋白酶的抑制物，失活后则增强了弹性蛋白酶的损伤作用。遗传性 α_1- 抗胰蛋白酶缺乏是引起原发性肺气肿的原因。

（3）通气/血流比例失调：随着肺气肿加重，膨胀的肺泡挤压周围的毛细血管，使其大量退化而减少，肺泡间血流量减少，导致通气/血流比例失调，出现换气功能障碍，从而引起缺氧和二氧化碳潴留，进而出现呼吸困难，甚至发展为呼吸衰竭。

肺过度膨胀，弹性减退，按累及肺小叶的部位，可分为小叶中央型、全小叶型和混合型3类，以小叶中央型多见。小叶中央型的特点是囊状扩张的呼吸性细支气管位于二级小叶的中央区；全小叶型是呼吸性细支气管狭窄，引起所属终末肺组织（肺泡管、肺泡囊、肺泡）的扩张，其特点是气肿囊腔较小，遍布于肺小叶内。若两型同时存在于一个肺内，称混合型肺气肿。

（二）护理评估

1. 身体状况

（1）临床表现。

1）症状：慢支并发肺气肿时，在原有咳嗽、咳痰、喘息等症状的基础上出现逐渐加重的呼气性呼吸困难。当慢支急性发作时，支气管分泌物增多，使胸闷、气急加重，严重时可出现呼吸衰竭表现，如发绀、头痛、嗜睡、神志恍惚等。

2）体征：早期体征不明显。随着病情发展可出现桶状胸，呼吸运动减弱，触诊语颤减弱或消失。叩诊呈过清音，心浊音界缩小或不易叩出，肺下界和肝浊音界下降。听诊心音遥远，呼吸音减弱，呼气延长，并发感染时肺部可有湿啰音。

3）并发症：常见的有自发性气胸、肺源性心脏病、呼吸衰竭、肺部急性感染等。

（2）临床分型。按表现特征可分为下列 2 型：①气肿型（又称红喘型，A 型）。病理改变为全小叶型或伴小叶中央型肺气肿。隐匿起病，病程漫长。由于常发生过度通气，可维持动脉氧分压正常，呈喘息外貌，称红喘型。晚期可发生呼吸衰竭或伴右心衰竭。②支气管炎型（又称紫肿型，B 型）。病理变化为严重慢性支气管炎伴小叶中央型肺气肿，易反复呼吸道感染导致呼吸衰竭和右心衰竭。两者区别见表 1-2。

表 1-2 阻塞性肺气肿气肿型和支气管炎型的区别

	气肿型（A 型）	支气管炎型（B 型）
年龄	多见于老年	年龄较轻
体型	明显瘦弱，无发绀	多肥胖，有发绀
咳嗽	较轻	较重
咳痰	黏液性，量少	黏液脓性，量多
喘气	气促明显，多呈持续性	较轻，急性感染时加重
桶状胸	多明显	不明显
呼吸音	减低	正常或减低
湿啰音	稀少	多密布

2. 辅助检查

（1）肺功能检查：对 COPD 诊断、严重程度评价、疾病进展、预后及监测治疗反应等有重要意义。使用支气管扩张药后 $FEV_1/FVC < 70\%$，可确定为不能完全可逆的气流受限。肺总量（TLC）、功能残气量（FRC）和残气量（RV）增高，肺活量（VC）降低，表明肺泡过度充气。

（2）胸部 X 线检查：早期可无异常变化，以后可出现肋间隙增宽，肋骨平行，膈及胸廓运动减弱，膈降低且变平，两肺野的透亮度增加。肺野周围纹理减少、变细。心脏常呈垂直状。胸部 CT 比胸片更具敏感性与特异性，但不应作为常规检查。

（3）动脉血气分析：如出现明显缺氧、二氧化碳潴留时 PaO_2 降低、$PaCO_2$ 升高，并可出现失代偿性呼吸性酸中毒，pH 值降低。

（4）血液和痰液检查：一般无异常，继发感染时似慢支急性发作表现。

3. 治疗要点

主要改善呼吸功能，同时进行病原及并发症治疗。

（1）急性发作期的治疗：选择敏感抗生素控制感染，如青霉素、庆大霉素、环丙沙星、头孢菌素等，若疗效不佳，再根据痰培养药物敏感试验结果调整用药；有哮喘时应用解痉平喘药，如氨茶碱、β_2- 受体激动剂等；痰多、不易咳出使用祛痰剂；当 $PaO_2 < 60$ mmHg 时，用鼻导管持续低流量给氧，一般吸氧浓度为 25% ~ 29%。氧疗的

目标为使 PaO_2 维持在 60～65 mmHg，并且 CO_2 潴留无明显加重；经上述治疗呼吸衰竭仍不能缓解者行机械通气。

（2）稳定期的治疗：加强锻炼，增强体质，提高免疫力。避免各种诱发因素，如戒烟、预防呼吸道感染等。对明显缺氧者，可采用长期家庭氧疗。

（三）主要护理诊断/问题

1. 气体交换受损

该症状与气道阻塞、通气不足、肺泡呼吸面积减少有关。

2. 清理呼吸道无效

该症状与呼吸道分泌物过多、痰液黏稠、咳嗽无力有关。

3. 营养失调：低于机体需要量

该症状与食欲降低、摄入减少、腹胀等有关。

4. 知识缺乏

此项指缺乏长期家庭氧疗及呼吸功能训练等知识。

5. 潜在并发症

潜在并发症有自发性气胸、呼吸衰竭、肺源性心脏病等。

（四）护理措施

1. 一般护理

（1）休息与活动：注意保暖，防止受凉。保持空气新鲜，温、湿度适宜。合理安排活动与休息。急性加重期应卧床休息，可取半坐位或端坐位。坐位时可通过支撑患者手臂和上身扩张胸廓，站立位时手臂或后背部要有支撑点减轻胸廓对胸腔的压力，以增加肺活量。稳定期适当活动，尽可能生活自理，活动时以不感到疲劳、不加重症状为宜。

（2）饮食护理：改善营养状态，提高机体免疫力。应进食高蛋白、高热量、高维生素的流质或半流质饮食，少食多餐，细嚼慢咽，避免进产气食物，如汽水、啤酒、豆类、马铃薯等，以免影响膈肌运动。

2. 病情观察

观察患者生命体征、神志、尿量，尤其注意呼吸频率、节律、深度；观察咳嗽程度及痰液的颜色、量、性状，咳痰是否顺畅；注意动脉血气分析和水、电解质、酸碱平衡情况；肺气肿易并发自发性气胸，如有突然加剧的呼吸困难，并伴有明显的胸痛、发绀，听诊时呼吸音减弱或消失，叩诊时有鼓音调，应考虑气胸存在，通过X线检查，可明确诊断。

3. 氧疗的护理

呼吸困难伴低氧血症者，应低流量、低浓度持续给氧，氧流量 1～2 L/min，氧浓度 25%～29%。COPD患者因长期二氧化碳潴留，主要靠缺氧刺激呼吸中枢，如果吸入高浓度的氧，会导致呼吸频率和幅度降低，引起二氧化碳潴留，因此，应避免吸入氧浓度过高。氧疗有效的指标为患者呼吸困难减轻，发绀减轻，呼吸频率和心率减慢，活动耐力增加。

4. 用药护理

遵医嘱应用抗生素、支气管扩张药、祛痰药和糖皮质激素，注意观察疗效及不良反应。指导患者正确咳嗽，协助患者翻身，叩击背部，以促进排痰。痰量较多不易咳出时，按医嘱使用祛痰剂或给予超声雾化吸入。

5. 呼吸功能锻炼

（1）缩唇呼吸：肺气肿患者因肺泡弹性回缩力减低，小呼吸道阻力增高，呼气时小气道提早闭合致使气体滞留在肺泡内。如在呼气时将口唇缩成吹笛子状，气体经缩窄的口唇缓慢呼出，其目的是提高呼气期肺泡内压力，防止呼气时小气道过早闭合，有利于肺泡内气体的排出。指导患者闭嘴经鼻吸气，缩拢口唇似吹口哨状，持续缓慢呼气，呼气与吸气时间比为2∶1或3∶1。缩唇大小程度与呼气流量以能使距口唇15～20 cm处的蜡烛火焰随气流倾斜又不至于熄灭为宜。

（2）腹式呼吸：COPD患者常呈浅速呼吸，呼吸效率低。深而慢的腹式呼吸，可通过腹肌的主动舒张与收缩加强腹肌训练，使呼吸阻力减低，肺泡通气量增加，提高呼吸效率。训练方法如下。①体位：开始训练时以半卧位、膝半屈曲最适宜。立位时上半身略向前倾，可使腹肌放松，舒缩自如，全身肌肉特别是辅助呼吸肌尽量放松，情绪安定，平静呼吸。②呼吸训练：用鼻吸气，经口呼气，呼吸要缓慢均匀，切勿用力呼气，吸气时腹肌放松，腹部鼓起；呼气时腹肌收缩，腹部下陷。开始训练时，患者可将一手放在腹部，一手放在前胸，以感知胸腹起伏，呼吸时应使胸廓保持最小的活动度，呼气与吸气时间比为（2～3）∶1，每分钟呼吸7～8次，每次练习10～20分钟，每天两次，熟练后可增加训练次数和时间，并可在各种体位时随时进行练习，最终成为呼吸的习惯形式。

（3）缩唇腹式呼吸：将缩唇呼吸与腹式呼吸结合进行，是COPD缓解期改善肺功能的最佳方法。

（4）呼吸操：双手上举，用鼻缓慢吸气时，膈肌最大限度下降，腹部凸出。弯腰，双手下垂并与上身垂直，同时缩唇呼吸，腹肌收缩。

6. 心理护理

随着病情发展，肺功能逐渐下降，直接影响日常生活及社会活动，患者心理压力加重，常出现焦虑、悲观、失望等情绪，病程长、经常反复急性发作，患者容易对治疗丧失信心，医护人员应关心、体贴患者，疏导其心理压力，必要时请心理医生协助诊治。

7. 健康指导

（1）知识指导。向患者和家属介绍 COPD 的相关知识，使其认识到疾病虽是不可逆的，但积极预防和治疗可减少急性发作，改善呼吸功能，延缓病情进展，提高生活质量。告知长期家庭氧疗的目的、方法及注意事项，供氧装置周围严禁烟火，氧疗装置应定期更换、清洁、消毒等。

（2）生活指导。戒烟是预防 COPD 发生最重要的措施，为患者制订戒烟计划。避免粉尘和刺激性气体的吸入。进行耐寒锻炼，增强体质，防止急性呼吸道感染。改善营养状况，指导患者制订合理的运动计划，坚持呼吸训练，以改善呼吸功能。

（3）病情监测及用药指导。教会患者自我监测病情的方法，学会识别感染如发现咳嗽、咳痰、发热等症状明显时或病情加重、出现并发症时，及时就诊处理。介绍药物治疗的目的、用法、剂量和不良反应，告知遵医嘱正确用药的重要性，勿滥用药物。

（4）心理指导。引导患者适应慢性病并以积极的心态对待疾病，培养生活兴趣，如听音乐、养花种草等，以分散注意力，减少孤独感，缓解焦虑、紧张的精神状态。

（曹金娟）

病例 1　肺间质纤维化患者的护理

【案例介绍】

1. 基本信息

患者×××，男，70 岁，以"慢性咳嗽咳痰 4 年余，活动后气短 1 年余，加重 1 月"为主诉入院。2019 年 8 月，患者咳嗽、咳痰加重，平地快走出现气短，爬 2～3 层楼梯费力，但仍从事患者日常工作，就诊于太钢总医院，行胸部 CT 示右肺上叶局限性气肿、多发肺大泡；双肺间质性炎症改变；给予止咳、抗感染治疗后（具体药物不详），患者上诉症状缓解出院。2019 年 12 月患者开始服用甲强龙 6 mg/d 对症治疗，服药期间患者咳嗽、气短症状控制良好，日常生活无明显影响。2020 年 10 月 5 日患者咳嗽、咳痰、气短加重，咳白色黏痰，出现发热，体温为 38 ℃，不伴胸痛、咯血等，就诊于太钢总医院急诊给予呼吸机辅助呼吸、抗生素（具体不详）抗感染治疗，完善胸部 CT 示：肺间质性纤维化较前加重，给予甲泼尼龙琥珀酸钠 20 mg/d，对症治疗，效果欠佳，现患者为求进一步诊治收入我科。

2. 病史

既往史：高血压 18 年，最高血压为 150～160/110 mmHg，规律服用西尼地平片 1 片/日，平素血压控制良好，否认心脏病史，否认糖尿病、脑血管疾病史，否认肝炎、结核、疟疾，病史预防接种史不详，无手术史，无外伤史，无输血史，否认食物、药物过敏史。

个人史：久居太原，无疫区、疫情、疫水接触史，无牧区、矿山、高氟区、低碘区居住史，无化学性物质、放射性物质、有毒物质接触史，无吸毒史，吸烟20余年，20支/日，无饮酒史，无冶游史。

婚育史：适龄结婚，育有两子，配偶及子女均健康。

家族史：父母体健，1哥，体健。家族中无类似疾病发生，否认家族遗传史。

3. 医护过程

入院体格检查，T 37℃，P 87次/分，R 23次/分，BP 142/89 mmHg。发育正常，营养良好，急性面容表情自如，自主体位，神志清楚，查体合作。胸部CT：双肺弥漫间质性改变；双肺肺气肿改变，肺大泡；双下肢静脉彩超：右侧下肢小腿段肌间静脉血栓形成。心脏彩超：左房轻度扩大、左室舒张功能减低。血气分析：PO_2 56 mmHg↓，PCO_2 45 mmHg，白细胞 11.2×10^9/L，D-二聚体 3.61 mg/L↑。入院后下病重通知，予心电、血氧饱和度监测。绝对卧床休息，右下肢制动，给予持续鼻导管吸氧8升/分，SpO_2 可达到93%，经甲泼尼龙琥珀酸钠 40 mg 一日两次静脉输注，抗感染、止咳、平喘、祛痰对症治疗。

【护理措施】

1. 治疗护理

（1）气体交换受损。

吸氧：持续鼻导管吸氧 3～8 L/min。

休息与活动：取半卧位，绝对卧床休息，保持呼吸道通畅。

病情观察：观察咳嗽、咳痰、呼吸困难程度有无改善。

环境：室内保持合适温湿度，注意保暖。

饮食：低盐、低脂、高营养、优质蛋白、易消化饮食。

（2）清理呼吸道无效。

保持呼吸道通畅：指导有效咳嗽的方法，协助患者拍背。

指导患者少量多次饮水，饮水量在 1000 mL/d。

病情观察：密切观察咳嗽、咳痰的情况，包括痰的颜色、性状、量，以及咳痰是否通畅。

用药护理：遵医嘱使用止咳、化痰药物，观察药物的疗效。

（3）活动无耐力。

休息与活动：减轻患者气短症状，降低心肺耗氧量。

减少体力消耗：指导取既利于气体交换又省力的姿势，平卧时抬高床头，并略抬高床尾，使下肢关节轻度屈曲。

（4）潜在并发症：肺栓塞。

绝对卧床休息，右下肢制动。

使用抗凝药物，观察药物疗效及有无不良反应。

定时检测凝血功能。

2. 观察护理

观察患者缺氧呼吸困难改善情况、咳嗽咳痰改善情况及痰液的性质、量。

3. 生活护理

（1）饮食护理。加强饮食护理，指导患者低盐低脂饮食，优质蛋白、高热量、高维生素、清淡、高纤维易消化无刺激食物，少食多餐，以提高机体抵抗力和免疫力。

（2）皮肤护理。因右侧下肢小腿段肌间静脉血栓形成，故需绝对卧床休息，每两小时轴线翻身、拍背，更换体位时注意观察骨突部位（骶尾部、肩胛部）骶尾部给予贴水胶体贴膜保护。

4. 心理护理

与家属做好沟通，告知家属患者的病情变化，取得家属的配合和同意。加强沟通，增加患者战胜疾病的信心。

5. 健康教育

向家属和患者讲解肺间质性纤维化的病因和诱因，注意休息，劳逸结合，防止过度疲劳；指导患者正常的呼吸训练（腹式呼吸），缩唇呼吸，每日两次，每次10~15分钟；做好用药护理（指导患者按医嘱服药，激素不可自行减量或停止）。

【小结】

在保证患者安全和生活的前提下，积极做好用药护理和出院指导，可预防疾病的发展，防止病情加重，有效减轻临床症状，最大程度上改善患者日常生活能力，尽可能减少住院次数，并提高患者的生活质量。

【参考文献】

[1] 张瑞. 特发性肺间质纤维化患者的个体化护理效果 [J]. 中国民康医学，2017，29（06）：64-65.

[2] 朱霞. 肺间质纤维化并发呼吸衰竭的护理 [J]. 实用临床医药杂志，2018，22（10）：108-110.

（曹金娟）

病例 2　咯血患者的护理

【案例介绍】

1. 基本信息

患者×××，男，46岁，以"间断咯血2天"为主诉入院。2天前20：00左右无明显诱因出现咯鲜血5～6口，就诊于繁峙县医院行胸部CT检查，给予口服云南白药胶囊对症处理，咯血量减少，昨晚再次出现咯鲜血6～7口，就诊于当地医院行胸部CT后建议转上级医院治疗，遂就诊于我院急诊，完善支气管动脉CTA等相关化验检查，介入科会诊后表示暂不需要支气管动脉栓塞治疗，继续给予垂体后叶止血对症治疗，今晨咯血5～6口，为求进一步诊治收入我科。患者自发病来神志清，精神可，饮食睡眠欠佳，大小便正常，体重无明显变化。

2. 病史

既往史：1997年诊断肺结核，在云南大理当地医院规律口服抗结核药物2年，否认高血压、心脏病、糖尿病、脑血管疾病史，否认手术、外伤，否认食物、药物过敏史，曾于1997年因"肺结核"输血，输血剂量不详。

个人史：生于原籍，久住本地，否认吸烟史，否认饮酒史。

婚育史：适龄结婚，育有一子一女，配偶及子女均健康。

家族史：否认家族遗传病史。

3. 医护过程

入院体格检查，T 36℃，P 54次/分，R 22次/分，BP 103/73 mmHg。

发育正常，营养中等，体型正常，表情自如，神志清楚，查体合作。听诊肺部：双肺呼吸音粗，未闻及干、湿性啰音，胸部增强CT提示：右肺陈旧性肺结核、支气管扩张，并完善血气分析、痰培养、痰涂片找抗酸杆菌等化验检查。暂时给予卧床休息、吸氧、心电血氧饱和度监测、抗感染止血对症治疗，必要时支气管动脉栓塞对症处理。在给予酚磺乙胺、垂体后叶素、氨甲环酸、云南白药等联合止血治疗期间，患者咯血量明显减少到无，出现腹痛腹泻，考虑垂体后叶素副反应，给予暂停使用，一天后患者再次咯血量约20 mL，为鲜红色。考虑内科止血效果差，行支气管动脉栓塞治疗。

【护理措施】

1. 治疗护理

（1）用药护理。垂体后叶素的不良反应主要是血压升高、多汗、心悸、胸闷、恶心腹痛。在使用过程中密切观察，注意监测血压的变化。

（2）咯血护理。评估患者咯血的量、颜色、性质及出血的速度；保持病室安静，指导患者卧床休息，取患侧卧位，头偏向一侧；保持呼吸道的通畅，嘱患者轻轻将气管内存留的积血咳出。如有窒息征象，应立即取头低脚高体位，轻拍背部，以便血块排出，并尽快用吸引器吸出口、咽、喉、鼻部血块。

（3）肺部感染护理。保持呼吸道通畅，采取有利于呼吸的体位，鼓励患者多咳嗽排痰，必要时给予雾化吸入。做好痰液的细菌培养。嘱患者保持良好的心情，大便通畅。

2. 观察护理

监测血压、脉搏、呼吸、心率、瞳孔、意识状态等方面的变化并详细记录。对烦躁不安应用镇静剂的患者更需严密观察。备好吸引器、气管插管和气管切开包等急救用品，以便及时抢救，解除呼吸道阻塞。

3. 生活护理

（1）饮食护理。大量咯血者暂禁食，小量咯血者宜进少量凉或温的流质饮食，多饮水。多吃含纤维素食物，以保持大便通畅，避免排便时腹压增大而引起再度咯血。

（2）口腔护理。及时为患者漱口，擦净血迹，保持口腔清洁、舒适，防止口腔异味刺激，引起再度咯血。

4. 心理护理

做好心理护理，消除紧张情绪，往往能使小量咯血自行停止。守护并宽慰患者，使之有安全感，向患者解释咯血时绝对不能屏气，以免诱发喉头痉挛、血液引流不畅形成血块，导致窒息。

5. 健康教育

生活起居要有规律，注意劳逸结合，保证适当的休息，防止情绪激动和过度活动而导致咯血的发生和加重。

【参考文献】

尤黎明. 内科护理学［M］. 北京：人民卫生出版社，2001.

（曹金娟）

第二章 消化内科疾病的护理

第一节 克罗恩病

克罗恩病（Crohn 病，CD）是一种病因尚不十分清楚的胃肠道慢性炎性肉芽肿性疾病。病变多见于末段回肠和邻近结肠，但从口腔至肛门各段消化道均可受累，呈节段性或跳跃式分布。临床上以腹痛、腹泻、体重下降、腹块、瘘管形成和肠梗阻为特点，可伴有发热等全身表现及关节、皮肤、眼、口腔黏膜等肠外损害。本病有终生复发倾向，重症患者迁延不愈，预后不良。本病在欧美多见，且有增多趋势。我国本病发病率不高，但并非罕见。

一、病因与发病机制

本病病因不明，可能与感染、体液免疫和细胞免疫有一定关系。

克罗恩病为贯穿肠壁各层的增生性病变，可侵犯肠系膜和局部淋巴结，病变局限于小肠（主要为末端回肠）和结肠，二者可同时累及，常为回肠和右半结肠病变。本病的病变呈节段分布，与正常肠段相互间隔，界限清晰，呈跳跃区的特征。病理变化分为急性炎症期、溃疡形成期、狭窄期和瘘管形成期（穿孔期）。急性期以肠壁水肿、炎变为主；慢性期肠壁增厚、僵硬，受累肠管外形呈管状，其上端肠管扩张。黏膜面典型病变有以下几种。

1. 溃疡

早期浅小溃疡，后成纵行或横行的溃疡，深入肠壁的纵行溃疡即形成较为典型的裂沟，沿肠系膜侧分布，肠壁可有脓肿。

2. 卵石状结节

由于黏膜下层水肿和细胞浸润形成的小岛突起，加上溃疡愈合后纤维化和瘢痕的收缩，使黏膜表面似卵石状。

3. 肉芽肿

肉芽肿无干酪样变，有别于结核病。

4. 瘘管和脓肿

肠壁的裂沟实质上是贯穿性溃疡，使肠管与肠管、肠管与脏器或组织（如膀胱、阴道、肠系膜或腹膜后组织等）之间发生粘连和脓肿，并形成内瘘管。如病变穿透肠壁，经腹壁或肛门周围组织而通向体外，即形成外瘘管。

病变表现为同时累及回肠末段与邻近右侧结肠者，只涉及小肠者，局限在结肠者。病变可涉及口腔、食管、胃、十二指肠，但少见。

大体形态上，克罗恩病特点为：①病变呈节段性或跳跃性，而不呈连续性。②黏膜溃疡的特点，早期呈鹅口疮样溃疡；随后溃疡增大、融合，形成纵行溃疡和裂隙溃疡，将黏膜分割，呈鹅卵石样外观。③病变累及肠壁全层，肠壁增厚变硬，肠腔狭窄。

组织学上，克罗恩病的特点为：①非干酪性肉芽肿。由类上皮细胞和多核巨细胞构成，可发生在肠壁各层和局部淋巴结。②裂隙溃疡。呈缝隙状，可深达黏膜下层甚至肌层。③肠壁各层炎症，伴固有膜底部和黏膜下层淋巴细胞聚集、黏膜下层增宽、淋巴管扩张及神经节炎等。肠壁全层病变致肠腔狭窄，可发生肠梗阻。溃疡穿孔引起局部脓肿，或穿透至其他肠段、器官、腹壁，形成内瘘或外瘘。肠壁浆膜纤维素渗出、慢性穿孔均可引起肠粘连。

二、护理评估

（一）健康史

本病有终生复发倾向，发病年龄多在15～30岁，但首次发作可出现在任何年龄组，男女患病率近似。

（二）身体状况

一般表现（主要症状、护理体检）起病大多隐匿，从发病早期症状出现（如腹部隐痛或间歇性腹泻）至确诊往往需数月至数年。病程呈慢性，长短不等的活动期与缓解期交替，有终生复发倾向。少数急性起病，可表现为急腹症，酷似急性阑尾炎或急性肠梗阻。腹痛、腹泻和体重下降三大症状是本病的主要临床表现。但本病的临床表现复杂多变，这与临床类型、病变部位、病期及并发症有关。

1. 消化系统表现

（1）腹痛：为最常见症状，多位于右下腹或脐周，间歇性发作，常为痉挛性阵痛伴腹鸣。常于进餐后加重，排便或肛门排气后缓解。腹痛的发生可能与进餐引起胃肠反射或肠内容物通过炎症、狭窄肠段，引起局部肠痉挛有关。体检常有腹部压痛，部位多在右下腹。腹痛亦可由部分或完全性肠梗阻引起，此时伴有肠梗阻症状。出现持续性腹痛和明显压痛，提示炎症波及腹膜或腹腔内脓肿形成。全腹剧痛和腹肌紧张，提示病变肠段急性穿孔。

（2）腹泻：亦为本病常见症状，主要由病变肠段炎症渗出、蠕动增加及继发性吸收不良引起。腹泻先是间歇发作，病程后期可转为持续性。粪便多为糊状，一般无脓血和黏液。病变涉及下段结肠或肛门直肠者，可有黏液血便及里急后重。

（3）腹部包块：见于10%～20%患者，由肠粘连、肠壁增厚、肠系膜淋巴结肿大、内瘘或局部脓肿形成所致；多位于右下腹与脐周。固定的腹块提示有粘连，多已有内瘘形成。

（4）瘘管形成：是克罗恩病的特征性临床表现，因透壁性炎性病变穿透肠壁全层至肠外组织或器官而成。瘘分内瘘和外瘘，前者可通向其他肠段、肠系膜、膀胱、输尿管、阴道、腹膜后等处，后者通向腹壁或肛周皮肤。肠段之间内瘘形成可致腹泻加重及营养不良。肠瘘通向的组织与器官因粪便污染可致继发性感染。外瘘或通向膀胱、阴道的内瘘均可见粪便与气体排出。

（5）肛门周围病变：包括肛门周围瘘管、脓肿形成及肛裂等病变，见于部分患者，有结肠受累者较多见。有时这些病变可为本病的首发或突出的临床表现。

2. 全身表现

本病全身表现较多且较明显，主要有以下几点。

（1）发热：为常见的全身表现之一，与肠道炎症活动及继发感染有关。间歇性低热或中度热常见，少数呈弛张高热伴毒血症。少数患者以发热为主要症状，甚至较长时间不明原因发热之后才出现消化道症状。

（2）营养障碍：由慢性腹泻、食欲减退及慢性消耗等因素所致，主要表现为体重下降，可有贫血、低蛋白血症和维生素缺乏等表现。青春期前患者常有生长发育迟滞。

3. 肠外表现

本病肠外表现与溃疡性结肠炎的肠外表现相似，但发生率较高，据我国统计报道以口腔黏膜溃疡、皮肤结节性红斑、关节炎及眼病为常见。

4. 临床分型

区别本病不同临床情况，有助全面估计病情和预后，制订治疗方案。

（1）临床类型：依疾病行为分型，可分为狭窄型（以肠腔狭窄所致的临床表现为主）、穿通型（有瘘管形成）和非狭窄非穿通型（炎症型）。各型可有交叉或互相转化。

（2）病变部位：参考影像和内镜结果确定，可分为小肠型、结肠型、回结肠型。如消化道其他部分受累亦应注明。

（3）严重程度：根据主要临床表现的程度及并发症计算CD活动指数（CDAI），用于疾病活动期与缓解期区分、病情严重程度估计（轻、中、重度）和疗效评定。

5. 并发症

肠梗阻最常见，其次是腹腔内脓肿，偶可并发急性穿孔或大量便血。直肠或结肠黏膜受累者可发生癌变。

（三）辅助检查

1. 实验室检查

贫血常见且常与疾病严重程度平行；活动期血沉加快、C 反应蛋白升高；周围血白细胞轻度增高见于活动期，但明显增高常提示合并感染。粪便隐血试验常呈阳性。血清清蛋白常有降低。

2. 影像学检查

小肠病变作胃肠钡剂造影，结肠病变作钡剂灌肠检查。X 线表现为肠道炎性病变，可见黏膜皱襞粗乱、纵行性溃疡或裂沟、鹅卵石征、假息肉、多发性狭窄或肠壁僵硬、瘘管形成等 X 线征象，病变呈节段性分布。由于肠壁增厚，可见填充钡剂的肠袢分离。腹部超声、CT、MRI 可显示肠壁增厚、腹腔或盆腔脓肿、包块等。

3. 结肠镜检查

结肠镜做全结肠及回肠末段检查。病变呈节段性、非对称性分布，见阿弗他溃疡或纵行溃疡、鹅卵石样改变，肠腔狭窄或肠壁僵硬，炎性息肉，病变之间黏膜外观正常。因为克罗恩病病变累及范围广、为肠壁全层性炎症，故其诊断往往需要 X 线与结肠镜检查的相互配合。结肠镜检查直视下观察病变，对该病的早期识别、病变特征的判断、病变范围及严重程度的估计较为准确，且可取活检，但只能观察至回肠末段，遇肠腔狭窄或肠粘连时观察范围会进一步受限。X 线检查可观察全胃肠道，显示肠壁及肠壁外病变，故可与结肠镜互补，特别是在小肠病变的性质、部位和范围的确定上仍然是目前最为常用的方法。近年发明的胶囊内镜、双气囊小肠镜等技术提高了对小肠病变诊断的准确性，有助提高克罗恩病的诊断水平。

4. 活组织检查

活组织检查对诊断和鉴别诊断有重要价值。本病的典型病理组织学改变是非干酪性肉芽肿，还可见裂隙状溃疡、固有膜底部和黏膜下层淋巴细胞聚集、黏膜下层增宽、淋巴管扩张及神经节炎等。

（四）心理因素

病情反复、迁延不愈者及有并发症患者可出现焦虑、紧张不安甚至恐惧心理。

三、主要护理诊断/问题

（一）腹泻

腹泻与病变肠段炎症渗出、蠕动增加及继发性吸收不良有关。

（二）疼痛、腹痛

该症状与肠内容物通过炎症狭窄肠段而引起局部肠痉挛有关。

（三）营养失调：低于机体需要量

该症状与长期腹泻、吸收障碍有关。

（四）潜在并发症

肠梗阻最常见，其次是腹腔内脓肿，偶可并发急性穿孔或大量便血。直肠或结肠黏膜受累者可发生癌变。

四、护理措施

（一）一般护理

1. 休息与活动

在急性发作期或病情严重时均应卧床休息，缓解期适当休息，注意劳逸结合。必须戒烟。

2. 合理饮食

一般给高营养低渣饮食，适当给予叶酸、维生素 B_{12} 等多种维生素。重症患者酌用要素饮食或全胃肠外营养，除营养支持外还有助诱导缓解。

（二）病情观察

观察患者腹泻的次数、性质，腹泻伴随症状，如发热、腹痛等，监测粪便检查结果。严密观察腹痛的性质、部位及生命体征的变化，测量患者的体重，监测血红蛋白、血清电解质和清蛋白的变化，了解营养状况的变化。

（三）用药护理

遵医嘱腹痛、腹泻可使用抗胆碱能药物或止泻药，合并感染者静脉途径给予广谱抗生素。给予柳氮磺吡啶（SASP）、糖皮质激素、免疫抑制剂等治疗，以控制病情，使腹痛缓解。注意避免药物的不良反应，如应嘱患者餐后服药，服药期间定期复查血象，不可随意停药，防止反跳现象等。

（四）心理护理

向患者解释病情，使患者树立战胜疾病的信心，自觉地配合治疗。

（五）健康指导

1. 疾病知识指导

指导患者合理休息与活动，戒烟，食用质软、易消化、少纤维素又富含营养、有足够热量的食物，避免食用冷饮、水果、多纤维的蔬菜及其他刺激性食物，忌食牛乳和乳制品。

2. 安慰鼓励患者

使患者树立信心，积极地配合治疗。

3. 用药指导

嘱患者坚持服药并了解药物的不良反应，病情有异常变化要及时就诊。

五、护理评价

腹泻、腹痛缓解，无发热、营养不良，体重增加。

（黄　平）

第二节　上消化道大出血

上消化道出血是指屈氏韧带以上的消化道，包括食管、胃、十二指肠、胰腺、胆管等病变引起的出血，以及胃空肠吻合术的空肠病变引起的出血。上消化道大出血是指数小时内失血量超过 1000 mL 或循环血容量的 20%，主要表现为呕血和（或）黑便，常伴有血容量减少而引起急性周围循环衰竭，是临床的急症，严重者可导致失血性休克而危及生命。

近年来，本病的诊断和治疗水平有很大的提高，临床资料统计显示，80%～85% 急性上消化道大出血患者短期内能自行停止，仅 15%～20% 患者出血不止或反复出血，最终死于出血并发症，其中急性非静脉曲张性上消化道出血的发病率在我国仍居高不下，严重威胁人们的生命健康。

上消化道出血多起因于消化性溃疡侵蚀胃基底血管导致其破裂而引发出血。出血后逐渐影响周围血液循环量，如因出血量多引起有效循环血量减少，进而引发血液循环系统代偿，以致血压降低、心悸、出汗，这急需即刻处理。出血处可能因血块形成而自动止血，但也可能再次出血。

一、病因与发病机制

上消化道出血的病因包括溃疡性疾病、炎症、门脉高压、肿瘤、全身性疾病等。临床上最常见的病因是消化性溃疡，其他依次为急性糜烂出血性胃炎、食管胃底静脉曲张破裂和胃癌。现将病因归纳列述如下。

1. 上消化道疾病

（1）食管疾病、食管物理性损伤、食管化学性损伤。

（2）胃、十二指肠疾病：消化性溃疡、Zollinger-Ellison 综合征、胃癌等。

（3）空肠疾病：胃肠吻合术后空肠溃疡、空肠 Crohn 病。

2. 门静脉高压引起的食管胃底静脉曲张破裂出血

（1）各种病因引起的肝硬化。

（2）门静脉阻塞：门静脉炎、门静脉血栓形成、门静脉受邻近肿块压迫。

（3）肝静脉阻塞：如 Budd-Chiari 综合征。

3. 上消化道邻近器官或组织的疾病

（1）胆管出血：胆囊或胆管结石、胆管蛔虫、胆管癌、肝癌、肝脓肿或肝血管瘤破入胆管等。

（2）胰腺疾病：急慢性胰腺炎、胰腺癌、胰腺假性囊肿、胰腺脓肿等。

（3）其他：纵隔肿瘤或囊肿破入食管、主动脉瘤、肝或脾动脉瘤破入食管等。

4. 全身性疾病

（1）血液病：白血病、血友病、再生障碍性贫血、DIC（弥散性血管内凝血）等。

（2）急性感染：脓毒症、肾综合征出血热、钩端螺旋体病、重症肝炎等。

（3）脏器衰竭：尿毒症、呼吸衰竭、肝功能衰竭等。

（4）结缔组织病：系统性红斑狼疮、结节性多动脉炎、皮肌炎等。

5. 诱因

（1）服用水杨酸类或其他非甾体消炎药物或大量饮酒。

（2）应激相关胃黏膜损伤：严重感染、休克、大面积烧伤、大手术、脑血管意外等应激状态下，会引起应激相关胃黏膜损伤。应激性溃疡可引起大出血。

二、护理评估

（一）一般评估

1. 生命体征

大量出血患者因血容量不足，外周血管收缩，体温可能偏低，出血后 2 天内多有发热，一般不超过 38.5℃，持续 3~5 天；脉搏增快（>120 次/分）或细速；呼吸急促、浅快；血压降低，收缩压降至 80 mmHg（10.66 kPa）以下，甚至可持续下降至测不出，脉压减少，小于 25~30 mmHg（3.33~3.99 kPa）。

2. 患者主诉

患者主诉有无头晕、乏力、心慌、气促、冷、口干、口渴等症状。

3. 相关记录

呕血颜色、量，皮肤、尿量、出入量、黑便颜色和量等记录结果。

（二）临床表现

上消化道大量出血的临床表现主要取决于出血量及出血速度。

1. 呕血与黑便

呕血与黑便是上消化道出血的特征性表现。上消化道出血之后，均有黑粪。出血部位在幽门以上者常有呕血。若出血量较少、速度慢亦可无呕血。反之，幽门以下出血如出血量大、速度快，可因血反流入胃腔引起恶心、呕吐而表现为呕血。

呕血多棕褐色呈咖啡渣样，如出血量大，未经胃酸充分混合即呕出，则为鲜红色或有血块。黑粪呈柏油样，黏稠而发亮，当出血量大，血液在肠内推进快，粪便可呈暗红甚至鲜红色。

2. 失血性周围循环衰竭

急性大量失血由于循环血容量迅速减少而导致周围循环衰竭，一般表现为头昏、心慌、乏力，突然起立发生晕厥、肢体冷感、心率加快、血压偏低等。严重者呈休克状态。

3. 发热

大量出血后，多数患者在24小时内出现低热，持续3~5天后降至正常。发热原因可能与循环血量减少和周围循环衰竭导致体温调节中枢功能紊乱等因素有关。

4. 氮质血症

上消化道大量出血后，由于大量血液蛋白质的消化产物在肠道被吸收，血中尿素氮浓度可暂时增高，称为肠源性氮质血症。一般于一次出血后数小时血尿素氮开始上升，24~48小时达到高峰，一般不超过14.3 mmol/L（40 mg/dL），3~4天后降至正常。

5. 贫血和血象

急性大量出血后均有失血性贫血。但在出血的早期，血红蛋白浓度、红细胞计数与血细胞比容可无明显变化。在出血后，组织液渗入血管内，使血液稀释，一般经3~4小时或以上才出现贫血，出血后24~72小时血液稀释到最大限度。贫血程度除取决于失血量外，还和出血前有无贫血、出血后液体平衡状态等因素相关。

急性出血患者为正细胞正色素性贫血，在出血后骨髓有明显代偿性增生，可暂时出现大细胞性贫血，慢性失血则呈小细胞低色素性贫血。出血24小时内网织红细胞即见增高，出血停止后逐渐降至正常。白细胞计数在出血后2~5小时轻至中度升高，血止后2~3天才恢复正常。但在肝硬化患者中，如同时有脾功能亢进，则白细胞计数可不升高。

（三）身体评估

1. 头颈部

上消化道大量出血，有效循环血容量急剧减少，患者可出现精神萎靡、嗜睡、表情淡漠、烦躁不安、意识模糊甚至昏迷。

2. 腹部

（1）有无肝脾大，如果脾大、蜘蛛痣、腹壁静脉曲张或有腹腔积液者，提示肝硬化门脉高压食管静脉破裂出血；肝大、质地硬、表面凹凸不平或有结节，提示肝癌。

（2）腹部肿块的质地软硬度，如果质地硬、表面凹凸不平或有结节，应考虑胃、胰腺、肝胆肿瘤。

（3）中等量以上的腹腔积液可有移动性浊音。

（4）肠鸣音活跃，肠蠕动增强，肠鸣音达10次/分以上，但音调不特别高调，提示有活动性出血。

（5）直肠和肛门有无结节、触痛和肿块、狭窄等异常情况。

3. 其他

（1）出血部位与出血性质的评估：上消化道出血不包括口、鼻、咽喉等部位出血及咯血，应注意鉴别。出血部位在幽门以上，呕血及黑粪可同时发生，而幽门以下部位出血，多以黑粪为主。下消化道出血较少时，易被误认为是上消化道出血。下消化道出血仅有便血，无呕血，粪便鲜红、暗红或有血块，患者常感耻区疼痛等不适感。进食动物血、肝，服用骨炭、铁剂、铋剂或中药也可使粪便发黑，但黑而无光泽。

（2）出血量的评估：粪便隐血试验阳性，表示每天出血量大于 5 mL；出现黑便时表示每天出血量在 50～70 mL，胃内积血量达 250～300 mL，可引起呕血；急性出血量 < 400 mL 时，组织液及脾脏贮血补充失血量，可无临床表现，若大量出血数小时内失血量超过 1000 mL 或循环血容量的 20%，引起急性周围循环衰竭，导致急性失血性休克而危及患者生命。

（3）失血程度的评估：失血程度除按出血量评估外，还应根据全身状况来判断。失血的表现多伴有全身症状，表现为以下几种。①轻度失血：失血量达全身总血量的 10%～15%，患者表现为皮肤苍白、头晕、怕冷，血压可正常但有波动，脉搏稍快，尿量减少。②中度失血：失血量达全身总血量 20% 以上，患者表现为口干、眩晕、心悸，血压波动，脉压变小，脉搏细数，尿量减少。③重度失血：失血量达全身总血量 30% 以上，患者表现为烦躁不安、意识模糊、出冷汗、四肢厥冷、血压显著下降、脉搏细数超过 120 次/分，尿少或尿闭，重者失血性休克。

（4）出血是否停止的评估：①反复呕血，呕吐物由咖啡色转为鲜红色，黑便次数增多且粪便稀薄色泽转为暗红色，伴肠鸣音亢进。②周围循环衰竭的表现经充分补液、输血仍未见明显改善，或暂时好转后又恶化，血压不稳，中心静脉压不稳定。③红细胞计数、血细胞比容、血红蛋白测定不断下降，网织红细胞计数持续增高。④在补液足够、尿量正常时，血尿素氮升高。⑤门脉高压患者的脾脏大，因出血而暂时缩小，如不见脾脏恢复肿大，提示出血未止。

(四)心理 – 社会评估

患者发生呕血与黑便时都可导致患者产生紧张、烦躁不安、恐惧、焦虑等反应。病情危重者,患者可出现濒死感,而此时其家属表现出伤心状态,使患者出现较强烈的紧张及恐惧感。慢性疾病或全身性疾病致反复呕血与黑便者,易使患者对治疗和护理失去信心,表现为护理工作上不合作。患者及其家庭对疾病的认识态度影响患者的生活质量,影响其工作、学习、社交等活动。

(五)检查评估

1. 检查要点

(1)实验室检查。测定红细胞、白细胞和血小板计数,血红蛋白浓度、血细胞比容、肝肾功能、大便隐血检查等(以了解其病因、诱因及潜在的护理问题)。

(2)内镜检查。出血后 24 ~ 48 小时行急诊内镜检查,可以直接观察出血部位,明确出血的病因,同时对出血灶进行止血治疗是上消化道出血病因诊断的首选检查方法。

(3)X 线钡餐检查。此项检查对明确病因亦有价值,主要适用于不宜或不愿进行内镜检查者或胃镜检查未能发现出血原因,需排除十二指肠降段以下的小肠段有无出血病灶者。

(4)其他。放射性核素扫描或选择性动脉造影如腹腔动脉、肠系膜上动脉造影帮助确定出血部位,适用于内镜及 X 线钡剂造影未能确诊而又反复出血者。不能耐受 X 线、内镜或动脉造影检查的患者,可作吞线试验,根据棉线有无沾染血迹及其部位,可以估计活动性出血部位。

2. 评估

(1)血常规:上消化道出血后均有急性失血性贫血;出血后 6 ~ 12 小时红细胞计数、血红蛋白浓度及血细胞比容下降;在出血后 2 ~ 5 小时白细胞数开始增高,血止后 2 ~ 3 天降至正常。

(2)血尿素氮测定:呕血的同时因部分血液进入肠道,血红蛋白的分解产物在肠道被吸收,故在出血数小时后尿素氮开始不升,24 ~ 48 小时可达高峰,持续时间不等,与出血时间长短有关。

(3)粪便检查:隐血试验(OBT)阳性,但检查前需禁止食动物血、肝、绿色蔬菜等 3 ~ 4 天。

(4)内镜检查:直接观察出血的原因和部位,黏膜皱襞迂曲可提示胃底静脉曲张。

(六)治疗要点

上消化道大量出血为临床急症,应采取积极措施进行抢救。迅速补充血容量,纠正水电解质失衡,预防和治疗失血性休克,给予止血治疗,同时积极进行病因诊断和治疗。

药物治疗：包括局部用药和全身用药两部分。

1. 局部用药

经口或胃管注入消化道内，对病灶局部进行止血，主要如下。

（1）8～16 mg 去甲肾上腺素溶于 100～200 mL 冰盐水口服，强烈收缩出血的小动脉而止血，适用于胃、十二指肠出血。

（2）口服凝血酶，经接触性止血，促使纤维蛋白原转变为纤维蛋白，加速血液凝固，近年来被广泛应用于局部止血。

2. 全身用药

经静脉进入体内，发挥止血作用。

（1）抑制胃酸分泌药：对消化性溃疡和急性胃黏膜损伤引起的出血，常规给予 H2 受体拮抗剂或质子泵阻滞剂，以提高和保持胃内较高的 pH 值，有利于血小板聚集及血浆凝血功能所诱导的止血过程。常用药物有：西咪替丁 200～400 mg，每 6 小时 1 次；雷尼替丁 50 mg，每 6 小时 1 次；法莫替丁 20 mg，12 小时 1 次；奥美拉唑 40 mg，每 12 小时 1 次。急性出血期均为静脉用药。

（2）降低门静脉压力药。①血管升压素及其拟似物：为常用药物，其机制是收缩内脏血管，从而减少门静脉血流量，降低门静脉及其侧支循环的压力。用法为血管升压素 0.2 U/min 持续静脉滴注，观察治疗反应，可逐渐加至 0.4 U/min。同时用硝酸甘油静脉滴注或含服，以减轻大剂量用血管升压素的不良反应，并且硝酸甘油有协同降低门静脉压力的作用。②生长抑素及其拟似物：止血效果好，可明显减少内脏血流量，并减少奇静脉血流量，而奇静脉血流量是食管静脉血流量的标志。14 肽天然生长抑素，用法为首剂 250 μg 缓慢静注，继以 250 μg/h 持续静滴。人工合成剂奥曲肽，常用首剂 100 μg 缓慢静注，继以 25～50 μg/h 持续静滴。

（3）促进凝血和抗纤溶药物：补充凝血因子如静脉注入纤维蛋白原和凝血酶原复合物对凝血功能异常引起出血者有明显疗效。抗血纤溶芳酸和 6- 氨基己酸有对抗或抑制纤维蛋白溶解的作用。

（七）治疗效果评估

1. 输血

输血前评估患者的肝功能，肝功能受损宜输新鲜血，因库存血含氨量高易诱发肝性脑病。同时要评估患者年龄、病情、周围循环动力学及贫血状况，注意因输液、输血过快、过多导致肺水肿，原有心脏病或老年患者必要时可根据中心静脉压调节输液量。

2. 血管升压素

滴注速度应准确，并严密观察有无出现腹痛、血压升高、心律失常、心肌缺血，甚至发生心肌梗死等不良反应。评估是否药液外溢，一旦外溢用 50% 硫酸镁湿敷，因该药有抗利尿作用，突然停用血管升压素会引起反射性尿液增多，故应观察尿量并向家属做好解释工作。同时，孕妇和冠心病、高血压患者禁用血管升压素。

3. 凝血酶

口服凝血酶时评估有无恶心、头昏等不良反应，并指导患者更换体位。此药不能与酸碱及重金属等药物配伍，应现用现配，若出现过敏现象应立即停药。

4. 镇静剂

评估患者的肝功能，肝病患者忌用吗啡、巴比妥类等强镇静药物。

三、主要护理诊断/问题

（一）体液不足

与上消化道大量出血有关。

（二）活动无耐力

与上消化道出血所致周围循环衰竭有关。

（三）营养失调：低于机体需要量

与急性期禁食及贫血有关。

（四）恐惧

与急性上消化道大量出血有关。

（五）知识缺乏

缺乏有关出血的知识及防治的知识。

（六）潜在并发症

休克、急性肾衰竭。

四、护理措施

（一）一般护理

1. 休息与体位

少量出血者应卧床休息，大出血时绝对卧床休息，取平卧位并将下肢略抬高，以保证脑部供血。呕吐时头偏向一侧，防止窒息或误吸。指导患者坐起、站起时动作要缓慢，出现头晕、心慌、出汗时立即卧床休息并告知护士。病情稳定后，逐渐增加活动量。

2. 饮食护理

急性大出血伴恶心、呕吐者应禁食。少量出血无呕吐者，可进食温凉、清淡流质食物。出血停止后改为营养丰富、易消化、无刺激性半流质软食，少量多餐逐渐过渡到正常饮食。食管胃底静脉曲张破裂出血者避免粗糙、坚硬、刺激性食物，且应细嚼慢咽，防止损伤曲张静脉而再次出血。

3. 安全护理

轻症患者可起身稍作活动，可上厕所大小便，但应注意有活动性出血时，患者常因有便意而至厕所，在排便时或便后起立时晕厥，因此必要时由护士陪同如厕或暂时改为在床上排泄。重症患者应多巡视，用床栏加以保护。

（二）病情观察

上消化道大量出血时，有效循环血容量急剧减少，可导致休克或死亡，所以要严密监测如下。①精神和意识状态：是否精神萎靡、嗜睡、表情淡漠、烦躁不安、意识模糊甚至昏迷。②生命体征：体温不升或发热，呼吸急促，脉搏细弱，血压降低，脉压变小，必要时行心电监护。③周围循环状况：观察皮肤和甲床色泽，肢体温暖或是湿冷，周围静脉特别是颈静脉充盈情况。④准确记录 24 小时出入量，测每小时尿量，应保持尿量大于每小时 30 mL，并记录呕吐物和粪便的性质、颜色及量。⑤定期复查红细胞计数、血细胞比容、血红蛋白、网织红细胞计数、血尿素氮、粪潜血，以了解贫血程度、出血是否停止。

（三）用药护理

立即建立静脉通道，遵医嘱迅速、准确地实施输血、输液、各种止血治疗及用药等抢救措施，并观察治疗效果及不良反应。血管升压素可引起腹痛、血压升高、心律失常、心肌缺血，甚至发生心肌梗死，故滴注速度应准确，并严密观察不良反应。同时，孕妇、冠心病、高血压禁用血管升压素。肝病患者忌用吗啡、巴比妥类药物，宜输新鲜血，因库存血含氨量高，易诱发肝性脑病。

（四）三腔两囊管护理

插管前应仔细检查，确保三腔气囊管通畅，无漏气，并分别做好标记，以防混淆，备用。插管后检查管道是否在胃内，抽取胃液，确定管道在胃内分别向胃囊和食管囊注气，将食管引流管、胃管连接负压吸引器，定时抽吸，观察出血是否停止，并记录引流液的性状及量，并做好留置于腔气囊管期间的护理和拔管出血停止后的观察及拔管。

（五）心理护理

护理人员应关心、安慰患者，尤其是反复出血者。解释各项检查、治疗措施，耐心细致地解答患者或家属的提问，消除他们的疑虑。同时，经常巡视，大出血时陪伴患者，以减轻患者的紧张情绪。抢救工作应迅速而不忙乱，使其产生安全感、信任，保持稳定情绪，帮助患者消除紧张恐惧心理，更好地配合治疗及护理。

（六）健康教育

1. 疾病知识指导

应帮助患者和家属掌握有关疾病的病因和诱因，以及预防、治疗和护理知识，以减少再度出血的危险，并且指导患者及家属学会早期识别出血征象及应急措施。

2. 饮食指导

合理饮食是避免诱发上消化道出血的重要措施。注意饮食卫生和规律饮食；进食营养丰富、易消化的食物，避免粗糙、刺激性食物，或过冷、过热、产气多的食物、饮料，禁烟、浓茶、咖啡等对胃有刺激的食物。

3. 生活指导

生活起居要有规律，劳逸结合，情绪乐观，保证身心愉悦，避免长期精神紧张。应在医师指导下用药，同时，慢性病者应定期门诊随访。

4. 自我观察

教会患者出院后早期识别出血征象及应急措施：出现头晕、心悸等不适，或呕血、黑便时，立即卧床休息，保持安静，减少身体活动；呕吐时取侧卧位以免误吸；立即送医院治疗。

5. 及时就诊的指标

（1）有呕血和黑便。

（2）出现血压降低、头晕、心悸等不适。

五、护理评价

（1）患者呕血和黑便停止，生命体征正常。

（2）患者活动耐受力增加，活动时无晕厥、跌倒危险。

（3）置管期间患者无窒息、意外吸入，食管胃底黏膜无溃烂、坏死。

（4）患者体重逐渐恢复正常，营养状态良好。

（黄　平）

第三节　慢性胃炎

慢性胃炎是指由多种原因引起的胃黏膜慢性炎症。其发病率在各种胃病中居首位，男性多于女性，各个年龄段均可发病，且随年龄增长发病率逐渐增高。慢性胃炎的分类方法很多，2000年全国慢性胃炎研讨会共识意见中采纳了国际上新悉尼系统的分类方法，将慢性胃炎分为浅表性（又称非萎缩性）、萎缩性和特殊类型3大类。慢性浅表性胃炎是指不伴有胃黏膜萎缩性改变的慢性炎症，幽门螺杆菌感染是其主要病因；慢性萎缩性胃炎是指胃黏膜已经发生了萎缩性改变,常伴有肠上皮化生,又分为多灶萎缩性胃炎和自身免疫性胃炎两大类;特殊类型胃炎种类很多,临床上较少见。

二、病因与发病机制

1. 幽门螺杆菌感染

幽门螺杆菌感染是慢性浅表性胃炎最主要的病因。幽门螺杆菌具有鞭毛,其分泌的黏液素可直接侵袭胃黏膜,释放的尿素酶可分解尿素产生 NH_3 中和胃酸,使幽门螺杆菌在胃黏膜定居和繁殖,同时可损伤上皮细胞膜;幽门螺杆菌产生的细胞毒素还可引起炎症反应和菌体壁诱导自身免疫反应的发生,导致胃黏膜慢性炎症。

2. 饮食因素

高盐饮食,长期饮烈酒、浓茶、咖啡,摄取过热、过冷、过于粗糙的食物等,均易引起慢性胃炎。

3. 自身免疫

患者血液中存在自身抗体,如抗壁细胞抗体和抗内因子抗体,可使壁细胞数目减少,胃酸分泌减少或缺失,还可使维生素 B_{12} 吸收障碍导致恶性贫血。

4. 其他因素

各种原因引起的十二指肠液反流入胃,削弱或破坏胃黏膜的屏障功能而损伤胃黏膜;老年人胃黏膜退行性病变;胃黏膜营养因子缺乏,如促胃液素缺乏;服用非甾体消炎药等,均可引起慢性胃炎。

二、护理评估

(一)身体状况评估

慢性胃炎起病缓慢,病程迁延,常反复发作,缺乏特异性症状。由幽门螺杆菌感染引起的慢性胃炎患者多数无症状;部分患者有上腹不适、腹部隐痛、腹胀、食欲减退、恶心和呕吐等消化不良的表现;少数患者可有少量上消化道出血;自身免疫性胃炎患者可出现明显畏食、体重减轻和贫血。体格检查可有腹上区轻微压痛。

(二)心理社会状况

病情反复、病程迁延不愈可使患者出现烦躁、焦虑等不良情绪。

(三)检查评估

1. 胃镜及活组织检查

胃镜及活组织检查是诊断慢性胃炎最可靠的方法。慢性浅表性胃炎可见红斑(点、片状或条状)、黏膜粗糙不平、出血点或出血斑;慢性萎缩性胃炎可见黏膜呈颗粒状、黏膜血管显露、色泽灰暗、皱襞细小。

2. 幽门螺杆菌检测

可通过侵入性（如快呋塞米素酶试验、组织学检查和幽门螺杆菌培养等）和非侵入性（如 ^{13}C 或 ^{14}C 尿素呼气试验、粪便幽门螺杆菌抗原检测和血清学检查等）方法检测幽门螺杆菌。

3. 胃液分析

自身免疫性胃炎时，胃酸缺乏；多灶萎缩性胃炎时，胃酸分泌正常或偏低。

4. 血清学检查

自身免疫性胃炎时，血清抗壁细胞抗体和抗内因子抗体可呈阳性，血清促胃液素水平明显升高；多灶萎缩性胃炎时，血清促胃液素水平正常或偏低。

（四）治疗要点

治疗原则是积极祛除病因，根除幽门螺杆菌感染，对症处理，防治癌前病变。

1. 病因治疗

根除幽门螺杆菌感染：目前多采用的治疗方案是以胶体铋剂或质子泵抑制药为基础加上两种抗生素的三联治疗方案。如常用奥美拉唑或枸橼酸铋钾，与阿莫西林及甲硝唑或克拉霉素 3 种药物联用，两周为 1 个疗程。治疗失败后再治疗比较困难，可换用两种抗生素，或采用胶体铋剂和质子泵抑制药合用的四联疗法。

其他病因治疗：因非甾体消炎药引起者，应立即停药并给予制酸药或硫糖铝；因十二指肠液反流引起者，应用硫糖铝或氢氧化铝凝胶吸附胆汁；因胃动力学改变引起者，应给予多潘立酮或莫沙必利等。

2. 对症处理

有胃酸缺乏和贫血者，可用胃蛋白酶合剂等以助消化；对于上腹胀满者，可选用胃动力药、理气类中药；有恶性贫血时可肌内注射维生素 B_{12}。

3. 胃黏膜异型增生的治疗

异型增生是癌前病变，应定期随访，给予高度重视。对不典型增生者可给予维生素C、维生素 E、β-胡萝卜素、叶酸和微量元素硒预防胃癌的发生；对已经明确的重度异型增生可手术治疗，目前多采用内镜下胃黏膜切除术。

三、主要护理诊断/问题

（一）疼痛、腹痛

该症状与胃黏膜炎性病变有关。

（二）营养失调：低于机体需要量

该症状与畏食、消化吸收不良等有关。

(三)焦虑

焦虑与病情反复、病程迁延有关。

(四)潜在并发症

潜在并发症有癌变。

(五)知识缺乏

缺乏对慢性胃炎病因和预防知识的了解。

四、护理措施

1. 病情观察

主要观察有无上腹不适、腹胀、食欲减退等消化不良的表现;观察腹痛的部位、性质,呕吐物与大便的颜色、量及性状;评估实验室及胃镜检查结果。

2. 饮食护理

(1)营养状况评估:观察并记录患者每日进餐次数、量和品种,以了解机体的营养摄入状况。定期监测体重,监测血红蛋白浓度、血清蛋白等有关营养指标的变化。

(2)制订饮食计划:①与患者及其家属共同制订饮食计划,以营养丰富、易消化、少刺激为原则。②胃酸低者可适当食用刺激胃酸分泌或酸性的食物,如浓肉汤、鸡汤、山楂、食醋等;胃酸高者应指导患者避免食用酸性和多脂肪食物,可进食牛奶、菜泥、面包等。③鼓励患者养成良好的饮食习惯,进食应规律,少食多餐,细嚼慢咽。④避免摄入过冷、过热、过咸、过甜、辛辣和粗糙的食物,戒除烟酒。⑤提供舒适的进餐环境,改进烹饪技巧,保持口腔清洁卫生,以促进患者的食欲。

3. 药物治疗的护理

(1)严格遵医嘱用药,注意观察药物的疗效及不良反应。

(2)枸橼酸铋钾:宜在餐前半小时服用,因其在酸性环境中方起作用;服药时要用吸管直接吸入,防止将牙齿、舌染黑;部分患者服药后出现便秘或黑粪,少数患者有恶心、一过性血清转氨酶升高,停药后可自行消失,极少数患者可能出现急性肾衰竭。

(3)抗菌药物:服用阿莫西林前应详细询问患者有无青霉素过敏史,用药过程中要注意观察有无变态反应的发生;服用甲硝唑可引起恶心、呕吐等胃肠道反应及口腔金属味、舌炎、排尿困难等不良反应,宜在餐后半小时服用。

(4)多潘立酮及西沙必利:应在餐前服用,不宜与阿托品等解痉药合用。

4. 心理护理

护理人员应主动安慰、关心患者,向患者说明不良情绪会诱发和加重病情,经过正规的治疗和护理慢性胃炎可以康复。

5. 健康指导

向患者及家属介绍本病的有关知识、预防措施等；指导患者避免诱发因素，保持愉快的心情，生活规律，养成良好的饮食习惯，戒除烟酒；向患者介绍服用药物后可能出现的不良反应，指导患者按医嘱坚持用药，定期复查，如有异常及时复诊。

（黄　平）

第四节　溃疡性结肠炎

溃疡性结肠炎（UC）亦称非特异性溃疡性结肠炎，是多病因引起的、异常免疫介导的肠道慢性及复发性炎症，有终生复发倾向。本病可发生在任何年龄，好发年龄为20～40岁，也可见于儿童或老人，男女发病率无明显差别。我国UC近年患病率明显增加，虽然患者病情多较欧美国家的轻，但重症也较常见。

一、病因与发病机制

溃疡性结肠炎（UC）病因尚未明确，目前认为这是由多因素相互作用所致，主要包括环境、遗传、肠道微生态和免疫等因素。其中肠道黏膜免疫系统失衡所导致的炎症过程在溃疡性结肠炎的发病中起重要作用。

1. 环境因素

饮食、吸烟、卫生条件、生活方式或暴露于某些不明因素，都是可能的环境因素。近几十年来，全球UC的发病率持续增高，这一现象首先出现在社会经济高度发达的北美、北欧。以往该病在我国少见，现已成为常见疾病，这一疾病谱的变化，提示环境因素所发挥的重要作用。

2. 遗传因素

UC发病具有遗传倾向。患者一级亲属发病率显著高于普通人群，而患者配偶的发病率不增加。

3. 感染因素

多种微生物参与了UC的发生与发展。基于新近研究结果的观点认为，UC是针对自身正常肠道菌群的异常免疫反应性疾病。

4. 免疫因素

肠黏膜免疫屏障在UC发生、发展、转归过程中始终发挥着重要作用，针对肠黏膜炎症反应而开发的生物制剂有显著治疗效果。UC的发病机制可概括为：环境因素作用于遗传易感者，在肠道菌群的参与下，启动了难以停止的、发作与缓解交替的肠道天然免疫及获得性免疫反应，导致肠黏膜屏障损伤、溃疡经久不愈、炎性增生等病理改变。

病变主要位于直肠和乙状结肠，也可位于降结肠，甚至整个结肠。病灶呈连续性分布，一般仅限于黏膜和黏膜下层。

二、护理评估

（一）健康史

询问患者有无感染、精神刺激、劳累、饮食失调等引起本病急性发作的诱因。

（二）临床表现

反复发作的腹泻、黏液脓血便及腹痛是 UC 的主要临床症状。起病多为亚急性，少数急性起病。病程呈慢性经过，发作与缓解交替，少数症状持续并逐渐加重。病情轻重与病变范围、临床分型及病期等有关。

1. 症状

（1）消化系统表现：①腹泻，为主要症状，典型者呈黏液或黏液脓血便，为炎症渗出和黏膜糜烂及溃疡所致。大便次数和便血程度反映病情严重程度，轻者每日排便 2~3 次，粪便呈糊状，可混有黏液、脓血；重者腹泻每日可达 10 余次，大量脓血，甚至呈血水样粪便。大多伴有里急后重感觉，为直肠炎症刺激所致。病变限于直肠和乙状结肠的患者，偶有腹泻与便秘交替的现象。②腹痛，轻者或缓解期患者多无腹痛或仅有腹部不适，活动期有轻或中度腹痛，为左下腹或耻区阵痛，若并发中毒性巨结肠或炎症波及腹膜，可有持续性剧烈腹痛。有疼痛–便意–便后缓解的规律。③其他症状，可有腹胀、食欲缺乏、恶心、呕吐等。

（2）全身表现：中、重型患者活动期有低热或中等度发热，高热多提示有并发症或见于急性暴发型。重症患者可出现贫血、消瘦、水与电解质平衡失调、低蛋白血症及营养不良等表现。

（3）肠外表现：部分患者还可伴有一系列肠外表现，包括口腔黏膜溃疡、结节性红斑、关节炎、虹膜睫状体炎等。

2. 体征

患者呈慢性病容，精神差，重者呈消瘦贫血貌。轻型患者有左下腹轻压痛，有时可触及痉挛的降结肠和乙状结肠。重症者常有明显腹部压痛和鼓肠。若有反跳痛、腹肌紧张、肠鸣音减弱等，应注意中毒性巨结肠和肠穿孔等并发症。

3. 临床分型

按其病程、程度、范围及病期进行综合分型。

（1）临床类型：①初发型，指无既往史的首次发作。②慢性复发型，临床上最多见，发作期与缓解期交替。③慢性持续型，症状持续，间以症状加重的急性发作。④急性型，急性起病，病情严重，全身毒血症状明显，可伴中毒性巨结肠、肠穿孔、败血症等并发症。上述各型可相互转化。

（2）临床严重程度：①轻度，腹泻 < 4 次 / 天，便血轻或无，无发热，贫血无或轻，红细胞沉降率正常。②重度，腹泻 > 6 次 / 天，有明显黏液脓血便，体温 > 37.5℃、脉搏 > 90 次 / 分，血红蛋白 < 100 g/L，红细胞沉降率 > 30 mm/h。③中度，介于轻度与重度之间。

（3）病变范围：可分为直肠炎、左半结肠炎（结肠脾曲以远）、全结肠炎（病变扩展至结肠脾曲以近或全结肠）。

（4）病情分期：分为活动期和缓解期，很多患者在缓解期可因饮食失调、劳累、精神刺激、感染等加重症状，使疾病转为活动期。

（三）并发症

1. 中毒性巨结肠

约 5% 的重症 UC 患者可出现中毒性巨结肠，此时结肠病变广泛而严重，肠壁张力减退，结肠蠕动消失，肠内容物与气体大量积聚，致急性结肠扩张，一般以横结肠为最严重。临床表现为病情急剧恶化，毒血症明显，有脱水与电解质平衡紊乱，出现肠型、腹部压痛，肠鸣音消失。血白细胞显著升高。X 线腹部平片可见结肠扩大，结肠袋形消失。本并发症易引起急性肠穿孔，预后差。

2. 直肠结肠癌变

多见于广泛性结肠炎、幼年起病而病程漫长者。

3. 其他并发症

结肠大出血发生率约为 3%；肠穿孔多与中毒性巨结肠有关；肠梗阻少见。

（四）辅助检查

1. 血液检查

血红蛋白降低反映贫血；白细胞数增加、红细胞沉降率加快及 C- 反应蛋白增高均提示 UC 进入活动期。

2. 粪便检查

肉眼观常有黏液脓血，显微镜检见红细胞和脓细胞，急性发作期可见巨噬细胞。粪便病原学检查的目的是排除感染性肠炎，是本病诊断的一个重要步骤。

3. 自身抗体检查

外周血中性粒细胞胞质抗体为 UC 的相对特异性抗体，如能检出，有助于 UC 的诊断。

4. 结肠镜检查

结肠镜检查是本病诊断的最重要手段之一，检查时，应尽可能观察全结肠及末段回肠，确定病变范围，必要时取活检。UC 病变呈连续性、弥漫性分布，从直肠开始逆行向近端扩展。内镜下所见黏膜改变有：①黏膜血管纹理模糊、紊乱或消失，黏膜充血、水肿、易脆、出血及脓性分泌物附着。②病变明显处见弥漫性糜烂和多发性浅溃疡。③慢性病变常见黏膜粗糙，炎性息肉，结肠变形缩短，结肠袋变浅、变钝或消失。

5. X线钡剂灌肠检查

主要X线征有：①黏膜粗乱和（或）颗粒样改变。②多发性浅溃疡，表现为管壁边缘毛糙呈毛刺状或锯齿状及见小龛影，亦可有炎症性息肉而表现为多个小的圆或卵圆形充盈缺损。③肠管缩短，结肠袋消失，肠壁变硬，可呈铅管状。重型或暴发型病例不宜做钡剂灌肠检查，以免加重病情或诱发中毒性巨结肠。

（五）心理-社会状况评估

溃疡性结肠炎反复发作，迁延终生，并且有癌变的危险性，损害的对象主要为年轻患者，长期患病会影响青少年的成长，可以使年轻患者生长迟缓和性发育障碍；该病治疗的费用较大，并且患者往往由于疾病失去教育机会，难以就业和获得保险。因此，患者常有严重的心理负担，出现抑郁、抱怨的情绪，严重影响其生活质量，少数患者对医疗服务、社会服务等产生偏激的行为，给社会增加不安定的因素。

附：诊断要点如下。

具有持续或反复发作腹泻和黏液脓血便、腹痛、里急后重，伴有（或不伴）不同程度全身症状者，在排除急性自限性结肠炎、阿米巴痢疾、慢性血吸虫病、肠结核等感染性结肠炎及结肠克罗恩病、缺血性肠炎、放射性肠炎等基础上，具有上述结肠镜检查重要改变中至少1项及黏膜活检组织学所见可以诊断本病。一个完整的诊断应包括其临床类型、临床严重程度、病变范围、病情分期及并发症。

三、主要护理诊断/问题

1. 腹泻

该症状与炎症导致肠蠕动增加，肠内水、钠吸收障碍有关。

2. 疼痛

该症状与肠道黏膜的炎性浸润、溃疡有关。

3. 有体液不足的危险

该症状与频繁腹泻有关。

4. 体温过高

该症状与肠道炎症有关。

5. 营养失调：低于机体需要量

该症状与长期腹泻及吸收障碍有关。

6. 焦虑

该症状与频繁腹泻、疾病迁延不愈有关。

7. 有皮肤完整性受损的危险

该症状与频繁腹泻刺激肛周皮肤有关。

8. 潜在并发症

潜在并发症有中毒性巨结肠、直肠结肠癌变、下消化道出血。

四、护理措施

1. 一般护理

（1）休息与活动：给患者提供安静、舒适的休息环境，注意劳逸结合，生活要有规律，保持心情舒畅，以减少患者的胃肠蠕动及体力消耗。急性发作期应卧床休息。

（2）饮食护理：应给予高热量、富营养而少纤维、易消化、软食物，禁食生、冷食物及含纤维素多的蔬菜水果，忌食牛乳和乳制品。急性发作期患者应进食无渣流质或半流质饮食，病情严重者应禁食，并给予胃肠外营养，使肠道得以休息，利于减轻炎症，控制其症状。

（3）心理护理：由于本病的病程特点，患者易出现抑郁或焦虑，为此应耐心向患者做好卫生宣教工作，使其积极配合治疗。同时帮助患者认识到不良的心理状态不利于本病的修复，要保持心情平静，建立起战胜疾病的信心和勇气。

2. 病情观察

严密观察病情，注意监测患者的体温、脉搏、心率、血压的变化，同时观察患者的皮肤弹性、有无脱水表现。还应注意观察腹泻、腹部压痛及肠鸣音情况，如出现鼓肠、肠鸣音消失、腹痛加剧等情况，要考虑中毒性巨结肠的发生，及时报告医生，积极采取抢救措施。

3. 治疗配合

治疗目的在于控制急性发作，黏膜愈合，维持缓解，减少复发，防治并发症。

（1）控制炎症反应：① 5-氨基水杨酸（5-ASA）制剂。柳氮磺吡啶（SASP）一般作为首选药物，是治疗轻、中度或经糖皮质激素治疗已有缓解的重度 UC 常用药物。其他药物如奥沙拉嗪疗效与 SASP 相仿，但降低了不良反应率，适宜于对 SASP 不能耐受者。5-ASA 的灌肠剂适用于病变局限在直肠及乙状结肠者，栓剂适用于病变局限在直肠者。②糖皮质激素：对急性发作期有较好疗效，可用于对 5-ASA 疗效不佳的轻、中度患者，特别适用于重度的患者。减量期间加用 5-ASA 逐渐接替激素治疗。③免疫抑制剂：硫唑嘌呤或巯嘌呤可试用于对激素治疗效果不佳或对激素依赖的慢性持续型病例，加用这类药物后可逐渐减少激素用量甚至停用。

护理要点：应向患者做好有关药物的用法、作用、不良反应等的解释工作，并注意观察药效及不良反应。柳氮磺吡啶不良反应分为两类，一类是剂量相关的不良反应，如恶心、呕吐、食欲减退、头痛、可逆性男性不育等，餐后服药可减轻消化道反应；另一类不良反应属于过敏，有皮疹、粒细胞减少、自身免疫性溶血、再生障碍性贫血等。因此，服药期间应定期复查血象，一旦出现此类不良反应，应改用其他药物。对于采用灌肠疗法的患者，应指导患者尽量抬高臀部，达到延长药物在肠道内的停留时间的目的。

（2）对症治疗：及时纠正水、电解质平衡紊乱；贫血者可输血；低蛋白血症者应补充清蛋白（白蛋白）。对腹痛、腹泻的对症治疗，要权衡利弊，使用抗胆碱能药物或止泻药，如地芬诺酯（苯乙哌啶）或洛哌丁胺宜慎重，在重症患者应禁用，因有诱发中毒性巨结肠的危险。对重症有继发感染者，应积极抗菌治疗，给予广谱抗生素，静脉给药，合用甲硝唑对厌氧菌感染有效。

（3）手术治疗：并发大出血、肠穿孔、中毒性巨结肠、结肠癌或经积极内科治疗无效者，可选择手术治疗。

4. 腹泻护理

由于患者腹泻次数较多，里急后重症状严重，应将患者安排至离卫生间较近的房间，或室内留置便器。协助患者做好肛门及周围皮肤的护理，如手纸要柔软，擦拭动作宜轻柔，便后用温水清洗肛门及周围皮肤，清洗后轻轻拭干，必要时给予护肤软膏涂擦，以防皮肤破损。同时注意观察粪便的量、性状、排便次数。

5. 健康教育

（1）指导患者合理休息与活动。在急性发作期或病情严重时均应卧床休息，缓解期也应适当休息，注意劳逸结合。

（2）指导患者合理饮食，摄入足够的营养，忌食冷、硬及刺激性食物。

（3）教育患者及家属正确对待疾病，让患者保持情绪稳定，树立战胜疾病的信心。

（4）教会患者和家属识别有关的诱发因素，如饮食失调、精神紧张、过度劳累等，并尽量避免。

（5）嘱患者坚持治疗，定期门诊复诊，遵医嘱用药，不随意更换药物或停药。教会患者识别药物的不良反应，以便出现时及时就诊。

（黄　平）

第五节　胆道感染

胆道感染是临床上常见的疾病，按发生部位分为胆囊炎和胆管炎。按发病急缓和病程经过分为急性、亚急性和慢性炎症。胆道感染与胆石症互为因果关系。胆石症引起胆道梗阻胆汁淤积，细菌繁殖致胆道感染，胆道感染的发作又是胆石形成的重要的致病因素和促发因素。

急性胆囊炎是胆囊发生的急性化学性或细菌性炎症。约 95% 的患者合并有胆囊结石，称结石性胆囊炎，发病原因为结石导致胆囊管梗阻及继发细菌感染所致。致病菌可通过胆道逆行侵入胆囊，或经血循环或淋巴途径进入胆囊，致病菌主要为革兰阴性杆菌，以大肠埃希菌最常见，其次有肠球菌、铜绿假单胞菌、厌氧菌等。5% 的患者未合并有胆囊结石，称非结石性胆囊炎，易发生在严重创伤、烧伤、手术后及危重患者中，可能是这些患者都有不同程度的低血压和组织低血流灌注，胆囊也受到低血流灌注损害，导致黏膜糜烂，胆囊壁受损。急性胆囊炎病理过程分为急性单纯性胆囊炎、急性化脓性胆囊炎和急性坏疽性胆囊炎 3 个阶段。

慢性胆囊炎是急性胆囊炎反复发作的结果，70% ~ 95% 的患者合并胆囊结石。

急性梗阻性化脓性胆管炎（AOSC）又名急性重症胆管炎（ACST），是急性胆管炎和胆道梗阻未解除，感染未控制，病情进一步发展的结果。由于胆管内压力持续升高，管腔内充满脓性胆汁，高压脓性胆汁逆流入肝，大量细菌和毒素经肝窦入血，导致脓毒症和感染性休克。

二、病因与发病机制

1. 梗阻因素

结石、胆道寄生虫、炎症粘连等都可引起胆道梗阻，使胆汁淤滞。高浓度的胆汁酸可引起胆管系统细胞损害，加重黏膜炎症水肿。胆胰共同通道梗阻，胰液逆流入胆道，被激活的胰酶也会使胆道发生严重病变。

2. 细菌感染

致病菌多为革兰阴性杆菌，可由各种途径侵入胆道，如肠道上行感染、全身或局部感染后经血行引起胆道感染和邻近器官的炎症扩散等。

3. 其他因素

一些严重创伤、烧伤、休克和大手术后患者，胆囊收缩功能降低，胆道系统局部血运障碍，导致胆道感染。

二、护理评估

（一）健康史

注意询问患者饮食习惯和饮食种类，发病是否有与饱食和高脂饮食有关，既往有无胆囊结石、胆囊炎、胆管结石、胆管炎及黄疸病史。

(二)身体状况

1. 急性胆囊炎

(1)腹痛:急性发作典型表现是突发右上腹阵发性绞痛,常在饱餐、进油腻食物后,或在夜间发作。疼痛常放散到右肩部、肩胛部和背部。病变发展可出现持续性疼痛并阵发性加重。

(2)发热:患者常有轻度发热,通常无寒战。如果胆囊积脓、穿孔或合并急性胆管炎,可出现明显的寒战高热。

(3)消化道症状:疼痛时常伴有恶心、呕吐、畏食等消化道症状。

(4)体格检查:右腹上区可有不同程度和范围的压痛、反跳痛及肌紧张,墨菲征(Murphy)阳性,可扪及肿大的胆囊。

(5)并发症:胆囊积脓、胆囊穿孔、弥漫性腹膜炎、急性化脓性胆管炎、急性坏死性胰腺炎。

2. 慢性胆囊炎

该病临床症状常不典型,多数患者有胆绞痛病史,尔后有厌油腻、腹胀、嗳气等消化道症状,右腹上区和肩背部隐痛,一般无畏寒、高热和黄疸。体格检查右上腹胆囊区轻压痛或不适感,Murphy征可呈阳性。

3. 急性梗阻性化脓性胆管炎

该病发病急骤、病情发展迅速、并发症凶险。除一般胆道感染的夏柯三联征(腹痛、寒战高热、黄疸)外,患者迅速出现休克、中枢神经系统受抑制表现,即雷诺(Reynolds)五联征,如果患者不及时治疗,可迅速死亡。查体可有不同程度的腹上区压痛和腹膜刺激征。

(三)心理-社会状况

患者因即将面临手术、担心预后、疾病反复发作等因素引起患者及其亲属的焦虑与恐惧。急性梗阻性化脓性胆管炎患者,因病情危重,患者及其亲属常难以应对。

(四)辅助检查

1. 实验室检查

胆囊炎患者白细胞计数和中性粒细胞比例增高;急性梗阻性化脓性胆管炎患者,白细胞计数 $> 10 \times 10^9$/L,中性粒细胞比例增高,胞质可出现中毒颗粒。血小板计数降低,凝血酶原时间延长。

2. B超检查

急性胆囊炎可见胆囊肿大、壁厚、囊内有结石。慢性胆囊炎囊壁厚或萎缩,其内有结石或胆固醇沉着。急性梗阻性化脓性胆管炎患者可在床旁检查,能及时了解胆道梗阻的部位和病变性质,以及肝内外胆管扩张情况。

（五）治疗要点

1. 非手术治疗

该治疗方法包括禁食，输液，纠正水、电解质及酸碱失衡，全身支持疗法，选用有效的抗生素控制感染，进行解痉止痛等处理。大多数急性胆囊炎患者病情能控制，待以后行择期手术。而急性梗阻性化脓性胆管炎患者，如病情较轻，可在6小时内试行非手术治疗，若无明显好转，应紧急手术治疗。

2. 手术治疗

（1）急性胆囊炎发病在72小时内、经非手术治疗无效且病情恶化或有胆囊穿孔、弥漫性腹膜炎、急性化脓性胆管炎、急性坏死性胰腺炎等并发症者，均应急诊手术。争取行胆囊切除术，但高危患者，或局部炎症水肿、粘连重，解剖关系不清者，应选用胆囊造口术，3个月后再行胆囊切除术。

（2）其他胆囊炎患者均应在患者情况处于最佳状态时择期行胆囊切除术。

（3）急性梗阻性化脓性胆管炎手术的目的是抢救生命，应力求简单有效，常采用胆总管切开减压、T形管引流。其他方法还有PTCD（经皮经肝胆管引流术）、ENAD（经内镜鼻胆管引流术）等。

三、护理诊断及合作性问题

（一）焦虑与恐惧

该症状与疼痛、病情反复发作、手术有关。

（二）急性疼痛

该症状与疾病本身和手术伤口有关。

（三）体温升高

该症状与术前感染、术后炎症反应有关。

（四）营养失调：低于机体需要量

该症状与胆道功能失调、胆汁排出受阻，或手术后胆汁引流至体外导致消化不良、食欲缺乏、肝功能受损有关。

（五）体液不足

该症状与T形管引流、呕吐、感染性休克有关。

（六）潜在并发症

潜在并发症有胆囊穿孔、弥漫性腹膜炎、急性化脓性胆管炎、急性坏死性胰腺炎、感染性休克等。

四、护理措施

（一）非手术疗法及术前护理

（1）心理护理：加强与患者沟通，介绍胆囊炎的有关知识，解释术前准备的目的和必要性，使之配合。急性梗阻性化脓性胆管炎患者应将其病情的严重性告知患者亲属，使其理解配合。

（2）病情观察：应密切观察体温、脉搏、血压、黄疸、神志、腹痛程度及腹部体征，发现异常，及时通知医生。

（3）禁食、输液：急性胆囊炎需禁食，补充水、电解质和纠正酸碱紊乱。凝血酶原低者，补充维生素K，若紧急手术者，可输全血供给凝血酶原。

（4）营养支持：向慢性胆囊炎患者解释进食低脂饮食的意义，提供低脂、高热量饮食。

（5）抗感染与对症处理：遵医嘱应用解痉、镇痛及抗感染药物，高热者用物理或药物降温。

（6）急性梗阻性化脓性胆管炎患者应及时完成手术前各项准备工作，如扩容、广谱、足量、联合使用抗生素，视病情使用激素、血管活性药物等抗休克措施，争取尽快手术。

（二）术后护理

本病术后护理同胆石症患者术后护理，急性梗阻性化脓性胆管炎患者仍需严密观察病情变化，继续积极抗休克治疗。

（三）健康指导

指导患者宜进低脂、高热量、高维生素易消化饮食，如出现发热、腹痛、黄疸等情况，及时来医院就诊。

（四）护理评价

患者是否情绪平稳，是否积极配合治疗，疼痛是否缓解，体温是否恢复正常，营养是否得到改善，能否维持体液平衡，有无胆囊穿孔、弥漫性腹膜炎、急性化脓性胆管炎、急性坏死性胰腺炎、感染性休克等并发症发生。

（黄　平）

第六节 胆囊结石

胆囊结石是指原发于胆囊的结石，是胆石症中最多的一种疾病。近年来随着卫生条件的改善及饮食结构的变化，胆囊结石的发病率呈升高趋势，已高于胆管结石。胆囊结石以女性多见，男女之比为 1∶4～1∶3；其以胆固醇结石或以胆固醇为主要成分的混合性结石为主。少数结石可经胆囊管排入胆总管，大多数存留于胆囊内，且结石越聚越大，可呈多颗小米粒状，在胆囊内可存在数百粒小结石，也可呈单个巨大结石；有些终身无症状而在尸检中发现（静止性胆囊结石），大多数反复发作腹痛症状，一般小结石容易嵌入胆囊管发生阻塞引起胆绞痛症状，发生急性胆囊炎。

一、病因与发病机制

胆囊结石与多种因素有关。任何影响胆固醇与胆汁酸浓度比例改变和造成胆汁淤滞的因素都能导致结石形成。个别地区和种族的居民、女性激素、肥胖、妊娠、高脂肪饮食、长期肠外营养、糖尿病、高脂血症、胃切除或胃肠吻合手术后、回肠末段疾病和回肠切除术后、肝硬化、溶血性贫血等因素都可引起胆囊结石。我国西北地区的胆囊结石发病率相对较高，可能与饮食习惯有关。

二、护理评估

（一）症状

1. 胆绞痛

胆绞痛是胆囊结石并发急性胆囊炎时的典型表现，多在进油腻食物后胆囊收缩，结合移位并嵌顿于胆囊颈部，胆囊压力升高后强力收缩而发生绞痛。小结石通过胆囊管或胆总管时可发生典型的胆绞痛，疼痛位于右上腹，呈阵发性，可向右肩背部放射，伴恶心、呕吐，呕吐物为胃内容物，吐后症状并不减轻。存留在胆囊内的大结石堵塞胆囊腔时并不引起典型的胆绞痛，故胆绞痛常反映结石在胆管内的移动。急性发作，特别是坏疽性胆囊炎时还可出现高热、畏寒等显著的感染症状，严重病例由于炎性渗出或胆囊穿孔可引起局限性腹膜炎，从而出现腹膜刺激症状。胆囊结石一般无黄疸，但 30% 的患者因伴有胆管炎或肿大的胆囊压迫胆管，肝细胞损害时也可有一过性黄疸。

2. 胃肠道症状

大多数慢性胆囊炎患者有不同程度的胃肠道功能紊乱，表现为右上腹隐痛不适、畏食油腻、进食后上腹饱胀感，常被误认为"胃病"。有近半数的患者早期无症状，称为静止性胆囊结石，此类患者在长期随访中仍有部分出现腹痛等症状。

（二）体征

1. 一般情况

无症状期间患者大多情况良好，少数急性胆囊炎患者在发作期可有黄疸，症状重时可有感染中毒症状。

2. 腹部情况

如无急性发作，患者腹部常无明显异常体征，部分患者右上腹可有深压痛；急性胆囊炎患者可有右上腹饱满、呼吸运动受限、右上腹触痛及肌紧张等局限性腹膜炎体征，Murphy 征阳性。有 1/3～1/2 的急性胆囊炎患者，在右上腹可扪及肿大的胆囊或由胆囊与大网膜粘连形成的炎性肿块。

（三）检查

1. 化验检查

胆囊结石合并急性胆囊炎有白细胞计数升高，少数患者丙氨酸氨基转移酶也升高。

2. B 超

B 超检查简单易行，价格低廉，且不受胆囊大小、功能、胆管梗阻或结石含钙多少的影响，诊断正确率可达 96% 以上，是首选的检查手段。典型声像特征是胆囊腔内有强回声光团并伴声影，改变体位时光团可移动。

3. 胆囊造影

能显示胆囊的大小及形态并了解胆囊收缩功能，但易受胃肠道功能、肝功能及胆囊管梗阻的影响，应用很少。

4. X 线

腹部 X 线平片对胆囊结石的显示率为 10%～15%。

5. 十二指肠引流

有无胆汁可确定是否有胆囊管梗阻，胆汁中出现胆固醇结晶提示结石存在，但此项检查目前已很少用。

6. CT、MRI、ERCP、PTC

在 B 超不能确诊或者怀疑有肝内胆管、肝外胆管结石或胆囊结石术后多年复发又疑有胆管结石者，可选用其中某一项或几项诊断方法。

（四）诊断要点

1. 症状

20%～40% 的胆囊结石可终生无症状，称"静止性胆囊结石"。有症状的胆囊结石的主要临床表现：进食后，特别是进食油腻食物后，出现腹上区或右腹上区隐痛不适、饱胀，伴嗳气、呃逆等。

2. 胆绞痛

胆囊结石的典型表现是胆绞痛，疼痛位于腹上区或右腹上区，呈阵发性，可向肩胛部和背部放射，多伴恶心、呕吐。

3. Mirizzi 综合征

持续嵌顿和压迫胆囊壶腹部和颈部的较大结石，可引起肝总管狭窄或胆囊管瘘，以及反复发作的胆囊炎、胆管炎及梗阻性黄疸，称"Mirizzi 综合征"。

4. Murphy 征

右腹上区局限性压痛、肌紧张，Murphy 征阳性。

5. B 超

胆囊暗区有一个或多个强回声光团，并伴声影。

（五）鉴别诊断

1. 肾绞痛

胆绞痛需与肾绞痛相鉴别，后者疼痛部位在腰部，疼痛向外生殖器放射，伴有血尿，或尿路刺激症状。

2. 胆囊非结石性疾病

这类疾病有胆囊良、恶性肿瘤，胆囊息肉样病变等，B 超、CT 等影像学检查可提供鉴别线索。

3. 胆总管结石

胆总管结石可表现为高热、黄疸、腹痛，超声等影像学检查可以鉴别，但有时胆囊结石可与胆总管结石并存。

4. 消化性溃疡性穿孔

多有溃疡病史，腹痛发作突然并很快波及全腹，腹壁呈板状强直，腹部 X 线平片可见膈下游离气体。较小的十二指肠穿孔，或穿孔后很快被网膜包裹，形成一个局限性炎性病灶时，易与急性胆囊炎混淆。

5. 内科疾患

一些内科疾病如肾盂肾炎、右侧胸膜炎、肺炎等，亦可发生右上腹疼痛症状，根据实验室检查可鉴别。

三、治疗

1. 一般治疗

饮食宜清淡，防止急性发作，对无症状的胆囊结石应定期 B 超随诊；伴急性炎症者宜进食，注意维持水、电解质平衡。

2. 药物治疗

溶石疗法服用鹅去氧胆酸或熊去氧胆酸对胆固醇结石有一定溶解效果，主要用于胆固醇结石。但此种药物有肝毒性,服药时间长,反应大,价格贵,停药后结石易复发。其适应证为:胆囊结石直径在 2 cm 以下;结石为含钙少的 X 线能够透过的结石;胆囊管通畅;患者的肝脏功能正常,无明显的慢性腹泻史。目前多主张采取熊去氧胆酸单用或与鹅去氧胆酸合用,不主张单用鹅去氧胆酸。鹅去氧胆酸总量为 15 mg/(kg·d),分次口服。熊去氧胆酸为 8~10 mg/(kg·d),分餐后或晚餐后 2 次口服。疗程 1~2 年。

3. 手术治疗

对于无症状的静止胆囊结石,一般认为无须施行手术切除胆囊。但有下列情况时,应进行手术治疗:①胆囊造影胆囊不显影;②结石直径超过 2~3 cm;③并发糖尿病且在糖尿病已控制时;④老年人或有心肺功能障碍者。

腹腔镜胆囊切除术适于无上腹创伤及手术史者,无急性胆管炎、胰腺炎和腹膜炎及腹腔脓肿的患者。对并发胆总管结石的患者应同时行胆总管探查术。

(1)术前准备。胆囊切除手术后引起死亡的最常见原因是心血管疾病。这强调了详细询问病史发现心绞痛和仔细进行心电图检查注意有无心肌缺血或以往心肌梗死证据的重要性。此外,还应寻找脑血管疾病,特别是一过性缺血发作的症状。若病史阳性或有问题时应做非侵入性颈动脉血流检查。此时胆囊切除术应当延期,按照指征在冠状动脉架桥或颈动脉重新恢复血管流通后施行。除心血管病外,引起胆囊切除术后第 2 位的死亡原因是肝胆疾病,主要是肝硬化。除了术中出血外,还可发生肝功能衰竭和败血症。自从在特别挑选的患者中应用预防性措施以来,胆囊切除术后感染中毒性并发症的发生率已有显著下降。慢性胆囊炎患者胆汁内的细菌滋生率占 10%~15%,而在急性胆囊炎消退期患者中则高达 50%。细菌菌种为肠道菌如大肠埃希菌、产气克雷白杆菌和粪链球菌,其次也可见到产气荚膜杆菌、类杆菌和变形杆菌等。胆管内细菌的发生率随年龄而增长,故主张年龄在 60 岁以上、曾有过急性胆囊炎发作刚恢复的患者,术前应预防性使用抗生素。

(2)手术治疗。已成定论对有症状胆石症的治疗是建议腹腔镜胆囊切除术。虽然此技术的常规应用时间尚短,但是其结果十分突出,以致仅在不能施行腹腔镜手术或手术不安全时,才选用开腹胆囊切除术,包括无法安全地进入腹腔完成气腹,或者由于腹内粘连,或者解剖异常不能安全地暴露胆囊等。外科医师在遇到胆囊和胆管解剖不清及遇到止血或胆汁渗漏而不能满意地控制时,应当及时中转开腹。目前,中转开腹率在 5%以下。

4. 其他治疗

体外震波碎石适用于胆囊内胆固醇结石,直径不超过 3 cm,且胆囊具收缩功能。治疗后部分患者可发生急性胆囊炎或结石碎片进入胆总管而引起胆绞痛和急性胆管炎,此外碎石后仍不能防止结石的复发。因此方法并发症多，疗效差，现已基本不用。

四、护理措施

（一）术前护理

1. 饮食

指导患者选用低脂肪、高蛋白质、高糖饮食，因为脂肪饮食可促进胆囊收缩排出胆汁，加剧疼痛。

2. 术前用药

严重的胆石症发作性疼痛可使用镇痛剂和解痉剂，但应避免使用吗啡，因吗啡有收缩胆总管的作用，可加重病情。

3. 病情观察

应注意观察胆石症急性发作患者的体温、脉搏、呼吸、血压、尿量及腹痛情况，及时发现有无感染性休克征兆。注意患者皮肤有无黄染及粪便颜色变化，以确定有无胆管梗阻。

（二）术后护理

1. 症状观察及护理

定时监测患者生命体征的变化，注意有无血压下降、体温升高及尿量减少等全身中毒症状，及时补充液体，保持出入量平衡。

2. T形管护理

胆总管切开放置T形管的目的是引流胆汁，使胆管减压，具体操作如下。①T形管应妥善固定，防止扭曲、脱落；②保持T形管无菌，每日更换引流袋，下地活动时引流袋应低于胆囊水平，避免胆汁回流；③观察并记录每日胆汁引流量、颜色及性质，防止胆汁淤积引起感染；④拔管：如果T形管引流通畅，胆汁色淡黄、清澄、无沉渣且无腹痛无发热等症状，术后10～14天可夹闭管道。开始每日夹闭2～3小时，无不适可逐渐延长时间，直至全日夹管。在此过程中要观察患者有无体温增高、腹痛、恶心、呕吐及黄疸等。经T形管造影显示胆管通畅后，再引流2～3天，以及时排出对比剂。经观察无特殊反应，可拔除T形管。

3. 健康指导

进少油腻、高维生素、低脂饮食。烹调方式以蒸煮为宜，少吃油炸类的食物。

（黄　平）

第七节 肝硬化

肝硬化是一种由不同病因引起的慢性、进行性、弥漫性肝病。临床上以肝功能损害和门静脉高压为主要表现，晚期常出现消化道出血、肝性脑病、继发感染等严重并发症。本病是严重、不可逆的肝脏疾病，是我国常见疾病和主要死亡病因之一。发病高峰年龄在 35～48 岁，男女比例为（3.6～8）：1。

一、病因与发病机制

1. 病因

引起肝硬化的病因众多，我国以病毒性肝炎最常见，国外以乙醇中毒所致者多见，值得注意的是同一患者可有多种致病因素同时存在。

（1）病毒性肝炎：主要是乙型病毒性肝炎，其次是丙型或乙型加丁型重叠感染，甲型和戊型病毒性肝炎一般不发展为肝硬化。

（2）慢性乙醇中毒：国外肝硬化的常见原因。长期大量饮酒（每日摄入乙醇 80 g 持续 10 年以上），乙醇及其中间代谢产物（乙醛）对肝脏的毒性作用，继而发展为肝硬化。

（3）血吸虫病：长期反复感染血吸虫者，虫卵沉积在汇管区或毒性产物的刺激引起纤维组织增生，造成血吸虫病性肝纤维化。

（4）循环障碍：慢性充血性心力衰竭、缩窄性心包炎、肝静脉和（或）下腔静脉阻塞综合征等使肝细胞长期瘀血性缺氧、坏死，继而纤维组织增生，最终发展为肝硬化。

（5）化学毒物或药物：长期接触四氯化碳、砷、磷等化学毒物或长期服用对肝脏有毒的药物如双醋酚汀、甲基多巴、四环素、抗结核药或抗肿瘤药等，可引起中毒性肝炎，进而演变为肝硬化。

（6）营养障碍：长期食物中缺乏蛋白质、维生素、抗脂肪肝物质如胆碱等，或慢性炎症性肠病致吸收不良和营养失调，均可造成肝细胞脂肪变性和坏死而演变成肝硬化。

（7）胆汁淤积：长期存在的肝内淤胆或肝外胆管阻塞所致的胆汁淤积，可引起胆汁性肝硬化。

（8）其他：如铜氧化酶缺陷引起的铜代谢障碍所致的肝豆状核变性，铁代谢障碍所致的血色病，均可导致大量的铜和铁沉积于肝脏，引起肝细胞损害并演变为肝硬化。自身免疫性肝炎亦可进展为肝硬化。部分患者发病原因难以确定，称为隐源性肝硬化。

2. 发病机制

肝硬化的发生、发展、演变一般经过致病因素作用造成大量肝细胞变性、坏死，肝小叶纤维支架破坏，残存肝细胞不沿原支架排列，形成不规则的再生结节；汇管区和肝包膜大量纤维结缔组织增生，包绕再生结节或残留肝小叶重新分割，改建成假小叶而形成肝硬化的典型形态改变。上述改变使肝内血管受到再生结节挤压，血管床缩小、闭塞或扭曲，肝内门静脉、肝静脉和肝动脉失去正常关系，发生异常吻合，导致肝内血液循环紊乱，这是形成门静脉高压的病理基础，更进一步加重肝细胞营养障碍，促使肝硬化病变进一步发展。

肝的大体形态表现为肝脏变形，早期肿大，晚期明显缩小，表面有弥漫性大小不等的结节。根据结节形态，病理上可分为以下几种。①小结节性肝硬化：结节大小相仿，直径多为 3～5 mm，假小叶大小亦一致，此型最常见。②大结节性肝硬化：多由大片状肝坏死引起，结节大小不均，直径为 1～3 cm，最大可达 5 cm，假小叶亦大小不等。③大小结节混合性肝硬化：即肝内同时存在大、小结节两种病理形态，此型肝硬化亦属常见。

二、护理评估

（一）身体状况

肝硬化患者多数起病隐匿，病情进展缓慢，少数因短期内大片肝坏死，3～6 个月便发展为肝硬化。临床上一般将肝硬化分为肝功能代偿期和肝功能失代偿期，但两期界限不明显。

1. 肝功能代偿期

早期症状较轻，缺乏特异性，主要有乏力、食欲缺乏、恶心、呕吐、腹胀、腹泻、上腹不适或隐痛等，以乏力、食欲缺乏为主要表现，且出现最早。症状常因劳累或伴发病时出现，休息或治疗后可减轻或缓解。患者营养状况一般，肝可稍大，质偏硬，脾可轻度肿大，肝功能多正常或轻度异常。

2. 肝功能失代偿期

此时期以肝功能减退和门静脉高压症为主要表现。

（1）肝功能减退的临床表现：①全身症状。一般情况及营养状况较差，可有消瘦、乏力、精神不振、皮肤干枯粗糙、肝病面容（面色黝黑或面色灰暗）、不规则低热、水肿、舌炎和口角炎等。②消化道症状。食欲减退明显，恶心、呕吐、餐后上腹饱胀不适、腹痛等，稍进食油腻饮食易引起腹泻，半数以上有轻度黄疸，少数有中、重度黄疸。③出血倾向和贫血。患者常有鼻出血、牙龈出血、皮肤紫癜、胃肠出血等出血倾向，与肝脏合成凝血因子减少、脾功能亢进和毛细血管脆性增加有关，并常出现不同程度的贫血，由食欲缺乏、肠道吸收障碍、出血及脾功能亢进等引起。④内分泌功能紊乱表现。雌激素增多，雄激素和糖皮质激素减少，表现为蜘蛛痣、肝掌、性功能减退、男性乳房发育、睾丸萎缩、毛发脱落等，女性患者则出现月经失调、闭经、不孕等。肾上腺皮质功能减退时，患者面部和其他暴露部位皮肤色素沉着，因肝脏对雌激素灭活作用减退，致雌激素升高，通过负反馈抑制腺垂体分泌促性腺激素及促肾上腺皮质激素的功能。肝脏对醛固酮和抗利尿激素的灭活作用减弱，导致醛固酮和抗利尿激素增多，造成肾远曲小管和集合管对钠、水的重吸收增加，表现为水肿、尿量减少、腹腔积液等。

（2）门静脉高压症的临床表现：①脾大。多为轻、中度脾大，为脾长期瘀血所致。晚期常伴有周围血中红细胞、白细胞和血小板减少，称为脾功能亢进。②侧支循环的建立和开放。门静脉高压症的特征表现，当门静脉压超过 200 mmH$_2$O 时，门、腔静脉侧支循环建立。临床上重要的侧支循环有 3 支：食管下段和胃底静脉曲张；腹壁静脉曲张，在脐周和腹壁可见迂曲的静脉，以脐为中心向上及下腹延伸，外观呈水母头状；痔静脉曲张，形成内痔。③腹腔积液。肝硬化肝功能失代偿期最突出的临床表现，75% 以上的失代偿期患者有腹腔积液。中等量以上腹腔积液时常有腹胀和移动性浊音；大量腹腔积液时可见腹部隆起，腹壁绷紧发亮，状如蛙腹，可发生脐疝，并使横膈抬高引起呼吸困难和心悸等表现。部分患者可伴有胸腔积液，以右侧多见。腹腔积液的形成是多因素作用的结果，由门静脉压力增高、低白蛋白血症导致的血浆胶体渗透压降低、肝淋巴液生成过多、继发性醛固酮和抗利尿激素增多、有效循环血容量不足所致。

肝脏情况：早期肝脏增大，表面尚光滑，质地中等硬；晚期肝脏缩小、质地坚硬、表面结节状。

（3）并发症：①上消化道出血。这是最常见的并发症，易引起失血性休克或诱发肝性脑病，病死率高。出血原因多数由食管下段和胃底静脉曲张破裂所致。②感染。易并发肺部感染、胆道感染、败血症、自发性腹膜炎等。自发性腹膜炎的致病菌多为革兰阴性杆菌，是肠道内细菌异常繁殖，通过肠壁或侧支循环进入腹腔引起，出现发热、腹痛、腹腔积液迅速增长或持续不减、腹膜刺激征。③肝性脑病。这是最严重的并发症，也是最常见的死亡原因。④原发性肝癌。肝脏短期内迅速增大、持续性肝区疼痛、血性腹腔积液、不明原因发热等情况应考虑并发原发性肝癌。⑤肝肾综合征，又称功能性肾衰竭。大量腹腔积液时，引起有效循环血容量不足及肾内血液重新分布等因素引起功能性肾衰竭。⑥电解质和酸碱平衡紊乱。常见有低钠、低钾、低氯血症和代谢性碱中毒，可诱发和加重肝性脑病。

（二）心理-社会状况

慢性病，病程长，病理变化逐渐加重且常不可逆，症状明显，久治不愈。患者常表现为思想负担沉重、消极、情绪低落和焦虑，甚至出现愤怒、绝望等不良情绪，对治疗和生存失去信心，或产生过度依赖医护人员的心理。长期治疗使家庭经济负担沉重，患者和家属出现厌倦、失望、绝望等。

（三）辅助检查

1. 血常规检查

代偿期多正常。失代偿期可有不同程度的贫血。脾功能亢进时红细胞、白细胞、血小板均减少。

2. 尿常规检查

代偿期正常。失代偿期有蛋白尿、血尿和管型尿，黄疸时可有胆红素及尿胆原增加。

3. 肝功能检查

代偿期多正常或轻度异常。失代偿期转氨酶有轻、中度升高，人血白蛋白（A）降低，球蛋白（G）增高，A/G 降低或倒置，γ 球蛋白显著增高。凝血酶原时间有不同程度延长，注射维生素 K 后不能纠正。

4. 腹腔积液检查

一般为漏出液，并发自发性腹膜炎时，腹腔积液透明度降低，比重介于漏出液与渗出液之间。白细胞数增多，并发结核性腹膜炎时以淋巴细胞增高为主。腹腔积液为血性应警惕癌变，需做细胞学检查。

5. 免疫功能检查

免疫球蛋白 IgG、IgA 增高。多数患者 T 淋巴细胞数低于正常，抗核抗体、抗平滑肌抗体、抗线粒体抗体阳性。若为病毒性肝炎引起者，病毒标志物可呈阳性反应。

6. 影像学检查

X 线食管吞钡检查对诊断食管胃底静脉曲张有价值，可见钡剂在食管黏膜上分布不均，有虫蚀样或蚯蚓状充盈缺损，纵行黏膜皱襞增宽，胃底呈菊花样充盈缺损。B 超、CT 和 MRI 检查可显示肝脾形态改变、脾静脉和门静脉内径增宽及腹腔积液情况。

7. 内镜检查

纤维胃镜检查可观察静脉曲张及其分布和程度，并发上消化道出血时，紧急胃镜检查可确定出血部位，并可进行止血治疗。腹腔镜检查可直接观察肝脏、脾脏情况，并可在直视下对病变明显处进行穿刺做活组织检查。

8. 肝穿刺活组织检查

该检查对诊断有确诊价值，并有助于决定治疗方案和判断预后。若见假小叶形成可确诊为肝硬化。

（四）诊断要点

肝硬化代偿期不易确诊。对原因不明的肝脾大、慢性病毒性肝炎、长期大量饮酒者应定期随访，肝穿刺活组织检查有利于早期确诊。失代偿期的诊断依据有病毒性肝炎、长期饮酒等病史，肝功能减退和门静脉高压症的临床表现及肝功能试验异常等。

(五)治疗要点

本病尚无特效治疗,关键在于早期诊断,加强病因和一般治疗,缓解病情,延长代偿期和保持劳动力。

1. 一般治疗

代偿期患者适当减少活动,避免过度劳累,宜进高热量、高蛋白、高维生素易消化饮食。失代偿期患者注意休息,以减轻肝脏负担,肝功能损害严重或有肝性脑病先兆者,应控制或禁食蛋白质,有腹腔积液者应低盐饮食。禁酒,禁用对肝脏有损害的药物,避免进食粗糙、坚硬食物,以免发生食管胃底静脉曲张破裂出血。

2. 药物治疗

尚无特效药。可选用抗纤维化药物如秋水仙碱、糖皮质激素、丹参等,保护肝细胞药物如熊去氧胆酸、维生素类、甘草酸等,可用于有转氨酶及胆红素升高的肝硬化患者。

3. 腹腔积液的治疗

(1) 消除诱因:注意休息,控制感染,限制钠、水摄入等。

(2) 利尿剂的应用:首选醛固酮拮抗剂螺内酯,常与袢利尿剂呋塞米合用,联合用药可起协同作用。利尿剂从小剂量开始,利尿期间每日体重下降不超过 0.5 kg。

(3) 提高血浆胶体渗透压:可定期输注白蛋白、血浆,不仅可提高血浆胶体渗透压,促进腹腔积液消退,也有利于患者全身状况和肝功能的改善。白蛋白剂量为 25~60 g/d,总量 400~600 g,在使用白蛋白时应继续使用利尿剂,以增强利尿的效果,同时应避免大剂量使用白蛋白,以防血容量剧增引起曲张的食管胃底静脉破裂出血。

(4) 顽固性腹腔积液的治疗:可采用放腹腔积液、自身腹腔积液浓缩回输术、胸导管颈内静脉吻合术、腹腔–颈内静脉分流术、经颈静脉肝内门体分流术、肝移植等治疗方法。放腹腔积液治疗不作为常规治疗,对严重腹腔积液合并脐疝者或致膈肌明显提高而影响呼吸者,可考虑做腹腔穿刺放腹腔积液。自身腹腔积液浓缩回输术是近年来治疗难治性腹腔积液所采用的安全、简便、经济、有效的方法。

4. 手术治疗

有各种分流、断流术和脾切除术等,目的是降低门静脉系统压力和消除脾功能亢进。晚期肝硬化患者有条件可进行肝移植手术,可改善患者的预后。

5. 并发症治疗

自发性腹膜炎的治疗应早期、足量、联合使用抗菌药物,并加强支持治疗。肝肾综合征重在预防,控制上消化道出血、感染等诱发因素。严格控制输液量,纠正水、电解质和酸碱平衡失调;输注右旋糖酐、白蛋白,并在此基础上应用利尿剂,使用血管活性药物多巴胺等。

三、主要的护理诊断/问题

1. 营养失调：低于机体需要量

该症状与肝功能减退、食欲缺乏、消化吸收障碍有关。

2. 体液过多

该症状与肝功能减退、门静脉高压、醛固酮和抗利尿激素增多有关。

3. 有皮肤完整性受损的危险

该症状与营养不良、水肿、瘙痒、长期卧床有关。

4. 焦虑

该症状与病情反复、担心疾病的预后不佳、经济负担压力有关。

5. 潜在并发症

潜在并发症有上消化道出血、肝性脑病、原发性肝癌、肝肾综合征、电解质紊乱和酸碱平衡失调等。

四、护理措施

（一）一般护理

1. 休息与活动

根据病情合理安排患者的休息与活动，休息是保护肝脏的重要措施之一，休息可减轻肝脏负担，降低门静脉压力，增加肝脏血流量，促进肝细胞修复，改善腹腔积液和水肿，充足的睡眠可增加糖原和蛋白质的合成。肝功能代偿期患者可适度活动，但要避免过度疲劳；肝功能失代偿期患者以卧床休息为主，根据病情安排适量的活动，活动量以不感到疲劳、不加重症状为度。

2. 饮食护理

合理的饮食是改善肝功能、延缓病情进展的基本措施。遵循高热量、高蛋白质、高维生素、易消化饮食原则，并根据病情变化及时调整。保证热量，每日供给 300～400 g 糖，以利于肝细胞再生；蛋白质每日每千克体重 1.0～1.5 g，应以高生物效价的蛋白质为主，如豆制品、鸡蛋、牛奶、鱼、瘦猪肉等，充足的蛋白质有助于肝细胞修复和维持血浆白蛋白正常水平，有利于腹腔积液和水肿的消退。但肝功能损害严重或肝性脑病先兆时应严格限制或暂禁蛋白质摄入。宜进食富含维生素的食物如粗粮、绿豆、西红柿等，以促进肝细胞修复、保护肝脏功能及增强肝脏解毒功能；脂肪摄入过多易引起脂肪肝、阻止肝糖原的合成和使肝功能衰退，应适当限制脂肪摄入，以约 50 g/d 为宜；尽量食用以蒸、煮、炖、熬、烩等加工方法制作的食物，以利消化吸收，避免食用强烈的调味品和乙醇饮料，以减轻肝脏负担；食管胃底静脉曲张患者应进软食，进餐时细嚼慢咽，食团宜小且表面光滑，避免进食粗糙、坚硬、刺激性强的食物；药物应磨成粉末服用，以免引起食管胃底静脉曲张破裂出血；腹腔积液患者应限制钠、水的摄入量，每日钠的入量宜限制在 500～800 mg（氯化钠 1.2～2.0 g），水限制在每日 1000 mL 左右，并根据尿量、腹腔积液消退和血钠情况适时调整；严禁饮酒。

（二）皮肤护理

保持皮肤清洁，每日温水沐浴，水温不宜过高，忌用刺激性沐浴液或皂类，沐浴后可用性质柔和的润肤品，以减轻皮肤干燥和瘙痒。皮肤瘙痒明显者勿用手抓挠，防止损伤皮肤，可用局部冷敷、薄荷油涂擦，或遵医嘱给予止痒处理。衣服宜柔软、宽大、吸汗，床铺应平整、干燥、清洁。注意定期更换体位，臀部、阴囊、下肢、足部水肿可用棉垫托起，受压部位皮肤给予热敷和按摩以促进局部血液循环，改善皮肤的营养代谢，以免受压部位发生压力性损伤及继发感染。

（三）腹腔积液护理

注意休息，取适宜的体位，腹腔积液量少时取平卧位，以利增加肝、肾血流和改善肝细胞营养；大量腹腔积液时取半卧位，使膈肌下降，减轻呼吸困难和心悸；卧床时抬高下肢，阴囊水肿者可用托带托起阴囊，以利水肿消退。限制钠、水的摄入量，准确记录出入量，定期测量并记录腹围和体重情况，观察腹腔积液消退情况。大量腹腔积液时，应避免腹内压骤增的情况，如剧烈咳嗽、呕吐、用力排便、打喷嚏等；遵医嘱正确使用利尿剂和血浆、白蛋白，利尿剂易引起水、电解质紊乱和酸碱平衡失调，应注意加强电解质的监测，发现高血钾、低血钾及酸碱平衡紊乱时，应遵医嘱加以纠正，以免诱发肝性脑病等；使用白蛋白时应注意控制总量，以防过量使血容量剧增诱发食管胃底静脉曲张破裂出血；对实施腹腔穿刺放腹腔积液治疗的患者，应协助做好腹腔穿刺的操作前准备、术中配合及操作后护理，放腹腔积液时注意记录腹腔积液量、颜色、性质等；对接受自身腹腔积液浓缩回输治疗者，应注意观察患者出现的反应，腹腔积液有感染时不可回输。

（四）病情观察

注意观察患者有无上消化道出血、自发性腹膜炎、肝性脑病、肝肾综合征、原发性肝癌等并发症的临床表现，及早发现及早处理。

（五）心理护理

给予患者精神上的安慰和支持，对肝硬化患者在病程中出现的各种心理变化给予理解、同情，耐心解释患者所提出的问题，鼓励患者说出其内心感受和忧虑，同时发挥家庭等支持系统的作用，指导患者及家属正确应对治疗和护理中出现的各种情况，减轻患者心理负担，增加其配合治疗和护理的依从性，保持愉快心情，促进身心康复。

(六)健康指导

1. 知识指导

向患者和家属介绍疾病基本知识和自我护理的方法，消除思想顾虑和精神压力，树立战胜疾病的信心，把治疗与护理计划落实到日常生活中。

2. 休息指导

生活起居有规律，根据自身病情掌握活动的时间与活动量，注意劳逸结合，保证足够的休息和睡眠，合理安排工作与生活，同时注意情绪的调节和稳定。

3. 饮食指导

向患者及家属说明饮食治疗的意义、原则和方法，强调饮食的重要性，帮助制订切实可行的饮食计划，注意蛋白质、钠盐等的合理补充，养成良好的饮食卫生习惯，戒烟、酒。

4. 用药指导

介绍所用药物的名称、剂量、给药方法、给药时间及药物的疗效和副作用等，教育患者应遵医嘱用药，避免滥用对肝脏有损害的药物，以免加重肝脏的负担和肝功能损害。

5. 定期复查

帮助患者及家属认识定期复查的重要意义，教会患者早期识别病情变化，熟知并发症的诱因和基本表现，出现相关症状或先兆时及时就诊。

（黄　平）

第八节　肝性脑病

肝性脑病（HE）是由急、慢性肝功能衰竭或各种门-体分流引起的、以代谢紊乱为基础的、排除了其他已知脑病的中枢神经系统功能失调综合征。其在临床上可以表现为程度和范围较广的神经精神异常，从轻微的智力异常，到人格改变、行为异常、智力减退，甚至发生不同程度的意识障碍。过去所称的肝性昏迷，目前认为只是HE中程度相当严重的一期，并不能代表HE的全部。

急性、慢性肝功能障碍和（或）门-体分流，致肠道吸收的毒性物质不能由（或不经过）肝脏解毒、清除，直接进入体循环，透过血-脑屏障到达脑组织而引起中枢神经系统功能紊乱，是多种因素综合作用的结果。其中高血氨被公认为最关键因素之一。氨对中枢系统的毒性作用主要是干扰脑能量代谢，其次还可影响中枢兴奋性神经递质如谷氨酸及抑制性神经递质谷氨酰胺、γ-氨基丁酸（GABA）的平衡而产生中枢抑制效应。其他尚有假性神经递质学说，如鲱胺与苯乙醇胺取代了正常的神经递质时，则神经传导发生障碍。GABA 受体复合物的作用、支链氨基酸与芳香族氨基酸比例失衡、脑细胞水肿学说、星形细胞功能失调、硫醇、短链脂肪酸毒性、锰沉积等也参与其发生。

二、护理评估

1. 病因

根据 HE 病因的不同可分为下列 3 种类型。

（1）A 型：急性肝功能衰竭相关的 HE，常于起病 2 周内出现脑病症状。亚急性肝功能衰竭时，HE 出现于 2～12 周，可有诱因。

（2）B 型：门 - 体旁路性 HE，患者存在明显的门 - 体分流，但无肝脏本身的疾病。这种门 - 体分流可以是自发的或由于外科或介入手术造成，如先天性血管畸形、肝内或肝外水平门静脉的部分阻塞等。

（3）C 型：慢性肝病、肝硬化基础上发生的 HE，常伴门静脉高压和（或）门 - 体分流，是 HE 中最为常见的类型，其中肝功能不全是脑病发生的主要因素。

肝性脑病的常见诱发因素主要包括：消化道出血、感染、电解质紊乱、大量放腹水、过度利尿、摄入过量的含氮食物、便秘、门 - 体分流术后、镇静剂使用等。

2. 临床表现

（1）健康史：询问患者有无肝病史，特别是肝硬化；有无门 - 体分流手术史；有无上消化道出血、高蛋白饮食、大量排钾利尿剂和放腹水、催眠镇静药和麻醉药、便秘、感染、尿毒症、低血糖、外科手术等诱发因素。

（2）症状和体征：常因原有肝病的性质、肝细胞损害的轻重缓急及诱因的不同而很不一致。一般根据意识障碍的程度、神经系统表现和脑电图改变，将肝性脑病由轻到重分为 0 期、前驱期、昏迷前期、昏睡期、昏迷期（表 2-1）。各期临床表现可有重叠，可互相转化。肝功能损害严重的肝性脑病患者有明显黄疸、出血倾向和肝臭，易并发各种感染、肝肾综合征和脑水肿等。

表 2-1　肝性脑病临床分期

分期	临床特征	神经系统体征	脑电图改变
0 期（轻微型肝性脑病）	无行为、性格的异常，只在心理测试或智力测试时有轻微异常	无	正常 α 波节律
1 期（前驱期）	轻度性格改变或行为异常，如欣快激动或沮丧少语，衣冠不整或随地便溺，应答尚准确但吐字不清且缓慢，注意力不集中或睡眠时间倒错（昼睡夜醒）	可测到扑翼样震颤	不规则的本底活动（α 和 θ 节律）

续表

分期	临床特征	神经系统体征	脑电图改变
2期（昏迷前期）	以睡眠障碍和精神错乱为主，反应迟钝、定向障碍、计算力及理解力均减退、言语不清、书写障碍、行为反常、睡眠时间倒错明显，甚至出现幻觉、恐惧、狂躁。可有不随意运动或运动失调	腱反射亢进、肌张力增高、踝阵挛阳性、巴氏征阳性、扑翼征明显阳性	持续的 θ 波，偶有 δ 波
3期（昏睡期）	以昏睡和精神错乱为主，但能唤醒，醒时尚能应答，但常有神志不清或有幻觉	仍可引出扑翼征阳性、踝阵挛阳性、腱反射亢进、四肢肌张力增高、椎体束征阳性	普通的 θ 波，一过性的含有棘波和慢波的多相综合波
4期（昏迷期）	神志完全丧失，不能被唤醒。浅昏迷时对痛觉刺激有反应，深昏迷时对各种刺激均无反应	浅昏迷时腱反射和肌张力仍亢进、踝阵挛阳性，由于不合作，扑翼征无法检查，深昏迷时各种反射消失	持续的 δ 波，大量的含棘波和慢波的综合波

3. 辅助检查

（1）血氨：正常人空腹静脉血氨为 40～70μg/dL。慢性肝性脑病特别是门-体分流性脑病患者多有血氨增高。

（2）脑电图检查：典型改变为节律变慢，主要出现普遍性每秒 4～7 次 θ 波或三相波，也可有每秒 1～3 次的 δ 波，对诊断和预后的判断有意义。

（3）简易智力测验：测验内容包括书写、构词、画图、搭积木、用火柴搭五角星等，常规使用的数字连接实验和符号数字实验，结果容易计量，便于随访。简易智力测验对于诊断早期肝性脑病包括亚临床肝性脑病最有价值。

4. 心理-社会状况

肝性脑病是晚期肝硬化的最严重并发症。肝硬化为慢性经过，久治不愈，病情发展逐渐加重，疗效不确定，且所需营养及医疗费用较多，患者及家属的家庭生活受到极大影响。中青年患者对自己的工作及婚姻考虑较多，往往情绪低落，对未来生活丧失信心；老年人思想较保守及接受能力较差，所以患者容易产生消极、绝望、悲观情绪，影响日常生活。当并发肝性脑病后，患者得知没有根治的可能，更加重了愤怒的心理，同时感到被剥夺了生活的权利与自由，情感脆弱，对治疗采取消极的态度。

诊断要点：肝性脑病的主要诊断依据为：严重肝病和（或）广泛门-体静脉侧支循环；精神错乱、昏睡或昏迷；肝性脑病的诱因；明显肝功能损害或血氨增高；扑翼样震颤和典型的脑电图改变。

二、护理诊断和合作性问题

1. 意识模糊

该症状与血氨增高，干扰脑细胞能量代谢和神经传导有关。

2. 照顾者角色困难

该症状与患者意识障碍、照顾者缺乏有关照顾知识及经济负担过重有关。

3. 营养失调：低于机体需要量

该症状与肝功能减退、消化吸收障碍及控制蛋白摄入有关。

4. 活动无耐力

该症状与肝功能减退、营养摄入不足有关。

5. 有感染的危险

该症状与长期卧床、营养失调、抵抗力低下有关。

6. 知识缺乏

缺乏预防肝性脑病的有关知识。

三、护理措施

1. 一般护理

（1）休息与活动：要适当休息，当腹水消失、肝功能明显好转时再适当劳逸结合，但不能过度活动。

（2）饮食护理：传统的观念认为限制蛋白饮食可减少肠道产氨、防止 HE 的恶化。但近来研究发现肝硬化 HE 患者常常伴有营养不良，严格限制蛋白摄入虽能防止血氨升高，但可使患者的营养状况进一步恶化，加重肝损害，增加死亡的风险。而正氮平衡有利于肝细胞再生及肌肉组织对氨的脱毒能力。具体措施是：急性 HE 及 3~4 期 HE 开始数日要禁食蛋白，清醒后每 2~3 d 增加 10 g，逐渐增加蛋白至 1.2 g/（kg·d）；1~2 期 HE 则开始数日给予低蛋白饮食（20 g/d），每 2~3 d 增加 10 g，如无 HE 发生，则继续增加至 1.2 g/kg。蛋白种类以植物蛋白为主，其次是牛奶蛋白。因植物蛋白含甲硫氨酸和芳香族氨基酸较少，而支链氨基酸较多，且能增加粪氮的排出；同时植物蛋白中含有非吸收的纤维素，经肠菌酵解产酸有利于氨的排出。尽量避免用动物蛋白（致脑病作用最强）。适当补充锌元素，锌是催化尿素循环酶的重要辅助因子，肝硬化患者，尤其是合并营养不良时常常存在锌缺乏。

（3）心理护理：提供情感支持，尽量安排专人护理，训练患者的定向力，利用电视、收音机、报纸、探视者等提供环境刺激。对烦躁患者应注意保护，可加床栏，必要时使用约束带，防止发生坠床及撞伤等意外。在患者清醒时向其讲解意识模糊的原因，安慰患者，尊重患者的人格，切忌嘲笑患者的异常行为。

2. 病情观察

严密观察病情变化，密切注意肝性脑病的早期征象，如患者有无冷漠或欣快、理解力和近期记忆力减退、行为异常（哭泣、叫喊、当众便溺），以及扑翼样震颤，观察患者思维及认知的改变，采用给患者刺激、定期唤醒等方法判断其意识障碍的程度。监测并记录患者生命体征及瞳孔变化。定期复查血氨、肝肾功能、电解质。

3. 治疗配合

本病尚无特效疗法，常采用综合治疗措施。

（1）消除诱因，避免诱发和加重肝性脑病。

护理要点：及时去除或避免诱发因素，应协助医生迅速去除本次发病的诱发因素，并注意避免其他诱发因素。①避免应用催眠镇静药、麻醉药等。②避免快速利尿和大量放腹水，及时处理严重的呕吐和腹泻。③防止感染，应遵医嘱及时、准确地应用抗生素，有效控制感染。④禁止大量输液，过多液体可引起低血钾、稀释性低血钠、脑水肿等，从而加重肝性脑病。⑤保持大便通畅，防止便秘。可采用灌肠和导泻的方法清除肠内毒物。灌肠应使用生理盐水或弱酸性溶液（生理盐水 1～2 L 加用食醋 100 mL）；忌用肥皂水，因其为碱性，可增加氨的吸收。⑥积极预防和控制上消化道出血，上消化道出血可使肠道产氨增多，使血氨增高而诱发本病，出血停止后应灌肠和导泻，以清除肠道内积血，减少氨的吸收。

（2）减少肠内毒物的生成和吸收：①饮食。开始数日内禁食蛋白质，神志清楚后，可逐渐增加蛋白质。②灌肠或导泻。清除肠内积食、积血或其他含氮物，可用生理盐水或弱酸性溶液灌肠，或口服 33% 硫酸镁导泻，也可口服乳果糖或乳梨醇。对急性门-体分流性脑病昏迷患者以 66.7% 乳果糖 500 mL 灌肠作为首选治疗。③抑制肠道细菌生长。口服新霉素或甲硝唑，也可选巴龙霉素、去甲万古霉素、利福昔明。利福昔明-α 晶型可广谱、强效地抑制肠道内细菌生长，已被美国 FDA 批准用于治疗肝性脑病，可有效维持肝性脑病的长期缓解，并可预防复发，提高肝硬化患者智力测验结果，改善轻微型肝性脑病。

护理要点：乳果糖因在肠内产气较多，应用时应从小剂量开始。长期服用新霉素的患者中少数可出现听力或肾功能损害，故服用新霉素不宜超过 1 个月。

（3）促进有毒物质的代谢清除，纠正氨基酸代谢紊乱。

1）降氨药物：谷氨酸钾（每支 6.3 g/20 mL）和谷氨酸钠（每支 5.75 g/20 mL）可促进尿素合成而降低血氨；苯甲酸钠口服用于治疗急性门-体分流性脑病的效果与乳果糖相当；苯乙酸、鸟氨酸、门冬氨酸亦有显著降氨作用。

2）左旋多巴：能透过血-脑屏障，在脑内转化为大量的多巴胺和去甲肾上腺素，对抗假性神经递质的作用。此类的药物还有溴隐亭。服用左旋多巴禁用维生素 B_6，因维

生素 B_6 为脱羧酶的辅酶，会加速左旋多巴的外周脱羧，增加外周多巴胺含量，并减少左旋多巴进入脑组织的量，因而减少中枢神经系统内神经递质的形成并增加不良反应。

3）纠正氨基酸代谢紊乱药物：口服或静脉输注以支链氨基酸为主的氨基酸混合液，理论上可纠正氨基酸代谢不平衡，有利于恢复患者的正氮平衡。

4）γ-氨基丁酸/苯二氮䓬（GABA/BZ）受体拮抗药：氟马西尼是 BZ 受体拮抗剂，通过抑制 GABA/BZ 受体发挥作用，对肝性脑病患者的昏睡、昏迷可产生明显的改善。剂量为 1～2 mg，静脉注射。

护理要点：选用谷氨酸钾和谷氨酸钠时，应根据血清钾、钠浓度而定。因精氨酸呈酸性，不宜与碱性溶液配伍使用。使用上述药物时，静脉滴速度宜慢，注意消化道反应和变态反应。

5）微生态制剂：包括益生菌、益生元和合生元，它们可以促进宿主肠道内有益细菌群如乳酸杆菌的生长，并抑制有害菌群，如产脲酶菌的生长；可以改善肠上皮细胞的营养状态、降低肠道通透性，从而减少细菌移位和内毒素血症的发生，并可改善高动力循环状态；还可减轻肝细胞的炎性反应和氧化应激，从而增加肝脏的氨清除。益生菌治疗可降低肝性脑病患者血氨水平，减少肝性脑病的复发，并对轻微型肝性脑病患者有改善作用。

6）人工肝支持系统：可分为非生物型、生物型及混合型 3 种，但目前临床上广泛应用的主要是非生物型，包括血液透析、血液滤过、血浆置换、血液灌流、血浆吸附等方式。人工肝支持系统可代替肝脏的部分功能，清除体内积聚的毒物，为肝细胞的再生提供条件和时间，也是等待肝移植的过渡疗法，可用于急、慢性 HE。但如果是急性肝衰竭或终末期肝病晚期，则肝移植是唯一有效的治疗。

7）肝移植：对于内科治疗不满意的各种顽固性、严重 HE，原位肝移植是一种有效的手段。

（4）对症治疗：①纠正水、电解质和酸碱失衡。每日液体总入量以不超过 2500 mL 为宜。肝硬化腹水患者一般以尿量加 1000 mL 为标准控制入液量，以免血液稀释、血钠过低而加重昏迷。注意纠正低钾和碱中毒，及时补充氯化钾或静脉滴注精氨酸溶液。②保护脑细胞功能，可用冰帽降低颅内温度。③保持呼吸道通畅。深昏迷者，应作气管切开吸痰，给氧。④防止脑水肿。静脉滴注高渗葡萄糖、甘露醇等脱水剂。

护理要点：大量输注葡萄糖的过程中，必须警惕低钾血症、心力衰竭和脑水肿。

4. 昏迷患者的护理

（1）患者取仰卧位，头略偏向一侧，以防舌后坠阻塞呼吸道。

（2）保持呼吸道通畅，深昏迷患者应作气管切开以吸痰，保证氧气的供给。

（3）做好口腔、眼部的护理。保持床褥干燥、平整，定时协助患者翻身，按摩受压部位，防止压疮。

（4）尿潴留患者给予留置尿管，并详细记录尿量、颜色、气味。

（5）给患者做肢体的被动运动，防止静脉血栓形成及肌肉萎缩。

5. 照顾者支持护理

（1）评估照顾者存在的困难和应对能力：与照顾者建立良好的关系，了解他们的基本情况，正确估计照顾者所具备的应对能力。

（2）给照顾者提供各种社会支持：对照顾者表示关心和信任，给予情感上的支持。对其照顾患者所起的重要作用给予积极肯定，使其确定自我价值。

（3）协助照顾者制订照顾计划：与照顾者一起讨论护理问题，让其了解本病的特点，做好充分的心理准备。帮助照顾者合理安排时间，制订一个切实可行的照顾计划，将各种需要照顾的内容和方法进行讲解和示范，帮助照顾者进入角色。

6. 健康教育

（1）向患者和家属介绍肝脏疾病和肝性脑病的有关知识，防止和减少肝性脑病的发生。

（2）指导患者和家属认识肝性脑病的各种诱发因素，要求患者自觉避免诱发因素，如限制蛋白质的摄入、不滥用对肝有损害的药物、保持大便通畅、避免各种感染、戒烟酒等。

（3）告诉患者及家属肝性脑病发生时的早期征象，以便患者发病时能及时得到诊治。

（4）使患者及家属认识疾病的严重性，嘱患者要加强自我保健意识，树立战胜疾病的信心。家属要给予患者精神支持和生活照顾。

（5）指导患者遵医嘱规定的剂量、用法服药，了解药物的主要不良反应，定期随访复诊。

（黄　平）

第九节　肝癌术后皮下留置化疗泵

肝癌术后皮下留置化疗泵区域性化疗是近年来临床上推广应用的一种技术，是利用肿瘤的供血血管插管灌注使化疗药物有足够的剂量直接达到所需部位进行区域性化疗的一种治疗方法。

一、化疗泵置入方法

1. 药泵穿刺

穿刺时应使用专用针头，此种针头斜面短圆，可避免切割药泵内硅胶膜。若使普通针头穿刺，容易损伤硅胶膜，使被切割下来的微粒阻塞导管而致药泵报废。穿刺前协助患者排空膀胱，平卧，放松，操作者首先确定药泵的位置，腹部皮下脂肪过多的患者，可嘱其头部抬高30°，以利于确定药泵的位置。此时用左手触摸到药泵中间位置（穿刺部位），然后常规消毒皮肤，消毒范围应 > 10 cm，然后用左手拇指及食指固定绷紧药泵的外围皮肤，右手持针对准药泵中央凹陷部进行穿刺，穿刺时应垂直进针，感觉有突破感时，再少许进针，随后静脉注射生理盐水，无阻力证明穿刺成功，同时以无菌敷料覆盖穿刺部位，妥善固定针头以免滑脱。

2. 穿刺成功后

连接输液泵，快速泵入生理盐水 50 mL，观察局部皮肤有无肿胀、发硬，询问患者有无疼痛感觉，无上述异常情况发生可遵医嘱开始应用化疗药物。必要时建立静脉通路，以便随时处理化疗用药过程中出现的不良反应。术后 2 周左右伤口拆线后，丙氨酸氨基转移酶 100 U/L 且胆红素指标正常，即开始行灌注区域性化疗。用 0.5% 碘附以化疗泵为圆心向外螺旋形擦拭，范围大于化疗泵 5 cm，选择 6 号 7 号的注射针头，用左手食指、拇指、中指将化疗泵拱出，定出圆心位置穿刺进针，勿摇动、旋转及抽回血，先用稀释的肝素 10 mL（每毫升含肝素 250 U）冲洗导管，然后注入化疗药物，给药后用稀释的肝素 10 mL 冲泵后迅速拔针，局部按压 5～10 分钟后用无菌纱布覆盖注射部位。

3. 化疗方案及剂量

第 1 天氟尿嘧啶 1.0 g，第 2 天顺铂 80 mg，第 3 天丝裂霉素 16～20 mg，第 4 天在 X 线透视下选择性肝动脉碘油栓塞治疗，术后半年内每月化疗 1 次，半年后每 2 个月化疗 1 次。

二、灌注化疗泵的护理

1. 选择合适注射部位及体位

术后 6 小时取平卧位，血压平稳第 2 天半坐卧位，行灌注化疗泵注药时，需根据患者胖、瘦精确选择，体形一般或偏瘦的患者，取平卧位，局部用 0.5% 碘附消毒后用左手食指、中指将化疗泵拱出，定出圆心位置，右手持针于圆心位置垂直插入直达室腔底部，此时感觉有触及钢板硬物样感为宜，体形肥胖特别是腹部皮下脂肪厚的患者，化疗泵的位置不易找，故宜取头部偏低 10 cm，腰臀部抬高 10～15 cm，使腹肌绷紧，利于确定化疗泵的中央位置。

2. 严格无菌操作，有效地进行皮肤消毒

因化疗泵灌注是反复多次给药，为防止局部皮肤及全身感染，操作要戴口罩、洗手、建立有效的无菌区域，严格无菌操作，穿刺部位用 0.5% 碘附消毒，注药后用无菌纱布覆盖，必要时涂予抗生素软膏。

3. 防止空气栓塞

穿刺针与注射器衔接要牢固，穿刺前要排空注射器内空气，以防止空气进入血管引起空气栓塞。

4. 防止化疗泵阻塞

化疗药泵的通畅是保证区域性化疗方案实施的基础，而阻塞是导致化疗方案失败的原因之一，阻塞的主要原因是血凝块阻塞管腔，因此，要求护士在灌注确定位置时切勿抽回血，操作前后均用稀释的肝素盐水 10 mL 冲洗化疗导管，保持化疗导管内充盈肝素盐水，预防血液倒流而形成导管凝块引起导管阻塞，并嘱患者出院后行化疗间隙期，定期每月来院行化疗药泵内静脉注射稀释肝素液 1 次，确保通畅，利于再次化疗。

5. 预防局部组织坏死

化疗药物腐性强，特别是丝裂霉素、顺铂，药液外溢至血管外，可引起局部的红肿、糜烂、组织坏死，患者疼痛难忍，严重影响化疗方案实施，故注射时护士须严格掌握药物的性能、剂量，细心操作，确定是药腔方可灌注药液，做到准确无误，不同药物之间要用生理盐水冲管间隔开，以免引起药物反应，如发生药液外溢，立即停止注射，并向皮下注射解毒剂 1% 普鲁卡因或 0.5% 利多卡因。24 小时持续用 50% 硫酸镁湿敷消炎止痛。

三、化疗药物毒性反应及并发症的观察和护理

1. 胃肠道反应及营养指导

区域性灌注化疗较全身化疗副作用小，但高浓度的化疗药物可刺激胃黏膜或呕吐中枢引起消化道反应，如恶心、呕吐、食欲缺乏。常规按医嘱化疗前 0.5 小时预防性予赛可舒 3 mg 静脉注射或中宝伊格 100 mL 静脉点滴，化疗后予甲氧氯普胺 10 mg 肌内注射效果较好，如发生恶心呕吐时，一定要安慰患者，消除其紧张心理，及时清理呕吐物及污染的衣服及被单，将患者头部偏向一侧，预防呛咳或窒息，注意呕吐物的性质、色、量，并做好护理记录。例如：注化疗药物的当天晨 7：00 前进高质量的早餐，2 小时后开始化疗泵注药，注药后 4～6 小时内最好不进食，到晚上再进食，就餐时让患者听音乐分散其注意力，鼓励患者进食适量蛋白质、高热量、高糖类、高维生素、低脂肪清淡易消化食物，促进机体恢复，增强机体免疫力。

2. 骨髓抑制反应

该反应表现为全身乏力、头晕，白细胞计数 $< 4 \times 10^9/L$ 及血小板计数 $< 50 \times 10^9/L$，故要定时检测血常规、血生化及肝肾功能，出现骨髓抑制反应停止化疗，避免发生严重感染。

3. 注射局部观察及护理

患者在化疗期间应每 30 分钟巡视 1 次，询问患者有无不适，观察患者注射部位有无肿胀、发红、发硬，如出现上述情况应停止注射药物，必要时将剩余化疗药物经静脉

输入。在应用对组织损伤严重的化疗药物时，穿刺成功后不要急于应用化疗药物，先输入 500 mL 液体观察局部情况，要求操作者与协助者两人同时确认穿刺成功后再输入化疗药物，化疗药物输入后仍需输入一定量的生理盐水。

4. 发热

发热多为败血症引起，与护理操作污染有关，应严格执行无菌操作，严密观察体温变化。体温高于 38.5℃，可用物理降温，如乙醇擦浴、冰袋降温，并鼓励患者多饮水，加强基础护理。出汗多时，及时更换床单、衣裤，保持皮肤清洁舒适，体弱者，退热时容易出现大汗淋漓、虚脱等现象。应密切观察生命体征的变化。

5. 化疗药物外渗

化疗药物外渗能引起皮肤、皮下组织炎症或坏死。穿刺不可过浅，需用生理盐水做导入注射，证明在注药窗内后再注化疗药。药物外渗表现为注射局部皮肤有隆起、疼痛、冰冷等。应立即停止注药，予局部冷敷、50% 硫酸镁湿敷、1% 普鲁卡因封闭等处理。

6. 栓塞性脉管炎

药物要充分溶解后使用，同时浓度不可太大，以免引起脉管炎。如推药后局部疼痛，可静脉注射 2% 普鲁卡因 5～10 mL 以缓解疼痛。

7. 穿刺膜破损

穿刺针头过粗易导致穿刺膜闭合不全或破损，造成化疗药外渗，所以注药时应选用 6.5～7.0 号针头。

8. 药盒或导管破裂

推药时用力不可过大或过猛，应当确定导管通畅无阻时缓慢静脉注射药液。

9. 导管阻塞

按规定浓度稀释化疗药物，不允许经化疗泵抽血、输血，静脉注射化疗药前后均应用生理盐水冲洗导管，每一次用药完应予导管内静脉注射肝素盐水，使导管抗凝化，避免导管阻塞。

通过此化疗药泵进行区域性化疗，具有如下优点：定性准确，操作简便，可直接从药泵反复多次灌注入高浓度的化疗药物，控制肿瘤的复发，患者无痛苦，生活方便；区域性化疗不经全身吸收，直接经肝脏代谢，不良反应较全身用药少；患者提高了生活质量及生存率，增加重返社会的信心。采用化疗泵进行区域性化疗，一定要求责任心强、技术熟练的护士操作，并且要熟练掌握化疗药物的性能、剂量及不良反应，洞悉患者的心理状态，给予心理护理，严格无菌操作，做好术后适当的活动及康复训练，认真准确地选择注射体位及部位，掌握熟练的穿刺技术，只要严格遵从以上护理措施，化疗不良反应的发生率就大大降低，同时也是促进区域性化疗实施成功的关键。

（黄　平）

第十节 食管胃底静脉曲张内镜下止血术

食管胃底静脉曲张内镜下止血术主要包括内镜食管静脉曲张硬化剂和内镜食管静脉套扎术。内镜食管静脉曲张硬化剂治疗主要目的是控制急性出血和预防再出血；内镜食管静脉套扎术则主要适合于中度和重度静脉曲张的患者，与硬化剂治疗联合应用时可以提高疗效。

一、适应证

（1）食管静脉曲张、胃底静脉曲张破裂出血，药物止血无效者。
（2）既往曾接受断流术、分流术、脾切除术后再出血者。
（3）经三腔双囊管压迫止血、血管升压素或生长抑素暂时止血数小时的患者。
（4）重度食管静脉曲张，有出血史、全身状况差，不能耐受外科手术者。
（5）拟行外科手术治疗者，术前行内镜食管静脉曲张硬化剂治疗。
（6）预防食管静脉曲张破裂出血者的择期治疗。

二、禁忌证

（1）心、脑、肺、肾严重功能不全者。
（2）严重出血、出血性休克未纠正者。
（3）全身情况极差、不能耐受和配合治疗者。

三、操作过程

1. 内镜食管静脉曲张硬化剂治疗

内镜食管静脉曲张硬化剂治疗是通过内镜下注射硬化剂使曲张静脉发生化学性炎症，血管内膜破坏面相互粘连，血栓形成闭塞管腔，静脉周围黏膜凝固坏死组织纤维化，从而预防静脉曲张破裂出血。适用于食管胃底静脉曲张的患者。

硬化剂的治疗方法及配合如下：

（1）患者取侧卧位、插入内镜。
（2）用2%利多卡因喷雾局部麻醉后，插入内镜抵达十二指肠球部。在胃镜顺序退出的同时，观察并记录出血病变部位、静脉曲张的程度及范围。
（3）常用的硬化剂为聚桂醇注射液。协助操作医生将准备好的硬化剂自活检孔道送入注射针，在食管胃底静脉外选择穿刺点，先远端后近端，不应在同一平面上注射，以防止术后狭窄。然后伸出针尖穿刺静脉，可采取静脉内外结合注入硬化剂。注入剂量为静脉外每点1 mL、静脉内每点3～6 mL，总剂量不超过30 mL，一般共选择4～5个注射点。注射结束后拔出针头再观察数分钟，若穿刺点有出血者应立即喷洒肾上腺素或凝血酶，或者压迫注射点。

（4）注射点的压迫方法有套管压迫法、气囊压迫法和镜身压迫法。注射点压迫的目的包括：

1）注射前期压迫曲张静脉的近侧端，致使血管充盈，以易于穿刺。

2）注射后压迫致使血流缓慢，利于硬化剂与血管壁有较长时间接触，避免快速消散于血流。

3）对注射后针孔予以压迫，可以起到止血作用。

2. 内镜食管静脉套扎术

内镜食管静脉套扎术是在内镜下，用食管静脉曲张套扎器把安装在内镜头端的橡皮圈套扎到食管曲张静脉，经机械作用使血管闭塞，以形成息肉状，数天后自行脱落，从而达到止血和预防止血的目的。适用于食管静脉曲张的患者。内镜食管静脉套扎术不影响食管壁肌层，不会导致食管腔狭窄。内镜食管静脉套扎的方法及配合如下：

（1）患者取侧卧位，插入内镜。

（2）协助操作医生将安装好套扎器的胃镜送入食管确定套扎的部位。

（3）在直视下使内环全周与套扎部位接触后行负压吸引，将曲张静脉吸入内环所形成的腔内。此时视野成红色，随即拉操作钢丝，"O"形橡胶圈则从内环脱落自然固定在病变的基底部，将病变套扎。用多发连续结扎器（有5环、6环）1次插入胃镜可连续套扎多个点。套扎顺序：从食管下端自下而上，呈螺旋式逐一套扎，先粗后细。每次套扎数目根据静脉曲张数量及严重程度而定。

四、护理

1. 术前护理

（1）评估患者全身情况和生命体征。失血性休克、肝性脑病者需纠正后才能施行内镜下止血术。

（2）术前向患者解释止血的目的及必要性、方法、注意事项，解除其顾虑以取得配合。

（3）术前需常规禁食、禁饮6～8小时。

（4）完善血常规、心电图、X线胸片、肝功能、凝血时间、上腹+门静脉彩超及CT上腹三维血管重建增强扫描等相关检查，并合血备用。

（5）高血压、糖尿病患者应监测、控制血压和血糖变化。

（6）建立静脉通道（宜选用静脉留置针）。第1次做硬化剂注射或曲张静脉套扎术者可在术前、术中静脉滴注降低门静脉压药物（如生长抑素等），以后酌情应用。

（7）术前半小时遵医嘱酌情给予镇静剂及解痉剂，如地西泮、东莨菪碱等药物。

（8）签署内镜治疗同意书。

2. 术中护理

（1）术中应密切观察患者的脉搏、血压。如有异常及时通知医师积极给予相应处理。

（2）术中注意患者有无恶心、呕吐，呕吐物的性质、量，以防大出血。

3. 术后护理

（1）病情观察：严密观察生命体征、意识；准确记录24小时出入量；严格遵医嘱及时、准确补充血容量；观察有无呕血、黑便，准确记录次数、量、性状及颜色等；注意控制输液速度，防止血容量过高引起门静脉压力过高而致出血。

（2）休息与活动：严格卧床休息24小时，24小时后可床上活动；72小时后可下床活动，1周内注意限制活动量（套扎球脱落时期，局部形成浅溃疡可引起出血）。术后需禁食、禁饮24小时，24小时后无活动性出血可给冷流质饮食，72小时后可进无渣、半流质饮食，1周后逐步过渡到半流质饮食、软食、普食。保持大便通畅，必要时应用乳果糖等缓泻剂，防止排便时过于用力，避免腹内压增加，造成出血或再次出血。

（3）药物护理：应用降低门静脉压药物如生长抑素及其衍生物24~72小时；静脉滴注质子泵抑制剂或保肝药物。行内镜食管静脉套扎术当天停用普萘洛尔（降低门静脉压），若无出血，24小时后加用，出血患者禁用普萘洛尔。

（4）并发症处理。

1）迟发性出血：套扎治疗7天左右，因形成局部溃疡可发生大出血。

2）溃疡：内镜食管静脉曲张硬化剂治疗、内镜食管静脉套扎术都可发生溃疡，一般无症状、可自愈。内镜食管静脉曲张硬化剂治疗发生的溃疡与硬化剂的刺激、注射硬化剂的次数、硬化剂黏膜下泄漏程度有关，行内镜食管静脉套扎术治疗者可在套扎部位发生浅表溃疡，治疗后应遵医嘱常规予以制酸剂及黏膜保护剂。

3）疼痛、吞咽困难、低热：一般不需处理，2~3天后可自行缓解。加强对患者的心理护理，缓解患者焦虑情绪。疼痛发热时可对症处理，必要时使用止痛及退热药物。术后严格遵循饮食原则，可抬高床头，避免胃酸反流引起或加重患者的不适感。

4）穿孔：穿孔的发生与内镜突破或穿刺针穿透食管、硬化剂反应性组织坏死有关。经保守治疗或行带膜支架植入术，穿孔可愈合，如内科治疗无效，可行外科手术治疗。

5）狭窄：狭窄发生率约为3%，可能与硬化剂剂型、浓度及注射方法有关。

6）其他并发症：肺部并发症有胸腔积液；偶见食管旁脓肿、菌血症、纵隔炎等；亦可偶见异位栓塞，如脑栓塞、肺栓塞等。

4. 健康教育

（1）注意休息与活动，保持心情愉快，劳逸结合，不可过于兴奋激动。1个月后可做轻体力劳动，仍需注意避免腹部用力、提重物、用力弯腰及上下楼活动；勿用力咳嗽，咳嗽忍不住时可舌尖抵住上腭轻咳。

（2）建立合理的饮食结构和饮食习惯，特别注意高热量、高蛋白质、富含维生素，以低脂肪为主，保持大便通畅。如果有肝性脑病前驱症状应该限制蛋白质摄入量，并且及时就诊。

（3）告知患者及家属注意出血症状的观察，如有出血征象、上腹部不适、恶心、呕吐及黑便，应及时就诊。

（4）按医嘱给药，详细向患者介绍药物的名称、剂量、用药时间及方法，教会其观察药物的疗效和不良反应。

（5）定期复查、定期门诊随访。

（黄　平）

病例1　胃息肉切除术患者的护理

【案例介绍】

1. 基本信息

患者，女，48岁，于1月余前因腹部不适、腹胀，于我院门诊体检胃肠镜检查提示胃镜慢性浅表性胃炎、胃多发息肉。肠镜提示降结肠息肉（已钳除）、内痔。未予以特殊处理，平素无诉不适。现为求进一步诊治，患者特至我院，门诊拟"胃多发息肉"收入我科。患者自起病以来，未诉特殊不适，饮食睡眠及大小便正常，近期体重无明显增减。

入院诊断：①胃多发息肉；②慢性浅表性胃炎。

2. 病史

既往史：否认"糖尿病、慢性肾脏病、心脏病、高血压"等慢性病史，否认"肝炎、肺结核"等慢性传染病史，否认外伤史，否认食物、药物过敏史和输血史。

个人史：生于原籍，久居住于当地。否认疫区、疫水接触史，否认特殊化学品、放射性物质接触史。无吸烟、饮酒等不良嗜好。否认性病、冶游史。

月经史：患者女性，12岁4～6天/28～30天，近期月经周期不规律，平素无痛经，经量适中，无血块、无白带、无异味，无阴道异常流血、流液。

婚育史：已婚，已育，子女体健，配偶体健，家庭关系和睦。

家族史：父母健在，否认有家族遗传性、免疫性、精神性疾病。

3. 医护过程

入院专科检查，T 36.6℃，P 72 次/分，R 20 次/分，BP 137/79 mmHg。

神清，对答切题。双肺呼吸音清，未闻及干、湿性啰音。心律齐，各瓣膜区未闻及病理性杂音。腹平软，全腹无压痛、反跳痛。肝脾肋下未及。移动性浊音阴性。肠鸣音正常，4 次/分。双下肢无凹陷性水肿。

辅助检查：

1 月余前我院门诊体检胃肠镜检查提示：胃镜慢性浅表性胃炎、胃多发息肉，肠镜提示降结肠息肉（已钳除）、内痔。

入院后予以完善相关检查，肾功三项+尿酸：尿酸 382.5μmol/L↑；尿液综合分析：尿白细胞酯酶 2+，白细胞 235.5 个/μL↑；血脂四项：总胆固醇 5.65 mmol/L↑，甘油三酯 2.41 mmol/L↑，低密度脂蛋白胆固醇 3.53 mmol/L↑。

心电图检查：①窦性心律；②T 波改变；血常规、肝功能、电解质、凝血功能、葡萄糖、胸片等均未见异常。术前八项：乙型肝炎表面抗体 115.700IU/L↑，肿瘤二项、甲功五项等未见异常。

完善术前检查及麻醉评估，患者于 4 月 1 日行内镜下息肉切除术，术后予以禁食、补液、抑酸、护胃治疗，24 小时后予以开放流质饮食，现术后第三天，进食后无不适主诉，予以办理出院。

【护理措施】

1. 治疗护理

用药护理：内镜下息肉切除术后，予禁食、补液、抑酸、护胃治疗，静脉用药葡萄糖、氯化钾、维生素 C/B，口服地衣芽孢杆菌活菌胶囊［基］0.5 g，口服，每天三次；（国产）雷贝拉唑钠肠溶片 10 mg，口服，每 12 小时 1 次；瑞巴派特片 0.1 g，口服，每天三次。做好用药指导，观察药物有无副作用。

2. 观察病情

观察患者生命体征，术后指导患者卧床休息，减少活动。观察患者大便情况，如有血便等异常及时处理。禁食期间要注意观察患者有无低血糖，如有心慌、冒冷汗要及时处理。

并发症观察如下。

（1）出血：观察生命体征变化情况，有无恶心呕血及黑便现象，并听取患者主诉，有无心慌出冷汗现象，观察神志变化，开放静脉通路，进行止血抑酸等治疗，绝对卧床休息。

（2）穿孔：密切观察精神、神志及血压、心律的变化，如发现腹痛剧烈及腹肌紧张及时报告医生并协助紧急处理。

3. 饮食指导

内镜下息肉切除术前指导患者禁食 8 小时，术后 24 小时禁食，24 小时后予以开放流质饮食，48 小时后进半流质饮食，术后半月内以半流质饮食为宜，避免吃坚硬、辛辣刺激饮食。

4. 健康教育

出院后进清淡易消化饮食，半月内禁止剧烈运动。出院后继续口服：地衣芽孢杆菌活菌胶囊［基］0.5 g，口服，每天三次；（国产）雷贝拉唑钠肠溶片 10 mg，口服，每 12 小时 1 次；瑞巴派特片 0.1 g，口服，每天三次。

注意观察大便颜色，不适随诊，定期复查胃肠镜。

【参考文献】

张琼英，胡兵. 消化内镜护士手册［M］. 北京：科学出版社，2015.

（黄　平）

病例 2　肠系膜动脉置管术后患者的护理

【案例介绍】

1. 基本信息

患者，男，44 岁，因"大便性状改变 5 月余"步行入院，患者 2 天前因腹胀伴大便次数增多于外院住院治疗，完善胃肠镜及 CT 增强检查，CT 报告提示腹主动脉下端局限夹层，腹主动脉及右侧髂总动脉粥样硬化。专科会诊后考虑暂不行手术治疗，现为求进一步治疗转入我科，患者自起病以来无腹痛，饮食睡眠及大小便正常，近期体重无明显增减。

入院诊断：①腹主动脉夹层；②腹主动脉粥样硬化。

2. 病史

现病史：患者 5 月余前无明显诱因出现大便性状改变，呈糊状便，大便每日达 3~4 次，多于餐后出现，大便无黏液、脓血，无其他不适。病后未行特殊诊治，症状无自行缓解。3 月前上述症状加重，伴下腹部不适，大便每日达 7~8 次，多为稀糊状，便中带黏液，无脓血，就诊我院予以美沙拉嗪、复方谷氨酰胺、甲硝唑等抗炎、补充益生菌治疗后症状有所缓解，但时有反复。

后于我院门诊查胃镜：胃息肉钳除术，慢性萎缩性胃炎（C_1）伴胃窦糜烂，胃底静脉显露，十二指肠球炎。肠镜：乙状结肠直肠病变内痔。（距肛门口 30 cm 处肠黏膜多发片状发红，见多发迂曲增粗血管，30 cm 以下乙状结肠黏膜广泛肿胀隆起，散在红斑，活检 2 块。15 cm 以下直肠黏膜多发斑片状发红及糜烂浅溃疡，部分覆薄苔）。病理：（胃窦活检）表浅幽门型黏膜轻度慢性炎。炎症（+），活动性（-），固有腺体减少（-），肠化（-），Hp（-）。（胃体）胃底腺息肉。（乙状结肠）大肠黏膜组织，表面上皮呈锯齿状增生，固有层少量慢性炎细胞浸润，腺体无明显异型性，符合炎症。（直肠）大肠黏膜慢性炎，固有层少量慢性炎细胞呈灶状浸润，腺体无明显异型性。现患者自服中药治疗，进食后仍时有便意，便中有较多黏液。今为求进一步诊治来我院就诊，门诊以"直肠溃疡？"收住院。起病以来，患者精神、睡眠、食欲正常，大便如上所述，小便正常，体力正常，体重无明显变化。

既往史：自诉 2019 年因门静脉血栓于外院行抗凝治疗后缓解；否认高血压、糖尿病、冠心病。否认肝炎、结核等传染病史，否认外伤、手术、输血史，否认食物、药物过敏史。

家族史：家族中无类似疾病史，否认家族中有传染病及遗传倾向的疾病。

3. 医护过程

入院专科检查：

专科检查：T 36.6℃，P 71 次 / 分，R 20 次 / 分，BP 104/68 mmHg。

完善相关检查：如三大常规、肝肾生化、术前八项、肠道病毒、抗核抗体谱、血管炎抗体、心电图、胸片、超声肠镜、小肠 CTE、肠系膜血管 CTA 等评估情况。

诊断：①缺血性肠病；②慢性萎缩性胃炎；③肠系膜下静脉血栓形成；④脾静脉重度狭窄。

实验室检查：

检查结果见图 2-1。

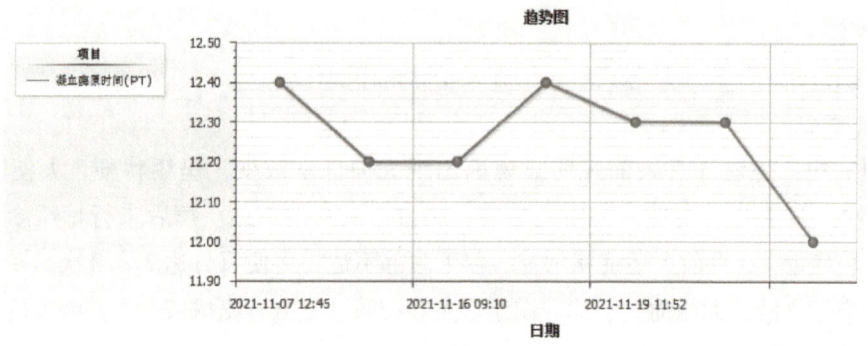

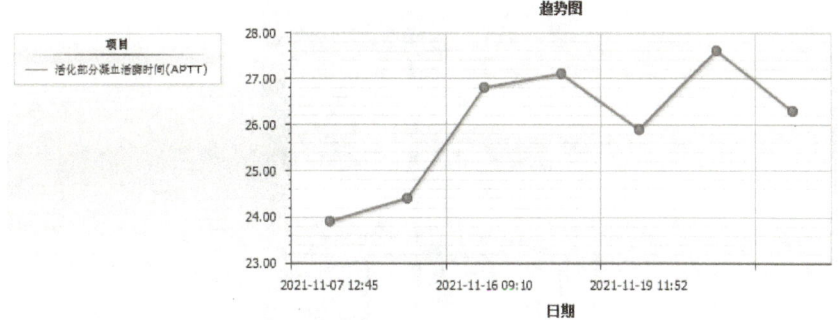

图 2-1 实验室检查

小肠 CTE：①乙状结肠 - 直肠肠壁弥漫性水肿并肠系膜多发小淋巴结，考虑炎性病变可能性大，请结合临床。②脾脏增大。脾静脉中段约重度狭窄，胃左静脉、胃右静脉、脾门区脾静脉迂曲扩张；肠系膜下静脉远段重度狭窄，回结肠静脉、右结肠静脉迂曲扩张；肠系膜下动脉及其分支迂曲扩张，其中左结肠动脉局部动脉瘤形成，乙状结肠动脉、直肠上动脉迂曲扩张；以上建议必要时 DSA 检查。③双侧髂总动脉管壁混合斑块形成，管腔未见明显狭窄。④阑尾腔内粪石。

超声肠镜检查：电子结肠镜顺利送达回盲部。距肛门口 30 cm 以下乙状结肠至直肠末端，黏膜广泛肿胀隆起，散在充血红斑、糜烂及浅溃疡，分阶段病变活检 7 块，质韧，病变两端肠黏膜见多发迂曲增粗血管。超声内镜提示：病变处肠道黏膜层弥漫性增厚，层次清晰连续，未见肠壁占位。乙状结肠直肠病变性质待定。

治疗与手术：

于 2021 年 11 月 19 日行肠系膜血管造影术（DSA）。

造影结果见图 2-2。

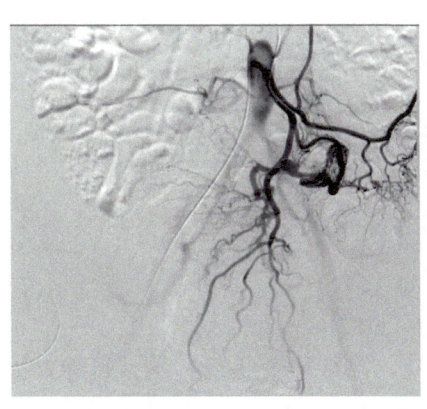 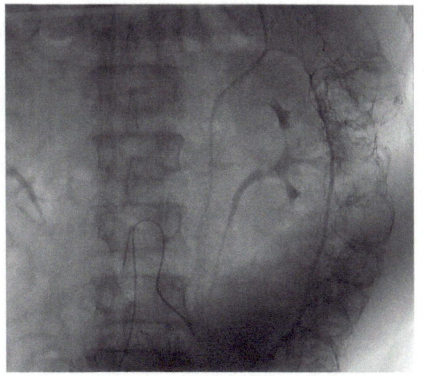

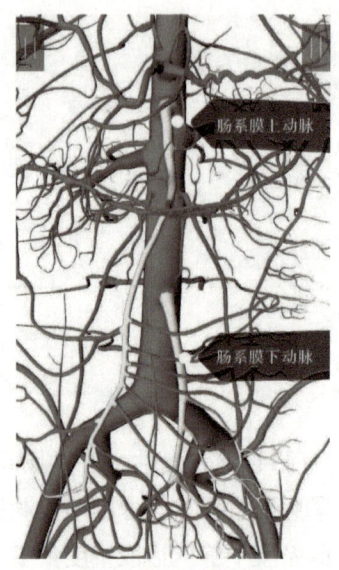

图 2-2　造影结果

于 2021 年 11 月 15 日在局麻下行消化系统血管造影术（DSA）。

术中诊断：脾静脉梗死并侧支循环形成；肠系膜下静脉梗死。留置导管在肠系膜下动脉。

术后治疗：术后予心电监护、右下肢制动、预防性抗感染、低分子肝素持续经肠系膜下动脉导管泵入。于 11 月 19 日复查 DSA：直肠上静脉闭塞并细小侧支循环形成；直乙交接处大肠瘀血。术后继续予抗炎、保护肠黏膜治疗，11 月 21 日加用利伐沙班片 10 mg，每天一次，抗凝治疗。

【护理诊断与问题】

（1）体液不足：与腹泻、大便性状改变有关。

（2）有感染的风险：与置入肠系膜动脉导管、肠道溃疡有关。

（3）疼痛：与消化液刺激腹膜有关。

（4）焦虑：与担心疾病预后有关。

（5）潜在并发症：出血、血便。

【护理措施】

1. 治疗护理

（1）用药护理。注意观察药物不良反应，维持体液平衡：静脉营养补液，保持水、电解质平衡。①消炎镇痛（美沙拉嗪栓塞肛）；②解痉、调节肠道菌群（马来酸曲美布汀片、匹维溴铵片、枯草杆菌胶囊）；③抗炎抗感染（头孢曲松静脉滴注），注意观察有无皮疹、发热、痒等不良反应，有无食欲缺乏、恶心呕吐、腹泻等消化系统异常及肝功能异常；④抗凝治疗（低分子量肝素钙持续经肠系膜动脉导管微量泵泵入），用药期间监测患者的凝血时间、血小板情况，注意观察有无出血倾向，严密观察神志、瞳孔、全身皮肤、大小便颜色变化，避免磕碰，观察全身有无出血点、牙龈出血等症状。

（2）疼痛护理。嘱患者深呼吸、听音乐等以分散注意力，必要时使用止痛药。

2. 观察病情

监测患者生命体征、疼痛及病情变化，注意观察有无出血倾向，严密观察神志、瞳孔、全身皮肤、大小便颜色变化，避免磕碰，观察全身有无出血点、牙龈出血等症状。观察脱水程度，记录大便次数、颜色、性状、量，及皮肤黏膜的弹性。

3. 专科护理

肠系膜动脉导管的护理如下。

（1）防止导管脱出：术后将导管妥善固定，并做好标记，防止移位，抗凝药物是通过导管末端的侧孔均匀灌注到血栓处。如果导管移位，会导致抗凝药物外流至腹主动脉，失去对肠系膜上静脉的抗凝作用，因此，须告知患者在置管抗凝期间保持术侧肢体避免屈髋，可以进行水平自动；另外要妥善固定导管与鞘管，一般在导管的出口处做个出口标记，便于观察导管有无移位，同时将导管用透明型敷料固定。

（2）正确连接，保证导管通畅：导管与血管鞘管明确标识，避免输入药物接错，留置导管与微电脑泵控制的输液管要紧密衔接，采用螺旋接口，以防衔接处脱落导致出血；在连接过程中，保证导管的顺畅，避免导管扭曲、折叠，若使用的是非溶栓剂，每隔12小时使用肝素水冲管，避免管道堵塞。

（3）定时消毒，注意无菌操作：穿刺部位每日消毒并更换敷贴，注意无菌操作，避免感染；嘱咐患者避免屈髋，以免折断血管鞘及溶栓导管；密切观察穿刺处有无血肿及皮下渗血；观察抗凝导管是否有移位、堵塞、折叠现象；更换敷贴过程中，观察标记，避免导管向外滑脱。

4. 心理护理

减轻恐惧心理。

（1）耐心解释病情，关心安慰患者，加强与患者的交流和沟通，及时向患者解释。

（2）介绍治疗全过程，介绍切除治疗的必要性及术后相关知识。

（3）理解同情患者，不谈病情的严重性，鼓励说出心中感受，及时给予帮助。

【小结】

1. 肠系膜静脉血栓定义

因肠系膜血管急性血循环障碍，导致肠管缺血坏死。

2. 临床表现

表现为血运行肠梗阻。

3. 肠系膜静脉血栓形成分类与原因

急性：发病急，迅速出现腹膜炎和肠坏死。

亚急性是指那些腹痛持续数天或数周未发生肠坏死的患者，较多见。

慢性肠系膜静脉血栓形成实际上是一种肝前性门静脉高压症，其治疗的重点在于对曲张静脉破裂出血、腹水等门静脉高压并发症的处理，肠缺血症不是治疗的关键。

4. 肠系膜静脉血栓临床表现（分期）

血管病变期：肠系膜静脉还没有完全闭塞，肠管处于瘀血期，患者多表现为数日腹部不适、阵发性腹痛、排便习惯改变，常规化验和辅助检查无特异性变化。

肠管病变期（肠梗阻表现）：肠系膜上静脉管腔完全闭塞后，肠壁瘀血、缺血、渗出进一步加重，继发腹膜炎、腹腔积液，出现频繁呕吐，血压下降，少数因胃肠黏膜瘀血坏死脱落出现呕血或血便。腹部立卧位平片有改变。

休克期：广泛行肠坏死，穿孔，感染性休克，多器官功能衰竭，坏死肠管达 250 cm 以上，病死率达 87.4%。

定义：肠系膜血管造影指经股动脉穿刺，插入导管，在透视监视下，将导管插入腹腔动脉、肠系膜上动脉或肠系膜下动脉，注入造影剂（常用 60%～76% 泛影葡胺快速连续摄片）。如发现血管瘤或出血等病变，在造影后随即可行栓塞治疗。适用于胃肠道出血患者，经内窥镜检查和钡餐照影后无阳性发现者，疑有上消化道出血时可做选择性肠系膜上动脉造影，疑有下消化道出血时则做选择性肠系膜下动脉造影。

（黄　平）

病例 3　克罗恩病患者的护理

【案例介绍】

1. 基本信息

患者，男，32 岁，9 年前出现腹泻不适，4～5 天/次，伴有腹痛、腹胀不适，就诊于当地医院，诊断为结肠炎，同时发现患者有肛瘘，给予肛瘘手术治疗，给予保护肠道黏膜等对症治疗后症状稍有好转，后患者腹泻 2～3 次/天，为黄色不成型便，自觉症状可耐受，未予特殊处理，2018 年患者述出现大便带血症状，每 2～3 月发作一次，患者偶有腹部隐痛不适，无头晕乏力、恶心呕吐不适，自觉症状可耐受，未予特殊处理，2019 年 5 月患者无明显诱因出现大量血便，伴晕厥休克不适，于外院治疗，考虑为消化道出血，炎症性肠病不除外，给予对症处理后出院，出院后仍偶有大便带血不适，自行间断口服保护肠道黏膜药物及调节肠道菌群药物治疗，2020 年 4 月患者不明原因出现低热不适，就诊于医院，住院治疗后考虑为克罗恩病，2020 年 6 月开始接受类克 200 mg 治疗，患者腹泻便血症状逐渐好转，2021 年 10 月调整类克剂量为 600 mg，目前患者一般情况可，无腹痛不适，每 2 天大便 1 次。为黄色成形便，自上一次类克治疗以来患者精神食欲睡眠可，大便如前述，小便正常，体重未见明显变化。

初步诊断：克罗恩病（小肠型狭窄穿透型肛瘘缓解期）。

2. 病史

既往史：否认高血压、糖尿病、冠心病。否认肝炎、结核等传染病史，否认外伤、手术、输血史，否认食物、药物过敏史。已接种 2 剂新型冠状病毒疫苗，余预防接种史不详。

个人史：生于原籍，久居住于当地。否认疫区、疫水接触史，否认发病前 14 天内有病例报告社区的旅行史或居住史，否认发病前 14 天内与新型冠状病毒感染者（核酸检测阳性者）有接触史，否认发病前 14 天内曾接触过有来自病例报告社区的发热或呼吸道症状的患者，否认聚集性发病，否认特殊化学品、放射性物质接触史。无吸烟、饮酒等不良嗜好。否认性病、冶游史。

婚育史：未婚，家庭关系和睦。

家族史：父母健在，否认有家族遗传性、免疫性、精神性疾病。

3. 医护过程

入院专科检查，T 36.3℃，P 71 次 / 分，R 20 次 / 分，BP 103/64 mmHg。

专科检查：腹平坦，未见胃肠型蠕动波，未见腹壁静脉曲张。腹部柔软，无液波震颤，无振水音，无压痛、反跳痛。肝脾脏肋下未触及，Murphy 氏征阴性，肾区无叩痛，移动性浊音阴性。肠鸣音正常，约 4 次 / 分，未闻及血管杂音。

诊疗经过：入院后完善相关化验检查，患者一般情况可，无特殊不适，排除禁忌后 2022 年 4 月 3 日给予患者类克 600 mg 治疗，无腹痛发热等不适，治疗完后予出院。

出院诊断：克罗恩病（小肠型，狭窄穿透型，肛瘘，缓解期）。

【护理措施】

1. 治疗护理

用药护理：严格遵医嘱用药，使用生物制剂类克治疗，注意药物副作用。输注类克时需要持续心电监护，观察患者生命体征。

2. 观察病情

观察患者有无腹痛、腹泻情况。

腹泻：黏液脓血便是本病特征性表现。排便次数与便血程度可反映病情程度。轻者每天排便 2~4 次，粪便呈糊状，混有脓血、黏液，便血轻；重者每天排便 10 次以上，大量脓血，甚至呈血水样粪便。

腹痛：活动期有轻中度腹痛，为左下腹或下腹的阵痛，也可涉及全腹。有腹痛 – 排便 – 缓解的规律。直肠炎症时，有里急后重感。

3. 心理护理

减轻患者焦虑。因为病情反复，很难治愈。疾病知识指导：由于本病病因未明，反复发作，患者易产生自卑心理，鼓励患者战胜疾病的信心。

4. 健康教育

指导患者进少渣饮食，忌辛辣刺激食物，避免进食海鲜及动物内脏；8 周后返院行下一次类克治疗；定期至消化内科门诊就诊。

（黄　平）

病例 4　上消化道出血患者的护理

【案例介绍】

1. 基本信息

患者，男，70 岁，以"便血 17 小时"为主诉入院，患者于约今日凌晨 2 时许感腹痛，便出暗红色大便，今日白天偶有腹痛伴恶心，未呕吐，下午就诊我院急诊，急诊遂以"消化道出血"收入我院急诊综合病区。第二天转入消化内科，急诊行胃肠镜止血。

初步诊断：①消化道出血；②特发性（原发性）高血压；③糖尿病不伴有并发症；④帕金森综合征；⑤椎动脉支架植入术后。

2. 病史

既往史：高血压病史、糖尿病病史、帕金森病史、消化道出血病史，否认心脏病病史，否认肝炎结核病等传染病病史，曾行椎动脉支架植入手术。

个人史：生于原籍，久居住于当地。否认特殊化学品、放射性物质接触史。无吸烟、饮酒等不良嗜好。否认化学物质、放射线接触史，否认吸烟、饮酒史。否认冶游史。

流行病学：否认 2 周内新型冠状病毒感染者接触史；否认 2 周内接触阳性病例报告社区发热或呼吸道症状患者；否认聚集性发病；否认海鲜市场、活禽活畜接触史。

婚育史：已婚，已育 2 子 1 女，体健，配偶体健，家庭关系和睦。

家族史：父母已故，否认有家族遗传性、免疫性、精神性疾病。

3. 医护过程

（1）体格检查。T 36.2℃，P 78 次 / 分，R 20 次 / 分，BP 126/68 mmHg。

发育正常，营养中等，正常面容，表情自如，自动体位，神志清楚，语言流畅，查体配合。

（2）专科检查。神清，对答可，双瞳孔直径 3 mm，对光反应可，腹平坦，软，未及肌紧张，全腹压痛阴性，反跳痛阴性。

（3）辅助检查。

2022-03-30 血常规 +CRP（急）：白细胞计数（WBC）7.22×10^9/L，中性粒细胞百分比（NEUT%）82.1%↑，淋巴细胞百分比（LYMPH%）11.0%↓，血红蛋白（HGB）104 g/L↓，血小板计数（PLT）276×10^9/L。2022-03-30 生化八项（急）：尿素（UREA）9.6 mmol/L↑，肌酐（CREA）148.5 μmol/L↑，葡萄糖（GLU）7.02 mmol/L↑。

2022-03-31 粪便常规 + 粪便隐血（急）：粪便红细胞（RBC）4+ 个 /HPF*，粪便隐血试验（OB）阳性（+）*，2022-03-31 高敏心肌肌钙蛋白 T 测定（急）：高敏肌钙蛋白 T（hs-TnT）0.038 ng/mL↑，2022-03-31 肾功三项 + 尿酸（急）：尿素（UREA）7.6 mmol/L↑，肌酐（CREA）135.3 μmol/L↑，2022-03-31 糖化血红蛋白测定：糖化血红蛋白（HbA$_{1c}$）6.5%↑，2022-03-31 甲功五项：甲状腺素（T$_4$）58.61 nmol/L↓，三碘甲状腺原氨酸（T$_3$）1.060 nmol/L↓，今晨复查 2022-04-01 血常规（急）：红细胞计数（RBC）3.85×10^{12}/L↓，血红蛋白（HGB）78 g/L↓，红细胞比积（HCT）24.9%↓，平均红细胞体积（MCV）64.7 fL↓，平均红细胞血红蛋白含量（MCH）20.3 pg↓，平均红细胞血红蛋白浓度（MCHC）313 g/L↓，红细胞分布宽度变异系数（RDW-CV）17.2%↑，红细胞体积分布宽度标准差（RDW-SD）38.8 fL↓。

（4）治疗经过。

3 月 31 日于急诊科综合病区，予以禁食、抑酸、补液对症处理。患者诉今晨仍有便血，为鲜血便，今日复查：2022-03-31 血常规 +CRP（急）：淋巴细胞百分比（LYMPH%）19.4%↓，红细胞计数（RBC）4.24×10^{12}/L↓，血红蛋白（HGB）86 g/L↓，红细胞比积（HCT）26.7%↓，平均红细胞体积（MCV）62.9 fL↓，平均红细胞血红蛋白含量（MCH）20.2 pg↓，红细胞分布宽度变异系数（RDW-CV）16.8%↑，红细胞体积分布宽度标准差（RDW-SD）36.8 fL↓。上级医师看完患者后指示：患者目前症状仍有出血，血红蛋白较前明显下降，急请消化科会诊，必要时内镜下止血治疗等，密切观察患者生命体征变化。

于 3 月 31 下午 2 点转入消化内科，下午行急诊胃肠镜检查，胃镜可见活动性出血，已行内镜下止血术，目前诊断考虑：十二指肠球溃疡并出血。患者溃疡创面较大，目前仍继续予以禁食、心电监护、血氧饱和度监测、低流量给氧、808 方案抑酸、补液治疗。患者既往长期口服氯吡格雷，目前活动性出血，暂予以停用，待病情稳定后，可酌情加用。患者年龄较大，基础疾病多，注意出入量，关注大便颜色及量。

03月31日［ES］电子胃十二指肠镜检查：十二指肠球溃疡并出血（Forrest Ib）止血术+胃窦钛夹残留。

胃镜检查提示：十二指肠球溃疡并出血（Forrest Ib）止血术胃窦钛夹残留：十二指肠球前壁可见一凹陷，上覆白苔，边缘可见渗血，钛夹1枚夹毕止血，另一枚大钛夹试图封闭溃疡面，溃疡基底质硬，钛夹不能夹毕，热活检钳电凝溃疡周边，反复冲洗未见活动性出血（图2-3）。

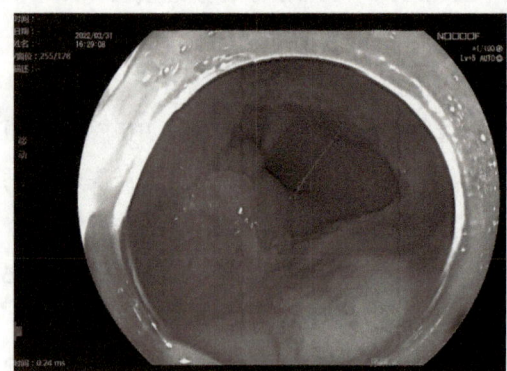
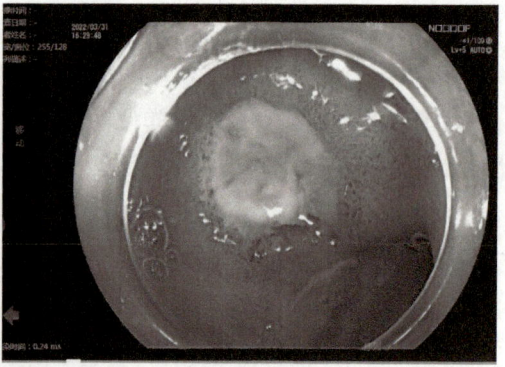
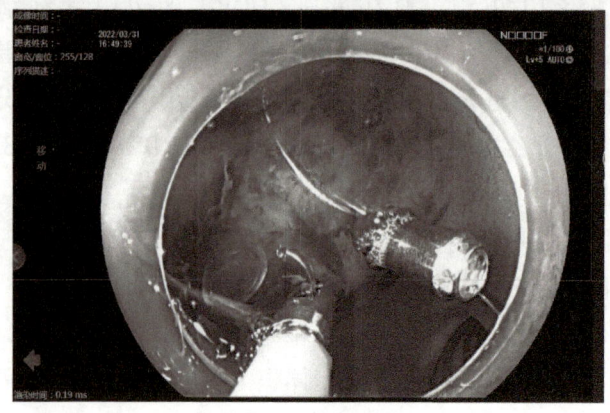

图2-3　检查结果

【护理措施】

1. 治疗护理

用药护理：禁食、补液、抑酸、护胃、控制血糖和血压，硝苯地平控释口服。生长抑素：有无低血糖，更换药物间隔不超过3分钟。

2. 观察病情

评估患者呕吐物及黑便的颜色、性质、量等。监测生命体征：有无心率加快、血压下降、呼吸困难。观察精神和意识状态：有无嗜睡、表情淡漠、烦躁、意识不清。观察皮肤甲床，肢体温暖。观察呕吐物、粪便的色、量、质。监测血常规、电解质和血气的变化。

再出血的评估：反复呕血，由咖啡色转为鲜红色。排便次数增多，转为暗红色，肠鸣音亢进。周围循环衰竭经补液，症状未缓解。

出血量的估计：每天出血量 > 5 mL，便潜血阳性。黑便，提示出血 50 ~ 70 mL。胃内积血 250 ~ 300 mL 可引起呕吐。次出血 < 400 mL 不出现全身症状。出血量超过 400 ~ 500 mL 出现头晕、心慌、乏力。出血量超过 1000 mL，出现循环衰竭表现。

3. 症状护理

呕血：头偏向一侧或侧卧位；必要时及时吸出血液以防误吸；观察呕吐物色、量、质，评估出血量。及时清除血迹。

便血：观察大便的色、量、质，评估出血量；及时清除血迹。

4. 生活护理

患者行动不便，为预防再出血，嘱患者卧床休息，留陪护人员协助患者床上活动与翻身，完成洗漱、进食、沐浴、排便等生活护理，常用物品放在触手可及的地方。

5. 饮食指导

活动出血伴有恶心、呕吐时禁食水。48 小时后无出血时依次进食：水 20 ~ 50 mL 2 次（无不良反应）—流食（米汤 2 ~ 3 小时一餐）—半流食（粥、面条、羹每天 5 ~ 6 餐）—软食（软饭、面条、切割煮熟的菜 3 ~ 4 餐）—普食。饮食易软易消化，清淡、可口、少量多餐为原则。

6. 心理护理

出血时要减轻患者焦虑与恐惧，讲解疾病的相关知识，说明相关治疗，检查护理的必要性，取得患者合作，做好患者家属的思想工作，耐性倾听。

7. 健康教育

一般知识指导：注意饮食卫生和饮食规律。避免暴饮暴食，避免粗糙、刺激性食物，或过冷、过热、产气多的食物、饮料。应戒烟、戒酒。生活起居有规律，劳逸结合，保持乐观情绪，保证身心休息，避免劳累。

讲解胃镜前注意事项和术后的护理。告知禁吃的食物和药物。

（黄　平）

病例 5　肝硬化失代偿期患者的护理

【案例介绍】

1. 基本信息

患者，男，63 岁，以"昏迷 2 小时"为主诉入院，2 小时前患者家属发现患者昏迷，呼之不醒，急拨打 120，外院 120 送至我院急诊。急诊完善相关检查，血氨为 128.9μmmol/L，"肝性脑病、肝硬化、Tips 术后"收入 ICU。患者发病以来无情志改变，言语混乱。无呕血、黑便，无发热。发病前精神尚可，饮食一般，二便如常。患者病情平稳后转入消化内科继续治疗。

2. 病史

既往史：平素身体健康状况较差，有 2 型糖尿病 10 余年，规律使用药物，血糖控制可；患高血压 3 年余，最高 180/100 mmHg，现规律服用降压药，血压控制可，有乙肝 30 余年，规律服药"恩替卡韦"，3 年前因"肝细胞癌"于外院行"肝叶切除术"，术后曾服用索拉菲尼，目前已停药。5 月余前我院行"右侧填充式无张力疝修补术+鞘膜积液穿刺引流术"。4 月余前于我科行 TIPSS 术，术后规律服药。有输血史，无输血反应，过程顺利。否认结核等传染病史，否认食物、药物过敏史。预防接种史不详。

个人史：生于原籍，久居住于当地。否认疫区、疫水接触史，否认特殊化学品、放射性物质接触史。无吸烟、饮酒等不良嗜好。否认性病、冶游史。否认近 14 天内本人或共同居住的家属有新型冠状病毒性肺炎中、高风险地区的旅居史；否认近 14 天内与新型冠状病毒肺炎确诊患者、疑似患者、无症状感染患者有接触史；否认近 14 天内曾接触过来自新型冠状病毒中、高风险或其他有病例报告地区有发热或呼吸道症状患者；否认聚集性发病。48 小时核酸结果，已同步采集核酸。

婚育史：已婚，已育，配偶体健，家庭关系和睦。

家族史：否认有家族遗传性、免疫性、精神性疾病。

3. 医护过程

（1）体格检查，T 36.0℃，P 71 次/分，R 15 次/分，BP 150/70 mmHg。

（2）专科检查。浅昏迷，呼吸匀称，腹平坦，未见胃肠型蠕动波，未见腹壁静脉曲张。腹部柔软，全腹无压痛、反跳痛。肝脾脏肋下未触及，Murphy 氏征阴性，肾区无叩痛，移动性浊音阴性。肠鸣音正常，约 4 次/分，未闻及血管杂音。双下肢无浮肿。

（3）辅助检查。

2022-03-25 心肌标志物二项（急）：N 端 -B 型钠尿肽前体（NT-proBNP）

1652.0 pg/mL↑。2022-03-25 电解质六项（急）：钾（K）5.99 mmol/L↑。2022-03-25 肾功三项+尿酸（急）：总二氧化碳（TCO_2）13.6 mmol/L↓，肌酐（CREA）103.2 μmol/L。2022-03-25 肝功心肌酶组合 13 项（急）：总胆红素（TBIL）56.6 μmol/L↑；结合胆红素（Bc）0.0 μmol/L，未结合胆红素（Bu）30.8 μmol/L↑，天门冬氨酸氨基转移酶（AST）82 U/L↑，γ-谷氨酰基转移酶（GGT）383.52 U/L↑。2022-03-25 凝血六项（急）：凝血酶原时间（PT）13.3 s↑，纤维蛋白原（FIB）1.84 g/L↓，纤维蛋白解产物（FDP）5.60 μg/mL↑，D-二聚体（D-D）1.66 mg/L↑。2022-03-25 血常规+CRP（急）：血红蛋白（HGB）74 g/L↓，血小板计数（PLT）82×10^9/L↓。2022-03-25 血氨测定（急）：血氨（AMON）128.9 μmol/L↑。

初步诊断：①乙型肝炎后肝硬化失代偿期，胃静脉曲张，门脉高压性胃肠病，肝性脑病；②慢性肾脏病 2 期，代谢性酸中毒，高钾血症；③高血压 3 级；④2 型糖尿病不伴有并发症；⑤肝恶性肿瘤术后；⑥冠状动脉粥样硬化性心脏病。

（4）治疗过程。

2022-03-25 ICU：患者浅昏迷，刺痛皱眉，中流量鼻导管吸氧，皮肤黏膜未见黄染。生命体征：T 36.2℃，P 70 次/分，R 18 次/分，BP 150/90 mmHg，双侧瞳孔等大正圆，对光反射灵敏，直径约 2.5 mm，双肺呼吸音清，痰不多。腹软，四肢未见明显，右侧肢体不自主抽搐。病理反射未引出。予患者门冬氨酸鸟氨酸，白醋灌肠，降血氨。严密监测生命体征，监测肝功能、血氨。加强气道管理，雾化稀释痰液，勤翻身拍背，对症支持治疗。

诊疗计划：①完善相关检查：如三大常规、肝肾生化、心电图、胸片、血氨、床旁超声等评估全身情况；②抑酸护胃、抗乙肝病毒、通便、改善肠道环境、改善肝脑等对症支持治疗。

2022-03-25 消化内科会诊记录：请消化内科主任医师会诊，曾在急诊科会诊，当时患者意识不清，呼之无应答，贫血外观，颜面眼睑水肿。既往明确乙肝后肝硬化、肝癌、满血肾病、冠心病病史。

印诊：昏迷查因；肝性脑病不除外；乙肝后肝硬化、肝癌、慢性肾病、冠心病。

建议：

（1）神经科、肾内科等相关科室会诊，除外其他系统疾病引起昏迷原因。

（2）积极纠正肝性脑病、保肝、纠正内环境紊乱、支持对症治疗。

（3）病情变化随诊。

2022-03-25 16：40 神经外科会诊记录：请神经外科主治医师会诊，会诊意见如下，患者主因"昏迷 2 小时"收入院；2 小时前患者家属发现患者昏迷，呼之不醒，急拨打 120，外院 120 送至我院急诊。急诊完善相关检查，以"肝癌，肝性脑病"收入我科。患者发病以来无呕血、黑便，患者既往乙肝 30 年，3 年前诊断为肝癌，现肝硬化失代偿期。

诊断：肝性脑病。

处置：①建议完善头部 CT，排除颅内病因；②我科随诊。

2022-03-26 10：31 患者神志转清，可正确对答，中流量鼻导管吸氧，皮肤黏膜未见黄染。生命体征平稳，转消化内科继续治疗。

2022-03-27 11：34 患者现一般情况可，神志清晰，进食可，无恶心、呕吐，查体：双肺呼吸音粗，双下肺未闻及干、湿啰音，无胸膜摩擦音。心律齐，各瓣膜听诊区未闻及病理性杂音，未闻及心包摩擦音。腹部柔软，无压痛、反跳痛。肝脾脏肋下未触及，Murphy 氏征阴性，移动性浊音阴性。肠鸣音正常，约 4 次 / 分，未闻及血管杂音。双下肢无水肿。2022-03-27 血常规 +CRP（急）：红细胞计数（RBC）2.12×10^{12}/L↓，血红蛋白（HGB）70 g/L↓，红细胞比积（HCT）20.6%↓，血小板计数（PLT）54×10^9/L↓，C 反应蛋白（CRP）11.53 mg/L↑，2022-03-27 肝功八项（急）：总蛋白（TP）49.0 g/L↓，白蛋白（ALB）26.3 g/L↓，总胆红素（TBIL）41.2 μmol/L↑，未结合胆红素（Bu）25.3 μmol/L↑，δ-胆红素（δ-BIL）15.9 μmol/L↑，γ-谷氨酰基转移酶（GGT）327.04 U/L↑，2022-03-27 电解质四项（急）：钠（Na）136.5 mmol/L↓，氯（Cl）115.5 mmol/L↑，钙（Ca）2.01 mmol/L↓，2022-03-27 肾功三项 + 尿酸（急）：总二氧化碳（TCO_2）16.0 mmol/L↓，尿素（UREA）7.2 mmol/L↑，2022-03-27 降钙素原测定（急）：降钙素原（PCT）0.565 ng/mL↑，2022-03-27 凝血四项（消化科专用）：活化部分凝血活酶时间（APTT）35.9 s↑，凝血酶原时间（PT）13.9 s↑，凝血酶原活动度（Pa）77.7%↓，纤维蛋白原（FIB）1.50 g/L↓。主任医师查房后指示：患者因"昏迷 2 小时"入住 ICU，考虑肝性脑病，经灌肠、降血氨等积极治疗后，现患者神志转清，已转回我科。复查指标白蛋白低，予以静脉补充蛋白。凝血功能及炎性指标尚可，暂动态复查，必要时抗感染或输注新鲜冰冻血浆治疗。患者口服乳果糖通便，如效果不佳，可加用利那洛肽或临时灌肠处理。嘱患者暂低蛋白饮食，待肝脑恢复后，可改为优质蛋白饮食。

2022-03-28 10：14 患者现一般情况可，神志清晰，对答切题，进食后无不适主诉，查体：双肺呼吸音粗，双下肺未闻及干、湿啰音，无胸膜摩擦音。心律齐，各瓣膜听诊区未闻及病理性杂音，未闻及心包摩擦音。腹部柔软，无压痛、反跳痛。肝脾脏肋下未触及，Murphy 氏征阴性，移动性浊音阴性。肠鸣音正常，约 4 次 / 分，未闻及血管杂音。双下肢无水肿。尿常规、GM 试验阴性。患者现精神可，食欲佳，嘱患者适当优质蛋白饮食，同时予以门冬氨酸降血氨，乳果糖通便，关注患者神志、睡眠、排便等情况。

2022-03-31 10：15 患者现精神可，对答切题，进食可，无不适主诉，查体：双肺呼吸音粗，双下肺未闻及干、湿啰音，无胸膜摩擦音。心律齐，各瓣膜听诊区未闻及病理性杂音，未闻及心包摩擦音。腹部柔软，无压痛、反跳痛。肝脾脏肋下未触及，Murphy氏征阴性，移动性浊音阴性。肠鸣音正常，约4次/分，未闻及血管杂音。双下肢无水肿。2022-03-30血常规+CRP（急）：白细胞计数（WBC）$3.11×10^9$/L↓，红细胞计数（RBC）$1.90×10^{12}$/L↓，血红蛋白（HGB）63 g/L↓，红细胞比积（HCT）18.1%↓，血小板计数（PLT）$60×10^9$/L↓，2022-03-30肝功八项（急）：总蛋白（TP）51.9 g/L↓，白蛋白（ALB）30.2 g/L↓，总胆红素（TBIL）39.8 μmol/L↑，未结合胆红素（Bu）20.9 μmol/L↑，δ-胆红素（δ-BIL）18.9 μmol/L↑，天门冬氨酸氨基转移酶（AST）108 U/L↑，γ-谷氨酰基转移酶（GGT）325.79 U/L↑，丙氨酸氨基转移酶（ALT）86 U/L↑；2022-03-30电解质四项（急）：钠（Na）134.1 mmol/L↓，氯（Cl）111.3 mmol/L↑，钙（Ca）1.85 mmol/L↓，2022-03-30凝血四项（消化科专用）：活化部分凝血活酶时间（APTT）37.5 s↑，凝血酶原时间（PT）15.3 s↑，凝血酶原活动度（Pa）62.0%↓，国际标准化比值（INR）1.27↑，纤维蛋白原（FIB）1.33 g/L↓，肾功能尚可，血培养、EB病毒定量正常。患者现一般情况可，精神及食欲可，对答切题，睡眠好，现患者肝脑已纠正，复查指标，电解质稍有异常，注意调整，患者乙肝肝硬化失代偿，肝功能及凝血功能异常，暂予以口服护肝药物治疗。注意患者排便及尿量。

2022-04-02 10：22患者现一般情况可，精神及食欲可，睡眠佳，对答切题，查体：双肺呼吸音粗，双下肺未闻及干、湿啰音，无胸膜摩擦音。心律齐，各瓣膜听诊区未闻及病理性杂音，未闻及心包摩擦音。腹部柔软，无压痛、反跳痛。肝脾脏肋下未触及，Murphy氏征阴性，移动性浊音阴性。肠鸣音正常，约4次/分，未闻及血管杂音。双下肢无水肿。主任医师查房后指示：患者诊断乙肝肝硬化失代偿期明确，此次因肝性脑病入院，现予以积极治疗后，患者肝脑已纠正，现一般情况可，今日可予以办理出院。嘱出院后注意优质蛋白软食，继续口服护肝、利尿药物，根据尿量调整药物。患者白细胞偏低，予以口服利可君片。我科门诊随诊。

检查结果见下表2-2。

表2-2 血氨（AMON）检查结果

日期	数值	标志
04-03	46.6	↑
04-01	90.1	↑
03-27	27.2	
03-26	42.8	↑
03-25	128.9	↑

【护理措施】

1. 治疗护理

用药护理：抑酸护胃、护肝、抗乙肝病毒、通便、改善肠道环境、改善肝脑等对症支持治疗。输注白蛋白，口服乳果糖，保持大便通畅。

2. 观察病情

观察患者生命体征及病情变化，观察意识、行为、精神症状、扑翼样震颤，如有无冷漠、欣快、行为异常（哭闹、当众便溺）。观察血氨、胆红素及白蛋白变化，双下肢皮肤有无水肿，准确记录24小时出入量。

3. 安全措施

烦躁时应防止坠床或跌倒，必要时进行约束。

4. 生活护理

留陪护人员，鼓励患者卧床休息，床上活动，预防双下肢深静脉血栓，患者双下肢轻度水肿，嘱抬高双下肢。

5. 饮食护理

开始数天限制蛋白质的摄入，以碳水化合物为主，如蜂蜜、葡萄糖、果汁、面条。神志清醒后，逐步增加优质蛋白质饮食，每天20 g，以后每3~5天增加10 g，短期内不能超过40~50 g/d，以植物蛋白含粗纤维食物为宜（豆制品）。（一个鸡蛋50 g蛋白），脂肪可延缓胃的排空，尽量少吃。

6. 心理护理

提供社会支持：对照顾者鼓励、信任，与照顾者一起讨论患者的病情，将各种需照顾的内容讲解与示范。家属要给予患者精神支持和生活照顾，帮助患者战胜疾病。

7. 健康指导

（1）知识宣教：向患者及其家属介绍避免各种诱因的基本做法。避免应用镇静催眠药。避免应用大剂量利尿剂，以防止过度利尿。防止便秘，多食蔬菜、植物蛋白、口服乳果糖。防止低血糖，少食多餐。防止感染，组织分解代谢增加，氨产生增加。防止便秘，以防因便秘而促进毒物的吸收。消化道出血后应灌肠、导泻，清除积血，减少氨的产生。防止感染，组织分解代谢增加，氨产生增加。禁用肥皂水灌肠：肥皂水灌肠可诱发或加重肝性脑病。应用50%醋灌肠。

（2）饮食指导：指导患者不宜进食过量蛋白质。

（3）用药指导：指导患者按医嘱规定的剂量、用法服药，了解药物的副作用。

（4）嘱患者3个月定期复诊，告诉患者及家属肝性脑病发生时的早期征象（轻度性格改变、行为异常，欣快，衣冠不整，随地便溺，扑翼样震颤）以便能及时就诊。

（黄　平）

病例 6　肝细胞癌 TACE 术患者的护理

【案例介绍】

1. 基本信息

患者，男，53 岁，以"确诊肝恶性肿瘤 11 月，返院行信迪利单抗治疗"为主诉入院，今为再次行信迪利单抗治疗，门诊以"肝恶性肿瘤"收入我科。自起病以来，患者精神可，睡眠可，食欲如常，大小便正常，近期体重无明显增减。

初步诊断：肝细胞癌。

2. 病史

现病史：患者 10 月余前无明显诱因出现呕血，急诊于外院诊断为：消化道出血，行内镜下止血治疗，行 CT 检查示："肝巨大占位，考虑肿瘤性病变（HCC？）；肝硬化、门脉高压、脾大、食管下段 – 胃底静脉增粗迂曲"，消化道出血停止后出院，就诊于外院行上腹部 MR 示"①肝右叶肿物，倾向于恶性，考虑肝癌伴瘤内出血可能性大；②肿物旁可见散在结节灶，考虑肝癌子灶或肝内转移"，于 2021-04-16 行肝动脉栓塞术 + 肝动脉置管术，术后予奥沙利铂 140 mg+ 氟尿嘧啶 4.1 g 动脉灌注化疗，并于 2021-04-29 开始行信迪利单抗 + 仑伐替尼治疗。2021-05-12 再次出现呕血，于外院行内镜下套扎止血，出血停止后出院，2021-06-01 于外院予信迪利单抗免疫治疗，6 月 3 日行右股动脉穿刺肝动脉栓塞术 + 肝动脉置管术，术后予奥沙利铂 140 mg+ 氟尿嘧啶 4.1 g 动脉灌注化疗，2021-06-22 复查上腹部 MRI 示"①肝右叶肝癌原发灶，较前稍缩小；②肿物旁可见散在结节灶，同前大小相仿"。腹部 CT 示"①肝右叶肝癌原发灶，较前缩小；②肝硬化、门脉高压、脾大、食管胃底静脉及脾静脉曲张"。2021-07-05 患者再次出现呕血，于 ×× 人民医院行内镜下套扎治疗，术后无呕血。患者于 2021-07-13 于我院行信迪利单抗免疫治疗，2021-07-21 行 TIPS 治疗，后规律使用信迪利单抗免疫治疗，8 月 16 日行肝动脉栓塞化疗术。2021-10-14 再次行 TACE 治疗，并于 2021-10-18、2021-11-08、2021-11-30、2021-12-21、2022-01-11、2022-02-09、2022-03-02 行信迪利单抗注射液 200 mg 抗肿瘤治疗，并于 12 月 23 日再次行 TACE 治疗。自上次出院后患者无发热、腹痛、腹胀等不适。今为再次行信迪利单抗治疗，门诊以"肝恶性肿瘤"收入我科。自起病以来，患者精神可，睡眠可，食欲如常，大小便正常，近期体重无明显增减。

既往史：平时身体状况一般，否认高血压、糖尿病病史，既往有"肝硬化"病史多年，否认其他重大疾病史，预防接种史不详，否认结核病史，否认传染病史，否认药物过敏史，否认食物过敏史。

个人史：出生并长期居住在原籍，否认近 14 天内本人或共同居住人员中、高风险地区或有病例报告社区的旅行史或居住史；否认近 14 天内本人或共同居住人员与新型冠状病毒感染者（核酸检测阳性者）有接触史；否认近 14 天内本人或共同居住人员曾接触过来自境外、境内中、高风险地区或有病例报告社区的发热或有呼吸道症状的患者；否认近 14 天内有家庭或办公室等小范围内出现 2 例及以上发热和 / 或呼吸道症状的病例；否认近 14 天内有发热、咳嗽、鼻塞、流涕、咽痛、乏力、腹泻、呕吐等症状。有长期吸烟史，约 1 包 / 天，偶有少量饮酒史。无接触化学药品及刺激性气体史。无冶游史。

婚育史：已婚已育，家庭关系和睦。

家族史：家族中无类似疾病史，否认家族中有传染病及遗传倾向的疾病。

3. 医护过程

入院查体，T 36.6℃，P 87 次 / 分，R 20 次 / 分，BP 127/75 mmHg。

专科检查：腹平坦，未见胃肠型蠕动波，未见腹壁静脉曲张。腹部柔软，全腹无压痛、反跳痛。肝脾脏肋下未触及，Murphy 氏征阴性，肾区无叩痛，移动性浊音阴性。肠鸣音正常，约 4 次 / 分，未闻及血管杂音。

辅助检查：

2022-02-10 我院腹部 B 超：① TIPS 术后：支架可视范围内血流通畅；②肝脏实质回声增粗，请结合临床；③肝内占位性病变，请结合其他检查；④胆囊壁稍厚；⑤脾大。

3 月 25 日全腹 CT 平扫 + 增强结果如下。

（1）肝 CA 治疗后复查：病灶边缘多发结节影强化较前明显，考虑复发；病灶内碘油沉积减少，请结合临床及相关检查。

（2）肝硬化，脾大，TIPS 术后改变，食管 – 胃底静脉曲张。

（3）双肾囊肿；左肾上腺外侧支结节灶，大致同前，考虑腺瘤可能。

（4）前列腺钙化灶。

3 月 28 日中午在消化介入室行 TACE 术。在局麻下行股动脉穿刺。将导管置入腹腔干，经肝总动脉造影见肝右叶巨大肿块，周边可见明显肿瘤染色。将导管置入肝固有动脉，造影见巨大肿瘤染色，周边增强明显，将微导管置入肝右叶肿瘤供血血管，予以乳化碘化油 20 mL+2 支 5 F 尿嘧啶乳化后，行微导管注射栓塞，肿瘤内碘油沉积较前明显增多。予以吸收性明胶海绵颗粒栓塞，再次行腹腔干动脉造影，肝右叶肿瘤染色明显减少。

TACE 术结果：

肝硬化失代偿期，原发性肝癌。

食管 – 胃底静脉曲张 TIPS 术后。

肝动脉造影术，肝动脉栓塞化疗术。

检查结果见表 2-3、表 2-4。

表 2-3 总胆红素（TBIL）检查结果

日期	数值	标志
04-03	44.0	↑
04-01	40.1	↑
03-31	36.9	↑
03-30	31.1	↑
03-28	15.8	

表 2-4 白蛋白（ALB）检查结果

日期	数值	标志
04-03	32.4	↓
04-01	29.5	↓
03-31	28.1	↓
03-30	27.0	↓
03-28	28.8	↓

【护理措施】

1. 治疗护理

用药护理：输注生物制剂信迪利单抗注射液 200 mg，术后补液、补充白蛋白治疗，维持水、电解质平衡。

2. 观察病情

右下肢制动 24 小时，穿刺口压迫 6 小时。观察患者生命体征、疼痛及病情变化，观察右侧股动脉穿刺点有无渗血，观察足背动脉搏动和血运情况，术后 3 日内体温最高达 38.5℃，予冰袋降温。

3. 专科护理

（1）预防出血：嘱平卧休息，右下肢制动 12～24 小时，观察穿刺点有无出血，穿刺处加压包扎、压迫 6～8 小时，观察术侧足背动脉搏动及皮肤色泽和温度。遵医嘱行护肝、抗感染、止吐、补液水化治疗，鼓励并督促排尿。

（2）栓塞后综合征的护理。①发热：一般为低热，鼓励卧床休息，多饮水。若超过 38.5℃，行物理或药物降温。②疼痛：由栓塞部位缺血坏死，肝脏体积增大，包膜紧张所致，必要时给予止痛剂。③胃肠道反应：常见恶心、呕吐、黏膜炎、腹泻、便秘，注意调节饮食，少食多餐，多饮水，多进软食、蔬菜、水果。严重者给予对症治疗，提供舒适的环境和体位。④肾脏毒性反应：鼓励多饮水，增加输液量，适当利用利尿剂，监测肾功能、尿常规和尿量，保证每日尿量在 2000 mL 以上，碱化尿液，加速药物排泄。⑤呃逆：由于病灶受疗药物及其代谢产物、血管栓塞等因素影响继发性引起膈肌充血或膈肌间接受到刺激所致，轻者嘱深呼吸，重者给予药物治疗。⑥骨髓抑制：白细胞计数 $< 4 \times 10^9/L$，暂停化疗，应用升白药物，防止交叉感染。白细胞 $< 1.0 \times 10^9/L$，给予保护性隔离；血小板 $< 70 \times 10^9/L$，观察皮肤黏膜有无出血并嘱患者注意做好自身保护，避免外力撞击。

（3）并发症防治：密切观察意识、生命体征和腹部体征及黄疸、肝功能，防止胃、胆、胰、脾动脉栓塞出现上消化道出血、胆囊坏死及肝功能衰竭等并发症。

4. 健康教育

禁食 6 小时，无明显呕吐者，鼓励进食高热量、优质蛋白质、高维生素、低脂肪、易消化的食物，指导多饮水。

【小结】

1. 肝动脉栓塞化疗术（TACE）

肝动脉栓塞化疗术是将导管经股动脉在 X 线引导下直接插到肝固有动脉或其分支，然后经导管注入栓塞剂，阻断癌结节的肝动脉供血，即肝动脉栓塞术。将化学抗癌药和栓塞剂混合注入肝动脉，即称为肝动脉栓塞化疗术，即"介入治疗"。

2. 临床表现

常见的反应为栓塞后综合征（局部疼痛、发热、恶心、呕吐、腹胀），对症处理后 1 周左右逐渐减轻、消失。

（黄 平）

病例 7 急性胆囊炎 ERCP 手术治疗患者的护理

【案例介绍】

1. 基本信息

患者张××，男，39 岁，主诉：腹胀 10 余天。患者 3 周前无明显诱因出现上腹部腹痛，向后背部放射，伴有腹胀，进食后明显。无反酸、胃灼热、恶心、呕吐，无腹泻、发热，无呕血、黑便等不适。患者为求诊治前往我院门诊就诊，完善阑尾区彩超检查：肝胆脾胰及门静脉彩超检查提示胆囊炎，胆囊增大，胆囊内胆汁淤积，血常规提示白细胞、中性粒细胞升高。门诊遂以"急性胆囊炎"收入我科。

2. 病史

现病史：患者自起病以来，精神可，饮食、睡眠正常，大小便正常，体重较前无明显改变。患者10余天前饮用牛奶后出现上腹部腹胀，伴后背部酸痛不适，无反酸、烧心、恶心、呕吐，无腹泻、发热，无呕血、黑便等不适，患者未予重视。3天前，患者进食火龙果后再次出现上述症状，患者自觉不能耐受，其为求诊治前往我院门诊就诊，完善阑尾区彩超检查肝胆脾胰及门静脉彩超检查提示胆囊炎，胆囊增大，胆囊内胆汁淤积，血常规提示白细胞、中性粒细胞升高，肝功能提示酶学及胆红素升高。

既往史：平素体健，2月18日因急性阑尾炎入住我科，并行阑尾冲洗术（ERAT）+阑尾支架置入术。否认高血压、糖尿病、冠心病，否认肝炎、结核等传染病史，否认外伤、手术、输血史，否认食物、药物过敏史。

婚育史：已婚已育。

家族史：家族中无类似疾病史，否认家族中有传染病及遗传倾向的疾病。

3. 医护过程

（1）入院检查。

2022-03-10 肝功八项：总胆红素（TBIL）46.3 μmol/L↑，未结合胆红素（Bu）27.1 μmol/↑，δ-胆红素（δ-BIL）19.2 μmol/L↑，天门冬氨酸氨基转移酶（AST）347 U/L↑，γ-谷氨酰基转移酶（GGT）191.49 U/L↑，丙氨酸氨基转移酶（ALT）244 U/L。

血常规+CRP：白细胞计数（WBC）11.30×10^9/L↑，中性粒细胞百分比（NEUT%）83.2%，淋巴细胞百分比（LYMPH%）12.8%↓。

2022-03-10 阑尾区彩超检查［肝胆脾胰及门静脉彩超检查（空腹）］：胆囊炎，胆囊增大，胆囊内胆汁淤积——不除外急性炎症可能；内镜下支架引流术后阑尾声像。

2022-03-11 上腹部磁共振平扫+胰胆管水成像 MRCP：胆囊多发结石并胆囊炎。

全腹CT平扫+增强+三维重建（含盆腔）。①阑尾及盲肠内条状致密影。②考虑胆囊炎，胆囊内泥沙样结石可能。

（2）诊疗经过。

2022-03-16 ERCP 逆行性胰胆管造影术+EST内镜下乳头括约肌切开术+胰管支架置入术+十二指肠乳头扩张术+胆总管取石术+SpyGlass 胆管探查术+胆囊插管+胆囊管扩张术+胆囊支架（1金属）+胆囊取石及冲洗术+胆管支架置入术+鼻胆囊引流管置入术（ENBD），术后予禁食、抗炎、补液、心电监护、低流量给氧等。

2022-03-21 行胆囊结石经 ERCP 保胆取石术（第二次），ERCP+ 胰管支架取出术 +SpyGlass 胆管探查清理术 + 鼻胆囊引流管取出术 + 胆囊支架取出术 + 胆囊取石及冲洗术 + 胆囊内引流管置入术 + 十二指肠乳头成形术，取出胰管支架和胆总管支架，予钛夹行十二指肠乳头成形术。

【护理诊断与问题】

1. 疼痛：腹痛

该症状与胆囊感染、胆囊结石及手术有关。

2. 营养失调：低于机体需要量

该症状与摄入不足有关。

3. 焦虑

该症状与患者短期内再次入院有关。

4. 自我形象紊乱

该状况与留置鼻胆管有关。

5. 潜在并发症

潜在并发症有胆囊穿孔、胆汁性腹膜炎、非计划性拔管。

【护理措施】

1. 治疗护理

（1）用药护理：术后应常规用抗生素，注意观察有无体温变化，须注意化脓性胆管炎的发生，若异常，及时报告医生处理，指导患者遵医嘱按时服药。

（2）疼痛护理。腹痛与胆囊感染、胆囊结石及手术有关。观察疼痛的性质、程度，协助取舒适体位如右侧卧位可减少不适，定时翻身，指导患者进行有节律的深呼吸，遵医嘱用药，轻柔操作，安抚患者，家属支持。

2. 观察病情

观察病情变化。术后心电血氧监测，密切观察患者的面色、体温、脉搏、呼吸、血压的变化；有无恶心、呕吐、腹痛、腹胀及压痛、反跳痛、皮肤黄染等症状体征，观察大便颜色、量、性状及可能会排出的结石；及时检查血尿淀粉酶值有无异常，及时记录、汇报。

3. 专科护理：鼻胆管的护理

（1）防止导管脱出：术后将导管妥善固定，并做好标记，防止脱管。

（2）正确连接，保证引流通畅，避免导管扭曲、折叠，医生隔日用盐水冲洗管道，防止堵管。

（3）观察引流液颜色、量、性状。

4. 营养失调：低于机体需要量

营养失调：低于机体需要量与摄入不足有关。遵医嘱做好各项生化检查，监测电解质情况；静脉高营养支持，补充电解质，维持正常体液平衡，监测 24 小时出入量，注意患者皮肤的弹性。

5. 心理护理

焦虑：与患者短期内再次入院有关。减轻患者焦虑心理，耐心解释病情和手术方式，关心安慰患者，加强与患者的交流和沟通，及时向患者解释。介绍治疗全过程，介绍切除治疗的必要性及术后相关知识。

6. 潜在并发症：胆囊穿孔、胆汁性腹膜炎、非计划性拔管

加强病情观察，监测生命体征变化，及引流物量、颜色及性质；加强腹部切口及引流管的护理；及时查看各种检查结果，如血常规、生化、淀粉酶；及时倾听患者主诉。

7. 健康教育

避免刺激、粗糙、过冷及高脂、高蛋白饮食，少量多餐，勿暴饮暴食，酗酒，休息规律，保持情绪稳定，教会患者自我观察病情，遵医嘱门诊复查，内引流一般通畅 3～4 个月，若再次出现黄疸、发热，说明内引流管发生移位或阻塞，及时到医院检查和更换，鼻胆引流管由于是外引流，引流期为一个月，正常情况下可根据通畅情况复诊。

【小结】

ERCP 定义：逆行性胰胆管造影术（ERCP）是应用纤维十二指肠经患者口腔、食道、胃、十二指肠降部的胰胆管出口处进行插管和注射造影剂，使胰胆管在 X 线下显影，以诊断胰、胆系疾病的一项检查技术。

ENBD（内镜下鼻胆管引流术）：指经十二指肠镜将塑料导管一端插入至梗阻部位以上的胆道，另一端从鼻腔内引出体外。具有迅速解除胆道梗阻、降低胆道压力、通畅引流的作用，从而使患者病情迅速得到缓解，控制感染，减轻黄疸，改善全身中毒症状。

（黄 平）

病例 8 胆囊结石 NOTES 术患者的护理

【案例介绍】

1. 基本信息

患者，男，53 岁，以"反复右上腹痛 3 年余，加重 1 周"为主诉入院，1 周前，患者进食蛋糕后再发右上腹疼痛，为阵发性绞痛，疼痛放射至后背，无发热、黄疸，患者

遂就诊于我院，完善腹部 B 超提示"胆囊结石并胆囊炎"，予"左氧氟沙星，胆舒胶囊"治疗，疼痛稍缓解。今患者为行进一步治疗入院。门诊以"胆囊结石"收入我科。自起病以来，患者精神可，食欲差，大小便正常，近 1 周体重下降约 3 kg。

入院诊断：①慢性胆囊炎急性发作；②胆囊结石。

2. 病史

现病史：患者 3 年前进食油腻食物或饮酒后出现右上腹疼痛，为胀痛，可放射至后背，无恶心、呕吐，无黄疸、发热，患者自行服用"胃药"，具体不详，症状可缓解。1 周前，患者进食蛋糕后再发右上腹疼痛，为阵发性绞痛，疼痛放射至后背，无发热、黄疸，患者遂就诊于我院，完善腹部 B 超提示"胆囊结石并胆囊炎"，予"左氧氟沙星，胆舒胶囊"治疗，疼痛稍缓解。今患者为行进一步治疗入院。门诊以"胆囊结石"收入我科。自起病以来，患者精神可，食欲差，大小便正常，近 1 周体重下降约 3 kg。

既往史：平素身体健康状况一般，否认高血压、糖尿病、冠心病，否认肝炎、结核等传染病史，曾行"喉部纤维血管瘤切除术"，具体不详。否认外伤、输血史，否认食物、药物过敏史。已接种新型冠状病毒疫苗，余预防接种史不详。

个人史：生于原籍，久居住于当地。否认疫区、疫水接触史，否认发病前 14 天内有病例报告社区的旅行史或居住史，否认发病前 14 天内与新型冠状病毒感染者（核酸检测阳性者）有接触史，否认发病前 14 天内曾接触过有来自病例报告社区的发热或呼吸道症状的患者，否认聚集性发病，否认特殊化学品、放射性物质接触史。吸烟 20 余年，平均 40 支 / 天，已戒烟 5 年，否认饮酒。否认性病、冶游史。

婚育史：已婚，已育，体健，配偶体健，家庭关系和睦。

家族史：父母健在，否认有家族遗传性、免疫性、精神性疾病。

3. 医护过程

入院时体格检查：T 36.6℃，P 92 次 / 分，R 19 次 / 分，BP 129/99 mmHg。

专科检查：腹平坦，未见胃肠型蠕动波，未见腹壁静脉曲张。腹部柔软，右上腹压痛，无反跳痛。肝脾脏肋下未触及，Murphy 氏征阳性，肾区无叩痛，移动性浊音阴性。肠鸣音正常，约 4 次 / 分，未闻及血管杂音。

辅助检查：

2022-03-17 我院腹部 B 超示：符合胆囊炎声像，胆囊结石。

3 月 26 日上腹部 MRCP 报告：肝外缘光整，形态、大小、各叶比例未见明确异常；肝实质信号均匀，未见明确异常信号灶；门静脉无明显扩张，肝门汇管区结构清晰。胰腺形态、大小、信号未见明确异常，胰管未见明显扩张，胰周脂肪间隙清晰。脾脏形态、大小、信号未见明确异常。胆囊旁可见类圆形 T_2WI 稍高信号；腹膜后未见明确肿大淋巴结。未见腹水征。MRCP：胆囊稍增大，壁增厚，T_2WI 信号增高，囊腔内可见类

圆形 T_1WI 及 T_2WI 低信号，大小约 35 mm×24 mm。

检查结果：①胆囊结石并胆囊炎。②胆囊旁散在小淋巴结。

3月26日颈部CT平扫结果：①颈部CT平扫未见明显病变。②颈椎骨质增生；$C_{3/4}$ ~ $C_{5/6}$ 椎间盘向后方突出（中央型）。

3月23日［CT］全腹CT平扫+增强+三维：①胆囊结石并胆囊炎、囊壁水肿。②胆囊旁稍低回声。

检验异常结果见表2-5 ~ 表2-7、图2-4 ~ 图2-5。

手术治疗：于3月29日经胃壁经自然腔道内镜下保胆取石术（NOTES）。

胆囊结石钬激光碎石术+腹腔置管引流术+胃管置管术。

术后行禁食、补液、抗炎、抑酸、护胃、补充白蛋白和电解质等支持对症治疗，行雾化、胃肠减压、腹腔引流管冲洗、记24小时出入量等治疗。术后第三天开始进流质饮食，逐渐过渡至半流质饮食。术后第一天拔除尿管，术后第三天拔除腹腔引流管，更换伤口辅料。术后第四天拔除胃管，开始进流质饮食。

表2-5 白蛋白（ALB）检查结果

日期	数值	标志
03-29	24.4	↓
03-29	27.1	↓
03-17	47.2	

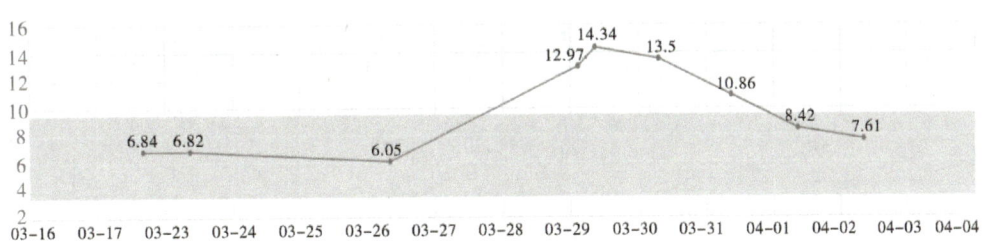

（白细胞计数参考值：3.50 ~ 9.50　，✓ 显示参考值 ✓ 显现数值）

—— 白细胞计数（WBC）

图2-4 白细胞计数结果

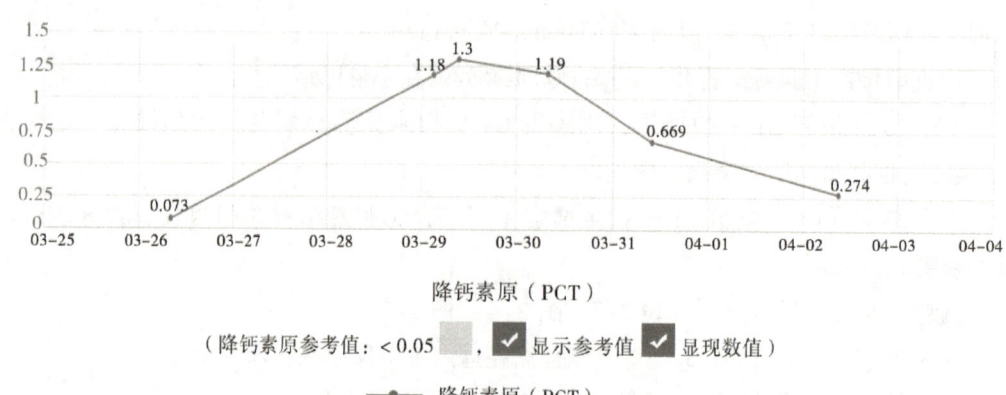

图 2-5 降钙素原结果

表 2-6 降钙素原（PCT）检查结果

日期	数值	标志
04-02	0.274	↑
03-31	0.669	↑
03-30	1.190	↑
03-29	1.300	↑
03-29	1.180	↑
03-26	0.073	↑

表 2-7 淀粉酶（AMY）检查结果

日期	数值	标志
03-29	< 30	↓
03-29	< 30	↓
03-23	33	

【护理措施】

1. 治疗护理

（1）药物护理：抗炎补液，质子泵抑制剂。补充白蛋白、电解质等。观察给药后患者有无不良反应。预防感染：根据医嘱合理使用抗生素，注意腹腔穿刺伤口，监测体温、白细胞及引流液的改变。

（2）疼痛护理 密切观察腹痛变化：准确记录疼痛性质、部位及持续时间，对诊断明确的患者遵医嘱给予止痛处理。

（3）体位护理：术后需卧床休息，术后多鼓励患者，床上翻身活动，床上大小便，可平卧或者半卧位,不宜过早下床活动,防止术后出血等并发症。

2. 观察病情

遵医嘱予心电监护血氧饱和度监测,低流量给氧。严密观察生命体征变化情况。

密切观察留置胃管及腹腔引流液的颜色、性质和量,如有血性引流液,及时告知医生。保持引流管的固定通畅,避免打折及脱管。患者行腹腔冲洗,避免堵管。

3. 并发症的观察与护理

(1)出血:观察生命体征变化情况,有无恶心呕血及黑便现象,并听取患者主诉,有无心慌出冷汗现象,观察神志变化,开放静脉通路,止血抑酸等治疗,绝对卧床休息。

(2)穿孔:密切观察精神神志及血压心律的变化,如发现腹痛剧烈及腹肌紧张及时报告医生并协助紧急处理。

(3)感染:根据医嘱合理使用抗生素,注意腹腔穿刺伤口,监测体温、白细胞及引流液的改变。

4. 生活护理

术后患者需卧床休息,留陪护人员协助患者完成洗漱、进食、沐浴、排便等生活护理,常用物品放在触手可及的地方。

5. 心理护理

关注患者心理变化,多讲解手术方式及效果,介绍病情等。

6. 健康教育

嘱患者注意休息,避免剧烈的重体力活动,规律饮食,作息。注意观察大便颜色,不适随诊,定期复查。

【小结】

NOTES 术:经自然腔道内镜手术(natural orifice transluminal endoscopic surgery, NOTES)是指经胃、脐、结、直肠、阴道、膀胱等自然腔道进入腹腔进行的各种内镜下的操作,是一项有利于疾病诊断与治疗的新技术。

(黄　平)

病例 9　腹主动脉夹层患者的护理

【案例介绍】

1. 基本信息

患者，女，58 岁，以"发现腹主动脉夹层 1 天"为主诉入院，患者 2 天前因腹胀伴大便次数增多于外院住院治疗，完善胃肠镜及 CT 增强检查，CT 报告提示腹主动脉下端局限夹层，腹主动脉及右侧髂总动脉粥样硬化，专科会诊后考虑暂不予以手术治疗，现为求进一步治疗转入我科。患者自起病以来无腹痛，饮食睡眠及大小便正常，近期体重无明显增减。

入院诊断：①腹主动脉夹层；②腹主动脉粥样硬化。

2. 病史

既往史：平时身体状况一般。否认高血压、糖尿病病史。既往有"胆囊炎、胆囊结石"病史多年。否认其他重大疾病史。预防接种史不详。否认结核病史。否认传染病史。否认药物过敏史。否认食物过敏史。否认输血史。

个人史：出生并长期居住在原籍。否认近 14 天内本人或共同居住人员有境外、境内中、高风险地区或有病例报告社区的旅行史或居住史；否认近 14 天内本人或共同居住人员与新型冠状病毒感染者（核酸检测阳性者）有接触史；否认近 14 天内本人或共同居住人员曾接触过来自境外、境内中、高风险地区或有病例报告社区的发热或有呼吸道症状的患者；否认近 14 天内有家庭或办公室等小范围内出现 2 例及以上发热和/或呼吸道症状的病例；否认近 14 天内有发热、咳嗽、鼻塞、流涕、咽痛、乏力、腹泻、呕吐等症状。有长期吸烟史，约 1 包/天，偶有少量饮酒史。无接触化学药品及刺激性气体史。无冶游史。

婚育史：已婚已育，配偶身体健康。

家族史：家族中无类似疾病史，否认家族中有传染病及遗传倾向的疾病。

3. 医护过程

入院专科检查，T 36.5℃，P 65 次/分，R 20 次/分，BP 120/74 mmHg。

神清，对答切题，双肺呼吸音清，未闻及干、湿啰音，心律齐，各瓣膜区未闻及病理性杂音，腹部平软，全腹无压痛、反跳痛，肝脾肋下未及，移动性浊音阴性，肠鸣音正常，4 次/分，双下肢无凹陷性水肿。

辅助检查：

外院 CT 增强提示：腹主动脉下端局限夹层，腹主动脉及右侧髂总动脉粥样硬化。

4 月 22 日入院，完善相关检查：如三大常规、肝肾生化、心电图、胸片等，心电监测，吸氧，绝对卧床休息，硝酸甘油持续微量泵泵入控制血压（90～100 mmHg），静脉促凝药物治疗（氨甲环酸注射液），告病危。

4月26日查的血常规、术前八项、尿常规、肝肾电解质、D-二聚体均未见异常，复查全腹CTA仍提示腹主动脉下降有局限夹层，未见重要脏器供血影响，可保守治疗继续控制血压，促凝药物，隔周复查下肢静脉彩超，嘱患者多按摩下肢，防止血栓，改病重。

4月30日彩超提示：双下肢未见血栓形成，D-二聚体正常，继续控制血压，如有明显腹痛或生命体征不平稳，予急诊血管介入手术治疗。

5月10日患者下肢血管彩超提示目前未见明显血栓形成，患者现生命体征平稳，病重，停用硝酸甘油，只口服降压药，硝苯地平控释片，厄贝沙坦控制血压，间断复查D-二聚体未见升高，加用巴曲亭联合促凝，注意皮肤有无出血点或瘀斑。

5月13日患者一般情况可，查D-二聚体0.21 mg/L，（时间：0：00～0：55）诉左下肢酸胀，避免下肢血栓形成，注意复查下肢血管彩超。

患者经过一个半月保守用药治疗，好转出院。

【护理措施】

1. 治疗护理

（1）用药护理：严格遵医嘱用药，注意药物副作用，输液泵泵入硝酸甘油以控制血压，后改口服降压药，硝苯地平控释片，厄贝沙坦控制血压等。静脉促凝药物治疗（氨甲环酸注射液）。巴曲亭联合促凝，注意皮肤有无出血点或瘀斑。

（2）疼痛护理：与动脉内膜剥离有关，主诉疼痛，血压波动幅度大，遵医嘱执行止痛措施，并观察用药效果，进行疼痛评估，严密监测血压，若血压先升后降，脉搏加快，提示动脉夹层破裂，需要立即建立静脉通道，紧急手术治疗。

2. 观察病情

密切关注患者生命体征、疼痛及病情变化，血压控制在适当范围，关注患者D-二聚体，防止下肢深静脉血栓。

并发症的观察：潜在并发症有大出血。避免突然坐起、弯腰等大幅度动作，避免情绪激动，保持大便通畅，避免腹压增大。

3. 生活护理

嘱患者绝对卧床休息，留陪护人员，应多与患者接触，协助患者完成洗漱、进食、沐浴、排便等生活护理，常用物品放在触手可及的地方，遵医嘱使用促凝药物治疗。

长期卧床，肠蠕动减少，或者不习惯床上解大便，可用开塞露帮助排便，心理疏导，克服床上排便的心理压力，饮食上以流质或者半流质饮食居多，多饮水。

4. 心理护理

减轻患者焦虑，医护多讲解疾病的相关知识，说明相关治疗，检查护理的必要性，取得患者合作，消除其恐惧心理，做好患者家属的思想工作，耐性倾听。

5. 健康教育

（1）禁烟酒，养成良好的生活习惯。

（2）保持心情舒畅，适量活动，避免劳累，情绪紧张，防止因情绪不稳引起的血压升高。

（3）饮食清淡，每人每天食盐不超过 6 g，高盐摄入能引起水钠潴留，导致血容量增加，同时多饮水，多吃蔬菜水果，保持大便通畅，减少腹内压增高。

（4）高血压患者应遵医嘱按时服用降压药，指导患者每日正确测量血压。

（5）定期复查，多采用 CTA 复查。

【小结】

主动脉夹层（aortic dissection，AD）又称主动脉夹层动脉瘤，是一种严重的心血管急症，是动脉内膜撕裂，血液进入腹主动脉中层形成血肿，并逐渐延伸剥离主动脉的内膜和中膜引起的，病变部位的主动脉腔被内膜片分隔成真腔和假腔，真假腔之间可以相通或不通，血液在其间流动可能形成血栓。

动脉瘤：病变动脉的直径大于正常动脉 1.5 倍者称为动脉瘤，夹层动脉瘤属于假性动脉瘤范畴。

D-二聚体检测的临床应用：D-二聚体增高提示了与体内各种原因引起的血栓性疾病相关，同时也说明了纤溶活性的增强，临床上常见于弥散性血管内凝血（DIC），深静脉血栓（DVT）、肺栓塞（PE）、急性心梗死、脑梗死、恶性肿瘤、卵巢癌、肺癌、败血症、肝病、妊娠高血压疾病、孕妇、先兆子痫、烧伤、外科手术、创伤等，均可使D-二聚体升高，但是 D-二聚体检测的升高并不能说明血栓形成的原因及位置，必须结合临床和其他检测分析结果。

【参考文献】

［1］王辰，王建安，黄从新，等. 内科学［M］. 3 版. 北京：人民卫生出版社，2015.

［2］中国医师协会心血管外科分会大血管外科专业委员会. 主动脉夹层诊断与治疗规范中国专家共识［J］. 中华胸心血管外科杂志，2017，33（11）：641-654.

［3］景在平，冯翔. 主动脉夹层腔内治疗指南［J］. 中国实用外科杂志，2008，28（11）：909-912.

［4］朱建英，等. 临床外科护理学［M］. 北京：科学出版社，2017.

（黄　平）

病例 10　贲门早癌 ESD 手术患者的护理

【案例介绍】

1. 基本信息

患者，男，53 岁，以"腹痛 2 月余"为主诉入院，2 月余前无明显诱因出现腹痛，为中上腹间断性隐痛，伴腹胀不适，不向后背部放射，不向其他部位转移，无反酸、嗳气、恶心、呕吐、腹泻、黑便等不适，患者遂前往外院就诊，完善胃镜提示贲门 0～Ⅱc 病变，病理提示高级别异型增生，考虑黏膜内腺癌，患者为求诊治前往我科门诊就诊，门诊以"贲门早癌"收入我科。

2022-03-20 入院。于 2022-03-28 出院，共住院 8 天。

2. 病史

现病史：患者 2 月余前无明显诱因出现腹痛，为中上腹间断性隐痛，伴腹胀不适，不向后背部放射，不向其他部位转移，无反酸、嗳气、恶心、呕吐、腹泻、黑便等不适，患者遂前往 ×× 医院就诊，完善胃镜提示贲门 0～Ⅱc 病变，病理提示高级别异型增生，考虑黏膜内腺癌，患者为求诊治前往我科门诊就诊，门诊以"贲门早癌"收入我科。患者自起病以来，精神可，饮食、睡眠一般，大小便正常，体重较前无明显改变。

既往史：平素身体健康状况良好，既往 Hp 感染，已行抗 Hp 治疗，复查 C13 呼气试验阴性。否认高血压、糖尿病、冠心病，否认肝炎、结核等传染病史，否认外伤、手术、输血史，否认食物、药物过敏史。已接种新型冠状病毒疫苗，其余预防接种史不详。

个人史：生于原籍，久居住于当地。否认疫区、疫水接触史，否认特殊化学品、放射性物质接触史。无吸烟、饮酒等不良嗜好。否认性病、冶游史。否认过去 1 月内去过明确的新型冠状病毒性肺炎中、高风险地区（包含其他国家、地区），否认过去 1 月内接触过新型冠状病毒感染者（核酸检测阳性者），否认过去 1 月内家庭或办公室等小范围内出现 2 例及以上发热或（和）呼吸道症状的病例。

婚育史：已婚，已育，配偶体健，家庭关系和睦。

家族史：否认有家族遗传性、免疫性、精神性疾病。

3. 医护过程

入院专科检查，T 36.5℃，P 64 次/分，R 20 次/分，BP 104/60 mmHg。

专科检查：神清，对答切题。双肺呼吸音清，未闻及干、湿性啰音。心律齐，各瓣膜区未闻及病理性杂音。腹软，腹部无压痛、反跳痛。肝脾肋下未及。移动性浊音阴性。肠鸣音正常，4 次/分。双下肢无凹陷性水肿。

辅助检查：

2022-03-07 电子胃镜：①贲门 0～Ⅱc 病变；②慢性萎缩性胃炎；③食管中段黏膜粗糙。电子结肠镜：①结肠息肉，内镜下息肉冷切术；②内痔。病理：贲门活检，胃黏膜组织，伴高级别异型增生，考虑黏膜内腺癌，组织表浅，请结合临床及内镜所见鉴别早期与进展期胃癌。

初步诊断：①贲门早癌；②慢性萎缩性胃炎；③内痔不伴有并发症。

诊疗经过：

入院后完善相关检查，查血型（ABO/RhD）：O 型，阳性（+）。术前八项：乙型肝炎表面抗体（HBsAb）426.000 IU/L↑。血常规、尿常规、大便常规 +OB、电解质、肝肾功能、凝血四项、术前四项、肿瘤标志物（AFP+CEA+CA125+CA199+CYFRA21-1+NSE+PSA）未见异常。心电图：窦性心动过缓。

胸部 + 全腹部增强 CT 示：①胃腔充盈欠佳，贲门未见明显软组织肿块影，建议结合胃镜检查。②双肾小结石。③胸部 CT 平扫及增强未见明显病变。术前完善放大胃镜示：①慢性萎缩性胃炎（C2）；②贲门病变（结合外院病理，考虑肿瘤性病灶）。

超声胃镜示贲门病变：考虑黏膜层来源病灶。未见禁忌证。

3 月 25 日内镜检查结果：

（贲门下）：大小 6 cm×2.8 cm×0.3 cm 组织一块，部分区域黏膜灰白色，大小 3 cm×0.8 cm；部分黏膜略凹陷，黏膜灰白灰红，表面略粗糙，大小约 1.8 cm×0.8 cm。

3 月 21 日超声胃镜检查显示结果如下。

胃镜：贲门小弯偏前壁见一约 0.6 cm×0.6 cm 浅凹陷，底覆白苔，红色调，接触易出血。

超声内镜：病灶呈中低回声改变，起源于黏膜层，所见截面未突破黏膜下层。

病理标本结果：贲门高分化腺癌（$pT_{1b}N_0M_0$）。

于 3 月 21 日全麻下行胃 ESD 术、贲门下病变 ESD 术、胃管置入术，经胃镜（ESD），术后予禁食、抑酸、补液治疗，留置胃肠减压管一根，术后病理回报：管状腺癌（tub1，高分化型）；肿瘤局灶突破黏膜肌层（约 13 个腺体），累及黏膜下层，最大浸润深度约 200μm（SM1）；Desmin（黏膜肌 +），D2-40 染色显示未见明显淋巴管及脉管侵犯。

现患者无腹痛、黑便、便血，已进流质饮食。

出院诊断：①贲门高分化腺癌（$pT_{1b}N_0M_0$）；②慢性萎缩性胃炎；③内痔；④肾小结石。

【护理措施】

1. 治疗护理

（1）用药护理：严格遵医嘱用药，注意药物副作用，使用 PPI 抑酸药，艾司奥美拉唑微量泵泵入，使用头孢类抗生素，口服磷酸铝凝胶和地衣芽孢杆菌胶囊，禁食期间补充静脉营养，维持水、电解质平衡等。

（2）疼痛护理：与手术有关，术后留置胃肠减压管，患者鼻黏膜不适，密切观察患者有无疼痛，及时评估。疼痛大于3分，给予曲马朵药物止痛。

2. 观察病情

术后密切关注患者生命体征、疼痛及病情变化，观察患者有无高热等感染，观察有无出血、感染、穿孔等并发症。

3. 生活护理

术后嘱卧床休息1~2天，留陪护人员，协助患者完成洗漱、进食、沐浴、排便等生活护理，指导患者床上活动。

4. 心理护理

等待病检结果患者是比较焦虑和担心的，医护应该多与患者沟通病情，家属给予更多心理支持。

5. 健康教育

指导患者清淡饮食2周，近期避免粗纤维饮食及剧烈活动；指导患者出院后继续口服雷贝拉唑钠肠溶片，10 mg，每天2次（8周），磷酸铝凝胶1袋，口服，每天3次；地衣芽孢杆菌活菌胶囊0.5 g，口服，每天3次；3月后复查胃镜、超声胃镜及腹部CT，消化科随诊；如有便血、腹痛，及时就诊。

（黄　平）

第三章 泌尿外科疾病的护理

第一节 前列腺增生症

前列腺增生症（BPH）是一种老年男性的常见病，发病年龄大都在 50 岁以后，随着年龄增长其发病率也不断升高。本病随全球人口老年化发病日渐增多。

一、病因与发病机制

病因尚未完全明确。目前认为老龄和有功能的睾丸是发病的基础。前列腺间质细胞和上皮细胞相互影响，各种生长因子的作用，随年龄增长而出现的睾酮、双氢睾酮及雌激素水平的改变和失去平衡是前列腺增生的重要因素。

前列腺增生常发生在两侧叶及中叶，前叶很少发生，从不发生于后叶。前列腺增生的主要危害是尿道梗阻，但梗阻的程度与前列腺增生的大小不一定成正比，而主要取决于增生的前列腺对尿道压迫的程度。特别是中叶可突入膀胱内，使膀胱出口抬高超过膀胱底部水平，极易引起膀胱出口阻塞。梗阻早期膀胱有代偿功能，并不出现残余尿，晚期由于膀胱代偿功能衰竭，膀胱残余尿越来越多，使膀胱内压增高引起输尿管扩张和肾积水，使肾功能受损，严重者可出现慢性肾衰竭。由于梗阻后膀胱内尿液潴留，易继发感染和结石。

二、护理评估

（一）临床表现

1. 尿频

尿频是最常见的早期症状，夜间更为明显。

2. 进行性排尿困难

进行性排尿困难是前列腺增生最主要的症状，但发展缓慢，主要表现为排尿迟缓、排尿费力、射程缩短、尿线细而无力、终末滴沥等。

3. 急性尿潴留

在排尿困难的基础上,如有受凉、饮酒、劳累等诱因可引起急性尿潴留和充溢性尿失禁。

4. 其他症状

前列腺增生组织表面常有静脉血管扩张充血,破裂后可引起血尿。并发感染或结石,可有膀胱刺激症状。少数患者晚期出现肾积水和肾功能不全症状。长期排尿困难可并发痔、脱肛及疝等。

(二)辅助检查

1. 直肠指诊

直肠指诊可摸到增大的前列腺,表面光滑、质韧、有弹性,中间沟消失或隆起。

2. B 超检查

可测定前列腺的体积及膀胱残余尿。

3. 血清前列腺特异抗原(PSA)测定

排除合并前列腺癌的可能。

4. 尿流动力学检查

尿流率测定可初步判断梗阻的程度。若最大尿流率低于 15 mL/s,提示排尿不畅,低于 10 mL/s 提示梗阻严重。应用尿动力仪测定压力 – 流率等可鉴别神经源性膀胱功能障碍、逼尿肌和尿道括约肌功能失调及不稳定膀胱逼尿肌引起的排尿困难。

5. 膀胱镜检查

膀胱镜检查能直接观察前列腺各叶的增生情况,并可了解膀胱内有无其他病变,如肿瘤、结石、憩室等,从而决定手术治疗的方式。

(三)治疗要点

凡 50 岁以上男性有尿频、排尿困难、尿潴留,直肠指诊触及增大前列腺,可初步诊断为前列腺增生症。B 超和尿动力学检查可明确前列腺增生程度及膀胱尿道功能。

1. 非手术治疗

非手术治疗适于尿路梗阻较轻,或年老体弱、心肺功能不全等不能耐受手术者。

(1)药物治疗。有 α-肾上腺素能受体阻滞药、激素、降低胆固醇药物及植物药等。

(2)其他疗法。激光治疗、经尿道高温治疗、经尿道气囊高压扩张术、体外高强度聚焦超声适用于前列腺增生体积较小者。前列腺支架网适用于不能耐受手术者。

2. 手术治疗

症状重的患者,手术治疗仍是最佳选择。手术只切除外科包膜以内的增生部分,方式有经尿道前列腺电切术(TURP)、耻骨上前列腺切除术、耻骨后前列腺切除术等。

TURP适用于绝大多数良性前列腺增生的患者，有电切镜设备和有经验者可采用，主要有前列腺电切综合征、尿道及膀胱颈狭窄及尿失禁等并发症。

三、主要护理诊断/问题

（1）恐惧或焦虑：与自我观念（老年）和角色地位受到威胁、担心手术及预后有关。

（2）疼痛：与手术、导管刺激引起的膀胱痉挛有关。

（3）排尿形态异常：与膀胱出口梗阻、逼尿肌损害、留置导管和手术刺激有关。

（4）潜在并发症：TURP综合征、出血、感染。

四、护理措施

（一）保持尿液排出通畅

1. 防止发生急性尿潴留

鼓励患者多饮水，摄入粗纤维食物，忌饮酒及辛辣食物，防止便秘。

2. 及时引流尿液

残余尿量多或有尿潴留致肾功能不良者，应留置导尿持续引流，改善膀胱逼尿肌和肾功能。

3. 避免膀胱内血块形成

平卧2天后改半卧位，固定或牵拉气囊尿管，防止患者坐起或肢体活动时，气囊移位而失去压迫膀胱颈口之作用，导致出血。术后鼓励多饮水，并用生理盐水持续冲洗膀胱3～7天。但须注意以下几点。①保持冲洗管道通畅，若引流不畅应及时施行高压冲洗抽吸血块，以免造成膀胱充盈或膀胱痉挛而加重出血。②冲洗速度可根据尿色而定，色深则快，色浅则慢。前列腺切除术后随着时间的延长血尿颜色逐渐变浅，反之则说明有活动性出血，应及时通知医师处理。③准确记录冲洗量和排出量，尿量＝排出量－冲洗量。

（二）膀胱痉挛的护理

逼尿肌不稳定、导管刺激、血块堵塞冲洗管等原因均可引起膀胱痉挛，从而引起阵发性剧痛，诱发出血。遵医嘱留置硬脊膜外麻醉导管按需定时注射小剂量吗啡，效果良好，也可遵医嘱口服地西泮、硝苯地平、丙胺太林或用维拉帕米加入生理盐水内冲洗膀胱。

（三）心理护理

耐心向患者及家属解释各种手术方法的特点，消除患者焦虑和恐惧心理，争取患者的主动配合。

(四)并发症的预防与护理

1. TUR 综合征

因术中大量的冲洗液被吸收使血容量急剧增加,形成稀释性低钠血症(水中毒),患者可在几小时内出现烦躁、恶心、呕吐、抽搐、昏迷,严重者出现肺水肿、脑水肿、心力衰竭等称为 TUR 综合征。术后注意观察有无 TUR 综合征,如有 TUR 综合征应减慢输液速度,给利尿药、脱水药,对症处理。术后 3~5 天尿液颜色清澈,即可拔除导尿管。

2. 感染

因患者手术后免疫力低下加之留置导尿管,易引起尿路感染和精道感染,应注意观察体温及白细胞变化,若有畏寒、发热症状,应注意观察有无附睾肿大及疼痛。早期应用抗生素,每日用消毒棉球擦拭尿道外口 2 次,以防感染。

3. 出血

加强观察。手术 1 周后,逐渐离床活动,保持大便通畅,避免腹压增高及便秘,禁止灌肠,以防前列腺窝出血。

(五)导管护理

注意各类导管的观察、固定、无菌操作、是否引流通畅和拔管时间。不同类型的引流管留置时间长短不一:耻骨后引流管术后 3~4 天,引流量很少时可拔除;耻骨上前列腺切除术后 5~7 天、耻骨后前列腺切除术后 7~9 天拔出导尿管;术后 10~14 天,若排尿通畅可拔除膀胱造口管,拔管后用凡士林油纱布填塞瘘口,排尿时用手指压迫瘘口敷料以防漏尿,一般 2~3 天愈合。

(六)健康教育

(1)非手术治疗者,应避免受凉、劳累、饮酒、便秘,以防急性尿潴留。

(2)术后进食高纤维食物,预防便秘。术后 1~2 个月避免剧烈活动,防止继发性出血。

(3)术后前列腺窝的修复需 3~6 个月,可能会有排尿异常现象,应多饮水,定期化验尿,复查尿流率及残余尿量。

(4)术后常会出现逆行射精,但不影响性交。少数患者出现阳痿,可采取心理治疗,查明原因,做针对性治疗。前列腺经尿道切除术后 1 个月、经膀胱切除术 2 个月后,原则上可恢复性生活。

(5)指导患者有意识地经常锻炼肛提肌,以尽快恢复尿道括约肌功能,防止溢尿。

(6)TURP 术后患者有可能发生尿道狭窄。术后如尿线变细应及时复诊,可定期行尿道扩张。

(李文晶)

第二节 肾损伤

肾深埋于肾窝，受到肋骨、腰肌、脊椎和腹壁、腹腔内脏器、膈肌的保护，故不易受损。只有当暴力直接伤及肾区或肾本身有病变时才易发生损伤。肾损伤常是严重多发性损伤的一部分。

在泌尿系损伤中，肾损伤发病率仅次于尿道损伤，位居第二位，多见于青壮年男性。肾损伤多为闭合性损伤，1/3常合并其他脏器损伤；当肾脏存在结石、积水、囊肿、肿瘤等病理改变时，损伤可能性更大。

二、病因与分类

（一）病因

1. 开放性损伤

因刀刃、枪弹等锐器导致的损伤。

2. 闭合性损伤

腰腹部受撞击、跌打、挤压或肋骨、椎骨横突骨折片刺伤肾。

（二）分类

根据损伤程度分四种类型。

1. 肾挫伤

肾挫伤最常见，肾实质轻微损伤，有瘀血、血肿，肾被膜及肾盂黏膜完整，多能自行愈合。

2. 肾部分裂伤

肾实质部分裂伤，伴肾被膜破裂或肾盂肾盏黏膜破裂，肾周围血肿或明显血尿。

3. 肾全层裂伤

肾全层裂伤指肾实质、肾被膜、肾盂肾盏全部裂伤，有广泛肾周围血肿及严重血尿，尿外渗。

4. 肾蒂损伤

肾蒂损伤最严重，肾蒂血管裂伤或撕裂致大出血，大多数病例常因来不及救治而死亡。

二、护理评估

（一）临床表现

1. 症状

（1）血尿：肾损伤患者大多有血尿，但血尿与损伤程度不一致。肾挫伤或轻微肾裂伤可引起明显肉眼血尿；严重的肾裂伤可能只有轻微血尿或无血尿，如肾蒂血管断裂、肾动脉血栓形成，以及肾盂、输尿管断裂或血块堵塞等。

（2）疼痛：肾包膜下血肿、肾周围软组织损伤、出血或尿外渗等可引起患侧腰、腹部疼痛。血液、尿液进入腹腔或合并腹腔内器官损伤时，可出现腹膜刺激征、腹痛等。血块通过输尿管时，可引起同侧肾绞痛。

2. 体征

出血及尿液外渗可使肾周围组织肿胀，形成腰腹部包块，可有明显触痛和肌紧张。

3. 并发症

（1）休克：严重肾裂伤、肾蒂裂伤或合并其他脏器损伤时，因严重失血常发生休克，可危及生命。

（2）感染与发热：血肿及尿外渗易继发感染并导致发热，但多为低热。若继发肾周围脓肿或化脓性腹膜炎，可出现高热、寒战，并伴有全身中毒症状；严重者可发生感染性休克。

（二）辅助检查

1. B超检查

B超检查对诊断肾损伤具有快捷、无损伤、可重复等优点，能初步显示肾损伤的程度，包膜下和肾周血肿及尿外渗情况，并有助于了解对侧肾脏情况。

2. CT检查

CT检查可清晰显示肾皮质裂伤、尿外渗和血肿范围。

3. 静脉肾盂造影

该检查可明确损伤程度、范围，指导治疗；了解对侧肾脏情况，是否缺陷、发育不全、异常等；了解有无肾脏其他疾病，如结石、积水等。

4. 动脉造影

该检查可了解伤肾血运及有无肾动脉损伤或栓塞。

5. 腹部X线摄片

该检查可了解体内有无金属利器、断裂刀具及子弹或碎弹片的残留。

6. 血常规及尿常规

尿常规可见大量红细胞。血常规检查时，血红蛋白与血细胞比容持续降低提示有活动性出血，血白细胞增多则提示有感染。

（三）治疗要点

1. 紧急处理

大出血、休克的患者需迅速抢救，密切观察生命体征，予以输血、复苏，尽快进行必要的检查，以确定肾损伤的范围、程度及有无合并其他器官损伤，同时做好急诊手术探查的准备。

2. 非手术治疗

非手术治疗适用于肾挫伤、轻型肾裂伤及无其他脏器合并损伤的患者，主要措施包括：①绝对卧床休息至少2周。②早期合理应用广谱抗生素。③补充血容量，给予输液、输血等支持治疗。④给予抗菌药物，预防继发感染。⑤在明确诊断除外胸腹等其他脏器损伤后可合理运用镇痛、镇静和止血药物。⑥严密观察：生命体征、局部肿块、血尿情况、血红蛋白及血细胞比容。⑦尿液比色测定：每次排尿留取部分标本置于透明试管行比色对比，并注意血红蛋白的变化，直至出血停止、病情平稳。

3. 手术治疗

（1）开放性肾损伤：这类损伤的患者几乎都要施行手术探查，特别是枪伤或锐器伤原则是清创、缝合及引流，并探查有无其他腹部脏器损伤。

（2）闭合性肾损伤：若明确为严重肾裂伤、肾破裂、肾盂破裂或肾蒂伤，需尽早手术。若肾损伤患者在保守治疗期间发生以下情况，也需行手术治疗。①经积极抗休克后生命体征仍未改善，提示有内出血。②血尿逐渐加重，血红蛋白和血细胞比容持续降低。③腰、腹部肿块明显增大。④有腹腔脏器损伤可能。手术方法：依具体情况行肾修补术或肾部分切除术。若患肾无法修复，而对侧肾良好时可施行肾切除。肾动脉损伤性血栓者，一旦确诊，尽快行手术取栓或血管置换术。

4. 并发症的治疗

（1）腹膜后尿囊肿或肾周脓肿：常需手术切开引流。

（2）恶性高血压：需施行血管修复术或做肾切除术。

（3）肾积水：需施行成形术解除梗阻或做肾切除术。

（4）持久性血尿：经肾动脉造影证实为局限性肾损伤，可行选择性肾动脉栓塞术。

5. 术前评估

（1）健康史。了解患者的年龄、性别、职业及运动爱好等；了解受伤史，包括受伤的原因、时间、地点、部位，暴力性质、强度和作用部位，受伤至就诊期间的病情变化及就诊前采取的急救措施。

（2）身体状况。

局部：有无腰、腹部疼痛及肿块和血尿等，有无腹膜炎的症状与体征。

全身：患者的血压、脉搏、呼吸、体温、尿量及尿色的变化情况，有无休克征象。

辅助检查：血、尿常规检查结果的动态情况，影像学检查有无异常发现。

（3）心理－社会状况：家属和患者对伤情的认知程度、对突发事故及预后的心理承受能力、对治疗费用的承受能力和对疾病治疗的知晓程度。

6. 术后评估

（1）伤口愈合情况，引流管是否通畅。

（2）有无出血、感染等并发症。

三、护理诊断

1. 舒适的改变

该状况与疼痛、卧床有关。疼痛与肾实质损伤、血块阻塞输尿管有关。

2. 组织灌注量不足

该状况与肾裂伤、肾蒂裂伤或其他脏器损伤引起的大出血有关。

3. 部分生活自理缺陷

该状况与医疗限制、绝对卧床休息有关。

4. 皮肤完整性受损的危险

该状况与外伤、绝对卧床休息、局部皮肤持续受压有关。

5. 焦虑/恐惧

该状况与患者受外伤打击及担心预后有关。

6. 潜在并发症

潜在并发症有感染、出血或再出血、高血压、尿漏、肾积水、下肢深静脉血栓形成等。

四、护理措施

（一）非手术治疗护理/术前护理

1. 心理护理

主动关心、安慰患者及其家属，稳定情绪，减轻焦虑与恐惧。加强交流，解释肾损伤的病情发展情况、主要的治疗护理措施，鼓励患者及家属积极配合各项治疗和护理工作。

2. 饮食护理

（1）对严重肾脏断裂伤、肾蒂伤及严重合并伤者，应禁饮、禁食，静脉补充水、电解质、热量及其他营养。

（2）保守治疗者，指导患者进食高蛋白、高热量、高维生素、易消化、富含粗纤维的蔬菜、水果，适当多饮水，保持排便通畅，避免腹压增高导致继发性出血。

3. 休息

绝对卧床休息2~4周，待病情稳定、血尿消失后可离床活动。通常损伤后4~6周，肾挫裂伤才趋于愈合，下床活动过早、过多，有可能再度出血。

4. 病情观察

（1）定时测量血压、脉搏、呼吸，并观察其变化。

（2）观察尿液颜色的深浅变化，若血尿颜色逐渐加深，说明出血加重。

（3）观察腰、腹部肿块的大小变化。

（4）动态监测血红蛋白和血细胞比容变化，以判断出血情况。

（5）定时观察体温和血白细胞计数，判断有无继发感染。

（6）观察疼痛的部位及程度。

（7）观察抗生素、镇痛、镇静、止血药物的效果及副作用。

5. 维持体液平衡、保证组织有效灌流量

建立静脉通道，遵医嘱及时输液，必要时输血，以维持有效循环血量。合理安排输液种类，以维持水、电解质及酸碱平衡。

6. 感染的预防与护理

（1）保持伤口清洁、干燥，敷料渗湿时及时更换。

（2）遵医嘱应用抗生素，并鼓励患者多饮水。

（3）若患者体温升高、伤口处疼痛并伴有血白细胞计数和中性粒细胞比例升高，尿常规示有白细胞时，多提示有感染，应及时通知医师并协助处理。

7. 术前常规准备

（1）完善相关检查，B超、CT、X线检查、静脉肾盂造影检查、出凝血试验等。

（2）术前行抗生素皮试，遵医嘱带入术中用药。

（3）饮食，术前禁食12小时，禁饮4小时。灌肠：术前1天清洁灌肠1次。对于需急诊手术的患者，不需灌肠。

（4）术前备皮。

（5）更换清洁病员服。

（6）与手术室人员进行患者、药物及相关信息核对后，送入手术室。

（二）术后护理

1. 创腔引流管的护理

创腔引流管接无菌引流瓶，妥善固定于床旁；创腔引流管保持引流通畅，避免扭曲、折叠、受压；密切观察引流液的性质、颜色和量，并做好记录；24小时引流量＜10 mL可拔除引流管。

2. 输液管的护理

输液管保持通畅，留置针妥善固定，注意观察穿刺部位皮肤。

3. 尿管的护理

（1）定时挤捏管道，使之保持通畅。

（2）引流管长度适宜，避免折叠、扭曲、压迫尿管。

（3）接管与引流管管腔粗细适宜。

（4）尿管引流不畅时，用0.9%无菌氯化钠溶液进行床旁冲洗，必要时更换尿管。

（5）妥善固定尿管。

（6）告知患者留置尿管的重要性，避免过度牵拉，切勿自行拔出。

（7）引流管位置低于耻骨联合处。及时倾倒尿液，保持会阴部清洁。每日行尿管护理 2 次，每周更换引流袋 1～2 次。指导患者多饮水，保持尿量 > 2000 mL/d。

（8）肾切除术后 1～3 天可拔除保留尿管。肾部分切除患者 14 天拔除保留尿管。拔管后注意观察患者自行排尿情况。

4. 饮食护理

术后禁食；肛门排气后进流质饮食，逐渐过渡为半流质饮食、软食与普食，饮食要注意营养丰富；嘱患者多饮水，保持尿量 24 小时 > 2000 mL；保持排便通畅。

5. 体位与活动

（1）肾切除患者术后卧床休息 1～2 天后，可逐步下床活动。

（2）肾部分切除患者，绝对卧床休息至少 2 周。

（3）卧床休息的患者给予下肢按摩，预防下肢血栓形成。

（三）并发症的处理及护理

1. 感染

临床表现：伤口局部皮肤红、肿、痛、脓性渗出液；体温持续 38.5℃以上；尿痛，尿液混浊；咳嗽、咳痰。

处理：严格无菌技术操作，给予抗生素治疗，充分引流，保持伤口敷料干燥，药物或物理降温治疗，雾化吸入。

2. 出血

临床表现：腹胀、腹部叩诊呈移动性浊音；血压进行性下降，心率快，出冷汗；眼睑苍白等贫血貌；血红蛋白进行性下降；引流管持续有新鲜血液流出，1 小时内引出鲜红色血液 > 100 mL 或 24 小时血液 > 500 mL。

处理：静脉快速补液，输血，静脉滴注止血药物，保守治疗无效者应及时手术治疗。

3. 高血压

临床表现：血压进行性升高 150/90 mmHg 以上；头昏、头痛等不适。

处理：卧床休息，口服或静脉应用降压药，严密监测血压，经保守治疗无效者可行血管成形术、肾部分切除或肾切除。

4. 尿外渗（形成假性尿囊肿、肾周脓肿）

临床表现：高热、寒战；腹部或腰部膨隆；腰部胀痛；腹膜刺激症状。

处理：半卧位，给予抗生素治疗，充分引流，手术治疗。

5. 肾积水

临床表现：腰部钝痛或无明显症状。

处理：根据梗阻程度和对肾功能的影响程度决定治疗方案。

（四）健康教育

1. 活动指导

非手术治疗、病情稳定后的患者，出院后 3 个月内不宜从事重体力劳动或剧烈运动，注意保护腰部，避免挤压、碰撞。

2. 用药指导

行肾切除术后的患者须注意保护健肾，防止外伤，不使用对肾功能有损害的药物，如氨基糖苷类抗生素等。

3. 复查

术后 1 个月行 B 超复查肾脏形态和功能，观察血压变化情况，如出现腰痛、血尿，应及时就诊。

（李文晶）

第三节 输尿管损伤

输尿管是一对细长而又富有弹性的肌性管道，位于腹膜后间隙，上端起自肾盂末端，下端终于膀胱。成人输尿管长 25～30 cm，两侧长度大致相等。输尿管的生理功能主要是传输尿液，输尿管损伤较为少见，多见于医源性损伤，如手术损伤或器械损伤，偶见于枪伤或外来暴力损伤，如车祸等。放射性治疗可造成输尿管放射性损伤，损伤后易被忽略，多延误至出现症状时才被发现。

一、病因与分类

1. 手术损伤

手术损伤多发生于后腹膜、盆腔手术，多为钳夹、结扎误伤。

2. 器械损伤

器械损伤常因输尿管逆行造影或扩张时插入导管所致。

3. 外伤性损伤

外伤性损伤多见于腹部贯通伤、输尿管挫伤或断裂。

4. 放射性损伤

腹腔、盆腔放疗时，输尿管发生水肿、出血、坏死。

输尿管损伤的病理改变与病因有关。损伤方式不同，病理结果亦不同。切断、断裂、撕裂伤者，发生尿外渗或尿性腹膜炎，感染后可致败血症；挫伤、粘连、钳夹、结扎可致管腔狭窄或堵塞，发生肾、输尿管积水，不及时解除梗阻会导致肾萎缩、肾衰竭。

二、护理评估

（一）健康史

询问患者是否有盆腔、腹腔手术，输尿管内器械操作，腹部闭合或开放外伤史。

（二）身体状况

了解患者有无腰痛、腹痛、腹胀等不适，有无血尿或无尿的症状，有无感染及发热等不适。

（三）临床表现

输尿管损伤的临床表现复杂多样，有可能出现较晚，也有可能不典型或者被其他重要脏器损伤所掩盖，常见的临床表现有如下几种。

1. 尿外渗

尿外渗可发生于损伤当时或数天后，尿液由输尿管损伤处渗入后腹膜间隙，引起腰痛、腹泻、腹胀、局部肿胀、包块及触痛。如尿液漏入腹腔，则引起腹膜刺激症状。如尿液与腹壁创口或阴道、肠道创口相通，形成尿瘘，经久不愈。

2. 血尿

血尿在部分输尿管损伤中会出现，可表现为镜下或肉眼血尿，具体情况要视输尿管损伤类型而定。输尿管完全离断时，可以表现为无血尿。

3. 无尿

如果双侧输尿管完全断裂或被误扎，伤后或术后就会导致无尿，但需要与严重外伤所致休克、急性肾衰竭引起的无尿相鉴别。

4. 感染症状

输尿管损伤后，局部组织坏死，引起炎症反应，有尿外渗或尿瘘时可很快发生继发感染，表现为体温升高，腰腹部疼痛、压痛等局部和全身症状。

5. 梗阻症状

放射性或腔内器械操作等所致输尿管损伤，由于长期炎症、水肿、粘连等，晚期会出现受损段输尿管狭窄甚至完全闭合，进而引起患侧上尿路梗阻，表现为输尿管扩张、肾积水、腰痛、肾衰竭等。

6. 尿瘘

溢尿的瘘口一周左右就会形成瘘管。瘘管形成后难以完全愈合，尿液不断流出，常见的尿瘘有输尿管皮肤瘘、输尿管腹膜瘘和输尿管阴道瘘等。

（四）辅助检查

1. 静脉尿路造影（IVU）

输尿管误扎表现为该侧上尿路完全性梗阻，可见对比剂排泄受阻或肾盂输尿管积水、不显影。输尿管断裂、切开，可见对比剂外渗，晚期可见肾功能受损、肾盂输尿管扩张。

2. 逆行肾盂造影

该症状表现为在受损段输尿管插管比较困难，通过受阻。对比剂无法显示，自破裂处流入周围组织。该检查可以明确损伤部位，了解有无尿外渗及外渗范围，需要时可以直接留置导管引流尿液。

3. 膀胱镜检查

膀胱镜不仅可以直视下了解输尿管开口损伤情况，观察有无水肿、黏膜充血，而且可以观察输尿管口有无喷尿或喷血尿，判断中上段输尿管损伤、梗阻的情况。

4. CT

平扫常不能显示输尿管损伤的确切位置，但对尿外渗观察极为准确。增强扫描，可见尿外渗区域对比剂积聚。对输尿管结扎者，可见肾盂输尿管扩张，肾功能受损。

5. B超

B超简易方便，可以初步了解肾、输尿管梗阻及尿外渗的情况。

6. 肾图

肾图可了解肾功能及尿路梗阻情况。

（五）治疗要点

输尿管损伤的处理既要考虑输尿管损伤的部位、程度、时间及肾脏膀胱情况，又要考虑患者的全身情况，了解有无严重合并伤及休克。

1. 急诊处理

（1）抗休克：积极抗休克，处理严重的合并伤。

（2）一期修复：新鲜无感染伤口应一期修复。

（3）肾造瘘，抗感染治疗及二期修复：适用于输尿管损伤24小时以上，组织发生水肿或伤口有污染一期修复困难者。

2. 手术治疗

（1）输尿管支架管置入术：适用于输尿管小穿孔、部分断裂或误扎松解者。输尿管支架管保留2周以上，一般能愈合。

（2）肾造瘘术：适用于输尿管损伤导致完全梗阻不能解除，可以行肾造瘘引流尿液，后期再修复输尿管。

（3）输尿管成形术：适用于输尿管完全断裂、坏死、缺损或保守治疗失败者。尽早手术修复损伤的输尿管，既可使尿液引流通畅，保护肾功能，同时，又可彻底引流外渗尿液，防止感染或尿液囊肿形成。具体手术有：输尿管–肾盂吻合术、输尿管–输尿管吻合术、输尿管–膀胱吻合术、交叉输尿管–输尿管端–侧吻合术、输尿管替代术等。

（4）自体肾移植术：适用于输尿管广泛损伤，长度明显缩短者。

（5）肾脏切除术：适用于输尿管损伤所致肾脏严重积水、感染、功能受损、萎缩等。

（六）心理–社会状况

评估患者对输尿管损伤的认知程度，对治疗方法的知晓及配合程度，及预后的心理承受能力。

三、护理诊断

1. 焦虑/恐惧

该状况与患者对疾病相关知识不了解、担心预后有关。

2. 排尿异常

排尿形态异常或尿液性状异常（尿外渗、尿瘘、血尿）与输尿管穿孔、断裂等损伤有关。

3. 舒适的改变

该状况与疼痛、尿瘘有关。

4. 潜在并发症

潜在并发症有出血、感染、肾积水、肾衰竭等。

四、护理措施

（一）术前护理

1. 心理护理

该项包括：①解释手术的必要性、手术方式、注意事项及治疗效果。②鼓励患者表达自身感受，多与患者沟通，安慰疏导患者。③教会患者自我放松的方法。④根据个体情况进行针对性心理护理。⑤鼓励患者家属和朋友给予患者关心和支持。

2. 病情观察及护理

该项包括：①观察并记录患者腹部体征。②观察排尿情况及尿液颜色、性质、尿量。③观察生命体征，是否合并感染性休克及失血性休克等。

3. 术前常规准备

该项包括：①术前行抗生素药敏试验，术晨遵医嘱带入术中用药。②协助完善相关术前检查：心电图，B超，出、凝血试验，肝、肾功，血常规等。③术前1天行肠道准备，禁食12小时，禁饮4小时。④术晨更换清洁病员服。⑤备皮：输尿管置管的范围为会阴部、腹股沟、耻骨联合和大腿上1/3内侧；输尿管开放手术范围为上至乳头平面，下至耻骨联合，前后均过中线。⑥术晨建立静脉通道。⑦术晨与手术室人员进行患者、药物等信息核对后，送入手术室。⑧麻醉后置尿管。

（二）术后护理

1. 麻醉术后护理常规

了解麻醉和手术方式、术中情况、切口和引流情况，持续低流量吸氧，持续心电监护，床档保护防坠床，严密监测生命体征。

2. 伤口观察及护理

观察伤口有无渗血渗液，若有，应及时通知医生并更换敷料；观察伤口周围有无肿胀及丰满，有无腹痛腹胀等。

3. 各管道观察及护理

①输液管保持通畅，留置针妥善固定，注意观察穿刺部位皮肤。②输尿管支架管（双"J"管）植入术后避免剧烈活动，以免输尿管支架管移位，如有腰部胀痛等不适，应及时查明原因，及时给予相关处理。③创腔引流管妥善固定，保持通畅。观察引流液性状及量。

4. 疼痛护理

评估患者疼痛情况；对有镇痛泵（PCA）患者，注意检查管道是否通畅，评价镇痛效果是否满意；遵医嘱给予镇痛药物；提供安静舒适的环境。

5. 基础护理

做好口腔护理、尿管护理、定时翻身、雾化吸入、患者清洁等工作。

6. 肾造瘘管的护理

①定时挤捏管道，使之保持通畅。②一般不做常规冲洗，以免引起感染，必须冲洗时应严格无菌操作，低压、缓慢冲洗，每次冲洗量不超过10 mL。③如患者有腰胀不适，应立即停止冲洗。④勿折叠、扭曲、压迫管道。⑤及时倒掉尿液，保持有效引流。⑥妥善固定肾造瘘管，严防脱落。⑦引流管及引流袋妥善固定于床旁，避免牵拉造瘘管。⑧引流袋位置应低于造口处。⑨告知患者肾造瘘管的重要性，切勿自行拔管。⑩若肾造瘘管不慎脱出，应立即通知主管医生，由医生重置造瘘管。观察引流液颜色、量；观察患者腰部体征，有无腰胀；保持造瘘管周围敷料清洁、干燥、固定；引流袋每日更换，引流袋上注明引流管名称、置管时间及更换时间；观察患者是否有发热，水、电解质紊乱。造瘘管留置时间一般为2周，拔管前试行夹管，无漏尿、腰胀、排尿顺利，体温正常；自造瘘管注射亚甲蓝后，可以从尿道排出；经造瘘管造影通畅。符合以上三条

之一者，证实肾盂至膀胱引流通畅时，方可拔管。

7. 尿管的护理

①保持通畅：定时挤捏管道，使之保持通畅；堵塞时可以用0.9%氯化钠溶液冲洗；勿折叠、扭曲、压迫管道；及时倾倒尿液，保持有效引流。②固定：引流管及引流袋妥善固定于床旁；引流管及引流袋位置不可高于耻骨联合；告知患者尿管的重要性，避免过度牵拉，切勿自行拔出；若尿管不慎脱出，切勿自行安置尿管，应遵医嘱重置尿管。③观察并记录：观察尿液颜色、量；正常情况下手术当天引流液为淡红色；观察患者腹部体征，有无腹胀；保持会阴部、尿道口清洁，每日尿道口护理2次；观察患者有无水、电解质紊乱。④拔管：输尿管膀胱再植者7~10天拔除。

8. 饮食护理

①术后当天至肛门排气：禁食、禁饮。②肛门排气后：饮水、流质饮食。少食多餐，循序渐进，以不引起不适为原则，注重营养。③肛门排气第1天：半流质、软食。④肛门排气第2天：普食。

9. 体位与活动

①全身麻醉清醒前：去枕平卧位，头偏向一侧。②全身麻醉清醒后手术当天：低卧位、平卧位与侧卧位交替。③术后第1天：半卧位为主，增加床上运动。④术后第2天：半卧位为主，可在搀扶下适当下床旁活动。⑤术后第3天起：可在搀扶下适当房间内活动，并逐渐适当增加活动度。

（三）并发症的处理及护理

1. 出血

①临床表现：伤口敷料或引流管内引流液由暗红色变鲜红色，量由多变少；患者脉搏增快、血压降低等休克症状。②处理：保守治疗，如用止血药、升压药、加快补液速度、输血或羧甲淀粉；保守治疗无效者应及时行再次手术。

2. 尿瘘

①临床表现：伤口敷料持续有淡黄色液渗出，创腔引流在术后早期有大量淡血性液，2~3天后仍然有淡黄色液体流出；输尿管支架拔除后出现持续腰部疼痛不适。患者出入量有明显差异。②处理：保持创腔引流及保留尿管引流通畅，抗感染，尽快行输尿管插管。

3. 肾积水

①临床表现：轻者无症状，肾积水重者有腰部钝痛。②处理：输尿管插管、肾穿刺造瘘。

(四)健康教育

1. 饮食指导

指导患者进食营养丰富、容易消化食物；肾切除者，避免食用野生菌类及有肾毒性药物。

2. 饮水指导

嘱患者多饮水，一般成人应保持每日尿量在 2000 mL 以上。

3. 活动指导

根据体力，适当活动。带有支架管的患者，支架管拔除之前应避免剧烈活动，避免四肢伸展运动，以防双"J"管移位或脱出。

4. 病情自查

带双"J"管出院时若出现明显腰胀、腰痛、发热、血尿等症状，应及时就诊。

（侯慧香）

第四节 膀胱损伤

膀胱损伤是指膀胱壁在受到外力的作用时发生膀胱浆膜层、肌层、黏膜层的破裂，引起膀胱腔完整性破坏、血尿外渗。膀胱为囊状器官，能够储存和排泄尿液，其大小、位置和形状随储尿量而变化。膀胱空虚时位于骨盆深处，受到周围筋膜、肌肉、骨盆及其他软组织的保护，除贯通伤或骨盆骨折外，很少受外界暴力损伤。膀胱充盈时，膀胱壁紧张且薄，高出耻骨联合伸展至耻区，易遭受损伤。

一、病因病理

（一）病因

1. 开放性损伤

开放性损伤多为锐器所致，形成各种尿瘘。

2. 闭合性损伤

膀胱充盈时受到暴力，如踢伤、击伤和跌伤导致的损伤，骨盆骨折断端也可刺破膀胱；难产时，胎头长久压迫致膀胱壁缺血坏死。

3. 手术损伤

膀胱镜、尿道扩张等器械检查可造成膀胱损伤。盆腔、耻区手术亦可误伤膀胱。

（二）病理

1. 膀胱挫伤

膀胱挫伤为损伤达膀胱的黏膜或肌层，出血或形成血肿，有血尿。

2. 膀胱破裂

膀胱破裂分为腹膜内型与腹膜外型。腹膜内型是指发生于膀胱后壁、顶部，充盈时受暴力打击致内压剧增，膀胱壁与腹膜同时破裂。腹膜外型是指发生于膀胱的腹膜外部位，多为骨盆骨折的断端刺破，尿外渗可致感染。

二、护理评估

（一）临床表现

膀胱损伤大体上分为挫伤及破裂两类。前者伤及膀胱黏膜或肌层，后者根据破裂部位分为腹膜外型、腹膜内型及两者兼有的混合型，从而有不同的临床表现。轻微损伤仅出现血尿、耻骨上或耻区疼痛等；损伤重者可出现血尿、无尿、排尿困难、腹膜炎等。

1. 腹痛

腹膜外型损伤，表现为耻区疼痛，可有压痛及腹肌紧张，直肠指诊有触痛及饱满感。腹膜内型损伤，表现为急性腹膜炎症状，并有移动性浊音。

2. 血尿

膀胱壁轻度挫伤者可仅有少量血尿，有时伴有血凝块，大量血尿者少见。

3. 无尿或排尿困难

膀胱壁全层破裂时由于尿外渗到膀胱周围或腹腔内，患者可有尿意，但不能排尿或仅排出少量血尿。

4. 并发症

（1）休克：多为骨盆骨折等引起大出血所致；膀胱破裂引起尿外渗及腹膜炎时，常发生感染性休克。

（2）尿瘘：开放性损伤时，因体表伤口与膀胱相通而有漏尿；若与直肠、阴道相通，则经肛门、阴道漏尿闭合性损伤，尿外渗继发感染后可破溃而形成尿瘘。

（二）辅助检查

1. 导尿试验

经导尿管注入无菌生理盐水 200 mL 至膀胱，片刻后吸出液体外漏时，吸出量少于注入量；腹腔液体回流时，吸出量多于注入量。若引流出的液体量明显少于或多于注入量，提示膀胱破裂。

2. 膀胱造影

膀胱造影是诊断膀胱破裂最具有价值的方法，尤其对于骨盆骨折合并肉眼血尿的患者。可根据对比剂有无外溢来确切判断有无膀胱破裂、破裂的类型和程度。

3. CT、MRI

CT、MRI 临床应用价值低于膀胱造影，不推荐使用。但患者合并其他伤需行 CT 或 MRI 检查，有时可发现膀胱破口或难以解释的腹部积液，应想到膀胱破裂的可能。

（三）治疗要点

除积极处理原发病及危及生命的并发症外，对于膀胱损伤，应根据不同的病理损伤类型，采用不同的治疗方法。

1. 紧急处理

对严重损伤、出血合并休克者，首先积极抗休克治疗，如输液、输血、镇静及镇痛等。同时，积极处理出血及其他危及生命的合并伤。

2. 非手术治疗

膀胱轻度损伤，如挫伤或膀胱造影仅见少量尿液外渗、症状较轻者，可从尿道插入导尿管，持续引流尿液 7～10 天；合理使用抗生素预防感染。

3. 手术治疗

严重膀胱破裂伴出血、尿外渗，且病情严重者，尽早施行手术。若为腹膜内膀胱破裂，行剖腹探查，同时处理腹腔内其他脏器损伤，修补腹膜与膀胱壁，并作腹膜外耻骨上膀胱造瘘，于耻骨后留置引流管。若为腹膜外破裂，手术时清除外渗尿液，修补膀胱，并作耻骨上膀胱造瘘。若发生膀胱颈撕裂，须用可吸收缝线准确修复，以免日后发生尿失禁。

4. 并发症的处理

尽量避免切开盆腔血肿，以免引发再次大出血。出血不止者，用纱布填塞止血，24 小时后取出。出血难以控制时，可行选择性盆腔血管栓塞术。

（四）术前评估

评估患者膀胱损伤的表现及程度，有无合并感染、尿外渗等情况。

（五）术后评估

（1）患者的意识情况、生命体征。

（2）伤口引流管及留置导尿管引流情况。

（3）切口情况。

（4）患者及家属的健康知识的掌握情况。

（5）评估有无出血、尿瘘、腹膜炎等并发症的发生。

三、护理诊断

1. 疼痛

该状况与创伤、尿外渗或手术切口有关。

2. 有感染的危险

该状况与血肿、尿外渗及免疫力低有关。

3. 排尿形态改变

该状况与创伤、尿路感染或手术有关。

4. 恐惧/焦虑

该状况与外伤打击、担心预后不良、害怕手术有关。

5. 组织灌流量改变

该状况与膀胱破裂、骨盆骨折损伤血管引起出血、尿外渗或腹膜炎有关。

6. 潜在并发症——出血

该状况与损伤后出血或手术创伤有关。

7. 潜在并发症——尿瘘

该状况与损伤或手术有关。

8. 潜在并发症——腹膜炎

该状况与尿外渗有关。

四、护理措施

（一）紧急处理的护理

1. 密切监测生命体征

密切观察血压、脉搏、呼吸及心率的变化并进行记录。注意患者有无面色苍白、出冷汗、四肢发冷等休克症状，以判断病情发展的趋势和观察休克早期症状。

2. 紧急处理

①开放静脉通路，保证静脉输液、输血通畅，补充血容量。②记录出入量，观察有无腹痛，针对性地给予镇静、镇痛治疗。③配血，做好急诊手术前的各项检查和护理。④安慰患者，稳定患者及家属情绪，告知手术的可能性。⑤通知手术室，做好手术准备。

（二）保守治疗的护理

1. 监测生命体征

观察血压、脉搏、呼吸及心率的变化，观察有无发生出血、休克。

2. 全身症状的观察

①监测体温及血白细胞计数的变化，注意有无感染的发生。②观察有无腹膜刺激症状。③监测血红蛋白和血细胞比容，了解出血的情况。

3. 对症处理

①若出现高热者遵医嘱使用物理降温或药物降温并观察疗效。②若出现疼痛者，评

估疼痛程度，遵医嘱给予镇静、镇痛药并评估疗效。③若有出血，密切观察出血情况变化并遵医嘱给予止血药物并评估疗效。

4. 留置导尿管的护理

①定时挤捏导尿管，妥善固定，避免折叠、受压，保持有效引流。②观察尿液的颜色、量及性质并进行记录。若出现血尿，观察血尿的颜色及量，遵医嘱给予止血药。③每日两次会阴护理，保持尿道口清洁干燥。④更换引流袋 1 次 / 天，引流袋不能高于耻骨联合。⑤指导患者多饮水，每日尿量达 2000 ~ 3000 mL。

（三）术前护理

1. 心理护理

主动关心、安慰患者及家属，稳定情绪，减轻焦虑与恐惧。加强交流，解释膀胱损伤的病情发展和预后、主要的治疗护理措施，鼓励患者及家属积极配合各项治疗和护理工作。

2. 维持体液平衡，保证组织有效灌流量

①密切观察病情：定时测量患者的呼吸、脉搏、血压，准确记录尿量。②输液护理：遵医嘱及时输液，必要时输血，以维持有效循环血量和水、电解质及酸碱平衡；注意保持输液管路通畅；观察有无输液反应。

3. 感染的预防与护理

①伤口护理：保持伤口的清洁、干燥，敷料浸湿时及时更换。②尿管护理：保持尿管引流通畅，观察尿液的量、颜色和性状，保持尿道口周围清洁、干燥；尿管留置 7 ~ 10 天后拔除。③遵医嘱应用抗生素，并鼓励患者多饮水。④及早发现感染征象：若患者体温升高、伤口疼痛并伴有血白细胞计数和中性粒细胞比例升高，尿常规示有白细胞时，多提示感染，及时通知医师并协助处理。

4. 术前准备

有手术指征者，在抗休克治疗的同时，紧急做好各项术前准备，完善术前检查：除常规检查外，应注意患者的凝血功能是否正常。备皮、配血，条件允许时，术前行肠道清洁。

（四）术后护理

1. 麻醉术后护理常规

了解麻醉和手术方式、术中情况、切口和引流情况；持续低流量吸氧；持续心电监护；床档保护防坠床；严密监测生命体征。

2. 体位

根据麻醉方式选择合适的体位，一般取去枕半卧位 6 小时，头偏向一侧，保持呼吸道通畅，6 小时后取半卧位，由于膀胱破裂后，尿液进入腹腔，可能引起腹膜炎。半卧位可以使尿液和腹腔渗液积聚在盆腔，可利于引流，同时减轻腹壁张力，利于伤口愈合。术后患者若留置导尿管或膀胱造瘘管，躯体移动受限，可协助翻身，并保证引流管有足够的长度，以防翻身时脱出。在允许的情况下，尽量鼓励患者早期下床活动，以防止肠粘连的发生。

3. 饮食的护理

根据手术方式的不同选择相应的饮食指导，膀胱造瘘术患者术后 6 小时可进食流质饮食，膀胱破裂修补术患者应在肠蠕动恢复后方能进食。给予高能量饮食，由流质饮食逐步恢复至半流质和普食，适当增加纤维素的摄入，保持排粪通畅。

4. 疼痛的护理

①使用疼痛评分量表评估患者疼痛程度。②做好心理疏导，使患者精神放松，转移和分散患者的注意力。③根据医嘱合理使用止痛药物并评估效果。④使用自控镇痛泵（PCA）时做好相应护理：自控镇痛泵可有效抑制膀胱痉挛，减少渗血，促进伤口愈合。用药期间应注意观察患者有无恶心、呕吐情况发生，并及时进行相应处理。⑤膀胱痉挛痛护理：膀胱内手术创面及留置导尿管气囊牵引压迫的刺激，可引起膀胱痉挛。患者精神紧张、烦躁恐惧也是诱发膀胱痉挛的因素。应密切观察膀胱痉挛的出现，若患者自诉下腹坠胀，有便意，给予心理疏导，合理调整留置导尿管的气囊，保持导尿管引流通畅。遵医嘱应用一般解痉镇痛药，如山莨菪碱、吲哚美辛等，并注意观察用药后反应及其疗效。

5. 留置导尿管的护理

①定时挤捏导尿管，妥善固定，避免折叠、受压，保持有效引流。②更换引流袋 1 次/天，引流袋不能高于耻骨联合。③观察尿液的颜色、量及性质并进行记录。④每日 2 次会阴护理，保持尿道口及会阴部清洁干燥。⑤恢复饮食后指导患者多饮水，每日尿量达 2000～3000 mL。⑥若行膀胱持续冲洗时，应注意调节膀胱冲洗液的速度。膀胱冲洗的速度不可过快，以防止冲洗液快速进入膀胱，会引起膀胱过度充盈，冲洗液从膀胱破裂缝合处渗出，影响伤口愈合。一般采用持续低压冲洗，避免压力过大。应注意观察腹部有无腹胀、腹痛等不适。观察进出量是否平衡。

（五）膀胱造瘘管护理

（1）保持引流管通畅，定时挤捏导尿管，妥善固定，避免折叠、受压。

（2）引流袋不能高于尿液引流部位，防止逆行感染。

（3）注意观察引流液的量、色、性状及气味。

（4）保持造瘘口周围清洁、干燥。

（5）膀胱造瘘管一般留置 10 天左右拔除，拔管前需先夹闭此管，待患者的排尿情况良好后再行拔管，拔管后用纱布堵塞并覆盖造瘘口。

（6）长期留置者，应定期更换，一般首次换管时间为术后 3～4 周，之后可根据患者情况每 4～6 周更换 1 次。

（六）健康教育

1. 饮食指导

清淡易消化、高蛋白、高维生素饮食，指导拔管后多饮水，达到冲洗尿路防止感染的目的。

2. 活动指导

术后身体恢复后可适当运动。

3. 并发症的观察

观察并记录血压情况，告知患者有哪些异常表现时应及时就诊。

4. 复查

术后 1 个月门诊随访；以后 3 个月复查一次，半年后再复查一次。

（许　琢）

第五节　尿道损伤

尿道损伤在泌尿系损伤中最常见，几乎全部发生于男性，尤其是壶腹部和膜部。早期处理不当，可致狭窄、尿瘘。

一、病因病理

（一）病因

1. 开放性损伤

开放性损伤多为锐器所致，形成阴茎、阴囊、会阴的贯通。

2. 闭合性损伤

壶腹部损伤多因骑跨式下跌，会阴部撞击硬物所致；膜部损伤常由骨盆骨折断端刺破或撕裂尿生殖膈所致。

（二）病理

1. 尿道挫伤

尿道黏膜损伤、出血和水肿。

2. 尿道部分断裂

尿道壁部分发生断裂，尿道周围血肿和尿外渗。

3. 尿道断裂

尿道全层完全断裂、分离，血肿和尿外渗显著，可发生尿潴留、尿道狭窄。

4. 尿外渗

（1）壶腹部损伤：尿液、血液渗入会阴浅筋膜所包绕的会阴袋，会阴、阴茎、阴囊和下腹壁出现肿胀、瘀血。

（2）膜部损伤：出血和尿液沿前列腺尖部外渗至耻骨后间隙和膀胱周围，如合并耻骨前列腺韧带撕裂，前列腺向后上方移位。

二、护理评估

（一）健康史

评估骑跨伤病史，骨盆外伤史，膀胱镜、尿道扩张检查及治疗史。

（二）临床表现

1. 休克

合并骨盆骨折时，因损伤、出血而导致休克。

2. 尿道流血

壶腹部损伤可见尿道外口流血，膜部损伤仅有少量血液流出，但可有血尿。

3. 腹部、会阴部疼痛

壶腹部损伤时会阴部肿胀、疼痛，排尿时加重。膜部损伤时耻区疼痛，可伴压痛、肌紧张。

4. 排尿困难

尿道挫伤，部分断裂，疼痛、水肿可发生排尿困难。尿道完全断裂时不能排尿，继发尿潴留。

（三）辅助检查

1. 试插导尿管

严格无菌条件下试插导尿管，尿道仍然连续者，可顺利进入膀胱，否则插入困难。不可多次试插导尿管，以免加重损伤或导致不必要的感染。

2. X线检查

怀疑骨盆骨折者，行骨盆前后位摄片。

（四）诊断要点

1. 临床表现

伤处疼痛、尿道流血、排尿困难、局部血肿、瘀斑及尿外渗，均应考虑尿道损伤。

2. 辅助检查

试插导尿管及X线检查有助于进一步明确损伤的部位及程度。

（五）目前身体状况

（1）全身表现：是否合并骨盆骨折，有无休克。

（2）局部表现：尿道损伤的原因，有无尿道流血、会阴部剧烈疼痛及血肿、尿外渗，有无排尿困难或尿潴留。

（3）辅助检查：试插导尿管是否成功，X线检查结果。

（六）心理-社会状况

评估患者对病情、手术效果是否产生恐惧或焦虑心理，对疾病严重性的认知情况，对术后的护理配合及有关康复知识的掌握程度，了解家庭的支持程度。

（七）诊疗要点

1. 紧急处理

骨盆骨折的患者应平卧，少搬动，合并休克时及时处理。暂不能手术者，可行耻骨上膀胱穿刺，引流尿液。

2. 非手术治疗

尿道挫伤、轻度裂伤，排尿困难或不能排尿，试插导尿管成功者，留置尿管1周，并用抗生素预防感染，采取止血措施。

3. 手术治疗

（1）壶腹部断裂治疗：行尿道修补或断端吻合术，术后留置尿管2~3周。病情严重暂时不可手术者，行耻骨上膀胱穿刺造瘘，3个月后再行尿道修补术。

（2）膜部断裂治疗：若病情允许、骨折稳定，可行尿道会师复位术，留置尿管3~4周；若合并休克，骨折不稳定，暂行耻骨上膀胱穿刺造瘘，3个月后，施行解除尿道狭窄的手术。

（3）并发症治疗：最常见并发症是尿道狭窄，多见于后尿道，应定期施行尿道扩张术；后期狭窄者，切除瘢痕组织，行尿道端吻合术，严重者行尿道成形术。

三、主要护理诊断/问题

1. 组织灌注量不足

组织灌注量不足与伤后出血有关。

2. 有尿道出血的可能

尿道出血与尿道损伤有关。

3. 排尿形态异常

排尿形态异常与尿道断裂、移位、狭窄有关。

4. 疼痛

疼痛与损伤、血肿、尿外渗有关。

5. 潜在并发症

有感染的危险、尿道狭窄等。

四、护理措施

1. 全身护理

合并骨盆骨折者,须卧硬板床,减少搬动,积极抗休克。

2. 非手术治疗的护理

维持输液,保证抗生素、止血剂输入;加强营养,鼓励患者多饮水;镇静止痛,保证休息。

3. 手术护理

(1)切口的护理:保持敷料干燥,渗出多时及时换药,防止大小便污染切口和敷料。

(2)留置导尿管及膀胱造瘘管的护理。

1)记录 24 小时尿量,观察引流液的颜色与性状。

2)保持各种引流管通畅,一旦阻塞,可用生理盐水冲洗。

3)留置尿管治疗的患者,选择合适时间进行尿道扩张。

4)耻骨上膀胱穿刺造瘘患者,术后 2 周左右夹管观察,排尿顺利者拔管,瘘口覆盖无菌敷料,5~7 天自行愈合。长期留管者,采取适时夹管、间歇引流方式,训练膀胱功能,防止膀胱肌无力。

(3)预防感染的护理。

1)观察体温及白细胞变化。

2)膀胱穿刺造瘘者,每天冲洗膀胱 1~2 次。

3)观察尿外渗引流物的量、性状、颜色、气味,及时更换敷料。

(4)尿道扩张的护理:选择大小合适的尿道探子,定期扩张,严格无菌,动作轻柔。

4. 护理评价

(1)患者组织灌注量是否恢复。

(2)患者尿道流血是否减轻,直至消失。

(3)患者是否恢复正常排尿。

(4)患者的疼痛与不适是否减轻。

(5)感染是否得到预防或控制。

5. 健康指导

(1)解释留置尿管及膀胱造瘘的意义。

(2)解释尿道扩张的意义,指导患者配合。

(3)指导饮食,鼓励多饮水。

(许 琢)

第六节 肾、输尿管结石

肾脏是大多数泌尿系统结石的原发部位，结石位于肾盏或肾盂中，输尿管结石多由肾脏移行而来，常停留或嵌顿于生理狭窄处，以输尿管下 1/3 处最多见。肾和输尿管结石单侧为多，双侧同时发生者约占 10%。结石可引起泌尿道直接损伤、梗阻、感染或恶性变。

二、病因

尿路梗阻、感染和异物是诱发泌尿系结石的主要局部因素。

1. 尿路梗阻

尿路梗阻的情况下，尿流缓慢，尿液中的结晶成分容易在尿路中停留并沉积下来，导致结石的形成。尿液潴留的同时往往会并发尿路感染，细菌团、验证坏死组织及脓块常常成为结石的核心，诱发晶体物质在它们的表面沉积而形成结石。因此，临床上各种尿路的机械性梗阻，如髓质海绵肾、多囊肾、马蹄肾、肾盂输尿管交界处狭窄、前列腺增生、尿道狭窄等，其中任何一种结构异常再因此尿液潴留的同时，均可使患者体内结石形成的危险性增加。此外，尿流动力学的改变诸如神经源性膀胱功能障碍、长期卧床在造成尿液引流不畅的同时，往往伴有骨质脱钙、血钙及尿钙升高等情况，它们都可能诱发泌尿系结石的出现。

2. 尿路感染（感染性结石）

持续或反复尿路感染可引起感染性结石。碱性尿液（pH > 7.2）和氨的存在是尿液形成感染性结石的两个先决条件，尿液存在能分解尿素的细菌感染是诱发尿路感染性结石形成的重要因素。含尿素分解酶的细菌如变形杆菌、某些克雷白杆菌、沙雷菌、产气肠杆菌和大肠埃希菌，能分解尿中尿素生成氨，使尿 pH 升高，促使磷酸铵镁和碳酸磷石处于过饱和状态。另外，感染时的脓块和坏死组织等也促使结晶聚集在其表面形成结石。在一些肾脏结构异常的疾病如异位肾、多囊肾、马蹄肾等，可由于反复感染及尿流不畅而发生肾结石。感染尚作为其他类型肾结石的并发症，而且互为因果。在临床上，感染性结石主要表现为鹿角形结石，结石可以长至完全充满整个肾盂肾盏。此外，感染性结石可以作为结石的核心诱发草酸钙在其表面沉积。一般来说，女性尿路感染的机会较男性多，因此，女性感染性结石的患者比男性多。

3. 异物

尿路中的异物可成为尿路结石的核心，随后诱发晶体物质在其表面发生沉淀而逐渐形成结石。例如长期留置的输尿管支架管或肾造瘘管就可能诱发医源性的结石产生。

二、护理评估

（一）健康史

询问有否肾绞痛病史及血尿史，注意患者饮食中有否偏食动物蛋白、豆腐、菠菜、奶制品、动物内脏、浓茶等食物，有否泌尿系梗阻、感染和异物史，有否甲状腺功能亢进、痛风、长期卧床史。应注意30%～40%的肾结石患者病史可能不够清楚。

（二）身体状况

患侧肾区叩击痛，结石合并肾积水时常可触及肾下极，判断总肾和分肾功能情况。

（三）临床表现

主要症状是疼痛和血尿，其程度与结石部位、大小、活动与否及有无损伤、感染、梗阻等有关。肾结石可能长期存在而无症状。

（1）疼痛：肾、输尿管结石引起的疼痛可分钝痛和绞痛。钝痛是较大的结石在肾盂或肾盏内压迫、摩擦或引起积水所致。绞痛则为较小的结石在肾盂或输尿管内移动和刺激，引起平滑肌痉挛所致。典型的绞痛常突然发生，如刀割样，沿患侧输尿管向耻区、外阴部和大腿内侧放射。有时伴有面色苍白、出冷汗、恶心、呕吐，严重者出现脉弱而快、血压下降等症状。结石位于输尿管膀胱壁间段和输尿管口时，可引起膀胱刺激征及尿道和阴茎头部放射痛，这是因为输尿管末端肌肉与膀胱三角区的肌肉相连，并直至后尿道。

（2）血尿：患者活动或绞痛后出现镜下血尿或肉眼血尿，以前者常见。有些患者以活动后出现镜下血尿为其唯一的临床表现。

（3）其他症状：结石梗阻可引起肾积水，能触到增大的肾脏；继发急性肾盂肾炎或肾积脓时，感染时尿中出现脓细胞，可有发热、畏寒、脓尿、肾区压痛。结石引起两侧上尿路完全梗阻或孤立肾上尿路完全性梗阻时，可导致无尿，出现尿毒症。

（四）辅助检查

1. 尿液检查

尿液常规检查可见红细胞、白细胞或结晶。必要时测定24小时尿钙、尿磷、尿酸、肌酐、草酸等。尿细菌培养可助选择抗菌药物。

2. 血液检查

血液检查测定肾功能、血钙、磷、肌酐、碱性磷酸酶、尿酸和蛋白等。

3. X线检查

X线检查是诊断肾及输尿管结石的重要方法。泌尿系X线平片（KUB）可发现95%以上的尿路结石，辅以排泄性尿路造影（IVP），有助于确定结石的部位、有无梗阻及梗阻程度、对侧肾功能是否良好、区别来自尿路以外的钙化阴影、排除上尿路的其他病变、确定治疗方案等。逆行性肾盂造影则往往在其他方法不能确定结石部位或结石以下尿路系统病情不明时被采用。

4. 其他检查

B 超能发现平片不能显示的结石,还能显示肾皮质厚度和肾积水等,近年来在例行体检时发现不少无症状的肾结石。放射性核素肾图检查可判断泌尿系梗阻程度及双侧肾功能。

5. 输尿管镜及肾镜检查

对腹部 X 线平片未能显示结石,静脉尿路造影有充盈缺损而不能确诊时,可做此检查并进行治疗。

(五)心理 – 社会状况

结石复发率高,结石梗阻常引起肾功能衰退,患者常产生抑郁、焦虑心理。结石治疗方法较多,患者更愿意接受非手术治疗或非开放手术,应予患者知情,并根据实际情况与患者共同做出对治疗的选择。

(六)治疗要点

根据患者的病史、疼痛、血尿情况及必要的 X 线及化验检查即可做出诊断。根据结石大小、部位、数目、形状、肾功能和全身情况、有无尿流梗阻和感染及其程度等制订治疗方案。

1. 非手术疗法

此疗法适用于结石直径小于 0.6 cm、表面光滑、无尿路梗阻、无感染、纯尿酸或胱氨酸结石的患者。90% 的表面光滑、直径小于 0.4 cm 的结石,可自行排出。

(1)大量饮水。稀释尿液减少晶体沉淀,且起到内冲洗作用。

(2)加强运动。做跳跃活动,有利于结石的排出。

(3)调整饮食。根据结石成分、生活习惯及条件适当地调整饮食,延缓结石增长速度。

(4)药物治疗。

1)调节代谢和尿 pH。

2)中西医结合治疗:常用药物有金钱草、瞿麦、萹蓄、车前子、木通、滑石、鸡内金、石韦等可随症加减。也可用针刺,常用穴位有肾俞、膀胱俞、三阴交、阿是穴等。

3)解痉止痛:主要治疗肾绞痛,常用药物有哌替啶及阿托品。此外,局部热敷、针刺、钙离子阻滞剂、吲哚美辛、黄体酮等也可缓解肾绞痛。

4)抗感染:根据尿细菌培养及敏感试验选用合适的抗菌药物。

2. 体外冲击波碎石术（ESWL）

在 X 线、B 超定位下，将高能冲击波聚焦作用于结石使之粉碎，然后随尿液排出。此法最适宜于结石直径小于 2.5 cm、结石以下输尿管通畅、肾功能良好、未发生感染的肾、输尿管上段结石患者。必要时可重复治疗，但再次治疗间隔时间不少于 7 天。结石远端尿路梗阻、严重心脑血管病、急性尿路感染、出血性疾病、妊娠等不宜使用此法。ESWL 并发症，常见有肾绞痛、血尿、尿路梗阻。

3. 手术疗法

（1）非开放手术。

1）经皮肾镜取石或碎石术（PCNL）：经腰背部细针穿刺直达肾盏或肾盂，扩张并建立皮肤至肾内的通道，插放肾镜，直视下取石或碎石。取石后要安置肾造口管引流尿液。这项技术已成为不亚于 ESWL 术的微创治疗结石的方法，适用于大于 2.5 cm 的肾盂结石及肾下盏结石。PCNL 并发症有肾实质撕裂或穿破、出血、漏尿、感染、动静脉瘘、损伤周围脏器等。对于复杂性肾结石，单一采用 PCNL 或 ESWL 都有困难，可以联合应用，互为补充。

2）输尿管镜取石或碎石术：通常经尿道插入膀胱，沿输尿管直视下采用套石或取石，适用于中、下段输尿管结石患者，泌尿系平片不显影结石患者，因肥胖、结石硬、停留时间长而用 ESWL 困难者，亦用于 ESWL 治疗所致的"石街"患者。并发症有感染、黏膜下损伤、假道、穿孔、撕裂等，远期可有输尿管口狭窄、闭塞或逆流等。

3）腹腔镜输尿管取石：适用于输尿管结石大于 2 cm，原来考虑开放手术；或经 ESWL、输尿管镜手术治疗失败者。

（2）开放手术。开放手术适用于结石远端存在梗阻、部分泌尿系畸形、结石嵌顿紧密、既往非手术治疗失败、肾积水感染严重或病肾无功能等尿路结石患者。手术方式有肾盂或肾窦内肾盂切开取石术、肾实质切开取石术、肾部分切除术、肾切除术、输尿管切开取石术。

三、主要护理诊断/问题

（1）疼痛：与结石刺激引起的炎症、损伤及平滑肌痉挛有关。

（2）排尿异常：与血尿有关。

（3）潜在并发症：感染、肾功能不全。

（4）知识缺乏：缺乏有关病因和预防复发的知识。

四、护理措施

(一)非手术疗法与护理

1. 多饮水、多活动

鼓励患者大量饮水,日饮水量应在 3000 mL 以上,睡前应饮水 250 mL。在病情允许情况下,适当做一些跳跃或其他体育活动,以促进结石排出(如对肾下盏内结石行倒立体位及拍击活动,有利于结石的排出)。

2. 观察排石效果

观察尿液内是否有结石排出,收集结石做成分分析,定期摄腹部平片判断结石位置。

3. 缓解疼痛

密切观察患者疼痛的部位、性质、程度、伴随症状有无变化及与生命体征的关系,指导患者采用分散注意力、深呼吸等非药物性方法缓解疼痛,不能缓解时,遵医嘱应用镇痛药物。

4. 并发症护理

(1)感染:注意观察患者生命体征、尿液颜色和性状及尿液检查结果,鼓励患者多饮水,遵医嘱应用抗菌药控制感染。

(2)肾功能不全:注意观察尿量及尿色,准确记录 24 小时出入水量,控制饮水量。合理饮食与输液,主食以淀粉为主,保证热量充足;严格限制蛋白质摄入,蛋白质摄入以有必需氨基酸的优质动物蛋白为主,如牛奶、鸡蛋、肉类等,尽量减少植物蛋白的摄入,少用豆类食品;低盐、低磷、高钙饮食;不能进食者遵医嘱静脉补充营养,补液时应控制滴速。

(二)体外冲击波碎石术护理

(1)心理护理。耐心讲解碎石原理,说明定位的重要性,争取主动配合,不要在治疗中随意移动体位,事先告知患者治疗时多有较响的声音,同时说明治疗后出现血尿是正常反应,不必担心害怕。

(2)避免肠管内胀气。术前 3 天禁食易产气食物,如豆制品、瘦肉、鸡蛋等,术晨禁饮禁食。

(3)碎石经过输尿管排出时,患者可能出现绞痛感觉,可用解痉药和镇痛药。

(4)观察排尿情况,术后多有血尿,应详细记录开始和终止的时间,一般不需处理可自行消失;严密观察并记录初次排尿时间、间隔时间,了解碎石后有无尿道梗阻及急性尿潴留;每次排尿于玻璃瓶或金属盆内,可看到或听到结石的排出,用纱布过滤尿液,仔细观察有无碎石排出。

（5）鼓励患者多饮水，以冲洗尿路，利于碎石的排出。每日饮水 3000 mL 以上。必要时遵医嘱静脉注射呋塞米。

（6）经常变换体位，适当活动，增加输尿管蠕动，促进碎石排出。结石位于肾中盏、肾盂、输尿管上段者，碎石后取头高足低位，上半身抬高，结石位于肾下盏者碎石后取头低位。左肾结石取右侧卧位，右肾结石取左侧卧位，同时叩击肾区，利于碎石由肾盂、肾盏进入输尿管。

（三）开放性手术与护理

（1）术前了解双侧肾功能情况，一侧肾功能不良者，更应严密掌握健侧肾功能。有感染者按医嘱给抗生素控制感染。输尿管结石患者在进手术室前或在手术台上术前摄尿路平片做结石的最后定位。

（2）术后肠蠕动恢复后，可进普食，并鼓励患者多饮水，每日 2000～3000 mL，起到内冲洗作用。了解排尿情况，准确记录 24 小时尿量。

（3）术后患侧卧位。观察出血情况。术后 48 小时取半卧位，以利引流。观察有无漏尿情况。

（4）保持引流通畅。护士必须了解引流管插入的部位及目的。妥善固定引流管。密切观察引流量、性质、颜色。定时更换引流袋，避免感染。肾盂造口者，不做常规冲洗，以免引起肾感染。必须冲洗造口管时，应严格行无菌操作，并在医师指导下进行或协助医师进行。

（5）保持伤口敷料干燥与无菌，尿液浸湿敷料时应及时更换。

（6）切开肾实质者，应绝对卧床 2 周，密切注意血尿情况及血压、脉搏的变化，防止出血。

（四）非开放性手术与护理

术前应向患者做好解释工作，术后可能会出现血尿，血尿严重应报告医师及时处理。手术前后常规应用抗生素预防感染。发生输尿管穿孔主要表现为尿外渗，易继发感染，应特别注意观察，必要时切开引流尿外渗。经皮肾镜取石术所置肾盂造口管应妥善固定，保持通畅。经内镜钳夹碎石术后的患者，应适当变换体位，以利排石。

（五）护理评价

（1）患者疼痛程度是否减轻或消失，有无痛苦表情。

（2）患者排尿形态和功能是否正常。

（3）患者是否出现并发症，若出现是否得到及时发现和处理。

（4）患者是否已了解预防尿路结石复发的方法。

（许 琢）

病例1　良性前列腺增生患者的护理

【案例介绍】

1. 基本信息

患者屈××，男，76岁，以"反复排尿困难3+年，复发1月"为主诉入院。患者自诉入院前3+年无明显诱因出现排尿困难，尿线变细，尿痛，夜尿增多，偶有血尿，入院症见：患者神志清楚，尿频，尿急，尿痛，食纳及睡眠差，大便正常，诉近期体重无明显下降，不伴全身畏寒、发热、汗出，不伴咳嗽、咯痰、心累、气促，无腹痛、腹泻，每夜尿5～6次，不伴脓血尿，尿道口无分泌物。现为求进一步治疗，遂至我院门诊，门诊以"前列腺增生"收入我科治疗。自发病来神志清，精神可，食纳及睡眠差，大便可，体重无明显变化。

2. 病史

既往史：10年前诊断"慢性胃炎"，具体不详。有手术史，诉10余年前曾行"疝气"手术，现偶有两侧腹股沟疼痛。否认外伤、输血史，否认食物、药物过敏史。

个人史：生于原籍，无长期外地居住史，无疫区接触史，吸烟20余年，约1包/天，现已戒烟，偶有饮酒。

婚育史：已婚，育有2女1儿，家人均体健。

家族史：父母体健，家族中无类似疾病发生，否认家族遗传史。

3. 医护过程

入院体格检查，T 36.8℃，P 88次/分，R 21次/分，BP 133/82 mmHg。

发育正常，营养良好，表情自如，自主体位，神志清楚，查体合作，舌质淡红，苔薄白，脉弦滑。腹部平软，全腹无压痛、反跳痛及肌紧张。外生殖器形态无异常，双侧阴囊睾丸在位，小便淋漓不尽，偶有血尿，IPSS（国际前列腺症状评分）评分18分中度增生，直肠指诊（DRE），前列腺增大，质地偏硬，表面光滑，无结节及压痛，中央沟变浅及肛门括约肌张力增高。尿流率检查，最大尿流率11 mL/s，排尿量126 mL，入院后予以中医外科护理常规，予以前列舒通胶囊、爱普列特、萘哌地尔改善排尿情况，中药予以八正散加减清热利湿，利尿通淋。协助完善相关术前检查，拟于2月17日在腰麻下行"经尿道前列腺等离子电切术"，2月16日术晚夜间予以备皮，穴位贴敷（双侧安眠穴）、中药灌肠等治疗。2月17日10：35在腰麻下行"经尿道前列腺等离子电切术"，术毕于13：50输液返回病房，神志清楚，呼吸平稳，去枕平卧6～8小时，暂禁食，予以持续心电监护、吸氧，持续等渗液膀胱冲洗，尿管引流出淡红色液

2月18日精神尚可，偶诉尿道口疼痛不适，持续等渗液膀胱冲洗，尿管引流出淡红色液，予以牵拉尿管压迫止血，遵医嘱停心电监护、吸氧，继续补液对症治疗，嘱患者术后三天卧床休息，逐步下床活动。

【护理措施】

1. 治疗护理

（1）术前护理：患者需避免心情焦虑，保持心情舒畅，尽可能食用清淡食物，避免辛辣刺激食物，并且禁吸烟、喝酒。术晚夜间予以备皮，穴位贴敷（双侧安眠穴）、中药浴足镇静安眠、中药灌肠清洁肠道减轻腹压，交代患者禁食12小时、禁饮8小时。

（2）术后护理：观察患者尿管引流情况，妥善固定尿管，保持引流通畅，观察引流液的色、质、量及尿道口有无渗血渗液，或者患者是否出现膀胱痉挛，尿管有无堵塞，如有情况及时向医生报告，嘱患者不能关闭尿管开关，不能随意牵拉固定尿管，勿随意调节冲洗液速度，避免管道折叠、弯曲，保持会阴部清洁，遵医嘱运用止血解痉等药物。术后短期内以休息为主，避免运动。如出现尿道口疼痛、膀胱痉挛可予解痉止疼对症治疗，嘱患者勿剧烈运动，食清淡易消化之物，保持大便通畅，避免腹压过高诱发内部伤口出血。

（3）用药护理：术后静脉予以氨基己酸止血、复发醋酸林格注射液补液、间苯三酚静脉输入解痉等对症处理；口服中药，予以八正散加减清热利湿，利尿通淋，同时口服前列舒通胶囊、爱普列特、萘哌地尔继续改善排尿情况，用药后均观察有无不良反应。

2. 观察护理

做好患者神志和生命体征（体温、脉搏、呼吸、血压），以及抽血复查指标、尿管引流情况，有无出血及有无用药不良反应的情况。

3. 生活护理

（1）饮食护理：饮食宜清淡、易消化，多食补益气血类，富含锌、镁、氨基酸类食物，如山药排骨汤、红枣、乌鱼等，忌烟酒、辛辣之物。患者无心肺疾病，但考虑到其年龄，因尿管留置至少一周，每日饮水1500～2500 mL，避免泌尿系感染，平时避免辛辣刺激的食物，避免饮酒、浓茶、咖啡等。

（2）皮肤护理：保持会阴部清洁，每日予以苦柏洁阴液行会阴护理二次，嘱患者及家属勿用手触摸尿道口，防止感染，着宽松棉质衣裤。

4. 心理护理

患者需避免心情焦虑，保持心情轻松，避免劳累、熬夜，做好家属及患者的疾病的健康教育，取得患者及家属的配合和同意，保持乐观的态度，配合治疗。

5. 健康教育

嘱患者避免着凉，注意多休息，多吃水果、蔬菜、优质蛋白，如鱼、虾、鸡肉等。合理饮食，控制体重，戒烟戒酒。穿宽松舒适的裤子，加强锻炼，可进行太极、八段锦练习以增强抵抗力，避免剧烈活动，不做重体力劳动，避免过度劳累，指导患者行提肛运动，训练排尿功能，保持心情舒畅，避免过激情绪，如大喜大悲，注意劳逸结合。

【小结】

前列腺增生是老年男性的常见疾病，其发生必须具备年龄的增长及有功能的睾丸两个重要条件。临床上主要表现为尿路尿急及排尿不畅等下尿路症状，严重影响到老年男性的身心健康及生活质量。主要用于治疗前列腺增生的药物为 α-受体阻滞剂及 5α-还原酶抑制剂，主要的手术方式是经尿道前列腺电切术。通过规范的治疗大部分患者的病情能得到有效的缓解。术后注意观察患者尿管引流的色、质、量及尿道口有无渗血渗液，或者患者是否出现膀胱痉挛，尿管有无堵塞，如有情况及时向医生报告，嘱患者不能关闭尿管开关，不能随意牵拉固定尿管，勿随意调节冲洗液速度，避免管道折叠、弯曲，保持会阴部清洁，遵医嘱运用止血解痉等药物。术后短期内以休息为主，避免运动。拔出尿管后可指导患者行提肛运动，改善排尿症状，饮食宜清淡易消化，保持大便通畅，避免腹压过高诱发内部伤口出血。

【参考文献】

［1］祁桠楠，李荣雪，徐文虎，等. 临床常见病诊疗学［M］. 长春：吉林科学技术出版社，2017.

［2］那彦群，等. 中国泌尿外科疾病诊断治疗指南［M］. 北京：人民卫生出版社，2013.

［3］陈孝平，田伟. 外科学［M］. 北京：人民卫生出版社，2019.

（许　琢）

病例 2　前列腺增生患者的护理

【案例介绍】

1. 基本信息

患者金××，男，81岁，患者2年前无明显诱因出现夜尿增多，尿频，3～8次/晚，未行治疗。1月前上述症状加重，伴下腹部胀痛不适，尿频尿急，门诊以"前列腺增生症"收入我科。

2. 病史

既往史：既往患有慢性支气管炎，否认药物、食物过敏史。

个人史：生于原籍，久住本地，退休职工，否认吸烟史，否认饮酒史。

婚育史：已婚育两子。

家族史：家族中无类似疾病发生，否认家族遗传史。

3. 医护过程

入院体格检查，T 36℃，P 74次/分，R 17次/分，BP 142/778 mmHg。发育正常，营养良好，门诊彩超显示前列腺增生 5.2 cm×4.9 cm×5.5 cm，直肠指诊：前列腺触诊Ⅱ度大，未及明显结节，质稍硬，轻触痛。查血结果显示：PSA（总前列腺特异性抗原）19.5 ng/mL↑，血常规，肝肾功能，输血前全套，出、凝血时间指标正常。尿常规：白细胞（高倍）4.14/HPF↑。前列腺穿刺活检考虑双侧前列腺增生。腹部及盆腔CT未见腹部及盆腔积液。腹膜后未见肿大淋巴结，前列腺体积增大，最大截面范围为 57 cm×56 cm，部分突入膀胱。膀胱残余尿量测定：膀胱充盈良好，嘱患者尽力排尿后，膀胱内可见范围 4.5 cm×7.9 cm×6.0 cm 液性暗区。

入院三日后患者在全麻下行经尿道前列腺电切术，术后给予持续膀胱冲洗，留置尿管及膀胱造瘘管。

【护理措施】

1. 治疗护理

（1）用药护理：口服 α-受体阻滞剂（如盐酸坦索罗欣缓释胶囊），作用为松弛尿道，改善排尿障碍。

（2）疼痛护理。

1）及时安慰患者，减轻其紧张焦虑情绪。

2）遵医嘱口服解痉药或放出导尿管气囊内部分液体。

3）膀胱痉挛时注意观察尿道口有无溢血、溢液，及时更换污染床单位。

（3）感染护理。

1）会阴擦洗每日两次，每日更换尿袋，严格无菌操作。

2）遵医嘱给予术后抗生素预防感染。

3）密切观察引流液性质、颜色及量的变化，留意患者生命体征变化。

4）协助患者有效咳嗽咳痰，必要时给予雾化吸入。

5）嘱患者多饮水，保证每日饮水量在 2000 mL 以上，勤排尿。

6）指导患者进食高蛋白易消化食物，保证营养均衡，增强抵抗力。

（4）出血护理。

1）术后逐渐离床活动。

2）保持大便通畅，嘱患者多饮水，进食粗纤维食物和新鲜的水果蔬菜，预防大便干结及用力排便时腹内压增高引起的出血。

3）术后利用导尿管水囊压迫前列腺窝与膀胱颈，达到压迫止血的目的。禁止灌肠或肛管排气，以免造成前列腺窝出血。

（5）潜在并发症稀释性低钠血症。

1）减少冲洗液的吸收，选择无导电离子的等张或稍低张溶液，比如5%葡萄糖。

2）对电切时间大于90分钟或前列腺被膜切穿的患者，监测CVP、血气、尿量、心脏情况、电解质的变化，一旦出现TUR综合征，立即氧气吸入。给予利尿脱水药物，减慢输液速度。

3）对术后早期有恶心、呕吐、低血压或高血压、意识障碍的患者，及时监测电解质及血浆渗透压。

（6）潜在并发症深静脉血栓。

1）麻醉未清醒患者每2小时协助翻身，骨突处给予减压贴保护；麻药散后鼓励患者床上适度活动，勤更换体位，避免局部长期受压。

2）保持皮肤及床单位清洁干燥。

3）改善营养状况，给予高蛋白高维生素饮食。

4）指导患者行踝泵运动，术后给予气压治疗。

5）班班交接，加强巡视，密切观察术后卧床患者受压部位皮肤颜色、下肢皮肤颜色、温度、足背动脉搏动情况。

（7）饮食护理。

改善营养状况，给予高蛋白高维生素饮食。

（8）皮肤护理。

麻醉未清醒患者每2小时协助翻身，骨突处给予减压贴保护；麻药散后鼓励患者床上适度活动，勤更换体位，避免局部长期受压。

保持皮肤及床单位清洁干燥。

2. 心理护理

手术前大多数病患对手术出现恐惧心理，对手术效果和康复概率较为担心，从而导致患者产生一种焦躁、紧张的负面情绪。此时医护人员应及时与病患进行充分的沟通交流，用自己的专业知识和通俗易懂的语言，让病患了解前列腺增生症及其治疗方法，同时与病患分享成功案例，消除病患的恐惧心理，增强病患战胜疾病的信心。

3. 健康教育

（1）忌食辛辣刺激性食物，戒烟酒，嘱患者多饮水。

（2）保持尿管通畅，低于膀胱以下防止反流交叉感染。

（3）保持会阴部清洁，注意个人卫生。
（4）术后即可指导患者进行缩肛训练。

4. 出院指导

（1）预防继发性出血：多吃粗纤维素食物，保持大便通畅。
（2）3月内避免腹压增加的因素，如咳嗽、便秘等。
（3）尿线变细、排尿不畅及时就诊。
（4）半年内不长时间保持坐姿及频繁性生活。
（5）半年内不能骑自行车。

【小结】

前列腺增生是老年男性的常见病，一般35岁开始增生，50岁出现症状，主要引起以排尿障碍为主的下尿路症状。老龄和有功能的睾丸是发病基础。随着年龄增长，由睾酮、双氢睾酮、雌激素水平的改变与失去平衡引起。

【参考文献】

［1］唐丽娟. 前列腺增生围手术期护理观察［J］. 中国社区医师，2018，34（11）：138-139.

［2］付温娜，刘孟玲，米青梅. 经尿道前列腺电切术治疗前列腺增生症的围手术期护理体会［J］. 实用临床护理学电子杂志，2017，2（52）：78.

［3］李海霞，张丽，吴云涛，袁娜. 经尿道前列腺电切治疗前列腺增生的临床护理［J］. 智慧健康，2017，3（20）：81-82.

（李文晶）

病例3 尿道断裂患者的护理

【案例介绍】

1. 基本信息

患者徐××，男，34岁，以"骑跨伤致阴囊处疼痛，肿胀8小时"为主诉急诊入院。患者于8小时前在当地变电所处理电杆防腐时因脚沟滑落骑跨至电杆中间横梁上，患者立即感觉阴囊处疼痛，随后发现阴囊肿胀，小便不能自解，自诉于外院导尿失败，无腰部、腹痛不适，入院症见：患者神志清楚，急性病面容，阴囊皮肤青紫、肿胀，右大腿根部内侧擦伤青紫，大便未解，既往体健，余未诉不适，尿道少量血性分泌物，急诊以"会阴部骑跨伤"收入我科治疗。自诉受伤前食纳及睡眠可，二便调，无特殊不适。

2. 病史

既往史：既往体健，否认手术、输血史，否认食物、药物过敏史。

个人史：生于原籍，无长期外地居住史，无疫区接触史，不吸烟，偶有饮酒。

婚育史：已婚，育有1女，家人均体健。

家族史：父母体健，否认家族疾病遗传史。

3. 医护过程

入院体格检查，T 36.6℃，P 105次/分，R 22次/分，BP 123/77 mmHg。发育正常，营养良好，表情痛苦，自主体位，神志清楚，查体合作，舌质淡红，苔薄黄，脉弦数。腹部平软，全腹无压痛、反跳痛及肌紧张。患者自诉排尿困难，阴囊皮肤青紫、肿胀，右大腿根部内侧擦伤青紫，阴囊彩超提示：阴囊肿胀伴回声改变，血肿待排，结合临床双侧睾丸鞘膜腔少许积液。入院后予以中医外科护理常规，再次尝试导丝引导下导尿，导尿失败，尿道口流出鲜红色血液，考虑尿道断裂可能，立即协助完善相关术前检查，血常规提示：超敏C：7.17 mg/L，中性粒细胞百分率：76.5%，血红蛋白：148 g/L。

凝血提示：D-二聚体：15.69μg/mL，尿常规：隐血2+，白细胞：22个/μL，拟于急诊腰麻下行"经尿道膀胱镜检术+导丝引导尿管置入术+尿道断裂修补术"，术后患者神志清楚，阴囊肿胀明显，尿道口流出新鲜红色液体，予以纱布加压止血，敷料清洁干燥，右大腿根部内侧擦伤，持续等渗液经尿道膀胱冲洗，引流出淡红色液体。遵医嘱行心电监护、吸氧、静脉予以头孢唑肟抗炎、间苯三酚解痉止痛、补液等对症治疗，中医予以中药穴位贴敷：气海关元，补气止痛。术后第一天患者精神可，夜寐稍差，自诉阴囊疼痛、肿胀较前有所好转，右大腿根部内侧擦伤青紫，持续等渗液经尿道膀胱冲洗，引流出清亮液体，遵医嘱停持续心电监护，吸氧，停持续等渗液膀胱冲洗，继续静脉予以头孢唑肟抗炎、补液等对症治疗。

【护理措施】

1. 治疗护理

（1）术前护理：安慰患者，避免心情焦虑、紧张，入院起暂禁食禁饮，予以生理盐水清洁会阴部，行术区备皮，协助医生完善相关术前检查及治疗，建立静脉通道，补液止血解痉等处理。

（2）术后护理：观察患者尿管引流色、质、量及尿道口敷料有无渗血渗液，观察患者疼痛的部位、持续时间、性质等，如有情况及时向医生报告，嘱患者不能关闭尿管开关，不能随意牵拉固定尿管，勿随意调节冲洗液速度，避免管道折叠、弯曲，保持会阴部清洁，遵医嘱运用止血解痉等药物。术后短期内以休息为主，避免运动，尽量卧床休息，床上活动双下肢，预防下肢静脉血栓，食清淡易消化之物，保持大便通畅，避免腹压过高诱发内部伤口出血。

（3）用药护理：术后静脉予以尖吻蛇毒巴曲酶止血、复发氯化钠注射液补液、间苯三酚静脉输入解痉等对症处理；口服中药予以中药予以三七粉活血化瘀，小蓟饮子加减汤清热凉血止血化瘀止痛，用药后均观察有无不良反应。

2. 观察护理

做好患者神志和生命体征（体温、脉搏、呼吸、血压）的观察，以及记录抽血复查指标、尿管引流情况、有无出血及有无用药不良反应的情况。

3. 生活护理

（1）饮食护理：饮食宜清淡、易消化，多食补益气血类，富含锌、镁、氨基酸类食物，如山药排骨汤、红枣、乌鱼等，忌烟酒、辛辣之物。患者无心肺疾病，因留置尿管期间每日饮水 2000～3000 mL，避免泌尿系感染，平时避免辛辣刺激的食物，避免饮酒、浓茶、咖啡等。

（2）皮肤护理：保持会阴部清洁，每日予以苦柏洁阴液行会阴护理二次，嘱患者及家属勿用手触摸尿道口，防止感染，着宽松棉质衣裤，注意观察青紫部位恢复情况。

4. 心理护理

患者需避免心情焦虑，保持心情轻松，避免劳累、熬夜，做好家属及患者的疾病健康教育，取得患者及家属的配合和同意，保持乐观的态度，配合治疗。

5. 健康教育

嘱患者避免着凉，注意多休息，多吃水果、蔬菜、优质蛋白，如鱼、虾、鸡肉等。合理饮食，控制体重，戒烟戒酒。穿宽松舒适的裤子，加强锻炼，可进行太极、八段锦练习以增强抵抗力。避免剧烈活动，不做重体力劳动，避免过度劳累。定期门诊复查，手术 2 周后可恢复一般活动，3 个月内避免负重及剧烈运动。注意尿线粗细的变化，如果尿线逐渐变细，或出现排尿困难、腹痛等及时就诊需行尿道扩张。保持心情舒畅，避免过激情绪，如大喜大悲，注意劳逸结合。

【小结】

尿道断裂主要分为前尿道损伤和后尿道损伤。前尿道损伤主要由外伤导致，后尿道损伤一般由骨盆骨折形成，多发在膜部尿道处。后尿道断裂是骨盆骨折常见并发症，此时的患者大多病情危重，伴有不同程度的休克。如果急诊处理不得当，会产生尿道狭窄、阳痿等令人棘手的后果。前尿道断裂行修补后，通常留置尿管 2～3 周，术后注意观察患者尿管引流的色、质、量及尿道口有无渗血渗液，或者患者是否出现尿道口痉挛，如有情况及时向医生报告。嘱患者不能关闭尿管开关，不能随意牵拉固定尿管，术后 1～2 天行膀胱冲洗时勿随意调节冲洗液速度，避免管道折叠、弯曲，保持会阴部清洁，遵医嘱运用止血解痉等药物。术后短期内以休息为主，避免运动，手术2周后可恢复一般活动，3个月内避免负重及剧烈运动，注意尿线粗细的变化，如果尿线逐渐变细，或出现排尿困难、腹痛等及时就诊需行尿道扩张，饮食宜清淡、易消化，保持大便通畅，避免腹压过高诱发内部伤口出血。

【参考文献】

[1] 那彦群，等. 中国泌尿外科疾病诊断治疗指南[M]. 北京：人民卫生出版社，2013.

[2] 陈孝平，田伟. 外科学[M]. 北京：人民卫生出版社，2019.

（许　琢）

病例4　睾丸鞘膜积液患者的护理

【案例介绍】

1. 基本信息

患者唐××，男，56岁，以"发现左侧阴囊肿大2年余，加重2月"为主诉入院。入院两年前，患者无明显诱因反复出现左侧阴囊肿大，平卧时不能消失，偶有隐痛，无红肿疼痛，不伴全身畏寒、发热、汗出，不伴咳嗽、咯痰、心累、气促，无腹痛、腹泻，不伴尿频、尿急，不伴脓血尿，不伴排尿困难，尿道口无分泌物，患者未引起重视，未给予治疗。2月前，患者见左侧阴囊肿大较前明显增大，伴腰痛不适，尿频，夜尿3～4次，无尿急、尿痛等不适，偶有头晕不适。为求诊治，遂到我院泌尿外科门诊就诊，门诊以"左侧鞘膜积液"收入住院。自发病来神志清，精神可，饮食睡眠欠佳，大便可，体重无明显变化。

2. 病史

既往史：患者发现血压升高9月余，最高血压182/？（未知）mmHg，平素未规律服用降压药，未规律监测血压。否认手术、外伤、输血史，否认食物、药物过敏史。

个人史：生于原籍，无长期外地居住史，无疫区接触史，吸烟10余年，约1包/天，已戒烟，饮酒40余年，现偶有饮酒。

婚育史：已婚，育有1儿2女，家人均体健。

家族史：父母体健，家族中无类似疾病发生，否认家族遗传史。

3. 医护过程

入院体格检查，T 36.6℃，P 80次/分，R 20次/分，BP 165/82 mmHg。

发育正常，营养良好，表情自如，自主体位，神志清楚，查体合作，舌质淡红，苔薄白，脉弦。腹部平软，全腹无压痛、反跳痛及肌紧张。二阴：外生殖器形态无异常，左侧阴囊肿大，无压痛，透光实验阳性，左侧睾丸附睾未扪及，左侧阴囊上方可扪及大约4 cm包块，右侧阴囊、睾丸及附睾无异常，阴囊彩超示：左侧睾丸鞘膜腔积液。入院后予以中医外科护理常规，进软食，测血压每天三次，协助完善相关术前检查，拟于12月9日在腰麻下行"左侧睾丸鞘膜积液翻转切除术"，12月8日术晚夜间予以经穴治疗（神门及申脉穴），耳穴埋豆（心、神门、皮质下等穴）镇静安神。12月9日14:55在全麻下行"左侧睾丸鞘膜积液翻转切除术"，术毕于15:30输液返回病房，神志清楚，呼吸平稳，伤口敷料清洁干燥，纱布妥善拖起阴囊小便自解。12月10日精神尚可，未诉术区切口处疼痛不适，纱布拖起阴囊，表面敷料清洁干燥，未见渗血渗液，遵医嘱停心电监护，吸氧，改测血压每天三次，予以补液等对症治疗，嘱患者适当下床活动。

【护理措施】

1. 治疗护理

（1）术前护理：患者需避免心情焦虑，保持心情轻松，避免劳累、熬夜。尽可能食用清淡食物，避免辛辣刺激食物，并且禁吸烟、喝酒。术晚夜间予以经穴治疗（神门及申脉穴），耳穴埋豆（心、神门、皮质下等穴）镇静安神。

（2）术后护理：观察伤口敷料是否清洁干燥，有无渗血渗液，如有及时向医生报告，嘱患者不能私自拆开敷料，并指导患者观察敷料情况。遵医嘱运用止血药物。术后第一天拔出引流条或者引流管，每3天换药一次，术后7天拆除缝线，术后拆除缝线之前避免手术部位沾水。术后短期内以休息为主，避免运动，托起阴囊，减轻阴囊水肿。如出现伤口疼痛，可予止疼对症治疗。嘱患者勿剧烈运动，食清淡易消化之物，保持大便通畅，避免腹压过高。

（3）用药护理：予以左旋氨氯地平2.5 mg QD口服，控制血压，每天予以早、中、晚三次监测血压；术后静脉予以尖吻蝮蛇巴曲酶止血、复发醋酸林格注射液补液等对症处理；口服八正散清热泻火、利水通淋，同时运用中药益气调和散穴位贴敷中脘、关元，每天一次。用药后均观察有无不良反应。

2. 观察护理

观察患者神志和生命体征（体温、脉搏、呼吸、血压），以及记录抽血指标、伤口恢复、小便情况，还有有无用药不良反应的情况。

3. 生活护理

（1）饮食护理：需以高维生素、高热量、高纤维、高蛋白的食物为主，尽可能以流食为主，减轻胃肠负担，忌吃辛辣、刺激性、发的、湿热的食物。适宜摄入含有丰富维生素的蔬菜、水果，主食与蔬菜比为1:1。

（2）皮肤护理：保持周围术区皮肤的清洁，嘱患者及家属勿用手触摸，防止感染。避免摩擦，手术部位拆线前勿沾水。

4. 心理护理

患者需避免心情焦虑，保持心情轻松，避免劳累、熬夜，做好家属及患者的疾病健康教育，取得患者及家属的配合和同意，保持乐观的态度，配合治疗。

【小结】

睾丸鞘膜积液治疗主要包括随访和手术治疗，轻者密切观察随访，不急于治疗，积液量大影响患者活动可手术治愈。伴发感染者，可以酌情使用头孢地尼、左氧氟沙星等抗生素治疗。积液量大影响患者活动可手术，多选择睾丸鞘膜翻转术或睾丸鞘膜切除术，术后护理分为一般护理和特殊护理，患者需保持良好的心态，积极配合治疗，做好伤口护理，避免手术部位沾水，一般预后良好，不会影响患者生活质量和寿命，积极进行治疗可治愈。术后6个月复查一次，无不适可以不再复诊。

【参考文献】

吴阶平. 泌尿外科［M］. 济南：山东科学技术出版社，1993.

（许　琢）

病例5　急性附睾炎患者的护理

【案例介绍】

1. 基本信息

患者刘××，男，50岁，以"右侧阴囊隐痛不适10余天"为主诉入院。患者于入院10余天前无诱因出现右侧阴囊隐痛不适，偶牵扯至右侧腹股沟区疼痛，尚能忍受，皮温稍高，余无特殊，不伴全身畏寒、发热、汗出，不伴咳嗽、咯痰、心累、气促，无腹痛、腹泻，每夜尿3～4次，不伴脓血尿，不伴排尿困难，尿道口无分泌物，患者未引起重视，未给予治疗。为明确诊断，遂到我院泌尿外科门诊就诊，门诊以"右侧急性附睾炎"收入住院。自发病来神志清，精神可，饮食睡眠欠佳，大小便可，体重无明显变化。

2. 病史

既往史：患者于2016年5月31日在"××疾控中心"经尘肺病职业病诊断为"煤工尘肺Ⅱ期"，3月前患者因反复咳嗽、咯痰、心累、气促4余年，加重20天，于我院呼吸内科住院治疗。

否认手术、外伤、输血史，否认食物、药物过敏史。

个人史：生于原籍，无长期外地居住史，无疫区接触史，吸烟10余年，约1包/天，已戒烟，偶有饮酒。

婚育史：已婚，育有2女，家人均体健。

家族史：父母体健，家族中无类似疾病发生，否认家族遗传史。

3. 医护过程

入院体格检查，T 36.7℃，P 78次/分，R 20次/分，BP 135/80 mmHg。

发育正常，营养良好，表情自如，自主体位，神志清楚，查体合作，舌质淡红，苔薄白，脉弦。腹部平软，全腹无压痛、反跳痛及肌紧张。外生殖器形态无异常，左侧阴囊睾丸在位，阴囊无红肿、青紫，右侧阴囊体积稍增大，睾丸大小质地正常，可触及大小约3.0 cm×2.8 cm×2.0 cm的实性包块，质硬，触痛（+），皮温稍高阴囊超声：右侧精索静脉扩张。入院后予以中医外科护理常规，予以桃红四物汤加减活血化瘀、金黄散外敷阴囊消肿止痛，协助完善相关术前检查，血象暂无特殊，尿培养提示尿路感染（致病菌为大肠杆菌），拟于1月15日在全麻下行"右侧附睾切除术"，1月14日术晚夜间予以经穴治疗（神门及申脉穴），耳穴埋豆（心、神门、皮质下等穴）镇静安神。1月15日 09：55在全麻下行"右侧附睾切除术+右侧精索静脉高位结扎术"，术毕于11：30输液返回病房，神志清楚，呼吸平稳，予以持续心电监护、吸氧，伤口敷料清洁干燥，纱布妥善拖起阴囊，小便自解。1月16日精神尚可，未诉术区切口处疼痛不适，纱布拖起阴囊，表面敷料清洁干燥，未见渗血渗液，遵医嘱停心电监护，吸氧，继续补液对症治疗，嘱患者适当下床活动。

【护理措施】

1. 治疗护理

（1）术前护理：患者需避免心情焦虑，保持心情轻松，避免劳累、熬夜。尽可能食用清淡食物，避免辛辣刺激食物，并且禁吸烟、喝酒。术晚夜间予以经穴治疗（神门及申脉穴），耳穴埋豆（心、神门、皮质下等穴）镇静安神。

（2）术后护理：观察伤口敷料是否清洁干燥，有无渗血渗液，如有及时向医生报告，嘱患者不能私自拆开敷料，并指导患者观察敷料情况。遵医嘱运用止血药物。术后短期内以休息为主，避免运动，托起阴囊，减轻阴囊水肿。如出现伤口疼痛，可予止疼对症治疗。嘱患者勿剧烈运动，食清淡易消化之物，保持大便通畅，避免腹压过高。

（3）用药护理：术后静脉予以尖吻蝮蛇巴曲酶止血、复发醋酸林格注射液补液、乳酸左氧氟沙星注射液静脉输入抗炎等对症处理；口服中药予以桃红四物汤加减活血化瘀。用药后均观察有无不良反应。

2. 观察护理

观察患者神志和生命体征（体温、脉搏、呼吸、血压），以及记录抽血指标、伤口恢复、小便情况，还有有无用药不良反应的情况。

3. 生活护理

（1）饮食护理：饮食宜清淡、易消化，多食补益气血类，富含锌、镁、氨基酸类食物，如山药排骨汤、红枣、乌鱼等，忌烟酒、辛辣之物。每日饮水2000～3000 mL，勿憋尿，平时避免辛辣刺激的食物，避免熬夜喝酒。

（2）皮肤护理：保持周围术区皮肤的清洁，嘱患者及家属勿用手触摸，防止感染。避免摩擦，手术部位拆线前勿沾水。

【小结】

附睾炎以附睾肿胀和疼痛为主要临床特征，是一种常见的男性生殖系统炎症疾病，多见于中青年。当身体抵抗力低下时，大肠杆菌、葡萄球菌、链球菌等致病菌便会进入输精管，逆行侵入附睾，引发炎症。根据病程长短可分为急性附睾炎和慢性附睾炎，急性附睾炎治疗不及时可转为慢性，而慢性附睾炎也可急性发作。附睾部位的疼痛不适和肿胀是附睾炎最常见的临床特征，多发于单侧，可伴或不伴发热。随病情进展，患侧附睾会增大、变硬，出现可以触及的硬结。另外，患者还可出现尿路感染的刺激症状，附睾炎的治疗周期要结合患者病变情况及症状的严重程度进行，对于病变早期、症状比较轻微的患者，治疗以保守治疗为主，积极使用抗菌药物，同时指导患者卧床休息，合适膳食，抬高阴囊，一般需要治疗2～3周左右；对于保守治疗效果不好的患者，建议手术治疗。根据病变情况不同，选择相应的手术方案，手术后恢复时间一般在3～4周左右。患者需保持良好的心态，积极配合治疗，做好伤口护理，避免手术部位沾水。一般预后良好，不会影响患者生活质量和寿命，术后患者可定期复诊。

【参考文献】

［1］唐松林，韩芳，赵海生，等. 腹腔镜下精索静脉结扎术中是否保留睾丸动脉与术后并发附睾炎的相关性［J］. 实用医学杂志，2015，31（11）：1784-1786.

［2］施辛. 无症状神经梅毒合并附睾炎1例［J］. 中国皮肤性病学杂志，1999（05）：32.

（许　琢）

第四章 颌面外科疾病的护理

第一节 牙龈癌

牙龈上明显的肿块或隆起区常常不引起人们的警觉,有时这些肿块不是因牙周脓肿或化脓性感染牙齿所引起,而是因刺激而引起的非恶性肿瘤。非恶性肿瘤相当常见,必要时可行手术摘除。因为其刺激因素未去除,10%~40%非恶性肿瘤的患者可发生复发。如果刺激物是一个不良的固定义齿,应该进行调改或更换。

二、病因

牙龈癌的原因人们至今尚未完全认识,可能是口腔卫生不良,但目前比较一致的看法是,多数牙龈癌的发生与环境因素有关,一些外来因素如热、慢性损伤,紫外线,X线及其他放射性物质都可成为致癌因素,如舌及颊黏膜癌可发生于残根、锐利的牙尖、不良修复体等的长期、经常刺激的部位。另外,内在因素如神经精神因素、内分泌因素、机体的免疫状态及遗传因素等都与牙龈癌的发生有关,牙龈癌发病前通常都有癌前病变阶段,如口腔黏膜白斑、创伤性溃疡、乳突状瘤等。

二、护理评估

(一)临床症状评估

牙龈癌早期多无自觉症状。起初在牙龈上发生溃疡状、乳头状或结节状的肿块,易出血,若扩展到牙槽突,会使该处牙齿发生疼痛、松动或脱落,继续发展可侵犯周围组织,造成该侧面部肿大、张口困难并影响咀嚼功能。牙龈癌好发于磨牙区,下颌龈癌较上颌龈癌多,约为2:1,它的早期信号也同绝大多数的口腔癌一样,即表现为溃疡。

(1)常出现颌下淋巴结转移,后期则颈深上群淋巴结受累。牙龈癌如位于前牙区(特别是在下前牙区),可出现颏下或双侧颈淋巴结转移。

（2）无论起自颊（唇）或腭（舌）侧均可通过牙间向对侧蔓延；向外侧各自向唇颊沟，向内侧则各自向口底及腭部侵袭；向上可破坏上颌窦底，穿破骨质，进入上颌窦，成为继发性上颌窦癌；向下可波及下颌骨，晚期甚至发生病理性骨折。牙龈癌侵犯骨质后，X线片可有恶性肿瘤的破坏特征——虫蚀状不规则吸收。

（3）癌肿侵犯神经或有继发感染时有自发性疼痛；如下齿槽受累则下唇麻木；如癌肿侵犯破坏了牙槽骨则牙齿松动、疼痛等，都为牙龈癌早期症状；如侵犯口底和颈部或闭口肌群则张口受限；如继发感染或有组织坏死，则会出现特殊的恶臭味。

（二）辅助检查

若需明确有无骨质破坏，可拍X线片以协助诊断（牙龈癌侵犯骨质后，X线可出现虫蚀状不规则吸收的恶性肿瘤骨质破坏特征），早期以拍咬合片为宜；晚期则可选用曲面体层片。下颌龈癌侵犯骨质的X线表现可分为压迫吸收和浸润破坏两种类型。前者90%属于病理分化Ⅰ级，后者近40%属于病理分化Ⅱ级和Ⅲ级。压迫吸收型在临床上多表现为外生型，浸润破坏型在临床上则多见于溃疡型。

（三）治疗要点

1. 手术治疗

手术治疗是当前最有效的根治性治疗方法，对口腔颌面部任何部位的肿瘤均可获得良好的效果，常同时施行患侧颈淋巴清扫术。

2. 放射治疗

放射治疗可作为综合治疗方法在术前和术后应用，可有效提高术后5年生存率。

3. 化学治疗

化学治疗对牙龈癌虽有一定效果，但单用效果不佳，应作为综合治疗手段之一，在手术前后使用，可提高治疗效果，也可作为晚期癌肿的一种姑息性治疗手段，对减轻癌性疼痛、延长生存期有一定效果。化学药物治疗可于术前或术后配合应用，因其副作用较为严重，应在医师指导下及对血象等严密观察下应用。

4. 免疫疗法

作为综合治疗手段之一，免疫疗法已被证实可有效提高治疗效果，可在手术治疗前后配合应用。

三、护理措施

1. 术前护理

（1）心理护理：针对患者对疾病和手术的恐惧心理，耐心做好患者的心理护理，以最佳的心理状态接受治疗。加强术前宣教，向患者解释手术的目的。

（2）口腔护理：术前根据患者的口腔情况做牙周清洁，及时治疗口腔及鼻腔炎症。

（3）备皮范围：上至下眼睑，下至颌骨下 2 cm，耳后 6 cm，取胸大肌皮瓣时剃去双侧腋毛。需行皮瓣转移修复时应保护皮瓣区皮肤完好。

（4）需做一侧下颌骨切除者，术前应为患者做好健侧的斜面导板，前 3 天按医嘱用抗菌药物。

2. 术后护理

（1）去枕平卧，头部取正中位，颈部两侧沙袋固定制动 3～5 天，供皮区肢体抬高、制动、保温，如运动过度压迫血管可形成血栓，导致皮瓣供血不良。

（2）保持呼吸道通畅，密切观察病情，及时清除口腔的分泌物，防止呕吐物或血液吸入气管引起呼吸障碍或窒息。行气管切开的患者，做好气管切开护理和口腔护理及口腔冲洗，行超声雾化吸入以稀释分泌物，有利于改善呼吸，防止呼吸道感染。

（3）做好口腔护理，保持口腔清洁卫生，进食后及时用漱口液漱口。

（4）术后 1～2 天内每小时观察伤口内皮瓣颜色、弹性、温度、有无出血，术后 1～2 天内皮瓣逐步由苍白转为粉红，观察皮瓣毛细血管充盈度，可用棉棒轻压皮瓣，压后 5 s 内颜色恢复正常为良好，有异常应及时通知医师并做好记录。注意伤口敷料或填塞的碘仿纱布的固定情况，防止松动脱落，一般 1 周后拆线，同时除去口腔内固定的敷料。

（5）患者进食高热量、高蛋白、高维生素的流食，不能进食者行鼻饲，根据伤口愈合情况逐渐改成口服流食或半流食。

（6）医嘱应用抗生素防止伤口感染。

（7）心理护理：患者术后面部外形改变，且进食较正常人困难，术区疼痛，无法用言语表达，情绪会有所改变，要及时巡视并询问患者有无不适，指导患者书写所提问题，耐心解释患者所提出的问题，帮助患者摆脱心理困境。

3. 牙龈癌的康复及出院指导

凡有原因不明的牙龈肿块、糜烂或牙痛伴有牙齿松动，拔牙后创口长期不愈合，或牙龈上出现弹坑状（火山口状）溃疡，尤其年龄在 40 岁以上者，应及时到医院口腔科检查，平时不可轻易或随便用手指、牙刷等抠掉牙龈上新生的肿块，以免加重病情。

预防牙龈癌，首先要注意口腔卫生，应半年或 1 年定期到口腔科检查，及时消除一些不良的慢性刺激因素（如拔除残根、残冠、错位牙，磨掉锐利牙尖，去除不合适的义齿等）。改变进食过烫食物的习惯，戒除烟酒，减少有害物质接触，如发现口腔内有红斑、白斑、扁平苔藓和长期不愈合的慢性溃疡，应提高警惕，严密观察，做到早期确诊、早期治疗。

（蒲金霞）

第二节 舌癌

舌癌是口腔癌中最常见的疾病，占全部口腔颌面部癌的 35.5% ~ 37.2%。85% 以上发生在舌体，且多数发生在舌中 1/3 侧缘部，其次为舌尖、舌背及舌根等处。舌体癌 98% 以上为鳞状细胞癌，少数为腺癌、淋巴上皮癌或未分化癌等。舌癌常分为溃疡型或浸润型，一般恶性程度较高，生长快，浸润性较强，常波及舌肌，至舌运动受限，有时说话、进食及吞咽均发生困难。晚期舌癌可蔓延至口底及下颌骨，使全舌固定；向后发展可以侵犯腭舌弓及扁桃体，如有继发感染或舌根部癌肿常发生剧烈疼痛，疼痛可放射至耳颞部及整个同侧的头颈部。舌癌早期即可发生颈淋巴结转移，舌癌的颈淋巴结转移率在 40% ~ 80%，与病程、浸润程度有关。舌癌也可发生远处转移，一般多经血行转移至肺部。以手术治疗为主的舌癌，3 ~ 5 年生存率在 60% 以上，T_1 病例可达 90% 以上。

二、病因

1. 嗜好烟酒

长期抽烟、饮酒可增加其危险性。

2. 慢性刺激与损伤

长期慢性炎症、不良修复体、残根残冠、锐利牙冠边缘等。

3. 其他

生物因素、营养性因素、精神因素及内分泌因素等。

二、护理评估

1. 一般情况

性别、年龄、家族史、健康史、生活及饮食习惯，如患者是否抽烟饮酒、咀嚼烟叶或槟榔，特别是附加刺激性添加剂如石灰等，以及喜食辛辣高温食品。口腔卫生状况及有无局部创伤史、溃疡、牙齿松动、义齿就位不良，有无锐利牙嵴、残根或不良修复体长期对口腔黏膜的损伤，口腔内有无白斑或扁平苔藓等危险因素。

2. 症状与体征

（1）舌癌早期：可表现为 3 种类型，即溃疡型、外生型及浸润型，浸润型表面可无突起或溃疡，仅表现为舌局部病变处变硬、增厚；外生型可来自乳头状瘤恶变，口腔内可见肿块，表面可见溃烂、出血，一般舌运动障碍不明显，较少自发痛；溃疡型则在舌面上形成一边缘稍隆起的深溃疡灶，溃疡型和浸润型常伴有自发性疼痛和程度不同的舌运动受限。与此同时，颈部常出现肿大的淋巴结。

（2）舌癌晚期：可侵犯口底、下颌骨、舌根或咽侧壁，舌活动可严重受限、固定，唾液增多外溢，进食、吞咽、言语困难，疼痛剧烈，可反射至半侧头部。

3. 营养状况

舌癌因溃疡、疼痛、张口受限、进食吞咽困难、畏食等原因引起进食减少，营养不良发生率较高。手术前应评估患者营养状况，测量患者的身高、体重、皮褶厚度、上臂围、血浆蛋白和氮平衡的情况。

4. 组织供区的评估

舌癌肿块切除后局部组织缺损需做复合组织瓣移植修复者，需评估供组织区的情况包括：有无皮肤破损、感染、瘢痕，动脉的搏动，静脉的回流。

5. 辅助检查

（1）影像学检查：包括 X 线检查、超声检查、MRI 等，主要了解肿瘤病变累及范围、大小及性质。

（2）病理学检查：是肿瘤最后诊断的主要依据，对舌癌的病理学检查主要是切取或钳取癌灶活检。

6. 治疗要点

治疗舌癌主要采用以手术为主的综合治疗。根据肿瘤的组织来源、细胞分化程度、生长部位、生长速度、临床分期及患者的健康情况、精神状态等方面情况，选择适当的治疗方式。

（1）小于 2.0 cm 的舌癌既可手术切除，也可放射治疗。

（2）大于 3.0 cm 者可术前行化疗再手术，术后再放疗，能明显降低术后复发率和转移率。

（3）癌灶较大者行半舌切除直至全舌切除；如口底受到侵犯，但癌灶未累及下颌骨舌侧牙龈黏膜者，可行下颌骨矩形切除，如已累及则行下颌骨切除；癌灶累及口底时应将口底切除并行同期修复。因舌癌易发生颈淋巴结转移，除极少数早期病例外，均应在切除舌原发灶的同时行选择性、功能性或根治性颈淋巴结清扫术。

（4）其他疗法：冷冻疗法、激光疗法、高温加热疗法。免疫疗法及生物治疗已被用于晚期肿瘤的综合治疗。

7. 术后评估

（1）术中情况：手术、麻醉方式、术中使用的特殊药物、有无影响术后恢复的问题及并发症，患者的引流、输血输液情况、特殊装置等。

（2）生命体征：意识状态、体温、脉搏、呼吸、血压、动脉血氧饱和度。舌部肿瘤手术由于手术部位的特殊性，术后对呼吸功能的评估尤为重要，应注意呼吸道是否通畅，有无呼吸功能不良的征象。

（3）伤口评估：伤口敷料情况，伤口有无感染，引流管是否通畅，引流液的颜色、性质及量，组织瓣移植修复者评估血运情况。

（4）疼痛评估：引起疼痛的原因，观察患者的表情、身体位置、活动、睡眠情况。

（5）营养评估：进食情况、咀嚼能力、消化能力、排便情况、体重、血浆蛋白和氮平衡的情况。

三、护理措施

（一）术前护理

1. 心理护理

针对患者对疾病和手术的恐惧心理，耐心做好患者的心理护理，并介绍同种病例术后恢复期的患者与其交谈，使其减轻恐惧感，以最佳的心理状态接受治疗。对术后出现张口、语言及进食困难等问题，均应事先告诉患者，使其有充分的心理准备。

2. 饮食护理

①术前应进食高蛋白、高热量、富含维生素、易消化的清淡饮食，以提高机体抵抗力和术后组织修复能力。②一旦诊断有营养不良，应积极给予营养支持，营养支持的时间以术前 7～14 天为宜。

3. 口腔护理

预防术后伤口感染。术前 3 日用 1%～3% 过氧化氢、复方氯己定（口泰）漱口液交替漱口，每日 4 次。术前张口和漱口有困难者需做口腔护理，每日 2 次。口腔及鼻腔炎症需在术前治愈。根据患者口腔情况做牙周清洁。

4. 修复体准备

一侧下颌骨截除者需做好健侧的斜面导板，并试戴合适，便于术后佩戴，防止下颌移位。上颌骨截除者必要时备腭护板或预制成膺护体。

5. 行组织瓣整复术患者准备

注意植皮区和供皮区局部有无破损、感染、炎症，若有应及时处理，待其恢复正常后才可手术，避免在供组织区血管注射、穿刺。显微外科手术的患者术前 1 周停止吸烟，停止应用促进血管痉挛的药物。

6. 术前准备

（1）术前 12 小时起禁食，4 小时起禁水。

（2）按手术部位做好手术区皮肤准备，备皮范围大于手术区 5～10 cm，以预防术后伤口感染。需植皮区皮肤用 70% 乙醇消毒后，用无菌巾包扎。

（3）交叉配血、皮肤过敏试验。

7. 健康教育

指导患者有关手术后必须施行的活动,如深呼吸、咳嗽、翻身及肢体活动方法,以减少术后并发症的发生;指导患者及家属如何配合术前准备,与患者讨论术后沟通交流的方式。

(二)术后护理

1. 体位

全身麻醉未完全清醒时,去枕平卧。麻醉完全清醒后,取半卧位。

2. 饮食护理

术后进食时间及方式视手术部位而定。无口腔进食禁忌者,术后麻醉清醒后 6 小时,无明显恶心、呕吐等不适可开始进食,并根据病情、转归及时调整饮食种类,进食前后及时漱口。

不能由口腔进食者,采用鼻饲流食。

3. 心理护理

部分患者因为容貌的毁坏、发声及进食功能的改变等,术后易变得自卑、固执、孤独,可出现进食方式、进食食物种类、味觉改变致口味改变。患者担心受歧视,不愿参与社交餐饮。护理人员应重视心理行为的干预,并要充分利用专业护理技术帮助患者恢复功能,给患者带来新的希望。

4. 口腔护理

术后因张口、舌活动受限,咀嚼困难,并伴有伤口渗血、组织肿胀,故必须定时进行口腔护理,预防伤口感染。先用 3% 过氧化氢清洗口腔伤口,使局部分泌物及血痂软化而脱落,再用生理盐水冲洗,每日 2 次。也可根据病情用氯己定液或复方硼酸液漱口,每日 3~4 次,以减轻口臭,预防感染。

5. 呼吸功能监护

舌癌手术因手术创伤所致的水肿、血肿、舌后坠等导致呼吸道梗阻的发生率较高。

术后需严密观察呼吸及水肿程度,保证有效地氧气吸入,随时抽吸呼吸道、口、鼻腔内的分泌物。

若术后保留有气管插管或通气道,应待病情许可后方可拔除。

注意下列呼吸功能不良征象:躁动不安、呼吸加快、脉搏快而弱、发愣、舌后坠者出现鼾声,喉痉挛者呼吸有喘鸣声,支气管痉挛者有喘息现象。当患者出现上呼吸道梗阻症状时,应迅速插入口(鼻)咽通气道或行气管内插管,必要时行气管切开。

鼓励患者深呼吸、有效咳嗽排痰,深呼吸有利于排除体内吸入性麻醉药及促进肺扩张,并能预防分泌物聚积、减少换气不足;有效咳嗽排痰可避免痰液淤积,预防肺部感染,减少术后并发症。使用麻醉镇痛药时需密切观察呼吸变化。

6. 术中、术后行气管切开的患者术后护理

当患者清醒后，帮助患者尽量由气管切开处排痰，从而使口腔清洁度提高，有利于口腔伤口的愈合。

7. 伤口护理

术后应严密观察颈部敷料及口腔内创口有无渗血或出血。

观察伤口肿胀情况及敷料包扎松紧度，若有压迫影响呼吸时须立即报告医师并进行处理。

保持引流管通畅，观察各种引流液的量、色和性质，并做好记录。

上颌骨截除口内植皮者，应注意包扎的敷料或填塞的碘仿纱条的固定情况，防止松动脱离。

8. 颈淋巴清扫术的护理

舌癌是最常和最早发生颈淋巴结转移的口腔癌之一，其转移率高达50%~80%，除极少数早期病例外，均应在切除舌原发灶的同时行选择性、功能性或根治性颈淋巴结清扫术。

患者清醒后抬高床头15°~30°，以利于负压引流和头部血液回流。

密切观察生命体征，保持呼吸道通畅。

颈部负压引流的护理：颈淋巴结清扫术于创腔内安置持续负压引流，要注意保持管道通畅，观察引流液的颜色和量。正常情况下，引流物颜色由暗红色至深红色再至淡红色逐渐变淡。若引流液为乳白色，考虑为乳糜漏，应立即报告医师。一般术后12小时内引流液的量不超过250 mL，且由多到少。若术后引流速度较快，呈红色，12小时内的量超过250 mL，应考虑出血的可能。引流管放置时间根据引流量而定，通常为2~3天，24小时内引流液的量少于15 mL即可拔除引流管。

乳糜漏：大多发生在左颈清扫术后。术中损伤胸导管，或结扎不全时发生乳糜液外漏，一般术后48~72小时出现。表现引流液为乳白色，引流液量逐渐增加。伤口应持续加压包扎，严重者打开伤口加压填塞。轻者进清淡饮食，重者应禁食，给予肠外营养。

颈淋巴清扫术切断患侧的颈内静脉，而影响患侧头部静脉的回流，可出现球结膜水肿等征象，应做好眼部护理。

由于副神经和一些重要颈部解剖结构的损伤，患者术后出现垂肩、耸肩不能或耸肩无力、手臂外展受限、上举困难。术后指导患者进行功能锻炼来改善肩部症状。

9. 防止伤口感染，注意观察体温变化

换药和吸痰注意无菌操作；负压引流管保持通畅有效，防止无效腔形成；做好口腔护理，注意患者的营养摄入，提高机体抵抗力。

10. 疼痛的护理

手术切割，牵拉组织、器官，致使伤口周围肌肉痉挛、水肿，敷料包扎过紧，都可引起疼痛。手术后疼痛持续时间的长短与手术范围、患者对疼痛的忍耐程度及反应有关，通常持续 24～48 小时。应评估疼痛的原因并针对性地给予处理，如敷料包扎过紧而情况允许，可松开过紧的绷带；必要时遵医嘱给予镇痛药。

11. 语言沟通障碍的护理

评估患者的读写能力，术前教会患者简单的手语；术后可用写字板、纸笔进行交流，对不能读写的患者可用图片；主动关心患者，满足其需要。舌癌患者如伤口愈合良好，应鼓励患者行语言训练及舌体活动度训练。

（三）舌癌的康复及出院指导

1. 功能锻炼

（1）术后患者语言不清、张口及进食困难，待口内创口初步愈合，需逐渐进行张口、进食训练。在康复期，患者可口含话梅、口香糖等练习舌的搅拌和吞咽功能，有利于保留的部分舌尽快恢复一些功能。

（2）同期行颈淋巴结清扫术的患者，术后伤口愈合后应开始肩关节和颈部的功能锻炼，以减少肩部肌肉萎缩和减轻不适症状，功能锻炼应至少持续至出院后 3 个月，但术后短期内应避免剧烈运动。

2. 饮食指导

要避免进食辛、辣、硬的食物，饮食宜高营养、高维生素、高蛋白。

3. 术后指导

舌癌术后患者大多数有不同程度的外形、语言、进食及社交功能改变，特别是进食、语言功能障碍，一些患者可因此而影响心理及精神状态，护理人员应与家属建立良好的相互依赖关系，指导家属合理调配饮食，尽量体贴、关心患者，鼓励患者积极参与康复过程。

4. 伤口出院指导

用柔软的牙刷刷牙，每次餐后漱口；保持伤口处干燥，避免水污染伤口。佩戴修复体的患者由口腔进食后，要摘下修复体，彻底清洗漱口，防止感染，预防口臭，清除食物残渣后，重新佩戴好修复体。

5. 颌骨修复出院指导

伤口愈合后立即佩戴修复体，下颌骨截除后的患者使用斜面导板应维持半年以上；上颌骨截除者，预成修复体要佩戴至口腔内情况良好。咬合关系恢复时 2～3 个月，再由牙医制作永久性修复体，以防止瘢痕收缩，减轻面部畸形，恢复语言及进食功能。

6. 复诊

出院后 1 年内 3 个月一次，第 2～3 年 6 个月一次，第 4 年以后每年复查，有异常应及时就诊。

（蒲金霞）

第三节 腭癌

腭癌包括软腭及硬腭的原发肿瘤。腭癌较少见，约占口腔鳞癌的 5.32%，原发于硬腭部的癌灶以腺癌多见，鳞癌则多发于软腭。硬腭癌多发生于中青年，软腭癌则多发生于中老年。早期腭部鳞癌多无症状，呈溃疡型，早、中期虽邻近骨膜，但只有晚期的硬腭鳞癌才侵犯骨质，如穿破骨质进入上颌窦或鼻腔。腭部的腺癌早期为黏膜下肿块，黏膜通常完整，如为腺样囊性癌则易侵及神经，可经翼腭管进入翼腭窝。硬软腭的癌肿均可侵及牙龈。软腭部的鳞癌较硬腭部鳞癌恶性程度高，常侵及邻近的咽部及翼腭窝，引起耳鸣、重听、吞咽疼痛及张口受限等症状。软腭癌的淋巴结转移较硬腭癌早且多，主要向颈深上淋巴结转移，癌灶位于中线时，易发生双侧颈淋巴结转移。腭癌预后总体较好，但组织来源和临床分期对其预后有一定影响，硬腭癌的预后一般要好于软腭癌，其 5 年生存率为 66%，软腭癌 5 年生存率为 33.7%；腭鳞癌的预后较腺癌为差，5 年生存率在 60% 左右，颈淋巴结转移或侵入周围解剖区，其预后较差，5 年生存率仅 25% 左右。

一、病因

病因至今尚未完全认识，但目前比较一致的看法是，多数与环境因素有关，慢性损伤、紫外线、X 线及其他放射性物质都可成为致癌因素。另外，内在因素如神经精神因素、内分泌因素、机体的免疫状态及遗传因素等都被发现与腭癌的发生有关。

二、护理评估

1. 一般情况

性别、年龄、家族史、健康史、生活及饮食习惯，如患者是否抽烟饮酒、咀嚼烟叶或槟榔，特别是附加刺激性添加剂如石灰等，以及喜食辛辣高温食品。口腔卫生状况及有无锐利牙嵴、残根或不良修复体长期对口腔黏膜的慢性刺激，颊黏膜有无白斑或扁平苔藓等危险因素。

2. 症状与体征

（1）腭癌常发生于腭之一侧，单发，初为小的乳头状肿物或局限性溃疡。

（2）肿物呈外生型或溃疡型生长，生长缓慢，病程多在半年或 1 年以上，成为菜花状或乳头状肿物，表面常有溃烂、出血，常有疼痛和口臭。

（3）晚期因腭骨质的破坏致口鼻相通，也可侵入上颌窦引起鼻塞、涕中带血、头痛和复视。

（4）侵犯破坏牙槽突可致上颌牙齿松动、移位和脱落。

（5）软腭癌可侵犯口咽部、翼腭窝引起张口受限、吞咽疼痛，软腭癌较硬腭癌的淋巴结转移发生较多、较早，预后也较差。

3. 营养状况

营养状况同舌癌。

4. 辅助检查

（1）硬腭癌行 X 线检查以明了腭部骨板是否受累，软腭癌应行 MRI 或 CT 检查以了解其浸润范围。

（2）常规钳取或切取癌组织行病理学检查以确定诊断。

5. 治疗要点

因腭癌发生的部位不同，其主要的治疗方法也有不同。硬腭癌以手术切除为主，如癌灶较大，应行上颌骨部分切除；如累及上颌窦，应切除患侧上颌骨，术后用人工修复体恢复腭部和牙列、分隔口鼻腔。软腭癌主要行以外科手术治疗为主的综合治疗，部分软腭癌对放化疗有一定的敏感性，在手术前或后可给予放化疗的辅助治疗。因软腭癌较多发生颈淋巴结转移，临床 N_0 者也需行选择性颈清扫术。

6. 术后评估

（1）术中情况：手术、麻醉方式、术中使用的特殊药物、有无影响术后恢复的问题及并发症，患者的引流、输血输液情况、特殊装置等。

（2）生命体征：体温、脉搏、呼吸、血压、意识及动脉血氧饱和度，呼吸道是否通畅，咳嗽排痰情况，痰液的性质、颜色。

（3）伤口评估：引流管是否通畅，引流液的颜色、性质及量，伤口敷料情况，伤口有无感染，口腔内填塞纱包有无松脱。

（4）疼痛评估：引起疼痛的原因，观察患者的表情、身体位置、活动、睡眠情况。

（5）饮食评估：鼻胃管进食情况、消化能力、排便情况、体重、血浆蛋白和氮平衡的情况，经口腔进食后有无误咽。

（6）沟通能力评估：能否采取手势、图片、文字等进行有效的交流。

三、护理措施

（一）术前护理

1. 心理护理

术前应向患者及家属解释术后将出现的交流、呼吸、饮食等问题，指导术后可能出现的不适，让患者有相应的心理准备。与患者及家属一起预制卡片，固定好常用的手势或面部表情所要表达的意思，稳定患者情绪，端正对疾病的认识，主动配合手术或各种治疗。

2. 交流指导

备好写字板、笔、纸等，以备术后使用。备各种图形、纸牌、手势，用于不识字的患者术后表达用意。

3. 口腔护理

保持口腔清洁，术前3日用1%～3%过氧化氢、漱口液漱口，每日4次，对龋齿、义齿做相应处理。对牙周炎症及口腔黏膜溃疡给予治疗。

4. 呼吸道准备

戒烟酒，注意呼吸道感染情况，训练深呼吸和有效咳嗽、排痰。

5. 饮食

饮食参见舌癌。

6. 术前准备、健康教育

这两项亦参见舌癌。

（二）术后护理

（1）体位：全身麻醉未完全清醒时，去枕平卧。麻醉完全清醒后，取半卧位。

（2）饮食护理：参见舌癌。

（3）心理护理：参见舌癌。

（4）口腔护理：术后因张口呼吸、咀嚼困难，并伴有伤口渗血、组织肿胀，故必须定时进行口腔护理，预防伤口感染。口腔护理时注意动作轻柔，避免损伤移植瓣或植皮皮片。先用3%过氧化氢清洗口腔伤口，使局部分泌物及血痂软化而脱落，再用生理盐水冲洗，每日2次。也可根据病情用氯己定液或复方硼酸液漱口，每日3～4次，以减轻口臭、预防感染。

（5）呼吸功能监护：患者因口腔内填塞纱包，张口呼吸，常感咽喉干燥不适，加上伤口肿胀、疼痛不适，使患者不敢咳嗽或咳嗽乏力，致呼吸道分泌物不易排出。应严密观察患者呼吸的频率、节律、血氧饱和度情况，及时清除呼吸道的分泌物；给予雾化吸入，以湿化痰液，减轻咽喉水肿，对张口呼吸者，可用湿生理盐水纱布覆盖口腔，以湿化空气减轻不适；鼓励患者有效咳嗽，注意口内纱包有无脱落，防止其松脱堵塞呼吸道。

（6）伤口护理：口腔内碘仿纱包常规 7～10 天拆除，拆除后注意植皮区的保护，勿食刺激及带刺带骨的食物，进食前可用纱布填塞腭部缺损，进食后再取出，漱口液漱口。

（7）颈淋巴清扫术的护理：参见舌癌。

（8）防止伤口感染：参见舌癌。

（9）疼痛的护理：参见舌癌。

（10）语言沟通障碍的护理：参见舌癌。

（三）康复及出院指导

1. 功能锻炼指导

该项参见舌癌。

2. 饮食指导

该项参见舌癌。

3. 伤口出院指导

该项参见舌癌。

4. 颌骨修复出院指导

该项参见舌癌。

5. 复诊

定期门诊复诊，3 个月 1 次，包括局部有无可疑溃疡、肿物，颈部有无肿块；可复查 CT、胸片，了解有无局部深处及肺等有无复发、转移。

6. 腭癌的预后评估

腭癌中鳞癌较腺癌预后差，5 年生存率一般在 60% 左右，其预后主要与临床分期、病理分级、有无淋巴结转移和生长方式密切相关。晚期患者及发现颈淋巴结转移者，5 年生存率 25% 左右。

（蒲金霞）

第四节　口底癌

口底癌较少见，占全部口腔癌的 2.8%～3.46%，大多数为鳞状细胞癌。口底癌好发于中老年人，以 40～60 岁为发病高峰，常发生在舌系带的一侧口底前区，发生于口底前部的要比发生于口底后部的恶性程度低。早期病灶表现为黏膜面的浅表溃疡、红斑或肉芽状斑状隆起，边界不清。癌灶向深处发展时可有疼痛。口底癌向周围组织浸润，波及舌体、咽前柱、牙龈、下颌骨、舌下腺、颌下腺，可产生口涎增多、舌运动受限、吞咽困难及语言障碍等症状。口底癌早期发生淋巴结转移，转移率仅次于舌癌，约在40%，一般转移至颏下、颌下及颈深上淋巴结，位于口底前份的癌灶常发生双侧颈淋巴结转移。口底癌的预后相对较差，尤其是晚期病例。与口底癌预后有关的因素除分化程度、浸润程度外，因口底组织结构疏松，器官毗邻，常在早期就已波及舌腹、舌下腺和下颌骨等多处组织、器官，亦是影响其治疗效果和预后的重要因素。

一、口底癌的病因

经过多年的研究认为，口底癌的发生与下列多种因素有关。

1. 长期嗜好烟、酒

口底癌患者大多有长期吸烟、饮酒史，咀嚼槟榔等混合物能引起口腔黏膜上皮基底细胞分裂活动增加，使口底癌发病率上升。美国 Keller 资料显示吸烟不饮酒或者酗酒不吸烟者口底癌发病率分别是既不吸烟也不饮酒的 2.43 倍和 2.33 倍，而有烟、酒嗜好者的发病率是不吸烟也不饮酒者的 15.5 倍。酒本身并未证明有致癌性，但有促癌作用。酒精可能作为致癌物的溶剂，促进致癌物进入口腔黏膜。

2. 口腔卫生差

口腔卫生习惯差，为细菌或真菌在口腔内滋生、繁殖创造了条件，从而有利于亚硝胺及其前体的形成。加之口腔炎，一些细胞处于增生状态，对致癌物更敏感，如此种种原因可能促进口底癌发生。

3. 异物长期刺激

牙齿根或锐利的牙尖、不合适的义齿长期刺激口腔黏膜，产生慢性溃疡乃至癌变。

4. 营养不良

有人认为营养不良与缺乏维生素 A 有关。维生素 A 缺乏可引起口腔黏膜上皮增厚、角化过度，这些与口底癌的发生有关。也有人认为其与微量元素摄入不足有关，如锌是动物组织生长不可缺少的元素，锌缺乏可能导致黏膜上皮损伤，为口底癌的发生创造了有利条件。

二、临床表现

早期常发生于舌系带的一侧或中线两侧，多为中度分化的鳞状细胞癌。生长于口底前部者，其恶性程度较后部为低。早期鳞癌常为溃疡型，以后向深层组织浸润，发生疼痛、口涎增多、舌运动受限，并有吞咽困难及语言障碍。

三、护理评估

1. 一般情况

一般情况参见腭癌。

2. 症状与体征

（1）口底癌常发生于口底舌系带的两侧，多单侧发生，呈溃疡型或外生型生长，病情进展快，病程多不足半年，可出现疼痛、流涎、舌活动受限，影响咀嚼、吞咽和语言。

（2）病情发展，癌肿既可向内侵犯舌体，向后侵犯咽侧壁，向外扩展侵犯牙龈、牙槽骨和下颌骨，还可侵犯同侧颌下腺或舌下腺。

（3）继发感染可有恶臭和少量出血，累及口咽部可致进食和呼吸困难。

（4）口底癌常早期发生同侧颌下，颈深上、中组淋巴结和颏下淋巴结转移，也可转移至对侧颌下及颈深淋巴结。

3. 营养状况

营养状况参见舌癌。

4. 辅助检查

（1）X线检查以明了下颌骨是否受累及其范围，癌灶较大时行 MRI 或 CT 检查以了解其浸润范围。

（2）常规钳取或切取癌组织行病理学检查以确定诊断。

5. 口底癌的治疗原则

除早期（T_1）口底癌可采用放射治疗外，均应以根治性手术治疗为主；鉴于口底癌易早期侵及下颌舌侧牙龈及骨板，故切除口底癌时需同时行下颌骨牙槽突或方块切除；较晚期病例应连同口底肌群及舌下腺一并切除；舌腹受侵者应包括舌体部分切除；晚期口底癌下颌骨明显受侵者，应行下颌体部分及口底全切除术；口底癌切除后原则上应同期修复口底缺损；口底癌的颈淋巴结转移率高，与舌癌相似，可行选择性颈清扫术。

6. 术后评估

伤口评估，引流管是否通畅，引流液的颜色、性质及量，伤口敷料情况，伤口有无感染，皮瓣血运情况。

余见腭癌术后评估（1）、（2）、（4）~（6）。

四、护理措施

护理措施参见舌癌。

（蒲金霞）

第五节 颊癌

颊黏膜癌（简称颊癌）较常见，约占口腔癌的22.5%。颊癌病理类型主要是鳞状细胞癌，占90%以上，其次为腺源性上皮癌，占5%~10%。其中以腺样囊性癌居多，黏液表皮样癌及恶性混合瘤发生在此区者较少。颊癌可呈溃疡型或外生型，早期病变多表现为黏膜粗糙，癌灶向深层浸润发展较快，向外可穿过颊肌及皮肤，引起颊部溃破，向上下发展可达龈颊沟，甚至累及牙龈和颌骨，如向后发展可累及软腭及翼下颌韧带，导致张口困难。颊癌最常转移至颌下淋巴结，其次是颈深上淋巴结，远处转移很少见。颊癌的5年生存率差别较大，一般在50%~65%。影响预后的因素主要有肿瘤的分化程度、临床分期、浸润程度和侵犯组织层次及癌周血管及淋巴管增生强度等。

一、病因

颊癌的病因主要与嗜好习惯有关，有咀嚼烟叶、槟榔，特别是还附加刺激性添加剂如石灰等习惯的地域，常常也是颊癌病例的高发区域。此外牙齿残根、不良修复体等刺激也是诱发颊癌的有关损伤因素。

二、治疗

（1）除早期（T_1）可考虑单纯放疗外，中、晚期病例均采用以手术切除为主的综合治疗。

（2）术后放疗可控制局部复发和颈淋巴结转移。

三、护理评估

(一) 术前评估

1. 一般情况

一般情况参见腭癌。

2. 症状与体征

（1）颊黏膜癌多发于中老年人，男性较女性多发，男女发病率之比为（2~3）：1，常发生于颊黏膜和后份或后份与前份交界处。

（2）癌灶呈溃疡型或外生型生长，以溃疡型最多见，生长较快，可累及颊部全层，侵犯上、下颌牙龈，齿槽骨，颌骨，唇及软腭，并可侵及咽侧壁和翼颌间隙，出现逐渐加重的疼痛，牙齿松动、移位和脱落，张口受限，进食和吞咽困难。

（3）约2/3的颊癌发生颌下、腮腺区和颈深上组淋巴结转移。

3. 营养状况

营养状况参见舌癌。

4. 辅助检查

（1）X线检查以明了颌骨、上颌窦是否受累及受累范围，癌灶较大时行 MRI 或 CT 检查以了解其浸润范围。

（2）常规钳取或切取癌组织行病理学检查以确定诊断。

（二）术后评估

术后评估参见腭癌。

四、颊癌的护理措施

护理措施参见舌癌。

（蒲金霞）

第六节　唇癌

唇癌是口腔颌面部常见的恶性肿瘤之一，主要发生在 45 岁以上人群，其中男性患病比例较大，约占 85%。唇癌大多是鳞状上皮细胞癌，绝大多数发生在下嘴唇，多在良性赘生物的病变基础上发生，其生长速度较慢，以下唇中 1/3 与外 1/3 交接处的唇红缘黏膜为肿瘤高发区域。唇癌初起不痛不痒，可在唇部长一突起的小硬结，逐渐长大，形成溃疡，溃疡表面为痂皮覆盖，剥落痂皮容易出血，表面高低不平，形如菜花；进而溃疡向深部及周围侵蚀，边缘隆起，质硬，坏死后可有恶臭之血性分泌物。因唇癌形如蚕茧，故中医称唇癌为"茧唇"。

一、病因

可能与局部长期受异物刺激，如长期烟酒刺激或经常吃过热食物、强烈的紫外线照射有关。口唇上皮角化、白斑、疣赘、肉芽肿及裂口、溃疡等长期不愈，均可使唇黏膜细胞鳞状上皮细胞化，从而引起癌变。一般来说，长期从事户外作业的人和长期抽烟的人比较容易患唇癌。长期野外作业会导致紫外线的照射伤害到嘴唇黏膜，严重时出现水疱、糜烂、脓血痂等，长期不愈合则容易发生癌变。爱抽烟而且烟瘾较大的人，每天的抽烟量比较大，长期的烟蒂反复刺激会对口唇造成损害而生成白色烟斑（口唇过度角化），发展下去逐渐恶变为肿瘤。唇癌以鳞状上皮细胞癌多见，发展缓慢，转移较晚。下唇癌常向颏下及下颌下淋巴结转移，上唇癌则向耳前、下颌下及颈深淋巴结转移。

二、治疗

唇癌早期常为疱疹状、白斑皲裂，或局部黏膜增厚，后逐渐形成肿块，表面易形成溃疡、结痂，揭除痂皮易出血并反复结痂，颈淋巴结转移较晚。采用根治性手术可取得较好的疗效，但 $T_3 \sim T_4$ 期的患者往往需要邻近皮瓣或游离皮瓣修复，术后无论外形和功能都差强人意。鉴于唇位于口腔之外，便于接受局部微波辐射治疗，配合全身化疗，可使大部分肿瘤坏死脱落，部分患者可达到治愈。即使未达到肿瘤完全消退，也为进一步的手术治疗创造了条件，以最大限度地保留唇的外形和功能。

三、护理评估

1. 术前评估

（1）基础生命体征及疼痛评估：症状及体征、意识状态、语言沟通情况。唇癌早期疼痛呈间歇性，疼痛较轻，随着癌细胞向邻近组织器官的深入浸润，疼痛不断加剧并呈持续性剧痛。

（2）评估过敏史、既往史、近期手术史、服药情况。

（3）评估生活方式：吸烟、饮酒史。

（4）评估营养状况：有无贫血、低蛋白血症。

（5）评估心理、社会、职业及精神状况。

（6）评估患者对疾病的认识程度，有无焦虑、害怕，书写能力，学习能力。

（7）评估病情及主要症状：①患者早期有无疱疹状、结痂的肿块。②是否出现火山状溃疡或菜花状肿块。③患者肿瘤是否向周围皮肤及黏膜扩散。④患者肿瘤是否向深部肌组织浸润。⑤患者肿瘤是否波及口腔前庭及颌骨。⑥患者有无呼吸困难。

（8）辅助检查结果：①取局部活组织或转移灶活组织做病理学检查，均可明确诊断。②专科检查。③重要脏器功能检查，有无高血压、冠心病、糖尿病及慢性支气管炎等。

（9）用药情况，药物的作用及副作用。

（10）患者有无感冒，女患者是否在月经期。

2. 术后评估

（1）评估意识、生命体征情况。

（2）评估伤口有无出血、疼痛、红肿等情况。

（3）观察皮瓣的皮温、颜色、硬度等。

四、护理措施

1. 术前护理

(1) 体位：活动自由体位；如呼吸困难，可半卧位。

(2) 饮食：高蛋白、高维生素、高热量普通饮食，吞咽困难者给予流食或半流食，进食困难者给予插胃管鼻饲。

(3) 心理护理：护士应将治疗效果好的病例介绍给患者，也可让患者和家属与同种手术患者交谈，使患者消除思想顾虑，树立战胜疾病的信心，以乐观自信的态度投入治疗和护理中。护士应主动、真诚地关心患者，耐心回答患者的提问，建立良好的护患关系，并动员家属和亲友给予患者精神上的鼓励和支持。

(4) 呼吸道的护理：①戒烟。②根据医嘱用抗生素。③指导做深呼吸及有效咳嗽。④痰液黏稠者予雾化吸入。⑤如喉梗阻Ⅱ度以上应协助医生气切，保持呼吸道通畅。

2. 术后护理

(1) 保持病室的整齐、清洁、安静，室温在25℃左右，术后均采取半卧位，有利于术区组织液回流减轻水肿，及时去除口腔内渗出液和呕吐物。

(2) 严密观察病情变化，保持呼吸通畅。全麻术后1天严密观测生命体征，注意呼吸的频率和深度，及时清除呼吸道分泌物，保持呼吸畅通。注意有无出血，观察下唇瓣转移修复的血运情况尤为重要。术后24～48 h内，应每隔1～2 h观察一次，如发生血液循环障碍，可及时处理，并要随时保持负压引流通畅。

(3) 伤口的护理：首先要了解伤口的位置，观察伤口局部情况，当肿胀严重需及时处理，另需注意预防伤口感染。

(4) 饮食护理：全麻术后完全清醒6 h后，根据医嘱给予流质、半流质饮食，鼻饲流质。

3. 唇癌的康复及出院指导

(1) 指导患者在野外作业时做好个人防护，防止强阳光的长期过度照射（防晒），如戴好宽檐帽以防唇黏膜病变发生。

(2) 口唇裂时应注意保暖或涂抹护唇油脂（膏），千万不能用舌头舔湿口唇，以防加重口唇裂程度，因为舌头上的唾液含有各种酶及多种细菌。

(3) 对于各种原因引起的口唇黏膜痂皮要妥善处理。有些人习惯于撕痂皮，并有多次扯破口唇痂皮史，这很容易引起出血继发感染。正确处理是在他人帮助下，用消毒小剪刀去除，修整后的口唇应涂油膏保护，防止引起唇部病变。

(4) 对于口唇血、脓干痂，有条件时使用无菌生理盐水浸软后去除。千万不能未经浸软硬性去除，以免加重出血，引起病变加快，向坏的方面转化。

(5) 戒除烟酒，避免进食过热的饮食，患唇白斑、唇乳头状瘤、血管瘤等应及时就诊，以免进一步发展恶化。

（6）不吃辛辣刺激的食物，也不要吃过热食物，以免对口唇造成刺激和伤害。

（蒲金霞）

第七节 腮腺肿瘤

腮腺肿瘤中绝大多数为良性肿瘤，良、恶性比例为 8：2。混合瘤是最为常见的良性肿瘤，占腮腺肿瘤的 80%。混合瘤并非绝对良性，属临界性肿瘤，因其无完整包膜，肿瘤常侵及腮腺包膜或侵出腮腺包膜外，手术切除不彻底，易导致复发。其次为腺淋巴瘤（又称乳头状囊腺瘤），占腮腺肿瘤的 5%～15%。恶性肿瘤中以黏液表皮样癌最常见，占腮腺恶性肿瘤的 30%～50%。其余依次为混合瘤恶变或恶性混合瘤、腺泡细胞癌、腺癌、腺样囊性癌、涎腺导管癌、鳞状细胞癌和未分化癌等。在腮腺深叶肿瘤中，恶性肿瘤所占比例略高于腮腺浅叶的肿瘤。

一、病因

腮腺肿瘤病因目前仍不明确。腮腺恶性肿瘤可能与接触放射线有关；另外，病毒感染、长期暴露在烟雾或灰尘中、接触化学物品等职业者易患此病。

二、护理评估

1. 一般情况

评估患者的性别、年龄、民族、家族史、个人史、健康史，居住环境是否经常有烟雾、灰尘，是否长期接触化学物品、放射线等。

2. 症状与体征

病史长短是区别肿瘤良、恶性程度的依据之一，评估肿瘤大小、疼痛性质、有无面瘫症状及张口受限。

（1）腮腺良性肿瘤患者多因发现腮腺区无痛性肿块后而就诊，其病史可为数年乃至数十年。肿瘤较大者，除有局部坠胀感、表面畸形外，一般无其他不适。很少引起功能障碍，亦无面神经受侵犯的症状。良性肿瘤常以耳垂为中心生长，呈圆形或椭圆形，表面光滑或呈结节状、界限清楚、质地中等、活动、无粘连。腮腺混合瘤约有 10% 发生在腮腺深叶，由于肿瘤位置较深，不易被患者发现。

（2）腮腺恶性肿瘤生长较快，病程较短。肿瘤早期以无痛性肿块为多，少数患者在发现时即有疼痛。约 20% 的患者可出现不同程度的面瘫，有的以面瘫为主诉就诊，其肿块大多形态不规则、质地较硬、界限不清、与周围组织粘连、活动度差。肿瘤晚期可侵犯深部组织或皮肤，出现皮肤破溃、张口受限及颈部淋巴结转移等。疼痛是腮腺恶性肿瘤的重要征象，通常表现为持续放射性疼痛伴进行性加重。

3. 心理-社会评估

评估患者及家属对疾病的认知程度和心理承受能力，患者有无不良心理问题，家属、朋友的支持程度，经济情况及费用支付方式，了解患者及家属对疾病的期望值。

4. 辅助检查

细针穿刺细胞学检查对腮腺肿瘤有较高的诊断价值，B超检查为涎腺肿瘤首选的影像学检查方法，CT检查对肿瘤定性有一定的参考价值，还可观察肿瘤的范围及与周围组织的关系，腮腺造影及核素扫描等对腮腺肿瘤的诊断均可提供有益的帮助。

5. 治疗要点

外科手术是治疗腮腺肿瘤最有效的方法，首次术式的选择是否正确关系到患者的预后。鳞癌、未分化癌、低分化腺癌、黏液表皮样癌、乳头状囊腺癌等应同时行选择性颈淋巴结清扫术。鳞癌、未分化癌、腺癌、低分化黏液表皮样癌、乳头状囊腺癌等，术后应常规放疗。其他恶性肿瘤如估计手术中切除不彻底，或术后病理学检查边缘呈阳性时也应辅加放疗。腮腺恶性肿瘤的化疗目前还没有系统、规范化的治疗方案，常用药物有顺铂、氨甲蝶呤、氟尿嘧啶、多柔比星等。腮腺肿瘤的手术有4种基本方式：单纯摘除术、解剖面神经的腮腺肿瘤切除术（已成为治疗腮腺肿瘤的标准术式）、腮腺肿瘤及瘤周部分正常腺体的腮腺部分切除术、腮腺肿瘤整块切除（牺牲面神经）。

6. 术后评估

（1）术中情况：手术、麻醉方式、术中使用的特殊药物、有无影响术后恢复的问题及并发症，患者的引流、输血输液情况、特殊装置等。

（2）生命体征：体温、脉搏、呼吸、血压、意识及动脉血氧饱和度。

（3）伤口评估：伤口敷料情况，伤口有无感染，引流管是否通畅，引流液的颜色、性质及量。

（4）疼痛评估：引起疼痛的原因，观察患者的表情、身体位置、活动、睡眠情况。

（5）并发症观察：如眼睑闭合不全、口角歪斜、耳垂麻木等。

三、护理措施

1. 术前护理

（1）心理护理：针对患者对疾病和手术的恐惧心理，耐心做好患者的心理护理。

（2）饮食：术前应进食高蛋白、高热量、富含维生素、易消化的清淡饮食，忌酸性、辛辣、刺激性食物。

（3）术前准备：术前一日皮肤准备，剃去耳郭后上方5 cm以上范围的毛发，面部及颈部保持清洁，男性需剃净胡须。术前12小时起禁食，4小时起禁水。做好交叉配血、皮肤过敏试验。

（4）观察面神经的功能情况，便于与术后相比较。

2. 术后护理

（1）体位：全身麻醉清醒后抬高床头15°～30°或半卧位，以利头部血液回流，减轻伤口肿胀，利于引流。

（2）饮食：术后1日起进食半流食，第4日可恢复正常饮食。保持口腔清洁，指导进食后漱口。饮食宜高蛋白、高热量、易消化，多吃新鲜蔬菜及水果。术后3个月内禁食酸、辣、刺激性食物，以减少唾液的分泌，预防涎瘘的发生。

（3）伤口护理：术后伤口留置橡皮引流膜或负压引流管3～5天，保持引流管通畅，观察引流液的颜色、性状、引流量，拔除引流膜或引流管后，注意观察患侧腮腺区肿胀、疼痛情况。

（4）保持局部敷料的有效压迫包扎，持续加压包扎10日左右，松紧度以颌下伸进一指、张口度一横指为宜。注意保护耳郭，防止皮肤压力性损伤。术后压迫包扎的目的是防止术区积液、涎腺瘘、感染。一般术后5～7天拆线，并继续加压包扎数日，发现绷带松脱应及时报告医师重新包扎固定。因加压包扎引起的患者头部胀痛，向患者耐心解释加压包扎的必要性，必要时遵医嘱予以镇痛药物。

（5）由于术中面神经受机械牵拉、刺激，术后患者可出现神经暂时性麻痹。对眼睑闭合不全者，可用眼膏涂敷，晚上用油纱布覆盖，以保护角膜；对出现下唇麻木的应预防咬伤下唇及流涎污染敷料，同时预防因食物过烫引起口腔软组织烫伤。

（6）行联合根治术者，按颈部淋巴结清扫术护理进行；因病变部位缺损面积大需要游离组织瓣修复患者的护理。

（7）术后并发症及其防范。

1）面神经麻痹：术中将面神经从肿瘤被膜外分离出来时，面神经可有程度不等的损伤，术后观察患者鼓腮、吹口哨、鼻唇沟、眼睑闭合、额纹等指标，患者主诉是否有面部不适感，如麻木、放射性疼痛等。只要未切断神经，一般可望3～6个月恢复。这期间可辅以理疗，肌内注射维生素B_1和维生素B_{12}等，并配合表情肌训练。

面神经已被切断或切除者，有条件时应立即行面神经端－端吻合或自体神经修补术，可望8～12个月恢复。功能训练促进恢复也很重要，具体方法：每日按摩面部肌肉，促进血液循环，然后尽力做扬眉、皱眉、睁眼、闭眼、扩缩鼻孔、撅唇露齿等动作，以促进功能恢复。

2）腮腺瘘：当负压引流管内流出大量清亮液体时，提示有涎瘘发生。由于腮腺断端处理不佳，术后加压不够，残存的腺体继续分泌，未能通过正常导管系统排入口内，潴留于创口内或经切口持续流出所致，由瘘管流出的液体多呈透明状，有的较混浊。术后加压包扎，保持负压引流通畅，保证皮瓣与创面贴合良好，可预防其发生。如积液量多，可将其吸尽后重新加压包扎，包扎时间应适当延长。嘱患者术后忌酸、辛辣食物，并在进食前半小时口服阿托品 0.3 mg，每日 3 次，以减少唾液分泌，注意阿托品的禁忌证及药物应用的注意事项。经以上处理无效，局部积液或腮腺瘘经久不愈者，可给予低能量放射治疗（每天 1 次，每次 2 Gy，共用 2～4 天），以促使腺体萎缩。

3）耳垂麻木：由耳大神经被切断所致。术中如有可能，应尽量保留该神经，则可避免发生。术后随着时间的延长，一般 3～6 个月后，患者一方面逐渐适应，另一方面可有感觉神经末梢再生，耳垂麻木感可逐渐减轻。

4）耳颞神经综合征：又称味觉出汗综合征，是最常见的手术并发症。其发生率为 30%～40%，一般出现在术后 3 个月左右。其表现为当有味觉刺激存在并有咀嚼运动时，患侧颞部或颊部皮肤出现潮红及出汗。多数学者认为其病因是手术切断了分布于腮腺的副交感神经纤维及分布于汗腺和皮肤血管的交感神经纤维，目前尚无有效、安全、成功的治疗方法。大多数患者仅感觉不适，但是影响不大，一般很少主动要求治疗。

四、腮腺肿瘤的康复及出院指导

1. 饮食

为避免影响伤口愈合，减少唾液分泌，禁忌酸性、刺激性食物，嘱患者按医嘱于进食前 30 分钟服用阿托品。饮食宜含有高能量、高蛋白质和丰富维生素，避免过烫及刺激性食物，如浓茶、咖啡、干硬食物。保持口腔清洁，饭后漱口，早晚刷牙。

2. 活动与休息

注意劳逸结合，适量活动。可进行散步等轻体力活动，以逐步恢复体力。继续面肌功能训练，行颈淋巴结清扫术者继续颈肩功能锻炼。

3. 告知患者

因术中机械刺激，面神经可能出现暂时性麻痹，可出现皱额、闭眼、口角偏向健侧等症状，但可逐渐恢复。包扎绷带勿擅自松解或去除，必须遵医嘱执行，以免发生涎瘘。

4. 定期复查

良性肿瘤复查的时间可稍微长些，恶性肿瘤复查于出院后 1 年内 3 个月一次，第 2～3 年 6 个月一次，有异常时及时就诊。

（蒲金霞）

第八节 舌下腺肿瘤

舌下腺肿瘤少见,约占涎腺肿瘤的1%,其中恶性肿瘤占90%以上。以腺样囊性癌为最多,其次为黏液表皮样癌及腺癌。影响舌下腺肿瘤预后的主要因素是首次手术切除的彻底性及肿瘤的病理类型、分化程度和临床分期。局部复发和转移是主要的致死原因。舌下腺发生恶性肿瘤的机会多,早期发现和治疗效果较好。

一、病因

病因目前不明确,但多数涎腺癌的发生与环境因素有关,如热、慢性损伤、紫外线、X线及其他放射性物质都可成为致癌因素。另外,如神经精神因素、内分泌因素、机体的免疫状态,以及遗传因素等都被发现与疾病的发生有关。

二、护理评估

1. 一般评估

评估患者的性别、年龄、民族、家族史、个人史、健康史及全身情况。

2. 症状与体征

舌下腺肿瘤几乎均为恶性,早期不易发现,临床上多以舌下神经受累的症状为主诉,表现为患侧舌痛、麻木及舌肌萎缩,双合诊检查可及舌下区肿块,若肿块质硬、边界不清、活动不佳伴疼痛,应考虑为恶性肿瘤。评估有无吞咽障碍、语言沟通困难及口腔有无感染,评估患者呼吸情况,有无肿瘤压迫致上呼吸道梗阻的发生。

3. 营养评估

因吞咽障碍及疼痛,患者进食减少,应使用营养筛查表对患者进行营养筛查,对营养风险者进行营养评定。

4. 辅助检查

(1)下颌骨X线检查以判断是否累及下颌骨。

(2)B超、CT及MRI检查有助于了解舌下腺肿瘤的大小、范围。

5. 治疗要点

舌下腺癌应做联合根治术,局限于舌下腺内的肿块可做舌下腺切除术。如明确诊断为腺样囊性癌且和骨黏膜连接或者贴近舌侧骨膜,应考虑做下颌骨切除,术后辅以放射治疗。

6. 术后评估

术后评估参见本章颌下腺肿瘤部分。

三、护理措施

1. 术前护理

（1）饮食护理：进食困难患者，饮食宜选用易吞咽的食物，少量多餐，避免进食粗糙、辛辣食物。

（2）语言沟通：因肿瘤部位特殊，致舌体抬高，患者发音模糊、吐词不清，耐心倾听患者讲话，必要时准备纸笔，方便患者交流。

（3）口腔准备：保持口腔清洁，术前一日漱口液含漱，必要时洁齿。有继发感染者，遵医嘱予以抗生素治疗，待急性炎症消退后再行手术。

（4）疼痛护理参见本节颌下腺肿瘤部分。

（5）颏下、颌下区备皮。

2. 术后护理

（1）体位：参见本节颌下腺肿瘤部分。

（2）饮食：术后进食3～5天半流质饮食，逐渐过渡到普通饮食。因术后伤口牵拉痛影响到患者进食，鼓励患者少量多餐，可进食温凉饮食以减轻疼痛。

（3）伤口护理：术后放置引流膜或负压引流管，保持引流通畅，观察伤口渗血情况、创口有无活动性出血、口底肿胀情况及呼吸道是否通畅、有无呼吸功能不良，发现异常及时通知医师并协助相应处理。

（4）口腔护理：每天2～3次，指导患者饭后、睡前使用漱口液漱口，保持口腔清洁，注意观察有无口腔异味。

（5）疼痛护理：术后反应性肿胀、伤口牵拉致患者疼痛，向患者解释术后2～3天即可缓解。患者不能耐受疼痛时，遵医嘱给予镇痛药，并观察用药后患者疼痛缓解情况。

（6）术后并发症及其防范。

1）术后出血或血肿：术中有效止血，可减少术后出血。术后大的血肿会影响呼吸道通畅，如出现呼吸道梗阻时应打开伤口进行清创。

2）颌下腺肿胀或急性颌下腺炎：术中不切除颌下腺，注意暴露和保护颌下腺导管，避免颌下腺导管的损伤。

四、舌下腺肿瘤的康复及出院指导

（1）饮食指导。忌辛辣、刺激性食物，饮食宜清淡、易消化。

（2）注意口腔卫生，避免食物残留，进食后漱口。

（3）注意休息，适当运动，如行颈淋巴清扫术，出院后继续颈肩功能锻炼，指导建立良好的生活方式及掌握合理的营养补充。

（4）指导患者自我监护，及时发现肿瘤复发。出院后3个月、半年复查，不适随时就诊。

（蒲金霞）

第九节 颌下腺肿瘤

颌下腺恶性肿瘤的发生率高于腮腺，良、恶性肿瘤各约占1/2，或恶性略多于良性。良性肿瘤主要是混合瘤，其他类型极少见。恶性者居首位者是腺样囊性癌，其次为黏液表皮样癌，两者占颌下腺恶性肿瘤的一半以上。此外，颌下腺恶性肿瘤还包括鳞状细胞癌、腺癌、导管癌和乳头状囊腺癌等。在涎腺肿瘤中，颌下腺恶性肿瘤预后最差，主要原因是腺样囊性癌的发生率较高。

一、病因

颌下腺肿瘤的病因目前不明确，但多数涎腺癌的发生与环境因素有关，如热、慢性损伤，紫外线，X线及其他放射性物质都可成为致癌因素。另外，如神经精神因素、内分泌因素、机体的免疫状态及遗传因素等都被发现与该病发生有关。

二、护理评估

1. 一般情况

一般情况见舌下腺肿瘤。

2. 症状与体征

颌下腺肿瘤多表现颌下三角区肿块，良性肿瘤表面光滑，边界清楚，呈结节状，活动度好，无疼痛，生长缓慢，病史较长；恶性肿瘤生长较快，质硬，边界不清，常伴疼痛。腺样囊性癌多有邻近神经受累的临床表现：舌神经、舌下神经受累出现患侧舌麻木、偏斜及运动障碍，面神经下颌缘支受累出现患侧口角歪斜及下唇运动障碍。黏液表皮样癌破溃有黏液样物溢出。评估肿瘤位置、大小、质地、患者呼吸情况及疼痛性质。

3. 心理-社会评估

未确诊前患者及家属十分担忧、恐惧，对医护人员的言语、态度十分敏感。患者对手术不了解，对手术等未知情况惶恐不安。

4. 辅助检查

（1）B超检查：双侧对比可了解颌下腺病变情况，因为下颌下腺包膜较厚，腺体内有面动脉迂曲行走，单做一侧B超易误诊。

（2）影像学检查：X线拍片可了解颌下腺肿瘤特别是紧贴下颌骨者骨质有无破坏及

破坏范围。

（3）细胞学检查对颌下腺肿瘤术前的定性诊断有重要意义，颌下腺肿瘤禁忌行活体组织病理学检查。

5. 治疗原则

颌下腺肿瘤均为手术切除。由于颌下区解剖不如腮腺复杂，手术较简单。手术原则是术中处理好两处血管，即颌外动脉起始部及其越过下颌骨下缘部；保护好三支神经，即面神经下颌缘支、舌神经及舌下神经。手术方式有颌下腺切除术及颌下腺癌联合根治术。当颌下腺恶性肿瘤累及下颌骨时预后不佳，下颌骨受累时，应行下颌骨部分切除并辅以术后放疗，以提高治疗效果。

6. 术后评估

（1）术中情况：手术、麻醉方式、术中使用的特殊药物、有无影响术后恢复的问题及并发症，患者的引流、输血输液情况、特殊装置等。

（2）生命体征：体温、脉搏、呼吸、血压、意识及动脉血氧饱和度。术后对呼吸功能的评估尤为重要，应注意呼吸是否通畅，有无呼吸功能不良的征象。

（3）伤口评估：伤口敷料情况，伤口有无感染，引流管是否通畅，引流液的颜色、性质及量。

（4）并发症观察：有无舌麻木、偏斜，运动障碍，患侧口角歪斜，下唇运动障碍等，伤口有无肿胀及疼痛。

三、护理措施

（一）术前护理

1. 心理护理

针对患者可能出现的心理问题，如焦虑、恐惧等，应给予耐心疏导，做好心理护理。对患者解释手术目的、方法及注意事项，使患者积极配合手术。

2. 疼痛护理

正确评估疼痛的原因，给予去除病因处理，必要时遵医嘱给予镇痛药。

3. 口腔护理

指导保持口腔内清洁，进食后漱口，术前一日用漱口液含漱，必要时洁齿。

4. 术区皮肤准备

口周、患侧下颌下直径 15～20 cm 区域备皮。男性剃净胡须，女性勿擦口红。

（二）术后护理

1. 体位

全身麻醉未完全清醒时，去枕平卧。麻醉完全清醒后，取半卧位或头高脚低位，有利于伤口引流，减轻头面部肿胀，减轻疼痛。

2. 饮食护理

因有不同程度的吞咽疼痛，术后第 1 日起进食半流质饮食，第 4 日可进食普通饮食。食物勿过热、过烫，以减少疼痛及出血。

3. 伤口护理

（1）伤口包扎松紧度要适宜，加压包扎一般于术后 1 周拆除。

（2）术后伤口留置橡皮引流膜或负压引流管 24～48 小时。留置橡皮引流膜者观察包扎敷料渗出情况，留置负压引流管者保持引流通畅，观察引流液颜色、量及性质。

（3）密切观察伤口有无出血现象，注意观察口底肿胀程度、渗血情况，有无口底黏膜颜色改变和舌体抬高、运动受限等异常情况，包扎敷料及引流管有无新鲜渗血等，发现异常及时通知医师并协助相应处理。

4. 呼吸道管理

口底、咽侧壁肿胀或颌下区不适当的加压包扎，以及术后伤口内积血、积液多，容易导致积液流向口底疏松组织，引起组织肿胀，影响呼吸道通畅。注意观察口底肿胀情况及呼吸频率、幅度、口唇颜色变化，及时发现呼吸困难并给以对症处理措施，通知医师并及时处理。

5. 口腔护理

术后口腔护理每天 2～3 次，进食后用朵贝氏液漱口，防止食物残渣滞留，降低口腔异味，促进伤口愈合。

6. 术后并发症及其防范

（1）神经损伤：颌下腺切除手术容易造成面神经下颌缘支、舌神经、舌下神经损伤，多为暂时性，肌内注射维生素 B_1 及维生素 B_{12}，并配合理疗，指导进行面肌功能锻炼，一般术后 3～6 个月可恢复。

（2）伤口血肿或积液：血肿常为术中止血不彻底所致，术中对颌外动脉近心端的结扎要牢固。术后出现血肿，应打开伤口进行清创。如有积液，则可穿刺吸尽或于原引流口放置橡皮条引流后加压包扎，一般 1 周可以愈合。

（3）吞咽疼痛：主要是咽旁水肿及局部炎症刺激所致。给予抗感染治疗并辅以理疗，2～3 天可以恢复。

（三）颌下腺肿瘤的康复及出院指导

（1）饮食指导。宜高热量、高蛋白、富含维生素饮食。

（2）休息与运动指导。继续面肌功能锻炼，适量运动，避免重体力劳动。

（3）指导患者了解肿瘤复发的临床表现，进行自我监护。

（4）指导患者保持情绪稳定，建立良好的生活方式。

（5）定期复查，遵医嘱3个月、半年复诊，出现不适及时就诊。

（蒲金霞）

第十节 上颌窦癌

上颌窦位于鼻旁两侧的上颌骨体内，是一个含有腔洞的锥形骨，有上、前、内、外四个壁，其壁内有黏膜生长，覆盖鳞状上皮细胞。发生在上颌窦腔内的恶性肿瘤，一般统称为上颌窦癌，其中以鳞状细胞癌最为多见，是较常见的头颈部恶性肿瘤，在头颈部恶性肿瘤中居于第二位。上颌窦作为鼻窦中容积最大的部位，其恶性肿瘤的发生率亦为各鼻窦之冠，我国北方较多见，好发于40～60岁，男性发病高于女性，居男性恶性肿瘤的第7～8位。

一、病因与分类

（一）病因

病因未明，可能与下列诱因有关。

（1）长期慢性炎症性刺激导致上颌窦黏膜高度非典型增生，最终引起癌变。

（2）经常接触致癌物质，从事镍制靴工种的工人经常受到粉尘理化刺激。次硫酸镍及氧化镍被认为是主要致癌因素。

（3）接触荧光粉放射物质。

（4）吸烟、饮酒刺激。

（二）病理分类

上颌窦癌以中度分化的鳞状细胞癌为多，其他类型有腺癌、腺样囊性上皮癌、未分化癌、肉瘤。肿瘤初期在窦内黏膜生长，继而破坏骨壁，扩展到窦外。其好发于上颌窦的下半部（约占2/3），常破坏前壁而累及面前或龈沟组织，或破坏牙根部，而使牙齿松动或脱落，肿瘤可由牙龈或硬腭穿破而溃入口腔。上颌窦内壁常受肿瘤压迫或破坏而侵入鼻腔，引起鼻塞。少数向后扩展，穿破骨壁而累及翼腭窝。上壁受累时，肿瘤可压迫眼球上移，一般突破眼眶骨膜蔓延至眶内者较少。上部肿瘤常累及筛窦，向后上扩展时，使眼球外突，或累及颅底；向外扩展可累及颧骨甚至侵入颞下凹。晚期多累及全窦。由于上颌窦腔淋巴系统不丰富，所以上颌窦恶性肿瘤淋巴转移发生较晚，常见的转移部位是颌下淋巴结和前上颈淋巴群。

二、临床表现

1. 症状

上颌窦癌的早期诊断常常是治疗能否成功的关键，因而应注意与牙周病、根尖病、慢性上颌窦炎等相鉴别。上颌骨部位膨胀，根据向上颌窦外、内或上、下生长发展不同可出现鼻部症状、眼部症状、面颊部症状及牙齿的松动脱落等表现。最多见的症状为鼻的异常渗出液、鼻阻塞、面部肿胀及牙痛等。

（1）鼻的异常渗出液：以血性分泌物较多，少数并有恶臭。

（2）鼻阻塞：多由鼻侧壁受压所致，少数由瘤组织侵入鼻腔而阻塞。

（3）疼痛：当上颌窦下部病变肿瘤压迫上齿槽神经时，上齿槽疼痛为最多，依次为患侧头痛、面颌部痛及鼻痛等。上颌窦上部病变亦可出现眼痛或眼眶痛等。

（4）面部肿胀：为肿瘤累及面前软组织表现。

（5）眼球移位：眼球突出或有复视。

（6）面部皮肤知觉减退：由肿瘤压迫或累及眶下神经所致，其减退部位为患侧面部及上唇皮肤。

（7）张口困难：为癌瘤穿破后壁向上颌窦后方扩展累及翼肌的表现。

（8）上牙松动或脱落：多为第1～2磨牙。

（9）其他：晚期病变累及鼻咽时，可出现听力减退或耳鸣，偶见肿瘤溃破大出血。

2. 体征

（1）上颌肿块：多出现在尖牙窝上方，为边界不清的隆起，呈橡皮样硬度、固定，亦可出现于牙槽突或硬腭。

（2）鼻腔肿物：触之易出血，并有脓血性分泌物。

（3）眼球移位或突出：眶下壁隆起，饱满。

（4）齿槽或硬腭肿胀：牙齿松动或脱落。

（5）颈淋巴结肿大。

三、检查

1. 影像学检查

（1）X线检查：诊断意义不大，因为上颌窦侧位平片由于骨质重叠，显像不清。鼻窦正侧位平片及断层片能见到上颌窦腔扩大及骨质破坏。

（2）CT检查：能显示组织密度的细微差别，尤其是可显示一般X线片难以发现的上颌窦后壁骨质破坏和累及范围，能确定病变与周围关系，应列为常规检查。

（3）MRI检查：有良好的软组织分辨效果，有助于了解肿瘤侵犯周围软组织及重要器官的情况，指导放疗和手术。

2. 活组织病理检查

早期可行上颌窦穿刺细胞学检查，必要时行上颌窦开窗探查，以采取活组织行病理检查。晚期肿瘤破溃者，可在瘤组织表面直接钳取活检。

四、治疗

1. 治疗原则

上颌窦癌是头颈部较难控制的癌瘤之一，因患者发现较晚，以及肿瘤扩展常累及邻区诸组织及器官，各种治疗方法均难发挥满意效果。然而本病变主要是局部恶性，只要做到彻底控制原发癌，则治愈的机会较大。应以外科手术治疗为主的综合治疗为原则，即于术前或术后配合放疗或化疗，如有颈部淋巴结转移者应行颈部淋巴结清扫术等综合治疗。而术前放射与手术的综合治疗，是目前国内外较多采用的治疗方法。

2. 治疗方法

（1）放射治疗：单纯放射治疗多采用上颌窦正侧野等中心照射，照射范围主要根据肿瘤侵犯范围而定，照射野开始时要大，当肿瘤量达 40 Gy 后，缩小照射野，增加总量至 70 Gy 以上。术前放疗按上述方法设野，照射肿瘤剂量为 40 Gy/4 周，如果后壁有破坏，则单独设野至少照射总量 60 Gy，休息 2~3 周后手术。术后放疗：一种是术前已行放疗但手术切除不彻底，有肿瘤残存，需要补充剂量 30~40 Gy；另一种是未行术前放疗，手术不彻底或手术后复发，先行大野照射 40 Gy，然后缩野至残存部位，增加肿瘤剂量至 70 Gy 以上。

（2）手术治疗：对于早期上颌窦癌，外科手术是首选的治疗手段，可在术前进行放疗，一般在放疗结束后 3~4 周再进行手术。对于普通的早期上颌窦癌病例，原则上应行上颌骨全切除术；若癌肿累及眶下板时，需行全上颌骨并包括眶内容物切除；若病变波及周围部位，应施行上颌骨扩大根治性切除术，甚至施行颅颌联合切除术；如有颈部淋巴结转移者应行颈部淋巴结清扫术。

（3）化学治疗：晚期患者可行辅助化疗，主要以含铂类的联合化疗方案为主。

五、护理措施

（一）护理要点

1. 饮食护理

根据患者的实际情况进行饮食调节，宜进食温凉清淡富含维生素的无刺激性软食，缓慢进食。忌食煎炒、辛辣、刺激性、过硬、过热的食物，以保护口咽部黏膜。在营养支持的同时，必须保证足够水分的供给，促进毒素排出。

2. 疼痛护理

骨质侵犯合并感染时，常引起剧痛，应给予镇痛剂及抗感染治疗。

3. 放射治疗的护理

（1）放疗前口腔准备：放疗前清洁牙齿，治疗口腔炎症，要常规拔除深度龋齿和残根，除去金属冠等，待伤口愈合（10~14天）后方可行放疗，避免继发感染和骨髓炎。

（2）眼鼻护理：肿瘤侵犯眼眶时，眼球运动受限，外突或移位及视力障碍，应予保护，行眼冲洗、氯霉素滴眼，放疗时尽量保护好眼睛，用铅块遮挡或戴眼罩。放疗中如鼻干燥，可滴液状石蜡滑润，鼻塞可滴麻黄碱或萘甲唑林。

（3）预防术后伤口感染的护理：术后1~2周行鼻饲饮食，以避免经口进食污染创面。每日3~4次进行口腔清洁，清除口腔分泌物。经常擦拭面部缝合缘表面的分泌物，勿使伤口感染。

（4）上颌窦腔护理：上颌窦冲洗可清洁窦腔，减少感染，减轻症状。同时为了提高放射敏感性，照射前行上颌窦切开引流，每日冲洗一次，并用盐水纱条填塞，注意勿遗留纱条于窦腔内。其方法是：对单纯根治放疗且上颌窦开窗者冲洗时，选用无菌导管插入窦腔约60 cm固定，接输液管；对术后放疗患者冲洗时，冲洗头连接输液管，患者取坐位，用0.3%过氧化氢溶液500 mL冲洗窦腔中的坏死脱落组织和分泌物，再用生理盐水将过氧化氢冲净，每日冲洗1~2次。开窗者冲洗后要将生理盐水纱条贴于窦腔各壁，纱条一角留于窦腔口，便于取出，一般纱条在窦腔内留置实际不超过24 h，以免继发感染。对未手术又未开窗者可自然孔冲洗，严密观察病变肿胀、疼痛、皮肤色泽等情况。

（二）健康教育

（1）放疗前要常规拔除深度龋齿和残根，待伤口愈合后7~10天方可行放疗。

（2）指导患者放疗后3年内禁止拔牙，如确需拔牙应加强抗感染治疗，以防放射性骨髓炎的发生。

（3）指导患者坚持行上颌窦腔冲洗。

（4）指导患者在放疗期间和放疗结束后3~6个月，仍应坚持做张口运动训练，防止颞颌关节功能障碍。

（5）加强口腔护理，嘱多饮水，保持口腔湿润。

（6）定期复查，上颌窦癌治疗后应定期复查，如有不适及时就诊。

（蒲金霞）

第十一节 口腔颌面部损伤

口腔颌面部是人体的暴露部分,易受损伤。由于该部位的解剖生理特点既是呼吸道和消化道开口所在,又是人体重要感官集中的区域,该部位的损伤不仅可以引起机体组织器官不同程度的反应和功能障碍,而且常造成面型的缺陷甚至毁损,产生严重的心理创伤。因此,口腔颌面部损伤的正确救治和护理十分重要。

一、病因、发病机制与临床特点

(一)病因、发病机制

口腔颌面部位于人体显露部位,不论平时或战时均易遭受损伤。平时多因工伤、交通事故和生活中的意外所致,战时则以火器伤为主。临床上口腔颌面部损伤较常见。

(二)损伤特点

人体遭受损伤后,受伤部位出现肿胀、疼痛、出血、功能障碍和相应的全身反应,这是损伤的共同特点。口腔颌面部由于解剖生理特点及功能的要求,损伤后还有其特殊性。同时,急救措施也有其特点。

1. 易并发颅脑损伤

颜面骨骼与颅骨毗邻,尤其是上颌骨与颅底紧密连接,上颌骨或面中 1/3 部损伤时常并发颅脑损伤,包括脑震荡、脑挫伤、颅内血肿和颅底骨折。诊治患者时务必充分注意。

2. 易发生窒息

口腔颌面部在呼吸道上端,外伤后可因软组织移位、水肿、舌后坠、血凝块和分泌物的堵塞而影响呼吸或发生窒息。

3. 口腔颌面部血循环丰富在损伤时的利弊

由于颌面部血运丰富、血管吻合支多,加之静脉瓣缺乏,所以伤后易引起大量出血。而且颌面部皮下组织疏松、筋膜间隙多,伤后易形成组织内血肿,易继发感染或纤维化而形成瘢痕。但因血运丰富,组织的愈合能力和抗感染能力均较强,利于创口愈合。

4. 发生感染

口腔颌面部腔窦多,如口腔、鼻腔、上颌窦等,在这些腔窦内存在大量的病原菌。外伤后,创口易与腔窦相通,由于异物的污染与存留,则易发生感染。

5. 易致功能障碍和颜面部畸形

颌面骨折或颞下颌关节损伤均可影响咀嚼功能,而且口腔颌面部也是呼吸道及消化道的入口，对呼吸、咀嚼、吞咽、语言及表情等方面有重要生理功能。损伤后引起的组织移位、缺损或面神经损伤，都可造成颜面畸形和功能障碍，给患者生活和精神上带来极大痛苦。

二、临床表现

口腔颌面部损伤的类型很多，由于损伤原因和程度不同，症状与体征亦各有不同，轻者不留后患，重者可丧失生命。临床上以软组织损伤、牙和牙槽骨损伤以及颌骨骨折最为常见。

1. 口腔软组织损伤

口腔颌面部软组织损伤分为闭合性损伤与开放性损伤。前者常见有挫伤和血肿，表现为疼痛、肿胀、皮肤变色与皮下瘀血等。后者常见有棒伤、割伤、刺伤、撕裂伤、咬伤、火器伤等。损伤部位有不同程度的肿胀、伤口出血、疼痛，甚至有咀嚼功能障碍等。

2. 牙及牙槽骨损伤

这类损伤多发生在前牙区，常因碰撞、打击、跌倒或咀嚼硬物而引起。轻则牙体松动，重则发生牙脱位、牙折断以至伴发牙槽骨折，主要表现为一个或多个牙齿松动或脱位、牙折。有牙槽骨骨折时可见附近的软组织及牙龈撕裂、出血与局部肿胀。牙错位造成咬𬌗关系紊乱。

3. 颌骨骨折

颌骨骨折包括上颌骨骨折、下颌骨骨折及上下颌骨联合骨折等。由于下颌骨位于面部最突出的部分，因而下颌骨骨折远较上颌骨骨折常见。下颌骨骨折，骨折线易发生在解剖结构较薄弱的部位，如颏孔、下颌角、髁状突等部位。由于下颌骨周围有强大的开口肌、闭口肌肉附着，因此骨折时，一般均有错位、咬𬌗关系紊乱等。其主要表现为局部疼痛、肿胀、出血和局部压痛、骨折片移位，有咬𬌗紊乱以及相应的症状。

三、诊断

通过详细询问病史并结合临床表现和解剖特点，不难做出正确诊断。

X 线片可判断骨折部位及骨折片移位程度等。

四、治疗

（一）急救治疗

口腔颌面部损伤的患者可能出现危及生命的并发症，如窒息、出血、休克及颅脑损伤等，应及时抢救。

1. 窒息的急救

外伤性窒息的原因大致分两种：一为阻塞性窒息，一为吸入性窒息。阻塞性窒息可因异物、血凝块、移位的组织瓣以及下颌骨颏部双侧骨折及粉碎性骨折造成舌后坠或上颌骨骨折、软腭下后坠，阻塞咽腔而发生窒息；也可因鼻腔及口咽组织肿胀，导致呼吸道阻塞而引起窒息。吸入性窒息多因患者昏迷，分泌物、血液、呕吐物等被吸入气管而引起窒息。

窒息的前驱症状有烦躁不安、出汗、面色苍白、口唇发绀、鼻翼翕动，严重时出现"三凹"体征，晚期出现脉弱、脉快、血压下降、瞳孔散大，最后出现完全窒息。急救措施如下。

（1）解除阻塞：用手指或止血钳伸入口腔咽喉部，将异物取出或移动组织瓣。用口吸橡皮管或用吸引器吸出分泌物、血液、血凝块等。如有舌后坠时，先托双侧下颌角向前上方，立即用穿好粗丝线的大弯针在舌背正中线距舌尖1.5~2 cm处贯穿舌体，将缝线固定于外衣扣上或用胶布固定于颏部。无缝合针线时，可用大别针如上法操作，上颌骨水平骨折，软腭向下后坠落压于舌背时，在清除异物后，用压舌板或筷子、铅笔横放于上颌双尖牙颌面下，将上颌骨及骨折块托起，用绷带固定于头上。

（2）改变患者体位：先解开颈部衣扣。患者神志清楚时，使其面部向下；神志不清时，使其俯卧，前额垫高，让分泌物自然流出；也可采用仰卧位，头偏向健侧。

（3）放入通气管：对神志不清的患者，除以上处理外，可再放入通气管。对下颌体前部粉碎性骨折或双侧骨折的患者，需运送时，即使神志清醒，亦应放通气管。

（4）药物应用：需要时可注射尼可刹米、山梗菜碱或安钠咖以兴奋呼吸中枢。

（5）环甲膜穿刺或气管切开：以上方法都不能使呼吸道维持畅通时，应迅速用粗针头由环状软骨和甲状软骨之间的环甲膜刺入气管，或将环甲膜切开，以暂时解除窒息，随后尽早行气管切开术。

2. 出血的急救

口腔颌面部损伤后出血较多。如伤及较大血管，处理不及时可导致死亡。对口腔颌面部出血的急救，首先应判断出血部位、性质（动脉、静脉或毛细血管出血），并估计失血量。如患者表现为面色苍白、无力、眩晕、出汗、口渴、呼吸浅速、脉搏快弱以及血压下降，估计失血量已超过800 mL，除立即止血处理外，如有条件，同时给予静脉输液或输血。临时止血法如下。

（1）压迫止血：对一般性出血，将移位的组织瓣复位后，包扎稍加压力即可止血。开放性或洞穿性创口或口底出血，可用纱布填塞，外面再用绷带加压止血。临时指压颌面表浅动脉于骨骼上，也能收到暂时止血的目的。如颞部、头顶、前部出血，可压迫耳屏前，下颌髁状突上方凹陷处的颞浅动脉。颜面出血，可压迫下颌角前切迹处之颌外动脉。头颈部大出血，紧急时可在胸锁乳突肌中份前缘以手指触到搏动后，向后压迫于第六颈椎横突上，压迫时间不超过3分钟，注意压迫易导致心律失常，甚至心搏骤停。

（2）结扎止血：对较大的出血点，可用血管钳夹住做结扎止血或连同止血钳包扎后转送。

（3）药物止血：如局部应用云南白药、吸收性明胶海绵及止血粉等。全身性止血药物亦可应用，如维生素K、酚磺乙胺、卡巴克洛、仙鹤草素等。

3. 休克的急救

口腔颌面部严重的复合伤，可因出血或创伤导致休克，要注意休克早期和休克期的全身变化。休克的处理原则为安静、镇痛、止血、输液，可用药物协助恢复和维持血压。对失血性休克，可快速输血。

4. 合并颅脑损伤的急救

颌面部损伤，尤其上颌骨严重骨折的患者，常伴有不同程度的颅脑损伤，应加以注意。凡有颅脑损伤的患者，应卧床休息，减少搬动，暂停不急需的检查或手术。如鼻或外耳道有脑脊液外流时，禁止做耳、鼻内填塞与冲洗，以免引起颅内感染。如有颅内压增高现象，应控制入水量，并静脉推注或滴注20%甘露醇200 mL或静脉注射50%葡萄糖液40～60 mL，每日3～4次，以减轻脑水肿、降低颅内压。地塞米松对控制脑水肿亦有良效。对烦躁不安的患者，可肌内注射苯巴比妥钠，但不可过多用药，以免影响对患者的观察。一般禁用吗啡，以免抑制呼吸，影响瞳孔变化及引起呕吐，增加颅内压。如病情恶化，颅内有血肿形成，应及时请有关专科医生会诊处理。

5. 预防与控制感染

口腔颌面部损伤的创面常被细菌和尘土等污染，甚至异物嵌入组织内，因此感染对患者的危害性有时比原发损伤更为严重，故预防和控制感染也是急救治疗中的重要问题。在有条件时，应尽早进行清创缝合术，如没有条件，应早期包扎创口，防止外界细菌继续侵入。为了预防破伤风，伤后应及时注射破伤风抗毒素，及早使用广谱抗生素。

6. 包扎和运送

（1）包扎：包扎是急救过程中不可缺少的治疗措施，起到压迫止血、暂时固定骨折、保护并缩小创面、减少污染或唾液外流等作用。常用的包扎方法有以下几种。

1）四尾带包扎法：将绷带撕（剪）成四尾形，颏部衬以棉垫，将左、右后两尾结在头顶前，左、右前两尾结在枕骨结下，然后再将二尾末端结扎于头顶部，起包扎和制动作用。

2）"十字"绷带包扎法：用绷带先围绕额枕部缠绕2～3圈后，自一侧反折由耳前区向下绕过颏部至对侧，再由耳前区向上越过顶部呈环形包绕，如此反复数次，末端用胶布固定。或在围绕额枕部2～3圈后将绷带穿越绕头绷带而不用反折方法亦可达到同样效果。

（2）运送：运送伤员时应保持呼吸道通畅。昏迷伤员可采用俯卧位，颈部垫高，使鼻腔悬空，有利于唾液外流和防止舌后坠。一般伤员可采取侧卧位或头侧向位，避免血凝块及分泌物堆积在口咽部。运送途中，应随时观察伤情变化，防止窒息或休克发生。搬动疑有颈椎损伤的患者，应2~4人同时搬运，由一人稳定头部并加以牵引，其他人则以协调的力量将伤员平直滚抬到担架上，颈下应放置小枕，头部两侧用小枕固定，防止头部摆动。

（二）处理原则

1. 口腔颌面部软组织损伤

在早期清创处理中，应尽量保留组织，一般仅将破碎的创缘略加修整，去除坏死组织。新鲜而整齐的切割伤，可不切除组织。眼睑、耳、唇、舌等处的撕裂伤，即使大部分游离，仍应保留；有时甚至完全断离的组织，在数小时内缝合回原处，也可能存活。

2. 牙及牙槽骨损伤

（1）局麻下将骨折片及牙齿复位。

（2）可选择单颌牙弓夹板结扎固定。

（3）抗感染。

3. 颌骨骨折

（1）对颌骨骨折的患者首先要检查其是否合并颅脑及重要脏器或肢体严重损伤，如全身情况不佳，应首先抢救患者的生命，待生命体征平稳后再处理颌骨骨折。

（2）在处理颌骨骨折时，首先要对骨折创口进行清创处理，当颌骨骨折伴有软组织损伤时，清创后应先缝合口内创口，再作骨折复位和固定，最后缝合外部创口。如有软组织缺损、不能严密缝合时，应采用皮片或皮瓣消灭创面。尽早地复位固定骨折段，可以避免其发生错位愈合。在进行骨折段复位固定时，应以恢复患者原有的咬𬌗关系为治愈标准。如伤后时间过长，骨折端可发生纤维错位愈合而难以复位，需借助弹性牵引的力量使之逐渐复位；如骨折端已发生骨性错位愈合，则只有通过手术来复位。复位后必须先用适当的方法进行可靠的固定，以免颌骨骨折再重新移位。下颌骨骨折一般应固定4周左右，关节部骨折可固定2~3周，上颌骨骨折可固定3周左右。在颌骨骨折治疗过程中常利用牙进行骨折段的固定，故尚存的牙齿应尽量保存，骨折线上的牙除为病牙或松动、裸露过多的牙应拔除外，一般也应尽量保留，儿童患者的恒牙胚已暴露并有感染可能者，也应去除。

（3）在进行骨折处理的同时，全身应使用抗生素以防治感染。骨折早期可内服、外敷中草药以消肿、止痛、活血化瘀，促进血肿消散及骨折愈合。常用的活血化瘀方剂有和营止痛汤或桃仁承气汤、复元活血汤等。常用中成药有三七片、跌打丸等。

五、护理评估

1. 健康史

了解患者的全身健康状况和口腔卫生情况。

2. 身体评估

参考临床表现。

3. 心理、社会评估

颌面部损伤多因工伤、暴力或交通事故所致，常给患者及家属带来重大打击，患者出现不同程度的恐惧与焦虑情绪。

六、主要护理诊断／问题

1. 疼痛

该症状与外伤、皮肤黏膜破损、骨折有关。

2. 组织完整性受损

该症状与外伤有关。

3. 口腔黏膜改变

该症状与损伤、下颌制动，致口腔护理障碍有关。

4. 吞咽困难

该症状与疼痛、咬殆错乱、咀嚼功能障碍、下颌制动有关。

5. 恐惧、焦虑

该症状与突发的伤害及手术有关。

6. 潜在并发症

潜在并发症有出血、感染、窒息等，与下列因素有关：①伤口渗血、手术创伤；②伤口暴露、污染；③局部肿胀严重，口内有血块未及时清除等。

7. 营养失调：低于机体需要量

该症状与咀嚼或吞咽困难有关。

七、护理目标

（1）患者疼痛减轻或消失。

（2）患者恢复正常的咬殆关系和咀嚼功能。

（3）患者接受现实，恐惧、悲观情绪减轻。

（4）避免并发症发生，患者顺利康复出院。

八、护理措施

口腔颌面部损伤的患者，一般发病急，病情变化快，常因窒息、出血、休克及合并颅脑损伤等而使病情加重。因此，在口腔颌面部损伤患者的急救和治疗工作中，护理工作非常重要。

1. 心理护理

口腔颌面部损伤后，轻者仅在皮肤遗留瘢痕，重者可造成面部畸形。患者由于难以接受而情绪激动或郁闷，尤其是一些年轻女性患者，心理上更容易产生悲观、失望、焦虑等不良情绪。因此，护理人员应根据患者不同的心理问题加以疏导，鼓励患者说出使其不安及担忧的感觉和想法，以减轻压力，给予耐心解释及安慰，使其主动配合治疗。

2. 基础护理

创造良好的治疗环境，保持病房清洁安静，注意个人卫生，尤其是鼻咽口腔的卫生，预防感染。

3. 一般护理

（1）观察生命体征：测量体温、脉搏、呼吸、血压，观察神志及瞳孔的变化。

（2）遵医嘱做皮试：如青霉素、链霉素、普鲁卡因、破伤风抗毒素等皮肤试验，及时注射破伤风抗毒素。

（3）根据伤情准备急救用品：如氧气筒、吸引器、气管切开包、急救药品、输液架等。

（4）按医嘱要求及时输血、输液，全身应用抗生素。保持患者呼吸道通畅，及时清除口、鼻腔分泌物、呕吐物、异物及血凝块以预防窒息，必要时行气管插管或气管切开术，缺氧患者及时给氧。

（5）患者体位：经急救处理后，患者一般取仰卧头偏向一侧体位，以利口内液体自行流出。出血不多及合并颅脑损伤的患者可采取半卧位，以利血液回流，减轻局部组织水肿。

（6）局部观察：口内有夹板或颌间栓丝固定的患者，应定期检查，发现钢丝松动或刺伤黏膜及时根据病情调整。

4. 口腔护理

颌间固定的患者进食困难，因无法咀嚼而失去口腔自洁作用，食物残渣易积聚于夹板、连接丝和牙间隙内，因此对这类患者保持口腔卫生十分重要，在每次进食后，都应用冲洗器、棉签或小牙刷进行口腔的清洗工作。

5. 饮食护理

口腔颌面部损伤患者，正常摄食都很困难。合理饮食对患者减少体内消耗、促进创伤恢复非常重要。

（1）进食的性质和种类：根据医嘱，可给予流质、半流质、软食或普食。根据病情需要，可用高蛋白及高热量、维生素丰富的饮食。特殊患者应由医生特殊制订，如腮腺或颌下腺损伤在治疗期不食酸性饮食；而腮腺导管损伤后，经导管吻合或导管再造术治疗期间，应让患者多食酸性饮食，以促使导管畅通。

（2）进食方法：根据伤情轻重、开口度和咀嚼及吞咽情况，并结合患者意愿，可采用以下几种进食方法。

1）管喂法：可用滴管或注射器喂流质饮食。

2）匙喂法：可用汤匙喂食或自食流质、半流质饮食。

3）吸管法：用细塑料管可吸流质饮食，用粗塑料管或胶管可自吸流质或半流质饮食，还可吸部分软质饮食。

4）壶喂法：可喂食流质或半流质食物。

5）鼻饲法：可喂流质饮食。

6）吊筒喂食法：将吊筒挂在输液架上，用橡皮管的一端接在吊筒上，另一端放入患者口内舌背上，食物借重力流入，或另接一橡皮球加压，使食物流入口内。这种方法可由患者用手控制流量，避免发呛。此法可进食流质或半流质饮食。

6. 健康指导

对颌骨骨折患者，应使其掌握开口训练的时机与方法。对口腔颌面部损伤、全身状况良好者，鼓励患者早期下床活动，及时进行功能训练，以改善局部和全身的血液循环，促进患者早期痊愈并减少并发症的发生。

7. 护理评价

（1）患者疼痛减轻或消失。

（2）患者恢复正常的咬𬌗关系和咀嚼功能。

（3）患者恐惧、悲观情绪减轻或消失，能积极配合治疗。

（4）无并发症发生，患者顺利康复出院。

（5）患者摄入量能满足机体基本需要。

8. 健康教育

（1）伴有骨折的患者，勿施重力于骨折处，鼻骨骨折患者如出现鼻腔出血，应及时来医院就诊。

（2）行单颌或颌间固定的患者，1个月后门诊复查。

（3）加强营养，经常锻炼，增强机体抵抗力。

（4）增强安全意识，防止再次受伤。

（蒲金霞）

病例 1　腮腺混合瘤患者的护理

【案例介绍】

1. 基本信息

患者王××，男，44 岁，以"右耳垂下肿物 4 月，增大 5 天"为主诉来院就诊。门诊以"右腮腺肿物"收治我科。患者全程神志清，精神可，饮食睡眠欠佳，大小便可，体重无变化。

2. 病史

既往史：否认高血压、心脏病、糖尿病、脑血管疾病史，预防接种随当地进行，否认手术、外伤、输血史，否认食物、药物过敏史。

个人史：生于原籍，久住本地，本科文化，从事设计师工作，否认吸烟史，否认饮酒史。

婚育史：已婚，育一子。

家族史：父母体健，兄妹两人，妹体健。家族中无类似疾病发生，否认家族遗传史。

3. 医护过程

入院体格检查，T 36.5℃，P 74 次/分，R 18 次/分，BP 123/75 mmHg，疼痛 0 分。发育正常，营养良好，自主体位，神志清楚，查体合作。专科检查：面部左右对称，右侧耳垂下可及约 3 cm×4 cm 大小肿物，质地中等，界清，与周围组织无粘连，无触痛。完善血常规、免疫检查、肝肾功、电解质、手术前凝血及螺旋 CT 等检查。

【护理措施】

1. 术前护理

（1）术前准备护理：向患者做好术前宣教，告知患者术前 6~8 小时禁食水，穿病服，将贵重物品拿下交予家属保管，做好术区皮肤准备。

（2）术前心理护理：向患者做好疾病宣教，使其对疾病有一定了解；建立良好医护患关系，使其有充分信任感；引导患者与术后恢复期患者交流，以增加患者信心。

2. 术后护理

（1）饮食护理：给予患者清淡优质蛋白饮食，避免酸辣刺激及过硬食物，以防过度分泌涎液产生涎瘘，应食用优质蛋白的食物，如鸡蛋、牛奶等以加快伤口愈合。

（2）皮肤护理：保持术区卫生清洁干燥，保持术区引流管固定通畅，引流器位置应低于术区，使用专科方法固定引流管防止脱落，佩戴专业下颌套，以起到局部压迫作用，促进伤口愈合。

（3）心理护理：关注患者心理变化表现，积极处理并发症，与家属做好沟通，告知家属患者的术后相关注意事项，取得家属的配合和支持。

（4）疼痛护理：向患者及家属做好解释工作，指导患者积极采取适当体位，采用分散注意力等方法增加患者舒适度，必要时静脉给予镇痛药物。

（5）出院护理指导：嘱患者注意休息，注意保持创面的清洁干燥，继续局部压迫包扎一月，忌食酸辣刺激性食物一月，定期随访复诊。

【小结】

腮腺混合瘤是一种含有腮腺组织、黏液和软骨样组织的腮腺肿瘤，故称"混合瘤"，多发于青壮年。腮腺混合瘤实际上是腮腺腺瘤，其中的黏液组织和软骨样组织都是由腺组织蜕变而成的。肿瘤外层是一层很薄的包膜，是由腮腺组织受压后变形所形成，并非真性包膜。腮腺混合瘤多为良性，但有1/4左右可发生恶变。肿物位于耳垂下方较大时，即伸向颈部。肿瘤与皮肤或基底组织无粘连，可被推动；生长缓慢，可数十年不发生变化。如发生恶变，肿痛常突然生长迅速，并可与周围组织粘连而固定。晚期的恶变肿瘤可破溃，出现疼痛或面神经麻痹等症状，并在颈侧区有淋巴结转移。

【参考文献】

［1］周阳．口腔腮腺混合瘤的护理体会［J］．饮食保健，2018，5（7）：126.

［2］徐明，董飞君，吴伟．保留腮腺主导管腮腺浅叶切除术的临床应用［J］．口腔颌面外科杂志，2000（03）：209-210.

［3］刘宝林，顾晓明．口腔颌面外科学［M］．沈阳：辽宁科学技术出版社，1999.

（蒲金霞）

病例2　舌癌患者围手术期患者的护理

【案例介绍】

1. 基本信息

患者邓××，女，62岁，以"左侧舌缘肿物半年余"为主诉于当地医院就诊，行局部活检，病理结果显示"左侧舌缘鳞状细胞癌"，为求更进一步治疗要求转院治疗，遂就诊于我院我科门诊，以"左侧舌肿物"收治我科。病程中神志清，精神可，饮食睡眠欠佳，大小便可，体重无明显变化。

2. 病史

既往史：既往身体状况良好，否认高血压、心脏病、糖尿病、脑血管疾病史，预防接种随当地进行，否认手术、外伤、输血史，否认食物、药物过敏史。

个人史：生于甘肃，久住塔城地区，小学文化，农民，否认吸烟史，否认饮酒史。

婚育史：已婚，育两女，配偶体健。

月经史：既往经期正常，于49岁绝经。

家族史：父母已故，具体原因不详，兄弟姐妹3人，均体健。家族中无类似疾病发生，否认家族遗传史。

3. 医护过程

入院体格检查，T 36.2℃，P 84次/分，R 20次/分，BP 133/69 mmHg，疼痛评分2分。发育正常，营养良好，面容表情自如，自主体位，神志清楚，查体合作。完善血常规、血免疫、肝肾功、电解质、肿瘤因子、手术前凝血、心脏彩超及头颈部CT等检查。完善相关检查，排除手术禁忌证后在全麻下行"左侧舌缘恶性肿瘤切除术"。

【护理措施】

1. 术前护理

（1）疼痛护理：遵医嘱使用止痛药物，指导患者家属正确用药并观察疗效及副作用，针对不良反应及时采取有效的措施。采取转移注意力的方法，如看电视、听音乐等，增加患者对疼痛的耐受力。

（2）心理护理：舌癌严重影响一个人的正常生活，破坏机体功能，改变身体形象。患者大多有焦虑、恐惧、消极悲观心理。这种心情对于治疗极为不利，护士应主动与患者接触，用真诚的服务去关心、体贴患者。耐心倾听患者主诉，领会其焦虑、恐惧原因，针对原因讲解舌癌的有关知识，进行耐心开导、劝慰，尽量满足患者要求，向患者讲明手术性质及其注意事项，说明术后语言、饮食和外形影响的程度，手术成败的利害关系及可能出现的各种感觉，使其有心理准备。也可请已手术的患者现身说法，引导患者正视病情，讲明保持良好的心情对疾病治疗的意义和作用，让患者树立战胜疾病的信心，积极主动配合治疗，放心地接受手术。

（3）饮食护理：指导患者进食高蛋白、高热量的流质或半流质饮食，以蒸蛋、无刺鱼肉、豆腐、牛奶、面条、各种汤水、稀饭为主，避免进食辛辣食物，忌烟、酒，必要时静脉补充营养。

2. 术后护理

（1）呼吸道护理：全麻术后应严密监测生命体征，麻醉清醒后即可给予半卧位，以利于引流，减轻伤口水肿，同时可避免术后吞咽功能障碍、口腔分泌物被吸入呼吸道发生吸入性肺炎。由于术后口底舌咽部肿胀、出血，下颌骨失去连续性，舌后坠等原因，常可导致呼吸障碍或窒息。因此，术后应加强心电监护和氧饱和度监测。在前2小时内严密观察呼吸及病情变化，有无烦躁不安等表现，平卧时呼吸是否自如，有无缺氧状况，应预备气管切开包于床旁，遵医嘱予低流量吸氧，合理使用药物以防止喉头水肿，鼓励患者咳嗽，尽力将口腔内分泌物咳出，无力咳嗽而痰多者应在无菌操作下行吸痰，以保持呼吸道通畅。摄入足量水分，以降低分泌物的黏稠度。在能耐受的情况下，鼓励患者逐渐增加活动量，减少及防止坠积性肺炎的发生。

（2）术区护理：由于颌面部血管、淋巴管丰富，术后创口渗液多，如液体得不到及时引流，会引起创口积液、感染，甚至皮瓣坏死。因此，应保持负压引流通畅有效，重点观察引流液的颜色，它可直接反映创口出血、感染及淋巴瘘的情况。如有颜色异常，及时报告医生处理。一般术后引流量不会超过250 mL，如量过少，要观察引流管是否有曲折、脱出、堵塞等现象。病室内定时消毒，限制探视人员。

（3）口腔护理：由于手术后创口一直暴露在口腔这个特殊环境内，不易进行创口换药及消毒，且术后血流不畅，创口不易愈合。术后患者吞咽反射迟钝或消失，口腔不能进食，口腔自洁功能下降。另外口内分泌物减少及张口呼吸使口内水分不断丢失，上颌前牙和舌表面极易形成痰痂，尤其皮瓣周围缝线上粘满分泌物，以及术后皮瓣水肿，这些都不利于创口愈合。口腔护理时先用3%过氧化氢棉球去除痰痂，后用生理盐水冲洗口腔，每日口腔护理2~3次，以防止口腔内感染。

（4）鼻饲管护理：术后12~24小时行鼻饲进食。注食前先向鼻饲管内注入少量温开水，患者无特殊反应再注入鼻饲液。鼻饲液进食速度不宜太快。鼻饲进食量按照营养科医师指导为宜。术后早期鼻饲量少，应适量补液，以利于补充能量，调解水盐代谢。鼻饲液的温度用手拭不烫即可注入。鼻饲液配制的营养要全面，易消化吸收。

3. 健康教育

鼓励患者及早下床活动，以促进伤口愈合。一般术后5~7天即可下床活动。遵医嘱告知患者定期门诊复诊，注意口腔饮食卫生，加强身体锻炼。术后1周内先予以高蛋白、高热量、高维生素的流质饮食，以后逐渐改为半流质、软食、普食。

【小结】

舌癌是口腔颌面部最常见的恶性肿瘤，多数是鳞状细胞癌，恶性程度高，生长快，常发生早期颈部淋巴结转移。采取以手术为主的综合治疗，3~5年生存率较高，手术大多行舌颌颈联合根治术，加胸大肌皮瓣、前臂皮瓣及髂骨肌瓣修复术。做好围手术期护理对舌癌患者的疗效和康复至关重要。

【参考文献】

［1］邱蔚六. 口腔颌面外科学［M］. 4版. 北京：人民卫生出版社，1980.

［2］刘清洁，熊志忠，王卫亚，等. 口腔科护理学［M］. 北京：人民卫生出版社，1994.

［3］靳霞. 舌癌围手术期护理的临床体会［J］. 现代中西医结合杂志，2005（03）：366-367.

（蒲金霞）

第五章　产科疾病的护理

第一节　产后出血

产后出血是指产妇在胎儿娩出后 24 小时内失血量超过 500 mL。它是分娩期的严重并发症，居我国产妇死亡原因首位。其发病率占分娩总数 2%～3%，其中 80% 以上在产后 2 小时内发生产后出血。

一、病因

临床上产后出血的主要原因有子宫收缩乏力、胎盘因素、软产道裂伤及凝血功能障碍等，这些病因可单一存在，也可互相影响，共同并存。

（一）子宫收缩乏力

子宫收缩乏力是产后出血的最主要、最常见的病因，占产后出血总数的 70%～80%。

1. 全身因素

产妇对分娩有恐惧心理，精神高度紧张；产程过长，造成产妇体力衰竭；产妇合并慢性全身性疾病；临产后过多地使用镇静剂、麻醉剂或子宫收缩抑制剂。

2. 局部因素

（1）子宫过度膨胀，肌纤维过度伸展：多胎妊娠、巨大儿、羊水过多等。

（2）子宫肌水肿或渗血：前置胎盘、胎盘早剥、妊娠期高血压、宫腔感染等。

（3）宫肌壁损伤：剖宫产史、子宫肌瘤剔除术后、急产等。

（4）子宫病变：子宫肌瘤、子宫畸形等。

（二）胎盘因素

1. 胎盘滞留

胎盘大多在胎儿娩出后 15 分钟内娩出，如 30 分钟后胎盘仍不娩出，胎盘剥离面血窦不能关闭而导致产后出血。其常见于膀胱充盈，使已剥离的胎盘滞留宫腔；宫缩剂使用不当,使剥离后的胎盘嵌顿于宫腔内;第三产程时过早牵拉脐带或挤压宫底,影响胎盘正常剥离。胎盘剥离不全部位血窦开放而出血。

2. 胎盘粘连或胎盘植入

胎盘绒毛仅穿入子宫壁表层为胎盘粘连。胎盘绒毛穿入子宫壁肌层为胎盘植入。部分性胎盘粘连或植入表现为胎盘部分剥离部分未剥离导致子宫收缩不良,已剥离面的血窦开放而致出血。完全性胎盘粘连或植入因胎盘未剥离而无出血。

3. 胎盘部分残留

当部分胎盘小叶、胎膜或副胎盘残留于宫腔时,影响子宫收缩而出血。

(三)软产道裂伤

急产、子宫收缩过强、产程进展过快、软产道未经充分扩张、软产道组织弹性差、巨大儿分娩、会阴助产不当、未做会阴侧切或会阴侧切切口过小等,在胎儿娩出时可致软产道撕裂。

(四)凝血功能障碍

任何原因引起的凝血功能异常均可导致产后出血。

1. 妊娠合并凝血功能障碍性疾病

该类疾病如血小板减少症、白血病、再生障碍性贫血、重症肝炎等。

2. 妊娠并发症导致凝血功能障碍

该类疾病如重度妊娠期高血压疾病、胎盘早剥、死胎、羊水栓塞等均可影响凝血功能,从而发生弥散性血管内凝血(DIC),导致子宫大量出血。

二、护理评估

(一)病史

评估产妇有无与产后出血相关的病史。例如,孕前有无出血性疾病,有无重症肝炎,有无子宫肌壁损伤史,有无多次人流史,有无产后出血史。孕期产妇有无妊娠合并妊娠期高血压疾病、前置胎盘、胎盘早剥、多胎妊娠,产妇有无合并内科疾病。分娩期产妇有无过多使用镇静剂,情绪是否稳定,是否产程过长或者急产,有无产妇衰竭,有无软产道裂伤等情况。

(二)临床表现

产后出血主要表现为阴道大量流血及失血性休克导致的相关症状和体征。

1. 症状

产后出血产妇会出现休克症状,面色苍白、冷汗淋漓、口渴、心慌、头晕、烦躁、畏寒、寒战,甚至表情淡漠、呼吸急促,很快会陷入昏迷状态。

胎儿娩出后立即出现鲜红色的阴道流血,应为软产道裂伤;胎儿娩出数分钟后出现暗红色阴道流血，可能是胎盘因素引起；胎盘娩出后见阴道流血较多，可能为子宫收缩乏力或胎盘、胎膜残留；胎儿娩出后阴道持续流血并且有出血不凝的现象，可能发生凝血功能障碍；如果产妇休克症状明显，但阴道流血量不多，可能发生软产道裂伤而造成阴道壁血肿，此类产妇会有尿频或明显的肛门坠胀感。

2. 体征

产妇会出现脉压缩小、血压下降、脉搏细速，子宫收缩乏力和胎盘因素所致产后出血的产妇，子宫轮廓不清，触不到宫底，按摩后子宫可收缩变硬，停止按摩子宫又变软，按摩子宫时会有大量出血。如有宫腔积血或胎盘滞留，宫底可升高，按摩子宫并挤压宫底部等刺激宫缩时，可使胎盘或者积血排出。若腹部检查宫缩较好、子宫轮廓清晰，但阴道流血不止，可考虑为软产道裂伤或凝血功能障碍所致。

（三）身心状况

评估产妇产后出血所导致症状和体征的严重程度。产后出血发生初期，产妇有代偿功能，症状、体征可能不明显，待机体出现失代偿情况，可能很快进入休克期，并且容易发生感染。当产妇合并有内科疾病时，可能出血不多，也会很快进入休克状态。

（四）辅助检查

1. 评估产后出血量

注意阴道流血是否凝固，同时估计出血量。通常有以下3种方法。①称重法：失血量（mL）=［胎儿娩出后所有使用纱布、敷料总重（g）-使用前纱布、敷料总重（g）］/1.05（血液比重 g/mL）。②容积法：用产后接血容器收集血液后，放入量杯测量失血量。③面积法：可按接血纱布血湿面积粗略估计失血量。

2. 测量生命体征和中心静脉压

观察血压下降的情况；呼吸短促，脉搏细速，体温开始低于正常后升高，通过观察体温情况来判断有无感染征象。

3. 实验室检查

抽取产妇血进行生化指标化验，如血常规，出、凝血时间，凝血酶原时间，纤维蛋白原测定等。

（五）治疗要点

针对出血原因，迅速止血，补充血容量，纠正失血性休克，同时防止感染。

三、护理诊断

1. 潜在并发症

潜在并发症有出血性休克。

2. 有感染的危险

其与出血过多、机体抵抗力下降有关。

3. 恐惧

恐惧与出血过多、产妇担心自身预后有关。

四、护理措施

1. 预防产后出血

（1）妊娠期：加强孕前及孕期保健，如有凝血功能障碍等相关疾病的产妇，应积极治疗后再孕，定期接受产检，及时治疗高危妊娠。对有产后出血危险的高危妊娠者，应提早入院，住院待产。

（2）分娩期：第 1 产程严密观察产妇的产程进展，鼓励产妇进食和休息，防止疲劳和产妇衰竭，同时合理使用宫缩剂，防止产程延长或急产，适当使用镇静剂以保证产妇休息。第 2 产程严格执行无菌技术，指导产妇正确使用腹压；严格掌握会阴切开的时机，保护会阴，避免胎儿娩出过快，胎儿娩出后立即使用宫缩剂，以加强子宫收缩，减少出血。第 3 产程时，不可过早牵拉脐带，挤压子宫，待胎盘剥离征象出现后及时协助胎盘娩出，并仔细检查胎盘、胎膜、软产道有无裂伤或血肿。若阴道出血量多，应查明原因，及时处理。

（3）产后观察：产后 2 小时产妇仍于产房观察，80% 的产后出血发生在这一期间。注意观察产妇子宫收缩，恶露的色、质、量，会阴切口处有无血肿，定时测量产妇的生命体征，发现异常，及时处理。督促产妇及时排空膀胱，以免因膀胱充盈影响宫缩致产后出血。尽可能进行早接触、早吸吮，可刺激子宫收缩，减少阴道出血量。重视产妇主诉，同时对有高危因素的产妇，保持静脉通畅。做好随时急救的准备。

2. 针对出血原因，积极止血，纠正失血性休克，防止感染

（1）子宫收缩乏力所致产后出血，可加强子宫收缩，通过使用宫缩剂、按摩子宫、宫腔填塞或结扎血管等方法止血。

1）使用宫缩剂：胎儿、胎盘娩出后即刻使用宫缩剂促进子宫收缩。可用缩宫素肌内注射或静脉滴注，卡前列甲酯栓纳肛、地诺前列酮宫肌内注射等均可促进子宫收缩，用药前注意产妇有无禁忌证。

2）按摩子宫：胎盘娩出后，一手置于产妇腹部，触摸子宫底部，拇指在前，其余四指在后，均匀而有节律地按摩子宫，促使子宫收缩，直至子宫收缩正常为止。如效果不佳，可采用腹部–阴道双手压迫子宫方法。一手在子宫体部按摩子宫体后壁，另一手戴无菌手套深入阴道握拳置于阴道前穹窿处，顶住子宫前壁，两手相对紧压子宫，均匀而有节律地按摩，不仅可以刺激子宫收缩，而且可压迫子宫内血窦，减少出血。

3）宫腔填塞：一种是宫腔纱条填塞法，即应用无菌纱布条填塞宫腔，有明显的局

部止血作用，适用于子宫全部松弛无力，以及经过子宫按摩、应用宫缩剂仍然无效者。术者用卵圆钳将无菌纱布条送入宫腔内，自宫底由内向外填紧宫腔。压迫止血，助手在腹部固定子宫。一般于24小时后取出纱条，填塞纱条后要严密观察子宫收缩情况，观察生命体征，警惕填塞不紧，若留有空隙，可造成隐匿性出血，以及宫腔内继续出血、积血而阴道不流血的假象。24小时后取出纱条，取出前应先使用宫缩剂。另一种是宫腔填塞气囊。宫腔纱布条填塞可能会造成填塞不均匀、填塞不紧等情况而造成隐性出血，纱条填塞无效时或可直接使用宫腔气囊填塞。在气泵的作用下向气球囊充气配合止血辅料对子宫腔进行迅速止血，它对宫腔加压均匀，并且止血效果较好，操作简单，便于抢救时能及时使用。

4）结扎盆腔血管：如遇子宫收缩乏力、前置胎盘等严重产后出血的产妇，上述处理无效时，可经阴道结扎子宫动脉上行支或结扎髂内动脉。

5）动脉栓塞：在超声提示下，行股动脉穿刺插入导管至髂内动脉或子宫动脉，注入吸收性明胶海绵栓塞动脉。栓塞剂可于2~3周自行吸收，血管恢复畅通，但需要在产妇生命体征平稳时进行。

6）子宫切除：如经积极抢救无效者，危及产妇生命，根据医嘱做好全子宫切除术的术前准备。

（2）胎盘因素：怀疑有胎盘滞留时应立即做阴道检查或宫腔探查，做好必要的刮宫准备。胎盘已剥离者，可协助产妇排空膀胱，牵拉脐带，按压宫底，协助胎盘娩出。若胎盘部分剥离、部分粘连时，可徒手进入宫腔，协助剥离胎盘后取出。对胎盘部分残留者，徒手不能取出胎盘，使用大刮匙刮取残留胎盘；胎盘植入者，不可强行剥离，做好子宫切除的准备。

（3）软产道裂伤：应及时准确地进行修复缝合。如果出现血肿，则需要切开血肿、清除积血、缝合止血，同时补充血容量，必要时可置橡皮引流。

（4）凝血功能障碍：排除以上各种因素后，根据血生化报告，针对不同病因治疗，及时补充新鲜全血，补充血小板、纤维蛋白原，或凝血酶原复合物、凝血因子等。如果发生弥散性血管内凝血，应进行抗凝与抗纤溶治疗，积极抢救。

（5）失血性休克：对失血量多的产妇，其休克程度与出血量、出血速度和产妇自身状况有关。在抢救的同时，尽可能正确地判断出血量，判断出血程度，并补充相同的血量为原则，止血治疗的同时进行休克抢救。建立有效的静脉通路，测量中心静脉压，根据医嘱补充晶体和胶体，纠正低血压。给予产妇安静的环境，平卧，吸氧并保暖，纠正酸中毒，同时观察产妇的意识状态、皮肤颜色、生命体征和尿量。根据医嘱使用广谱抗生素防止感染。

3. 健康指导

产后出血后，产妇抵抗力下降、活动无耐力，医护人员应主动给予产妇关心，使其增加安全感，并且帮助产妇进行生活护理，鼓励产妇说出内心感受，针对产妇的情况逐步改善饮食，纠正贫血，逐步增加活动量，促进预后。

指导产妇加强营养和适度活动等自我保健知识，同时宣教关于自我观察子宫复旧和恶露情况，自我护理会阴伤口、功能锻炼等方法，指导其定时产后检查，随时根据医师的检查结果调节产后自我恢复的方案。向产妇提供产后避孕指导，产褥期禁止盆浴，禁止性生活。晚期产后出血可能发生于分娩 24 小时之后，于产褥期发生大量出血，也可能发生于产后 1～2 周，应予以高度警惕。

（欧阳诗洁）

第二节　妊娠期高血压

妊娠期高血压疾病，是妊娠期特有的疾病。我国发病率 9.4%～10.4%。多数病例在妊娠期出现一过性高血压、蛋白尿及水肿症状，分娩后即随之消失，严重时出现抽搐、昏迷，甚至母儿死亡。此病严重影响母儿健康，是孕产妇和围生儿病率及死亡率的主要原因。

妊娠期高血压疾病的基本病理生理变化是全身小血管痉挛、全身各系统各脏器灌流减少，对母儿造成危害。

一、病因

初产妇、孕妇年龄过小或大于 35 岁、多胎肥胖。慢性肾炎、慢性高血压、营养不良的孕妇或有妊娠期高血压疾病家族史者。

异常滋养层细胞侵入子宫肌层、免疫机制、血管内皮细胞受损、遗传因素、营养缺乏、胰岛素抵抗等。

二、护理评估

（一）身心状况

1. 妊娠期高血压疾病分类及临床表现

（1）妊娠期高血压：妊娠期首次出现 BP ≥ 140/90 mmHg，并于产后 12 周恢复正常；尿蛋白（－）；患者可伴有腹上区不适或血小板减少。产后方可确诊。

（2）子痫前期。

1）轻度：孕 20 周以后出现 BP ≥ 140/90 mmHg；尿蛋白 ≥ 0.3 g/24 小时或随机尿蛋

白(+);可伴有上腹不适、头痛等症状。

2)重度:BP ≥ 160/110 mmHg;尿蛋白≥ 2.0 g/24 小时或随机尿蛋白≥ (++);血清肌酐 > 106μmol/L,血小板 < 100×10^9/L;血清 LDH 升高;血清 ALT 或 AST 升高;持续性头痛或其他脑神经或视觉障碍;持续性上腹不适。

(3)子痫:子痫前期孕妇抽搐不能用其他原因解释。

(4)慢性高血压并发子痫前期:高血压孕妇妊娠 20 周以前无尿蛋白,若出现尿蛋白≥ 0.3 g/24 小时,高血压孕妇妊娠 20 周后突然尿蛋白增加或血压进一步升高或血小板 < 100×10^9/L。

(5)妊娠合并慢性高血压:妊娠前或妊娠 20 周前舒张压≥ 90 mmHg,妊娠期无明显加重;妊娠 20 周后首次诊断高血压并持续至产后 12 周后。

通常正常妊娠、贫血及低蛋白血症均可发生水肿,妊娠期高血压疾病之水肿无特异性,因此不能作为妊娠期高血压疾病的诊断标准及分类依据。血压较基础血压升高 30/15 mmHg,但低于 140/90 mmHg 时,不作为诊断依据,但须严密观察。

2. 重度子痫前期的临床症状和体征

收缩压≥ 160 ~ 180 mmHg 或舒张压≥ 110 mmHg;24 小时尿蛋白 > 5 g 或随机尿蛋白(+++)以上;中枢神经系统功能障碍;精神症状改变和严重头痛(频发,常规镇痛药不缓解);脑血管意外;视力模糊,眼底点状出血,极少数发生皮质性盲;肝细胞功能障碍,血清转氨酶至少升高 2 倍;腹上区或右上象限痛等肝包膜肿胀症状,肝被膜下出血或肝破裂;少尿,24 小时尿量 < 500 mL;肺水肿,心力衰竭;微血管病性溶血(血清 LDH 升高);血小板 < 100×10^9/L;胎儿生长受限,羊水过少,胎盘早剥。

3. 子痫症状

子痫抽搐进展迅速,前驱症状短暂,表现为抽搐、面部充血、口吐白沫、深昏迷;随之深部肌肉僵硬,很快发展成典型的全身高张阵挛惊厥、有节律的肌肉收缩和紧张,持续 1 ~ 1.5 分钟,其间患者无呼吸动作;此后抽搐停止,呼吸恢复,但患者仍昏迷,最后意识恢复,但困惑、易激惹、烦躁。

4. 水肿

体重异常增加是许多患者的首发症状,孕妇体重突然增加≥ 0.9 千克/周,或 2.7 千克/月是子痫前期的信号。本病水肿的特点是自踝部逐渐向上延伸的凹陷性水肿,经休息后不缓解。水肿局限于膝以下为"+",延及大腿为"++",延及外阴及腹壁为"+++",全身水肿或伴有腹腔积液为"++++"。水肿分为隐性水肿及显性水肿。

心理 – 社会状况:患者因担心自身和胎儿安危而焦虑,家属对本病缺乏足够认识而不够重视。

（二）辅助检查

1. 尿液检查

尿蛋白定量 > 0.3 g/24 小时为异常，> 5 g/24 小时则表示病情严重。

2. 血液检查

测定血细胞比容、血浆黏度、全血黏度，以了解血液有无浓缩；测定血小板计数、凝血时间，以了解有无凝血功能异常等。

3. 眼底检查

正常动静脉管径比例为 2∶3，如变为 1∶2 甚至 1∶4 提示痉挛加重。

4. 其他检查

其他检查有心电图、肝肾功能检查、超声波、胎盘功能。

（三）治疗要点

妊娠期高血压门诊治疗，加强产前检查，控制病情发展，以休息、饮食调节为主，必要时可予镇静药苯巴比妥或地西泮等。子痫前期、子痫需住院治疗，治疗原则为解痉、镇静、降压、合理扩容、必要时利尿，适时终止妊娠，以防并发症的发生。子痫前期积极治疗 24 ~ 48 小时无明显好转应及时终止妊娠。子痫患者应迅速控制抽搐，防止受伤，减少刺激，严密监护，抽搐控制 2 小时终止妊娠。

三、护理诊断

1. 有受伤的危险

子痫患者抽搐昏迷致坠地或舌咬伤、胎儿窘迫等。

2. 焦虑

担心自身和胎儿安危。

3. 体液过多

该症状与水肿有关。

4. 潜在并发症

潜在并发症有胎盘早剥、急性肾衰竭、心力衰竭、脑出血等。

四、护理措施

（一）加强子痫患者的护理，防止母儿受伤

1. 避免刺激

将子痫患者置于单人暗室，避免声、光刺激。各项护理操作相对集中，动作轻柔。

2. 专人特护

做好特别护理记录，详细记录病情、检查结果和治疗经过。

3. 防止受伤

床边加床档，防止抽搐或昏迷时坠地。不可用暴力强行制止抽搐，以免发生骨折。备开口器或纱布包裹的压舌板，抽搐时置于患者上、下臼齿之间，防止舌咬伤。

4. 保持呼吸道通畅

将患者头偏向一侧，及时吸出呼吸道分泌物及呕吐物，以防窒息或吸入性肺炎。子痫患者昏迷或未完全清醒时禁食、禁水、禁口服药。吸氧，备好气管插管及吸引器。

5. 密切观察病情

观察生命体征，记录 24 小时液体出入量，记录抽搐次数、昏迷时间。加强胎心监护，注意观察有无宫缩及阴道流血等情况。必要时做好剖宫产术前准备。

6. 及时送检

协助医生进行各项检查，及时送检。

7. 防止压力性损伤及感染

做好皮肤、口腔、外阴部的护理。

8. 密切观察药物不良反应

遵医嘱用药，密切观察药物不良反应。

（二）协助医师合理用药

1. 解痉药物

硫酸镁是治疗子痫前期和子痫的首选药物。

（1）硫酸镁的药物知识：①镁离子能抑制运动神经末梢释放乙酰胆碱，阻断神经肌肉间的传导，从而使骨骼肌松弛，预防和控制子痫发作。②可使镁依赖的三磷酸腺苷酶恢复功能，有利于钠泵的运转，以消除脑水肿。③镁离子可使血管内皮合成有扩张血管作用的前列环素增多，使血管痉挛解除而血压下降。硫酸镁治疗对胎儿无不良影响。

（2）用药方法：①静脉给药，首次负荷量为 25% 硫酸镁 20 mL 加于 25% 葡萄糖 20 mL 中，缓慢静脉注射（不少于 10 分钟）。继以 25% 硫酸镁 60 mL 加于 10% 葡萄糖 1000 mL 中静脉滴注。1 g/h 为宜，最快不超过 2 g。②肌内注射 25% 硫酸镁 20 mL 加 2% 利多卡因 2 mL，臀部深部肌内注射。连续数日，24 小时总量不超过 30 g。

（3）中毒反应：首先出现膝反射消失，随之出现全身肌张力减退、呼吸抑制、尿量减少，严重者出现心搏骤停。

（4）注意事项：①注意检测指标，每次用药前及用药过程中必须检测以下指标，膝反射必须存在；呼吸不少于 16 次 / 分钟，尿量不少于 600 mL/24 小时（不少于 25 mL/h）。②备用解毒剂，一旦出现中毒现象，立即停用硫酸镁，并遵医嘱给解毒剂 10% 的葡萄糖酸钙 10 mL 静脉注射。镇静药物：常用地西泮口服，亦可肌内注射或缓慢静脉注射。临产后慎用。无效者遵医嘱用冬眠疗法，即用冬眠 1 号合剂（哌替啶 100 mg，氯丙嗪 50 mg，异丙嗪 50 mg）加于 10% 葡萄糖 500 mL 内静脉滴注，紧急时用 1/3 量溶于 25% 葡萄糖液 20 ~ 40 mL 缓慢静脉注射，继之以 2/3 溶于 5% 葡萄糖液 250 mL 中静脉滴注。

2. 降压药物

降压药物适用于血压过高时。首选降压药为肼屈嗪（肼苯哒嗪），口服或加于 5% 葡萄糖内静脉滴注。舒张压维持在 90 ~ 100 mmHg 为宜。用药期间，严密观察血压变化，如血压下降过快或过低，及时报告医生。

3. 扩容药物

对于血液浓缩的孕妇，可改善组织血液灌注量，纠正缺氧。扩容必须在解痉的基础上进行。常用扩容剂有白蛋白、全血、血浆、右旋糖酐。切忌对无血液浓缩的病例盲目扩容。脑水肿、视网膜水肿、心负荷重、肺水肿及全身水肿者，禁用此法。用时严密观察脉搏、血压、呼吸及尿量，防止肺水肿及心力衰竭。

4. 利尿药物

一般忌用利尿药物，只用于全身水肿、肺水肿、脑水肿血容量过高或有心力衰竭者。常用 20% 甘露醇或山梨醇 250 mL，于 30 分钟内静脉滴注。心功能不全者不用此法，可遵医嘱用呋塞米 20 ~ 60 mg 肌内注射或静脉滴注。

（三）减轻焦虑

向患者及家属解释病情，提供相关信息，说明该病的可逆性，鼓励积极配合治疗及护理，增强信心。

（四）减轻水肿

指导患者摄入高蛋白、低盐饮食。每日测体重，记液体出入量，观察水肿变化。嘱患者左侧卧位睡眠，抬高下肢。必要时遵医嘱用利尿药。

（五）预防并发症

密切观察生命体征，平均动脉压 ≥ 140 mmHg 或舒张压 ≥ 110 mmHg 时，按医嘱用降压药，以防脑出血或胎盘早剥。观察水肿情况，测体重，记 24 小时液体出入量，及时按医嘱用利尿药，预防心力衰竭和急性肾衰竭。

（六）护理教育

（1）加强妊娠期保健，定期产前检查。

（2）补充蛋白质、维生素、铁和钙，妊娠 20 周后减少食盐摄入。

（3）保证充足睡眠，左侧卧位，抬高下肢。

（4）监测平均动脉压（MAP），MAP ≥ 85 mmHg，有子痫前期倾向。

（欧阳诗洁）

第三节　子宫破裂

子宫破裂是指在分娩期或妊娠晚期子宫体部或子宫下段发生破裂，是产科严重的并发症，若不及时诊治，可随时威胁母儿生命。

根据子宫破裂发生的时间可分为妊娠期破裂和分娩期破裂，根据子宫破裂发生的部位可分为子宫体部破裂和子宫下段破裂，根据子宫破裂发生的程度可分为完全性破裂和不完全性破裂。完全破裂是指子宫壁的全层破裂，导致宫腔内容物进入腹腔，破裂常发生于子宫下段。不完全破裂是指子宫内膜、肌层部分或全部破裂，而浆膜层完整，常发生于子宫下段，宫腔与腹腔不相通，而往往在破裂侧进入阔韧带之间，形成阔韧带血肿。

二、病因

（一）梗阻性难产

它是引起子宫破裂最常见的原因。骨盆狭窄、头盆不称、软产道阻塞（发育畸形、瘢痕或肿瘤等）、胎位异常（肩先露、额先露）、胎儿异常（巨大胎儿、胎儿畸形）等，均可以导致胎先露部下降受阻，子宫上段为克服产道阻力而强烈收缩，使子宫下段过分伸展变薄超过最大限度，而发生子宫破裂。

（二）瘢痕子宫

剖宫产、子宫修补术、子宫肌瘤剔除术等都会使术后子宫肌壁留有瘢痕，于妊娠晚期或者临产后因子宫收缩牵拉及宫腔内压力增高而致子宫瘢痕破裂。宫体部瘢痕多于妊娠晚期发生自发破裂，多为完全破裂；子宫下段瘢痕破裂多发生于临产后，为不完全破裂。前次手术后伴感染或愈合不良者，发生子宫破裂概率更大。

（三）宫缩剂使用不当

分娩前肌内注射缩宫素或过量静脉滴注缩宫素，使用前列腺素栓剂及其他子宫收缩药物使用不当，均可导致子宫收缩过强，造成子宫破裂。多产、高龄、子宫畸形或发育不良、多次刮宫史、宫腔感染等都会增加子宫破裂的概率。

（四）手术创伤

多发生于不适当或粗暴的阴道助产手术，如宫颈口未开全时行产钳或臀牵引术，强行剥离植入性胎盘或严重粘连胎盘，行毁胎术、穿颅术时器械、胎儿骨片伤及子宫等情况均可导致子宫破裂。

二、护理评估

子宫破裂多发生于分娩期，通常是个逐渐发展的过程，可分为先兆子宫破裂和子宫破裂两个阶段。其症状与破裂发生的时间、部位、范围、出血量、胎儿及子宫肌肉收缩情况有关。

（一）病史

收集产妇既往有无与子宫破裂相关的病史，如子宫手术瘢痕、剖宫产史；此次妊娠有无出现高危因素，如胎位不正、头盆不称等；临产期间有无滥用缩宫素。

（二）临床表现

1. 先兆子宫破裂

子宫病理性缩复环形成、耻区压痛、胎心率异常、血尿，是先兆子宫破裂的四大主要表现。

（1）症状。常见于产程长、有梗阻性难产因素的产妇。产妇通常在临产过程中，宫缩愈强，胎儿下降受阻，产妇表现为烦躁不安、疼痛难忍、耻区拒按、呼吸急促、脉搏加快，同时膀胱受压充血，出现排尿困难及血尿。

（2）体征。因胎先露部下降受阻，子宫收缩过强，子宫体部肌肉增厚变短，子宫下段肌肉变薄拉长，在两者间形成环状凹陷，称为病理性缩复环。可见该环逐渐上升至脐平或脐上，压痛明显。因子宫收缩过强过频，胎儿可能触不清，胎心率先加快后减慢或听不清，胎动频繁。

2. 子宫破裂

（1）症状。产妇突感耻区撕裂样剧痛，子宫收缩停止，腹部稍感舒适。后因血液、羊水进入腹腔，出现全腹持续性疼痛，伴有面色苍白、冷汗淋漓、脉搏细速、呼吸急促等现象。

（2）体征。产妇全腹压痛、反跳痛，腹壁下可扪及胎体，子宫位于侧方，胎心胎动消失。阴道出血可见鲜血流出，下降中的胎儿先露部消失，扩张的宫颈口回缩，部分产妇可扪及子宫下段裂口及宫颈。若为子宫不完全破裂者，上述体征不明显，仅在不全破裂处有压痛、腹痛，若破裂口累及两侧子宫血管，可致急性大出血或形成阔韧带内血肿，查体时可在子宫一侧扪及逐渐增大且有压痛的包块。

（三）身心状况

评估产妇目前的临床表现和生命体征、情绪变化，如宫缩的强度、间隔时间、腹部疼痛的性质，有无排尿困难、有无血尿、有无出现病理性缩复环，同时监测胎儿宫内情况，了解有无出现胎儿窘迫征象。产妇精神状态有无烦躁不安、恐惧、焦虑、衰竭等现象。

（四）辅助检查

（1）腹部检查：可了解产妇腹部疼痛的部位和体征，从而判断子宫破裂的阶段。

（2）实验室检查：血常规检查可了解有无白细胞计数升高、血红蛋白下降等感染、出血征象，同时尿常规检查可了解有无肉眼血尿。

（3）超声检查：可协助发现子宫破裂的部位和胎儿的位置。

（五）治疗要点

1. 先兆子宫破裂

立即抑制宫缩，使用麻醉药物或者肌内注射哌替啶，即刻行剖宫产终止妊娠。

2. 子宫破裂

在输血、输液、吸氧等抢救休克的同时，无论胎儿是否存活，都尽快做好剖宫产的准备，进行手术治疗。根据产妇全身状况、破裂的部位和程度、破裂的时间、有无感染征象等决定手术方法。

三、护理诊断

1. 疼痛

该症状与产妇出现强直性宫缩、子宫破裂有关。

2. 组织灌注无效

该症状与子宫破裂后出血量多有关。

3. 预感性悲哀

该症状与担心自身预后和胎儿可能死亡有关。

四、护理措施

1. 预防子宫破裂

向孕产妇宣教，做好计划生育工作，避免多次人工流产，减少多产。认真做好产前检查，如有瘢痕子宫、产道异常者提前入院待产。正确处理产程，严密观察产程进展，尽早发现先兆子宫破裂的征象并进行及时处理。严格掌握使用缩宫素的指征和禁忌证，避免滥用，滴注缩宫素时应有专人看护并记录，从小剂量起，逐渐增加，严防发生过强宫缩。

2. 先兆子宫破裂的护理

密切观察产程进展，注意胎儿心率变化。待产时，如果宫缩过强过频，耻区压痛明显，或出现病理性缩复环时，及时报告医师，停止缩宫素等一切操作，严密监测产妇生命体征，根据医嘱使用抑制宫缩药物。

3. 子宫破裂的护理

迅速开放静脉通路，短时间内补充液体、输血，补足血容量，同时吸氧、保暖，纠正酸中毒，进行抗休克处理，根据医嘱做好手术前各项准备，严密监测产妇生命体征、24小时出入量，各种实验室检查结果，评估出血量，根据医嘱使用抗生素防止感染。

4. 心理支持

协助医师根据产妇的情况，向产妇及家属解释病情治疗计划，取得家属的支持和产妇的配合。如果出现胎儿死亡的产妇，要努力开解其悲伤的心情，鼓励其说出内心感受，为其提供安静的环境，同时给予关心和生活上的护理，努力帮助其接受现实，调整情绪，为产妇提供相应的产褥期休养计划，做好关于其康复的各种宣教。

（欧阳诗洁）

第四节　剖宫产术

剖宫产术是经腹切开子宫取出胎儿及其附属物的手术。

一、手术方式

1. 子宫下段剖宫产术

子宫下段剖宫产术是目前临床上最常用的剖宫产术式。切口在子宫下段，术时出血少，伤口愈合较好，瘢痕组织少，大网、肠管粘连较少见，再次分娩时发生子宫破裂率低。

2. 子宫体部剖宫产术

子宫体部剖宫产术也称古典式剖宫产术。此法虽易掌握，但术中出血多，切口容易与大网膜、肠管、腹壁腹膜粘连，再次妊娠易发生子宫破裂，其适应证仅用于胎盘前置不能做子宫下段剖宫产术者。

3. 腹膜外剖宫产术

此术式虽较复杂，但不进入腹腔，可减少术后腹腔感染的危险，对有宫腔感染者尤为适用。但因此术式较费时，有胎儿窘迫、胎儿巨大者，技术操作不熟练者不适用。

二、适应证

（1）产力异常、骨盆狭窄、软产道异常、头盆不称、横位、臀位、巨大儿、珍贵儿等。

（2）妊娠并发症和妊娠并发症不宜经阴道分娩者。

（3）脐带脱垂、胎儿宫内窘迫者。

三、禁忌证

死胎及胎儿畸形，不应行剖宫产术终止妊娠。

四、术前评估

（1）评估产妇心理状况，告知产妇剖宫产术的目的，耐心解答有关疑问，缓解其焦虑情绪。

（2）评估并记录产妇生命体征及胎心率的变化。

（3）评估产妇的手术史、药物过敏史等。

（4）评估产妇的宫缩情况、胎先露下降程度、会阴情况等。

五、术前准备

1. 物品准备

剖宫产手术包1个，内有25 cm不锈钢盆1个，弯盘1个，卵圆钳6把，1、7号刀柄各1把，解剖镊2把，小无齿镊2把，大无齿镊1把，18 cm弯血管钳6把，10 cm、12 cm、14 cm直血管钳各4把，组织钳4把，持针器3把，吸引器头1个，阑尾拉钩2个，腹腔双头拉钩2个，刀片3个，双层剖腹单1块，手术衣6件，治疗巾10块，纱布垫4块，纱布20块，手套6副，1、4、7号丝线各1个，可吸收缝线若干包。

2. 产妇准备

（1）做药物过敏试验、交叉配血试验、备血（估计在术中出血超过1500 mL）等准备。

（2）腹部准备同一般开腹手术。

（3）术前禁用呼吸抑制剂，以防发生新生儿窒息。

（4）做好新生儿保暖和抢救工作，如气管插管、氧气、急救药品等。

（5）协助产妇取左侧卧位倾斜10°～15°，防止仰卧位低血压综合征的发生。

六、术中配合

（1）密切观察并记录产妇生命体征及胎心音的变化。

（2）若因胎头入盆太深致取胎头困难，助手可在台下戴无菌手套自阴道向宫腔方向上推胎头。

（3）建立静脉通路、遵医嘱使用缩宫素等。

（4）麻醉后行留置导尿，观察并记录尿液颜色、性状及量。

（5）当刺破胎膜时，应注意产妇有无咳嗽、呼吸困难等症状，预防羊水栓塞的发生。

（6）配合进行新生儿抢救与护理。

七、术后护理

（1）密切观察并记录产妇生命体征变化。

（2）评估产妇子宫收缩及阴道流血状况，术后 24 小时产妇取半卧位，以利恶露排出。

（3）评估手术切口有无红肿、渗出。

（4）留置导尿管 24 小时，拔管后指导产妇自行排尿。

（5）鼓励产妇勤翻身并尽早下床活动，6 小时后进流食，根据肠道功能恢复情况指导饮食。

（6）指导产妇进行母乳喂养。

（7）指导产妇出院后保持外阴部清洁；落实避孕措施，至少应避孕 2 年；鼓励符合母乳喂养条件的产妇坚持母乳喂养；做产后保健操，促进骨盆肌及腹肌张力恢复；若出现发热、腹痛或阴道流血过多等，及时就医；产后 42 天去医院做健康检查。

（欧阳诗洁）

病例 1　胎盘植入引产术后阴道大出血，行子宫动脉介入栓塞术患者的护理

【案例介绍】

1. 基本信息

患者，女，29 岁，以"引产术后阴道出血 14 小时"为主诉入院。患者平素月经 30～90 天，量中，无痛经，于 2022 年 2 月 17 日因中孕在外院行引产术，于今晨 4 时左右胎儿娩出后胎盘未娩出，阴道出血较多，行清宫术，未见明显胎盘组织，阴道持续间断出血，具体量不详；于今日 9 时左右转入 ×× 人民医院，彩超提示前置胎盘伴胎盘前后壁植入，给予输血（B 型 RH 阳性悬红 3 U，冷沉淀 6 IU，血浆 600 mL）、抗炎、缩宫等对症治疗后，复查血常规示：白细胞 11.44×10^9/L；血红蛋白 77.00 g/L；中性粒细胞比率 10.73%；血小板 98.00×10^9/L；急送我院，入院时生命体征平稳，血糖 13.3 mmol/L，阴道出血少，急诊以"产后出血，胎盘植入，失血性贫血，妊娠合并瘢痕子宫，引产术后 GDM"收入院。给予输血，宫动脉介入栓塞术。

2. 病史

既往史：否认心肝肾等病史，否认外伤、输血及药物过敏史，既往有妊娠期糖尿病，2015 年、2018 年分别行剖宫产术，无家族遗传病史。

个人史：生于原籍，久居本地，初中毕业，否认吸烟、饮酒史。

婚育史：已婚孕 2。

家族史：父母健在，体健。否认家族遗传史。

3. 医护过程

入院体格检查，T 36.3℃，P 108 次 / 分，R 21 次 / 分，BP 129/75 mmHg，患者平车入院，精神及面色欠佳，贫血貌，双肺未闻及明显异常，腹软，肝脾肋下未及肿大，双下肢无水肿。完善相关检查，向患者及家属交代病情，立即输血、血浆及冷沉淀纠正休克和改善凝血功能；加强抗感染及支持对症治疗；告病危，密切监测生命体征、腹部体征、阴道出血及子宫收缩等情况。局麻下行子宫动脉介入栓塞术，术后生命体征平稳，阴道出血少，嘱患者术后卧床休息 24 小时，右下肢制动 8 小时，注意右足背动脉搏动。患者饮食睡眠良好，经评估，患者压疮评分为 19 分，无危险，跌倒坠床风险评分为 35 分，低度风险，生活自理能力评定为 60 分，轻度依赖。介入术后第一天，患者未诉特殊不适；查体：T 38.9 ℃，P 125 次 / 分，R 22 次 / 分，BP 117/70 mmHg，间断发热，给予双氯芬酸钠栓 25 mg，肛塞，并急查血培养、电解质、降钙素。因患者入院后查钾 3.09 mmol/L↓，白蛋白 29.6 g/L↓，建议口服氯化钾缓释片 1.0 g，一日两次，及补充白蛋白纠正低蛋白血症，密切观察患者生命体征及阴道出血情况。于术后三日行清宫术，患者一般情况良好，精神可，阴道出血量少，术后第五日办理出院。

【护理措施】

1. 治疗护理

（1）补钾护理。遵医嘱给予药物补钾，告知患者及家属相关补钾食物，如香蕉、橙汁、海带、瘦肉等食物。

（2）预防感染。严密观察体温变化并观察患者的神志、生命体征及饮食情况。做好生活护理，保持口腔、皮肤及床单位清洁。积极治疗并根据病情选择物理降温或药物降温，注意观察降温后体温的变化及药物作用。病室保持安静及适宜的温度、湿度并经常通风。给予合理的营养及水分。

（3）留置管路护理。保持尿管引流通畅，妥善固定，防止受压、滑脱。定期更换引流袋，并记录引流液的量、性质；遵医嘱给予会阴擦洗。

（4）潜在并发症——DIC（弥散性血管内凝血）。严密观察出血症状，如皮肤瘀斑、注射部位出血、鼻出血、便血等，并观察生命体征的变化，防治早期 DIC。准备急救物品及药物，建立双静脉通道，一旦发生大出血，应积极配合医生抢救。注意观察肢端温度、甲床、口唇及皮肤色泽，周围静脉充盈情况及末梢循环情况等。应用利尿剂时，应注意观察利尿效果，根据患者情况调节输液速度；准确记录24小时出入量，预防肾功能衰竭。及时、准确地采集血标本，注意观察电解质及肾功能状况。向患者讲解严禁挖鼻孔及用硬牙刷刷牙，如刷牙后出血，可用棉签按压或用冷开水漱口。

2. 观察护理

严密观察神志、生命体征、阴道出血情况、患者有无出现感染指标，防止跌倒坠床事件发生，皮肤护理，预防 DIC 发生。

3. 生活护理

（1）饮食护理。给予患者清淡优质蛋白饮食，避免辛辣刺激的食物，以防加重感染，同时又要补充机体抗感染所需要的能量，所以应食用优质蛋白的食物，如鸡蛋、牛奶等。

（2）皮肤护理。患者行子宫动脉介入栓塞术后，需术后卧床休息24小时，右下肢制动8小时。护理患者过程中需协助患者床上活动，避免皮肤长时间受压，保持患者皮肤清洁、床铺平整。在日常维护过程中注意无菌操作，做到动态评估患者皮肤状况。

（3）跌倒护理。教会患者使用呼叫器，日常用物放于可及处，指导患者及家属正确使用床档及轮椅，嘱家属24小时留陪。床尾悬挂风险标识，护士严格交接班，并保持病房地面干燥无水渍。

4. 心理护理

尊重患者家属需求，保密患者病情，日常沟通注意方式方法，利用正念疗法开导患者，照顾患者情绪，解除患者担忧。帮助患者建立社会支持系统，耐心解答患者问题，建立良好的护患关系，满足患者的心理需求，建立自信心。

5. 健康教育

指导患者注意加强营养和活动，继续观察子宫复旧及阴道出血情况，明确复查时间、目的和意义，使产妇能够按时接受检查，指导患者产褥期禁止盆浴，禁止性生活。

【小结】

子宫动脉介入栓塞术疗效优良，与其他手术相比，技术操作简单，术后并发症发生率低，可保留子宫功能和正常子宫生育能力。应指导患者保持良好的心态，平时多注意饮食。

（欧阳诗洁）

病例 2 慢性高血压合并重度子痫前期剖宫产术后患者的护理

【案例介绍】

1. 基本信息

患者，女，32 岁。患者主诉现孕第二胎，平素月经不规律，4/28～35 天，量中，无痛经，末次月经（LMP）：2020-03-12，预产期（EDC）：2020-12-19。孕期前半年体检发现血压高 140～150/90～100 mmHg，未行进一步检查及治疗。停经 1 月余自查尿 HCG（+）示妊娠，早孕反应轻，2020 年 5 月来我院产检测 BP 140～150/90～100 mmHg，口服苯磺酸左氨氯地平片，每日 1 片口服至今，血压控制不理想（自行监测血压 130～149/90～100 mmHg）。孕 4 月余感胎动至今，孕期定期产检，NT、唐筛、无创 DNA、系统彩超、口服葡萄糖耐量试验（OGTT）、甲功均无异常。我院产检查 BP 170/100 mmHg，胎儿 B 超示：单活胎，羊水偏少（平段：2.5 cm 指数：6.7 cm），心脏彩超示：左室舒张功能减低。孕期无心慌、胸闷及皮肤瘙痒不适。现停经 33+2 周，近 4 日来发现双下肢水肿，遂来我院，以"慢性高血压合并重度子痫前期、羊水偏少、孕 2 产 0 孕 33^{+2} 周待产"收入院。

2. 病史

既往史：2019 年 10 月份行宫腔镜检术。否认心肝肾等病史，否认外伤、输血及药物过敏史。预防接种史不详。

个人史：生于原籍，久居本地，本科毕业，否认疫区居留史，否认 14 天内与新型冠状病毒感染者（核酸检测阳性）有接触史，否认吸烟、饮酒史。

婚育史：初潮 12 岁，周期 28 天，经期 5 天，经量中等，色暗，有血块，偶有痛经。已婚，有性生活，孕 2 产 0，自然流产一次。配偶健康状况良好。

家族史：其母患高血压病十余年，其父死于高血压疾病。

3. 医护过程

入院查体：T 36.7℃，P 103 次/分，R 20 次/分，BP 171/120 mmHg，神志清楚，心肺未及异常，腹隆，未及宫缩，双下肢轻度水肿。

专科检查：宫高 27 cm，腹围 101 cm，先露头，半定，胎儿胎心率（FHR）148 bpm。内诊：宫颈居中，质中，宫颈管消 30%，宫口未开 S-3。

于 2020 年 10 月 31 日 17：02，予硝苯地平片 10 mg 口服，20 分钟后再次口服硝苯地平片 10 mg 降压治疗，急诊行剖宫产术，以 LOA 位助娩一男活婴，新生儿无窒息，胎盘胎膜娩出完整，子宫收缩较差，按摩后仍无好转，静脉加用卡贝缩宫素 100 U 促进子宫收缩。术中血压约 110/80 mmHg，心率 89 bpm，SpO_2：99%，术中补液 1000 mL，术中出血 200 mL，尿量 200 mL，色清。术后转 ICU 治疗。术后第二日患者意识清楚，生命体征平稳，BP 129/78 mmHg，心率 80 次/分，R 18 次/分，血氧饱和度 96%。伤口敷料干燥，持续心电监护，持续低流量吸氧 2 L/分，持续导尿，阴道出血少。遵医嘱转回产科继续治疗。

辅助检查：

B 超示：单活胎，羊水偏少（平段 2.5 cm，指数 6.7 cm），心脏彩超示：左室舒张功能减低 EF%60%、BP 171/120 mmHg；血细胞分析（全血细胞计数+五分类）：白细胞 9.99×10^9/L↑；尿液常规分析（11 项）：尿蛋白 -；生化全套（门诊 32 项）：总胆固醇 5.39 mmol/L↑；甘油三酯 3.36 mmol/L↑；血凝五项：纤维蛋白原 5.87 g/L↑。

术前血常规：白细胞 10.89×10^9/L↑；红细胞 3.69×10^{12}/L↓；中性粒细胞比率 91.40%↑；血凝五项：纤维蛋白原 4.30 g/L↑；D-二聚体 1.51 μg/mL↑；胸痛四项：肌红蛋白 118.30 ng/mL↑；生化全套（住院 36 项）：丙氨酸氨基转移酶 5 U/L↓；前白蛋白 188.1 mg/L↓；总蛋白 56.5 g/L↓；白蛋白 32.3 g/L↓；单胺氧化酶 13.8 U/L↑；肌酐 76.0 μmol/L↑。

复查血细胞分析：中性粒细胞比率 79.70%↑；降钙素原 0.10 ng/mL；肝功能：白蛋白 32.8 g/L↓；D-二聚体 0.70 μg/mL；尿蛋白定量：24 小时尿蛋白定量 1 038.72 mg/24 小时尿↑。

【护理措施】

1. 治疗护理

（1）用药治疗。

1）解释本病常见治疗药物用法、注意事项及不良反应。

2）使用硫酸镁解痉治疗时应密切注意患者生命体征变化，注意神志、呼吸、尿量等。用药前及用药途中检查膝腱反射情况。

3）用药时备 10% 葡萄糖酸钙 10 mL，一旦发现中毒，即行静脉注射解救。

4）遵医嘱及时准确应用硫酸镁。

（2）疼痛护理。

1）给予心理护理。

2）使用疼痛评估量表：评估疼痛的性质、程度、持续时间。

3）遵医嘱给予止痛栓缓解疼痛。

4）适当运动、改变姿势和体位等有助于缓解疼痛。

（3）乳房护理。

1）行挤奶健康宣教，告知患者挤奶重要性，指导挤奶。

2）指导患者注意休息，保证充足睡眠，保持愉快情绪，加强营养。

（4）焦虑护理。安慰患者及家属，增加患者安全感。在治疗过程中给予患者适当的信息，使其对病情有所了解。保持环境安静，减少感官刺激。

（5）预防感染的护理。

1）评估产妇有无产后感染的可能。

2）保持室内清洁，空气新鲜。

3）保持全身清洁，每日温水擦浴。

4）每日会阴擦洗二次，及时更换会阴垫，观察恶露量、颜色、气味并教会产妇如何观察。

5）进高蛋白饮食，增加抵抗力。

6）严密观察腹部伤口渗血渗液情况，保持敷料清洁干燥。

7）遵守无菌操作，指导合理用药。

8）遵医嘱应用抗生素预防感染。

（6）留置管路护理。

1）患者转运过程中应严密观察患者管道情况，进行严格交接。

2）及时进行二次固定。嘱患者活动翻身时注意避免牵拉导管。下床活动时妥善处置各类导管。

3）每班查看导管固定是否妥善，如有异常立即重新固定。

4）患者及家属掌握导管护理注意事项。

（7）潜在并发症——抽搐。

1）保持呼吸道通畅，维持呼吸功能稳定。

2）减少刺激，置患者于单人暗室，保持绝对安静，适当限制探视。

3）集中操作及治疗，避免干扰。

4）绝对卧床休息，加强生活护理。

5）积极治疗原发病。

6）做好抢救准备，床头柜放置压舌板。

7）密切观察生命体征变化。

（8）潜在并发症——心力衰竭。

1）加强病情观察，识别早期心力衰竭的征象。

2）充分休息，避免劳累及情绪激动。

3）限制过度营养，避免体重过重。

4）预防诱发心衰的因素，如出现心衰，相应治疗。

5）指导产妇及家属掌握妊娠合并心脏病的相关知识。

6）在保证满足机体需要的前提下严格输液量及输液速度。

7）正确处理产程，减少产妇体力消耗。

8）给予生理及情感支持，降低产妇焦虑情绪。

4. 观察护理

严密观察神志和生命体征（体温、脉搏、呼吸、血压）以及病情变化和各种情绪。观察伤口愈合的程度，还有感染预防及伤口恢复的情况。

5. 生活护理

（1）饮食护理。监测患者有无肛门排气，根据胃肠功能恢复情况进行饮食宣教及调整。术后6小时后饮少量清水；术后未排气前流质饮食；肛门排气后进食半流质饮食，增加蒸水蛋等易消化优质蛋白摄入；指导进高蛋白、高热量营养饮食，宜少量多餐，避免进食过量。每日监测并记录患者的进食量、种类。保证睡眠，鼓励适当活动，促进营养物质的代谢和消化吸收。

（2）跌倒护理。

1）告知患者用药后不良反应，指导患者用药后半小时方可下床，严密观察用药后不良反应。

2）指导患者下床活动时穿防滑鞋，遵循"3个30秒"原则（平躺30秒、坐起30秒、站立30秒）。

3）指导保持地面干燥、走道畅通。

4）指导患者如厕、下床活动时寻求护士帮助。

5）指导家属正确使用床位摇柄，及时归位。

6）指导患者正确使用床护栏，不得翻越床护栏。

（3）皮肤护理。

1）落实翻身护理，严格床边交接班制度，评估患者皮肤有无发红、反应性充血、疼痛、瘙痒等，如有异常及时采取护理措施。

2）注意皮肤清洁干燥，每日温水擦浴，及时更换汗湿、污染的衣服。

3）保持床铺的平整、松软、清洁、干燥、无皱褶、无渣屑，使患者舒适。

4）应防止患者身体滑动，一定要抬起患者躯体，避免拖、拉。

5）对早期受压皮肤发红者，可保护皮肤并悬空。

6. 心理护理

（1）建立彼此的信任，消除陌生感，多倾听患者主诉，帮助患者解决问题，常沟通，用聊天的方式为患者心理疏导。

（2）关注患者情绪变化，在患者相对放松的情况下进行相关知识的宣教，提高依从性，有利于患者身心康复。

（3）告知家属患者的病情变化，取得家属的配合和同意。

（4）鼓励患者以积极向上的态度面对一切。

（5）增加患者战胜疾病的信心，工作人员用乐观的态度去照顾患者，并引领其快速康复。

7. 健康教育

（1）尽可能将患者安排在整洁、舒适、安全的单间，保持室内空气流通，绝对安静，避免各种不良刺激，各种操作动作要轻柔，尽量集中进行，不要轻易打扰患者睡眠。

（2）指导进高蛋白、高热量营养饮食，宜少量多餐，避免进食过量。

（3）严密观察生命体征及病情变化，密切注意早期心衰的症状。

（4）注意观察患者疼痛是否能耐受，积极正确使用镇痛方法。

（5）密切观察患者有无自觉症状，若发生头晕眼花等自觉症状，应警惕子痫发生的可能，积极配合医生进行抢救。

（6）术后嘱患者注意卫生，勤换卫生垫，避免上行感染。

【小结】

妊娠期高血压疾病是妊娠期特有的疾病，在我国分辨率为9.4%。本病强调生育年龄妇女发生高血压、蛋白尿症状与妊娠之间的因果关系。子痫是妊娠期高血压疾病最严重的阶段，严重危害孕产妇及新生儿的生命安全。因此，做好对子痫预防和治疗的工作显得非常重要。子痫前期是指孕20周之后，出现血压升高和蛋白尿，并可出现头痛、眼花、恶心、呕吐、上腹不适等症状。子痫是由子痫前期发展成更严重的症状，引起抽搐发作或昏迷。早发现早治疗，可以预防子痫的发生。

（欧阳诗洁）

病例3　子宫下段剖宫产术+子宫捆绑术患者的护理

【案例介绍】

1. 基本信息

患者，女，29岁，以"孕34^{+5}周，无诱因出现下腹部疼痛3小时"为主诉入院。现孕第2胎，平素月经规律，4/26，量中，有痛经，LMP：2018-02-09，EDC：2018-11-16。停经1月余自查尿HCG（+）示妊娠，早孕反应轻，孕早期因彩超示宫内积血，口服黄体酮、维生素E，肌注HCG保胎治疗。孕4月余感胎动至今，孕期定期产检无异常，孕期无皮肤瘙痒不适，偶有心慌、胸闷不适，孕期有贫血，未做处理。三小时前无诱因出现下腹部疼痛，随120急诊送入我院，急诊彩超显示：胎死宫内，胎盘早剥。以"孕2产0孕34^{+5}周死胎，胎盘早剥，失血性休克DIC？"收入院。入院后完善相关检查。向患者及家属讲明病情及风险，急诊剖宫产术，备血，下病危通知书。

2. 病史

既往史：否认心肝肾等病史，否认外伤、输血及药物过敏史，无家族遗传病史，预防接种史不详。

个人史：生于原籍，久居本地，本科毕业，否认疫区居留史，否认14天内与新型冠状病毒感染者（核酸检测阳性）有接触史，否认吸烟、饮酒史。

婚育史：初潮12岁，周期28天，经期5天，经量中等，色暗，有血块，偶有痛经。已婚，有性生活，孕2产0，自然流产一次。配偶健康状况良好。

家族史：父母健在，体健。否认家族遗传史。

3. 医护过程

入院体格检查，T 36.5℃，P 95次/分，R 21次/分，BP 105/75 mmHg。

患者平车入院，精神及面色欠佳，患者诉下腹疼痛，呈持续性，无阴道出血。查体：神智清楚，痛苦面容，生命体征平稳，板状腹，压痛明显，未及胎心胎动。门诊胎儿彩超提示：胎死宫内，胎盘早剥可能。立即完善相关检查，向患者及家属交代病情，急诊剖宫产术，备血，下病危通知书。依病情变化进一步调整治疗。立即行急诊"子宫下段剖宫产术+子宫捆绑术"，术中血性羊水，约1000 mL（含羊水），以LOA位助娩一死婴，胎盘完全剥离漂浮于宫腔内，宫腔内大量血块，约500 g，清理宫腔，子宫肌层厚薄不均，左侧宫底部明显增厚，全子宫呈弥漫性紫蓝色伴水肿。术中输冷沉淀10 U，血浆800 mL，红细胞3 U，术中出血共约1500 mL，尿量100 mL，色清。术后再次输血O型RH阳性血浆800毫升，少白红细胞3 U，冷沉淀10治疗量，给予预防感染，促进子宫收缩，支持对症治疗，术毕转ICU病房。于术后第二天转入产科，引流袋引流出暗红色血液约300 mL。

急查血常规示：血细胞分析（全血细胞计数+五分类）：血红蛋白84.00 g/L↓；中性粒细胞比率92.30%↑；白细胞11.57×10^9/L↑；继续输注O型RH阳性去白红细胞1.5单位，以及O型血浆300 mL。输血后复查血常规示：血细胞分析（全血细胞计数+五分类）：血红蛋白85.00 g/L↓；血小板121.00×10^9/L↓；红细胞压比容25.80%↓，于术后第7天办理出院，生命征平稳，腹软，腹部伤口愈合良好。宫缩好，产露少，一般情况可。

【护理措施】

1. 治疗护理

（1）用药治疗。遵医嘱给予头孢呋辛钠预防感染，缩宫素促进子宫收缩。告知患者及家属用药时不良反应和注意事项,得到患者及家属的配合与支持,用药过程中注意观察患者症状,及时倾听患者主诉,防止用药期间发生不良反应。

(2)乳房护理。指导患者退奶,减少汤汁实物,任乳房胀满,忍受疼痛,穿戴合身或较紧的内衣,食用可抑制乳汁分泌的食物,使乳汁分泌逐渐减少以至全无。

(3)疼痛护理。预防性用药:术后48小时内,持续使用"自控式镇痛泵"。在下地活动前、咳嗽前,预防性自控单次给予小剂量镇痛药,防止出现剧烈疼痛。

(4)焦虑护理。密切观察患者生命体征变化,指导患者转移注意力,以减轻其对伤口疼痛的敏感性,必要时则可遵医嘱给予止痛药物治疗。主动与患者沟通交流,对其疾病知识进行健康宣教。关注患者主诉,给予精神安慰和精神疏导。

(5)预防感染的护理。每日观察生命体征,遵医嘱运用抗生素,定期复查血常规、感染指标。倾听患者的主诉,观察患者是否出现异常症状、体征。动态观察伤口及周围皮肤情况,保持局部清洁干燥,发生污染/渗液时及时更换敷料。加强手卫生,严格无菌操作。

(6)留置管路护理。告知患者及家属引流管的作用及护理要点,外固定,低位悬挂,勿压、拉、折管,保持通畅,及防脱管的应急处理方法。

2. 观察护理

严密观察神志和生命体征(体温、脉搏、呼吸、血压)以及各种情绪。观察伤口愈合的程度,还有感染预防及伤口恢复的情况。

3. 生活护理

跌倒护理。教会患者使用呼叫器,日常用物放于可及处,指导患者及家属正确使用床档及轮椅,嘱家属24小时留陪。床尾悬挂风险标识,护士严格交接班,并保持病房地面干燥无水渍。

4. 健康教育

讲解疾病相关知识,并告知患者有利于疾病康复的饮食、活动,及防跌倒、防脱管、防术后并发症的方法及康复知识。

【小结】

睡眠在疾病康复中有至关重要的作用,当患者出现焦虑、睡眠不足、易醒、多梦、入睡困难时,应高度引起重视,提前干预,让患者参与自己的康复中,并践行有利的非药物治疗方法,提高药物治疗的依从性,用最快的方法、最短的时间,得到更好的结果。

(欧阳诗洁)

第六章　急危重症疾病的护理

第一节　重症肺炎

肺炎是指终末气道、肺泡和肺间质的炎症，可由病原微生物、理化因素、免疫损伤、过敏及药物所致。细菌性肺炎是最常见的肺炎，也是最常见的感染性疾病之一。

目前肺炎按患病环境分成社区获得性肺炎（CAP）和医院获得性肺炎（HAP）。CAP是指在医院外罹患的感染性肺实质炎症，包括具有明确潜伏期的病原体感染而在入院后平均潜伏期内发病的肺炎。HAP亦称医院内肺炎（NP），是指患者入院时不存在，也不处于潜伏期，而于入院48小时后在医院（包括老年护理院、康复院等）内发生的肺炎。HAP还包括呼吸机相关性肺炎（VAP）和卫生保健相关性肺炎（HCAP）。CAP和HAP年发病率分别约为12/1000人口和5/1000～10/1000住院患者，近年发病率有增加的趋势。肺炎病死率门诊肺炎患者为1%～5%，住院患者平均为12%，入住重症监护病房（ICU）者约40%。发病率和病死率高的原因与社会人口老龄化、吸烟、伴有基础疾病和免疫功能低下有关，如慢性阻塞性肺病、心力衰竭、肿瘤、糖尿病、尿毒症、神经疾病、药瘾、嗜酒、艾滋病、久病体衰、大型手术、应用免疫抑制剂和器官移植等。此外，也与病原体变迁、耐药菌增加、HAP发病率增加、病原学诊断困难、不合理使用抗生素和部分人群贫困化加剧等有关。

重症肺炎至今仍无普遍认同的定义，需入住ICU者可认为是重症肺炎。目前一般认为，如果肺炎患者的病情严重到需要通气支持（急性呼吸衰竭、严重气体交换障碍伴高碳酸血症或持续低氧血症）、循环支持（血流动力学障碍、外周低灌注）及加强监护治疗（肺炎引起的脓毒症或基础疾病所致的其他器官功能障碍）时可称为重症肺炎。

二、病因与发病机制

正常的呼吸道免疫防御机制（支气管内黏液-纤毛运载系统、肺泡巨噬细胞等细胞防御的完整性等）使气管隆突以下的呼吸道保持无菌。是否发生肺炎决定于两个因素：病原体和宿主因素。如果病原体数量多、毒力强和（或）宿主呼吸道局部和全身免疫防御系统损害，即可发生肺炎。病原体可通过下列途径引起社区获得性肺炎：①空气吸入；②血行播散；③邻近感染部位蔓延；④上呼吸道定植菌的误吸。医院获得性肺炎还可通过误吸胃肠道的定植菌（胃食管反流）和通过人工气道吸入环境中的致病菌引起。病原体直接抵达下呼吸道后，滋生繁殖，引起肺泡毛细血管充血、水肿，肺泡内纤维蛋白渗出及细胞浸润。

二、护理评估

（一）临床表现特点

1. 社区获得性肺炎

（1）新近出现的咳嗽、咳痰或原有呼吸道疾病症状加重，并出现脓性痰，伴或不伴胸痛。

（2）发热。

（3）肺实变体征和（或）闻及湿性啰音。

（4）白细胞计数 $> 10 \times 10^9$/L 或 $< 4 \times 10^9$/L，伴或不伴细胞核左移。

（5）胸部 X 线检查显示片状、斑片状浸润性阴影或间质性改变，伴或不伴胸腔积液。

以上（1）～（4）项中任何一项加第 5 项，除外非感染性疾病可做出诊断。CAP 常见病原体为肺炎链球菌、支原体、衣原体、流感嗜血杆菌和呼吸病毒（甲、乙型流感病毒，腺病毒，呼吸合胞病毒和副流感病毒）等。

2. 医院获得性肺炎

住院患者 X 线检查出现新的或进展的肺部浸润影加上下列 3 个临床症候中的 2 个或以上可以诊断为肺炎。

（1）发热超过 38℃。

（2）血白细胞计数增多或减少。

（3）脓性气道分泌物。

HAP 的临床表现、实验室和影像学检查特异性低，应注意与肺不张、心力衰竭和肺水肿、基础疾病肺侵犯、药物性肺损伤、肺栓塞和急性呼吸窘迫综合征等相鉴别。无感染高危因素患者的常见病原体依次为肺炎链球菌、流感嗜血杆菌、金黄色葡萄球菌、大肠埃希菌、肺炎克雷白杆菌等；有感染高危因素患者为金黄色葡萄球菌、铜绿假单胞菌、肠杆菌属、肺炎克雷白杆菌等。

（二）重症肺炎的诊断标准

不同国家制订的重症肺炎的诊断标准有所不同，各有优缺点，但一般均注重对客观生命体征、肺部病变范围、器官灌注和氧合状态的评估，临床医生可根据具体情况选用。以下列出目前常用的几项诊断标准。

1. 中华医学会呼吸病学分会 2006 年颁布的重症肺炎诊断标准

（1）意识障碍。

（2）呼吸频率 ≥ 30 次/分。

（3）PaO_2 < 8.0 kPa（60 mmHg）、氧合指数（PaO_2/FiO_2）< 39.90 kPa（300 mmHg），需行机械通气治疗。

（4）动脉收缩压 < 12.0 kPa（90 mmHg）。

（5）并发脓毒性休克。

（6）X 线胸片检查显示双侧或多肺叶受累，或入院 48 小时内病变扩大 ≥ 50%。

（7）少尿：尿量 < 20 mL/h，或 < 80 mL/4 小时，或急性肾衰竭需要透析治疗。符合 1 项或以上者可诊断为重症肺炎。

2. 美国感染病学会（IDSA）和美国胸科学会（ATS）2007 年新修订的诊断标准

该标准具有 1 项主要标准或 3 项或以上次要标准可认为是重症肺炎，需要入住 ICU。

（1）主要标准：①需要有创通气治疗。②脓毒性休克需用血管收缩剂。

（2）次要标准：①呼吸频率 ≥ 30 次/分。② PaO_2/FiO_2 ≤ 250。③多叶肺浸润。④意识障碍/定向障碍。⑤尿毒症（BUN ≥ 7.14 mmol/L）。⑥白细胞计数减少（白细胞 < 4×10^9/L）。⑦血小板计数减少（血小板 < 100×10^9/L）。⑧低体温（< 36℃）。⑨低血压需要紧急的液体复苏。

说明：①其他指标也可认为是次要标准，包括低血糖（非糖尿病患者）、急性乙醇中毒/乙醇戒断、低钠血症、不能解释的代谢性酸中毒或乳酸升高、肝硬化或无脾。②需要无创通气也可等同于次要标准的①和②。③白细胞计数减少仅是由感染引起的。

3. 英国胸科学会（BTS）2001 年制订的 CURB 标准

标准一：存在以下 4 项核心标准的 2 项或以上即可诊断为重症肺炎：①新出现的意识障碍。②尿素氮（BUN）> 7 mmol/L。③呼吸频率 ≥ 30 次/分。④收缩压 < 12.0 kPa（90 mmHg）或舒张压 ≤ 8.0 kPa（60 mmHg）。

CURB 标准比较简单、实用，应用起来较为方便。

标准二：

（1）存在以上 4 项核心标准中的 1 项且存在以下 2 项附加标准时须考虑有重症倾

向。附加标准包括：① PaO_2 < 8.0 kPa（60 mmHg）/SaO_2 < 92%（任何 FiO_2）。②胸片检查提示双侧或多叶肺炎。

（2）不存在核心标准，但存在 2 项附加标准并同时存在以下 2 项基础情况时也须考虑有重症倾向。基础情况包括：①年龄 ≥ 50 岁。②存在慢性基础疾病。

如存在标准二中（1）（2）两种有重症倾向的情况时需结合临床进行进一步评判。在（1）情况下需至少 12 小时后进行一次再评估。

CURB-65 即改良的 CURB 标准，在符合下列 5 项诊断标准中的 3 项或以上时即考虑为重症肺炎，需考虑收入 ICU 治疗：①新出现的意识障碍。② BUN > 7 mmol/L。③呼吸频率 ≥ 30 次 / 分。④收缩压 < 12.0 kPa（90 mmHg）或舒张压 ≤ 8.0 kPa（60 mmHg）。⑤年龄 ≥ 65 岁。

（三）严重度评价

评价肺炎病情的严重程度对于决定在门诊或入院治疗甚或 ICU 治疗至关重要。肺炎临床的严重性决定于 3 个主要因素：局部炎症程度、肺部炎症的播散和全身炎症反应。除此之外，患者如有下列危险因素，会增加肺炎的严重度和死亡危险。

1. 病史

年龄 > 65 岁，存在基础疾病或相关因素，如慢性阻塞性肺疾病（COPD）、糖尿病、充血性心力衰竭、慢性肾功能不全、慢性肝病、一年内住过院、疑有误吸、神志异常、脾切除术后状态、长期嗜酒或营养不良。

2. 体征

呼吸频率 > 30 次 / 分；脉搏 ≥ 120 次 / 分；血压 < 12.0/8.0 kPa（90/60 mmHg）；体温 ≥ 40℃或 ≤ 35℃；意识障碍；存在肺外感染病灶如败血症、脑膜炎。

3. 实验室和影像学异常

白细胞计数 > 20×10^9/L 或 < 4×10^9/L，或中性粒细胞计数 < 1×10^9/L；呼吸空气时 PaO_2 < 8.0 kPa（60 mmHg）、PaO_2/FiO_2 < 39.9 kPa（300 mmHg），或 $PaCO_2$ > 6.7 kPa（50 mmHg）；血肌酐 > 106 μmol/L 或 BUN > 7.1 mmol/L；血红蛋白 < 90 g/L 或血细胞比容 < 30%；血浆白蛋白 < 25 g/L；败血症或弥散性血管内凝血（DIC）的证据，如血培养阳性、代谢性酸中毒、凝血酶原时间和部分凝血活酶时间延长、血小板减少；X 线胸片检查病变累及一个肺叶以上、出现空洞、病灶迅速扩散或出现胸腔积液。

为使临床医师更精确地做出入院或门诊治疗的决策，近几年用评分方法作为定量的方法在临床上得到了广泛的应用。PORT（肺炎患者预后研究小组）评分系统（表 6-1）是目前常用的评价社区获得性肺炎（CAP）严重度及判断是否必须住院的评价方法，其也可用于预测 CAP 患者的病死率。其预测死亡风险分级如下。1 ~ 2 级：≤ 70 分，病死率 0.1% ~ 0.6%；3 级：71 ~ 90 分，病死率 0.9%；4 级：91 ~ 130 分，病死率

9.3%；5级：>130分，病死率27.0%。PORT评分系统因可以避免过度评价肺炎的严重度而被推荐使用，即其可保证一些没必要住院的患者在院外治疗。

表6-1 PORT评分系统

患者特征	分值	患者特征	分值	患者特征	分值
年龄		脑血管疾病	10	实验室和放射学检查	
男性	-10	肾脏疾病	10	pH < 7.35	30
女性	+10	体格检查		BUN > 11 mmol/L（> 30 mg/dL）	20
住护理院		神志改变	20	Na^+ < 130 mmol/L	20
并存疾病		呼吸频率 > 30次/分	20	葡萄糖 > 14 mmol/L（> 250 mg/dL）	10
肿瘤性疾病	30	收缩血压 < 12.0 kPa（90 mmHg）	20	血细胞比容 < 30%	10
肝脏疾病	20	体温 < 35℃或 > 40℃	15	PaO_2 < 8.0 kPa（60 mmHg）	10
充血性心力衰竭	10	脉率 > 12次/分	10	胸腔积液	10

为避免评价CAP肺炎患者的严重度不足，可使用改良的英国胸科学会（BTS）重症肺炎标准：呼吸频率≥30次/分，舒张压≤8.0 kPa（60 mmHg），BUN > 6.8 mmol/L，意识障碍。4个因素中存在两个可确定患者的死亡风险更高。此标准因简单易用，且能较准确地确定CAP的预后而被广泛应用。

临床肺部感染积分（CPIS）（表6-2）则主要用于医院获得性肺炎（HAP），包括呼吸机相关性肺炎（VAP）的诊断和严重度判断，也可用于监测治疗效果。此积分从0~12分，积分6分时一般认为有肺炎。

表6-2 临床肺部感染积分评分表

参数	标准	分值
体温	≥ 36.5℃，≤ 38.4℃	0
	38.5℃ ~ 38.9℃	1
	≥ 39℃，或 ≤ 36℃	2
白细胞计数（ $\times 10^9$ ）	≥ 4.0，≤ 11.0	0
	< 4.0，> 11.0	1
	杆状核白细胞	2

续 表

参数	标准	分值
气管分泌物	< 14 + 吸引	0
	≥ 14 + 吸引	1
	脓性分泌物	2
氧合指数（PaO$_2$/FiO$_2$）	> 240 或急性呼吸窘迫综合征	0
	≤ 240	2
胸部 X 线检查	无渗出	0
	弥漫性渗出	1
	局部渗出	2
半定量气管吸出物培养（0，1 +，2 +，3 +）	病原菌 < 1 + 或无生长	0
	病原菌 ≥ 1 +	1
	革兰染色发现与培养相同的病原菌	2

（四）临床监测

1. 体征监测

监测重症肺炎的体征是一项简单、易行和有效的方法，患者往往有呼吸频率和心率加快、发绀、肺部病变部位湿啰音等。目前多数指南都把呼吸频率加快（≥ 30 次 / 分）作为重症肺炎诊断的主要或次要标准。意识状态也是监测的重点，神志模糊、意识不清或昏迷提示重症肺炎可能性。

2. 氧合状态和代谢监测

PaO$_2$、PaO$_2$/FiO$_2$、pH、混合静脉血氧分压（PvO$_2$）、胃张力测定、血乳酸测定等都可对患者的氧合状态进行评估。单次的动脉血气分析一般仅反映患者瞬间的氧合情况，重症患者或有病情明显变化者应进行系列血气分析或持续动脉血气监测。

3. 胸部影像学监测

重症肺炎患者应进行系列 X 线胸片监测，主要目的是及时了解患者的肺部病变是进展还是好转，是否合并有胸腔积液、气胸，是否发展为肺脓肿、急性呼吸窘迫综合征（ARDS）等。检查的频度应根据患者的病情而定，如要了解病变短期内是否增大，一般每 48 小时进行一次检查评价；如患者临床情况突然恶化（呼吸窘迫、严重低氧血症等），在不能除外合并气胸或进展至 ARDS 时，应短期内复查；而当患者病情明显好转及稳定时，一般可 10 ~ 14 天后复查。

4. 血流动力学监测

重症肺炎患者常伴有脓毒症，可引起血流动力学的改变，故应密切监测患者的血压和尿量。这两项指标比较简单、易行，且非常可靠，应作为常规监测的指标。中心静脉压的监测可用于指导临床补液量和补液速度。部分重症肺炎患者可并发中毒性心肌炎或ARDS，如临床上难以区分时应考虑行漂浮导管检查。

5. 器官功能监测

监测包括脑功能、心功能、肾功能、胃肠功能、血液系统功能等。要进行相应的血液生化和功能检查，一旦发现异常，要积极处理，注意防止多器官功能障碍综合征（MODS）的发生。

6. 血液监测

监测内容包括外周血白细胞计数、C反应蛋白、降钙素原检测、血培养等。

（五）抗生素治疗

经验性联合应用抗生素治疗重症肺炎的理论依据是：联合应用能够覆盖可能的微生物并预防耐药的发生。对于铜绿假单胞菌肺炎，联用β内酰胺类和氨基糖苷类抗生素具有潜在的协同作用，优于单药治疗；然而氨基糖苷类抗生素的抗菌谱窄，毒性大，特别是对于老年患者，其肾损害的发生率比较高。临床应用氨基糖苷类抗生素时要注意其为浓度依赖性抗生素，一般要用足够剂量、提高峰药浓度以提高疗效，同时也应避免与毒性相关的谷浓度的升高。在监测药物的峰浓度时，庆大霉素和妥布霉素 > 7 μg/mL，或阿米卡星 > 28 μg/mL 的效果较好。氨基糖苷类抗生素的另一个不足是对支气管分泌物的渗透性较差，仅能达到血药浓度的40%。此外，肺炎患者的支气管分泌物pH较低，在这种环境下许多抗生素活性都降低。因此，有时联合应用氨基糖苷类抗生素并不能增加疗效，反而增加了肾毒性。

目前，对于重症肺炎，抗生素的单药治疗也已得到临床医生的重视。新的头孢菌素、碳青霉烯类、其他β内酰胺类和氟喹诺酮类抗生素由于抗菌效力强、广谱，并且耐细菌β内酰胺酶，故可用于单药治疗。即使对于重症HAP，只要不是耐多药的病原体，如铜绿假单胞菌、不动杆菌和耐甲氧西林金黄色葡萄球菌（MRSA）等，仍可考虑抗生素的单药治疗。对重症HAP有效的抗生素一般包括亚胺培南、美罗培南、头孢吡肟和哌拉西林/他唑巴坦。对于重症肺炎患者来说，临床上的初始治疗常联用多种抗生素，在获得细菌培养结果后，如果没有高度耐药的病原体，就可以考虑转为针对性的单药治疗。

临床上一般认为不适合单药治疗的情况包括：①可能感染革兰阳性、革兰阴性菌和非典型病原体的重症CAP。②怀疑铜绿假单胞菌或肺炎克雷白杆菌的菌血症。③可能是金黄色葡萄球菌和铜绿假单胞菌感染的HAP。第三代头孢菌素不应用于单药治疗，因其在治疗中易诱导肠杆菌属细菌产生 β 内酰胺酶而导致耐药发生。

对于重症 VAP 患者，如果为高度耐药病原体所致的感染，则联合治疗是必要的。目前有 3 种联合用药方案：① β 内酰胺类联合氨基糖苷类：在抗铜绿假单胞菌上有协同作用，但也应注意前面提到的氨基糖苷类的毒性作用。② 2 个 β 内酰胺类联合使用：因这种用法会诱导出对两种药同时耐药的细菌，故虽然有过成功治疗的报道，仍不推荐使用。③ β 内酰胺类联合氟喹诺酮类：虽然没有抗菌协同作用，但也没有潜在的拮抗作用；氟喹诺酮类对呼吸道分泌物穿透性很好，对其疗效有潜在的正面影响。

对于铜绿假单胞菌所致的重症肺炎，联合治疗往往是必要的。抗假单胞菌的 β 内酰胺类抗生素包括青霉素类的哌拉西林、阿洛西林、氨苄西林、替卡西林、阿莫西林；第三代头孢菌素类的头孢他啶、头孢哌酮；第四代头孢菌素类的头孢吡肟；碳青霉烯类的亚胺培南、美罗培南；单酰胺类的氨曲南（可用于青霉素类过敏的患者）；β 内酰胺类 / β 内酰胺酶抑制剂复合剂的替卡西林 / 克拉维酸钾、哌拉西林 / 他唑巴坦。其他的抗假单胞菌抗生素还有氟喹诺酮类和氨基糖苷类。

1. 重症 CAP 的抗生素治疗

重症 CAP 患者的初始治疗应针对肺炎链球菌（包括耐药肺炎链球菌）、流感嗜血杆菌、军团菌和其他非典型病原体，在某些有危险因素的患者还有可能为肠道革兰阴性菌属，包括铜绿假单胞菌的感染。无铜绿假单胞菌感染危险因素的 CAP 患者可使用 β 内酰胺类联合大环内酯类或氟喹诺酮类（如左氧氟沙星、加替沙星、莫西沙星等）。因目前为止还没有确立单药治疗重症 CAP 的方法，所以很难确定其安全性、有效性（特别是并发脑膜炎的肺炎）或用药剂量。可用于重症 CAP 并经验性覆盖耐药肺炎链球菌的 β 内酰胺类抗生素有头孢曲松、头孢噻肟、亚胺培南、美罗培南、头孢吡肟、氨苄西林 / 舒巴坦或哌拉西林 / 他唑巴坦。目前，高达 40% 的肺炎链球菌对青霉素或其他抗生素耐药，其机制不是 β 内酰胺酶介导，而是青霉素结合蛋白的改变。虽然不少 β 内酰胺类和氟喹诺酮类抗生素对这些病原体有效，但对耐药肺炎链球菌肺炎并发脑膜炎的患者应使用万古霉素治疗。如果患者有假单胞菌感染的危险因素（如支气管扩张、长期使用抗生素、长期使用糖皮质激素），应联合使用抗假单胞菌抗生素并应覆盖非典型病原体，如环丙沙星 + 抗假单胞菌 β 内酰胺类，或抗假单胞菌 β 内酰胺类 + 氨基糖苷类 + 大环内酯类或氟喹诺酮类。

临床上，选取任何治疗方案都应根据当地抗生素耐药的情况、流行病学和细菌培养及实验室结果进行调整。关于抗生素的治疗疗程目前也很少有资料可供参考，应考虑感染的严重程度，菌血症、多器官功能衰竭、持续性全身炎症反应和损伤等。一般来说，根据疾病的严重程度和宿主免疫抑制的状态，肺炎链球菌肺炎疗程为 7 ~ 10 天，军团菌肺炎的疗程需要 14 ~ 21 天。ICU 的大多数治疗都是通过静脉途径的，但近期的研究表明只要病情稳定、没有发热，即使在危重患者，3天静脉给药后也可转为口服治疗，即序贯或转换治疗。转换为口服治疗的药物可选择氟喹诺酮类，因其生物利用度高，口服治疗也可达到同静脉给药一样的血药浓度。

由于嗜肺军团菌在重症CAP的相对重要性，应特别注意其治疗方案。虽然目前有很多体外有抗军团菌活性的药物，但在治疗效果上仍缺少前瞻性、随机对照研究的资料。回顾性的资料和长期临床经验支持使用红霉素4 g/d治疗住院的军团菌肺炎患者。在多肺叶病变、器官功能衰竭或严重免疫抑制的患者，在治疗的前3～5天应加用利福平。其他大环内酯类（克拉霉素和阿奇霉素）也有效。除上述药物，可供选择的药物还有氟喹诺酮类（环丙沙星、左氧氟沙星、加替沙星、莫西沙星）或多西环素。氟喹诺酮类在治疗军团菌肺炎的动物模型中特别有效。

2. 重症HAP的抗生素治疗

HAP应根据患者的情况和最可能的病原体而采取个体化治疗。对于早发的（住院4天内起病者）重症肺炎而没有特殊病原体感染危险因素者，应针对"常见病原体"治疗。这些病原体包括肺炎链球菌、流感嗜血杆菌、甲氧西林敏感的金黄色葡萄球菌和非耐药的革兰阴性细菌。抗生素可选择第二代、第三代、第四代头孢菌素，β内酰胺类/β内酰胺酶抑制剂复合剂，氟喹诺酮类或联用克林霉素和氨曲南。

对于任何时间起病、有特殊病原体感染危险因素的轻、中症肺炎患者，有感染"常见病原体"和其他病原体危险者，应评估危险因素来指导治疗。如果有近期腹部手术或明确的误吸史，应注意厌氧菌，可在主要抗生素基础上加用克林霉素或单用β内酰胺类/β内酰胺酶抑制剂复合剂；如果患者有昏迷或有头部创伤、肾衰竭或糖尿病史，应注意金黄色葡萄球菌感染，需针对性选择有效的抗生素；如果患者起病前使用过大剂量的糖皮质激素，或近期有抗生素使用史，或长期ICU住院史，即使患者的HAP并不严重，也应经验性治疗耐药病原体。治疗方法是联用两种抗假单胞菌抗生素，如果气管抽吸物革兰染色见阳性球菌，还需加用万古霉素（或可使用利奈唑胺或奎奴普丁/达福普汀）。所有的患者，特别是气管插管的ICU患者，经验性用药必须持续到痰培养结果出来之后。如果无铜绿假单胞菌或其他耐药革兰阴性细菌感染，则可根据药敏情况使用单一药物治疗。非耐药病原体的重症HAP患者可用任何以下单一药物治疗：亚胺培南、美罗培南、哌拉西林/他唑巴坦或头孢吡肟。

ICU中HAP的治疗也应根据当地抗生素敏感情况，及当地经验和对某些抗生素的偏爱而调整。每个ICU都有它自己的微生物药敏情况，而且这种情况随时间而变化，因而有必要经常更新经验用药的策略。经验用药中另一个需要考虑的是"抗生素轮换"策略，它是指标准经验治疗过程中有意更改抗生素，使细菌暴露于不同的抗生素，从而减少抗生素耐药的选择性压力，达到减少耐药病原体感染发生率的目的。"抗生素轮换"

策略目前仍在研究之中，还有不少问题未能明确，包括每个用药循环应该持续多久，应用什么药物进行循环，这种方法在内科和外科患者的有效性分别有多高，循环药物是否应该针对革兰阳性细菌，同时也针对革兰阴性细菌等。

在某些患者中，雾化吸入这种局部治疗可用以弥补全身用药的不足。氨基糖苷类雾化吸入可能有一定的益处，但只用于革兰阴性细菌肺炎全身治疗无效者。多黏菌素雾化吸入也可用于耐药铜绿假单胞菌的感染。

对于初始经验治疗失败的患者，应该考虑其他感染性或非感染性的诊断，包括肺曲霉感染。对持续发热并有持续或进展性肺部浸润的患者可经验性使用两性霉素 B。虽然传统上应使用开放肺活检来确定其最终诊断，但临床上是否活检仍应个体化。临床上还应注意其他的非感染性肺部浸润的可能性。

（六）支持治疗

支持治疗主要包括液体补充、血流动力学、通气和营养支持，起到稳定患者状态的作用，而更直接的治疗仍需要针对患者的基础病因。流行病学证据显示，营养不良影响肺炎的发病和危重患者的预后。同样，临床资料也支持肠内营养可以预防肺炎的发生，特别是对于创伤的患者。对于严重脓毒症和多器官功能衰竭的分解代谢旺盛的重症肺炎患者，在起病 48 小时后应开始经肠内途径进行营养支持，一般把导管插入空肠进行喂养，以避免误吸；如果使用胃内喂养，最好是维持患者半卧体位，以减少误吸的风险。

（七）胸部理疗

拍背、体位引流和振动可以促进黏痰排出的效果尚未被证实。胸部理疗广泛应用的局限在于：①其有效性未被证实，特别是不能减少患者的住院时间。②费用高，需要专人使用。③有时引起 PaO_2 的下降。目前的经验是胸部理疗对于脓痰过多（> 30 mL/d）或严重呼吸肌疲劳不能有效咳嗽的患者是最为有用的，如对囊性纤维化、慢性阻塞性肺疾病（COPD）和支气管扩张的患者。

使用自动化病床的侧翻疗法，有时加以振动叩击，是一种有效地预防外科创伤及内科患者肺炎的方法，但其地位仍不确切。

（八）促进痰液排出

雾化和湿化可降低痰的黏度，因而可改善不能有效咳嗽患者的排痰，然而雾化产生的大多水蒸气都沉积在上呼吸道并引起咳嗽，一般并不影响痰的流体特性。目前很少有数据支持湿化能特异性地促进细菌清除或肺炎吸收的观点。乙酰半胱氨酸能破坏痰液的二硫键，有时也用于肺炎患者的治疗，但由于其刺激性，因而在临床应用上受到一定限制。痰中的 DNA 增加了痰液黏度，重组的 DNA 酶能裂解 DNA，已证实在囊性纤维化患者中有助于改善症状和肺功能，但对肺炎患者其价值尚未被证实。支气管舒张药也能促进黏液排出和纤毛运动频率，对 COPD 合并肺炎的患者有效。

三、主要护理诊断／问题

1. 体温过高

该症状与致病菌引起的肺部感染有关。

2. 清理呼吸道无效

该症状与肺部炎症、痰液黏稠、咳嗽无力有关。

3. 气体交换受损

该症状与肺部感染、痰液黏稠引起呼吸道不通畅、呼吸面积减少有关。

4. 疼痛

胸痛与肺部炎症累积胸膜有关。

5. 知识缺乏

缺乏疾病发生、发展及防治等知识。

6. 潜在并发症

潜在并发症有感染性休克。

四、护理措施

（一）病情监护

重症肺炎患者病情危重、变化快，特别是高龄及合并严重基础疾病患者，需要严密监护病情变化，包括持续监护心电、血压、呼吸、血氧饱和度，监测意识、尿量、血气分析结果、肾功能、电解质、血糖变化。任何异常变化均应及时报告医师，早期处理。同时床边备好吸引装置、吸氧装置、气管插管和气管切开等抢救用品及抢救药物等。

（二）维持呼吸功能的护理

（1）密切观察患者的呼吸情况，监护呼吸频率、节律、呼吸音、血氧饱和度。出现呼吸急促、呼吸困难，口唇、指（趾）末梢发绀，低氧血症（血氧饱和度＜80%），双肺呼吸音减弱，必须及时给予鼻导管或面罩有效吸氧，根据病情变化调节氧浓度和流量。面罩呼吸机加压吸氧时，注意保持密闭，对于面颊部极度消瘦的患者，在颊部与面罩之间用脱脂棉垫衬托，避免漏气影响氧疗效果和皮肤压迫。意识清楚的患者嘱其用鼻呼吸，脱面罩间歇时间不宜过长。鼓励患者多饮水，减少张口呼吸和说话。

（2）常规及无创呼吸机加压吸氧不能改善缺氧时，采取气管插管呼吸机辅助通气。机械通气需要患者较好地配合，事先向患者简明讲解呼吸机原理、保持自主呼吸与呼吸机同步的配合方法、注意事项等。指导患者使用简单的身体语言表达需要，如用动腿、眨眼、动手指表示口渴、翻身、不适等，或写字表达。机械通气期间严格做好护理，每天更换呼吸管道，浸泡消毒后再用环氧乙烷灭菌；严格按无菌技术操作规程吸痰。护理操作，特别是给患者翻身时，注意呼吸机管道水平面保持一定倾斜度，使其低于患者呼吸道，集水瓶应在呼吸环路的最低位，并及时检查倾倒管道内、集水瓶内冷凝水，避免其反流入气道。根据症状、血气分析、血氧饱和度调整吸入氧浓度，力求在最低氧浓度下达到最佳的氧疗效果，争取尽快撤除呼吸机。

（3）保持呼吸道通畅，及时清除呼吸道分泌物。

1）遵医嘱给予雾化吸入，每日2次，有效湿化呼吸道。正确使用雾化吸入，雾化液用生理盐水配制，温度在35℃左右。使喷雾器保持竖直向上，并根据患者的姿势调整角度和位置，吸入过程护士必须在场严密观察病情，如出现呼吸困难、口周发绀，应停止吸入，立即吸痰、吸氧，不能缓解时通知医生。症状缓解后继续吸入。每次雾化后，协助患者翻身、拍背。拍背时五指并拢成空心掌，由上而下，由外向内，有节律地轻拍背部。通过振动，使小气道分泌物松动易于进入较大气道，有利于排痰及改善肺通、换气功能。每次治疗结束后，雾化器内余液应全部倾倒，重新更换灭菌蒸馏水；雾化器连接管及面罩用0.5%三氯异氰尿酸（健之素）消毒液浸泡30分钟，用清水冲净后晾干备用。

2）指导患者定时有效咳嗽，病情允许时使患者取坐位，先深呼吸，轻咳数次将痰液集中后，用力咳出，也可促使肺膨胀。协助患者勤翻身，改变体位，每2小时拍背体疗1次。对呼吸无力、衰竭的患者，用手指压在胸骨切迹上方刺激气管，促使患者咳嗽排痰。

3）老年人、衰弱的患者，咳嗽反射受抑制者，呼吸防御机制受损，不能有效地将呼吸道分泌物排出时，应按需要吸痰。用一次性吸痰管，检查导管通畅后，在无负压情况下将吸痰管轻轻插入10～15 cm，退出1～2 cm，以便游离导管尖端，然后打开负压，边旋转边退出。有黏液或分泌物处稍停。每次吸痰时间应少于15 s。吸痰时，同一根吸痰管应先吸气道内分泌物，再吸鼻腔内分泌物，不能重复进入气道。

（4）研究表明，患者俯卧位发生吸入性肺炎的概率比左侧卧位和仰卧位患者低，定时帮助患者取该体位。进食时抬高床头30°～45°，减少胃液反流误吸机会。

(三) 合并感染性休克的护理

发生休克时，患者取去枕平卧位，下肢抬高20°～30°，增加回心血量和脑部血流量。保持静脉通道畅通，积极补充血容量，根据心功能、皮肤弹性、血压、脉搏、尿量及中心静脉压情况调节输液速度，防止肺水肿。加强抗感染，使用血管活性药物时，用药浓度、单位时间用量，严格遵医嘱，动态观察病情，及时反馈，为治疗方案的调整提供依据。体温不升者给予棉被保暖，避免使用热水袋、电热毯等加温措施。

(四) 合并急性肾衰竭的护理

少尿期准确记录出入量，留置导尿，记录每小时尿量，严密观察肾功能及电解质变化，根据医嘱严格控制补液量及补液速度。高血钾是急性肾衰竭患者常见死亡原因之一，此期避免摄入含钾高的食物；多尿期应注意补充水分，保持水、电解质平衡。尿量小于 20 mL/h 或小于 80 mL/24 小时的急性肾衰竭者需要血液透析治疗。

（五）发热的护理

高热时帮助降低体温，减轻高热伴随症状，增加患者舒适感。每 2 小时监测体温 1 次。密切观察发热规律、特点及伴随症状，及时报告医生对症处理；寒战时注意保暖，高热给予物理降温，冷毛巾敷前额，冰袋置于腋下、腹股沟等处，或温水、乙醇擦浴。物理降温效果差时，遵医嘱给予退热剂。降温期间要注意随时更换汗湿的衣被，防止受凉。鼓励患者多饮水，保证机体需要，防止肾血流灌注不足，诱发急性肾功能不全，加强口腔护理。

（六）预防传染及继发感染

（1）采取呼吸道隔离措施，切断传播途径。单人单室，避免交叉感染。严格遵守各种消毒、隔离制度及无菌技术操作规程，医护人员操作前后应洗手，特别是接触呼吸道分泌物和护理气管切开、插管患者前后要彻底流水洗手，并采取戴口罩、手套等隔离手段。开窗通风，保持病房空气流通，每日定时紫外线空气消毒 30 ~ 60 分钟，加强病房内物品的消毒，所有医疗器械和物品特别是呼吸治疗器械定时严格消毒、灭菌。控制陪护及探视人员流动，实行无陪人管理。特殊感染、耐药菌株感染及易感人群应严格隔离，及时通报。

（2）加强呼吸道管理。气管切开患者更换内套管前，必须充分吸引气囊周围分泌物，以免含菌的渗出液漏入呼吸道诱发肺炎。患者取半坐位，以减少误吸危险。尽可能缩短人工气道留置和机械通气时间。

（3）患者分泌物、痰液存放于黄色医疗垃圾袋中焚烧处理，定期将呼吸机集水瓶内液体倒入装有 0.5% 健之素消毒液的容器中集中消毒处理。

（七）营养支持治疗的护理

营养支持是重要的辅助治疗。重症肺炎患者防御功能减退，体温升高，使代谢率增加，机体需要增加免疫球蛋白、补体、内脏蛋白的合成，支持巨噬细胞、淋巴细胞活力及酶活性。提供重症肺炎患者高蛋白、高热量、富含维生素、易消化的流质或半流质饮食，尽量符合患者口味，少食多餐。有时需要鼻饲营养液，必要时胃肠外应用免疫调节剂，如免疫球蛋白、血浆、白蛋白和氨基酸等营养物质以提高抵抗力，增强抗感染效果。

（八）舒适护理

为保证患者舒适，重视做好基础护理。重症肺炎急性期患者要卧床休息，安排好治疗、护理时间，尽量减少打扰，保证休息。帮助患者维持舒服的治疗体位。保持病室清洁、安静，空气新鲜。室温保持在22℃～24℃，使用空气湿化器保持空气相对湿度为60%～70%。保持床铺干燥、平整。保持口腔清洁。

（九）采集痰标本的护理干预

痰标本是最常用的下呼吸道病原学标本，其检验结果是选择抗生素治疗的确切依据，正确采集痰标本非常重要。准确的采样方法是经气管采集法，但患者有一定痛苦，不易被接受。临床一般采用自然咳痰法。采集痰标本应注意必须在抗生素治疗前采集新鲜、深咳后的痰，迅速送检，避免标本受到口咽处正常细菌群的污染，以保证细菌培养结果的准确性。具体方法是：嘱患者先将唾液吐出、漱口，并指导或辅助患者深吸气后咳嗽，咳出肺部深处痰液，留取标本。收集痰液后应在30分钟内送检。经气管插管收集痰标本时，可使用一次性痰液收集器。用无菌镊夹持吸痰管插入气管深部，注意勿污染吸痰管。留痰过程注意无菌操作。

（十）心理护理

评估患者的心理状态，采取有针对性的护理。患者病情重，有呼吸困难、发热、咳嗽等明显不适，导致患者烦躁和恐惧，加压通气、气管插管、机械通气患者尤其明显，上述情绪会加重呼吸困难。护士要鼓励患者倾诉，多与其交流，语言交流困难时，用文字或体态语言主动沟通，尽量消除其紧张恐惧心理。了解患者的经济状况及家庭成员情况，帮助患者寻求更多支持和帮助。及时向患者及家属解释，介绍病情和治疗方案，使其信任和理解治疗、护理的作用，增加安全感，保持情绪稳定。

（十一）健康教育

出院前指导患者坚持呼吸功能锻炼，做深呼吸运动，增强体质。减少去公共场所的次数，预防感冒。上呼吸道感染急性期外出戴口罩。居室保持良好的通风，保持空气清新。均衡膳食，增加机体抵抗力，戒烟，避免劳累。

（武　淼）

第二节　呼吸衰竭

呼吸衰竭是指各种原因引起的肺通气和（或）换气功能严重障碍，在静息状态下也不能维持足够的气体交换，导致缺氧和（或）二氧化碳潴留，引起一系列病理生理改变和相应临床表现的综合征，主要表现为呼吸困难和发绀。动脉血气分析可作为诊断的重要依据，即在海平面、静息状态、呼吸空气的条件下，动脉血氧分压（PaO_2）低于8.0 kPa（60 mmHg），伴或不伴二氧化碳分压（$PaCO_2$）超过6.7 kPa（50 mmHg），并除外心内解剖分流和原发于心排血量降低等因素所致的低氧，即为呼吸衰竭。

按起病急缓，将呼吸衰竭分为急性呼吸衰竭和慢性呼吸衰竭，本节主要介绍慢性呼吸衰竭。根据血气的变化将呼吸衰竭分为Ⅰ型呼吸衰竭（低氧血症型，即 PaO_2 下降而 $PaCO_2$ 正常）和Ⅱ型呼吸衰竭（高碳酸血症型，即 PaO_2 下降伴有 $PaCO_2$ 升高）。

二、病因

引起呼吸衰竭的病因很多，凡参与肺通气和换气的任何一个环节的严重病变都可导致呼吸衰竭。

（1）呼吸系统疾病：常见于慢性阻塞性肺疾病（COPD）、重症哮喘、肺炎、严重肺结核、弥散性肺纤维化、肺水肿、严重气胸、大量胸腔积液、硅沉着病、胸廓畸形等。

（2）神经肌肉病变：如脑血管疾病、颅脑外伤、脑炎、镇静催眠药中毒、多发性神经炎、脊髓颈段或高位胸段损伤、重症肌无力等。

上述病因可引起肺泡通气量不足、氧弥散障碍、通气/血流比例失调，导致缺氧或合并二氧化碳潴留而发生呼吸衰竭。

二、护理评估

（一）身体状况

呼吸衰竭除原发疾病症状、体征外，主要为缺氧、二氧化碳潴留所致的呼吸困难和多脏器功能障碍。

1. 呼吸困难

呼吸困难是最早、最突出的表现，主要为呼吸频率增快，病情严重时辅助呼吸肌活动增加，出现"三凹征"。若并发二氧化碳潴留，$PaCO_2$ 升高过快或显著升高时，患者可由呼吸过快转为浅慢呼吸或潮式呼吸。

2. 发绀

发绀是缺氧的典型表现，可见口唇、指甲和舌发绀。严重贫血患者由于红细胞和血红蛋白减少，还原型血红蛋白的含量减低可不出现发绀。

3. 精神神经症状

精神神经症状主要是缺氧和二氧化碳潴留的表现。早期轻度缺氧可表现为注意力分散，定向力减退；缺氧程度加重，出现烦躁不安、神志恍惚、嗜睡、昏迷。轻度二氧化碳潴留，表现为兴奋症状，即失眠、躁动、夜间失眠而白天嗜睡；重度二氧化碳潴留可抑制中枢神经系统导致肺性脑病，表现为神志淡漠、间歇抽搐、肌肉震颤、昏睡，甚至昏迷等二氧化碳麻醉现象。

4. 循环系统表现

二氧化碳潴留使外周体表静脉充盈、皮肤充血、温暖多汗、血压升高、心排血量增多而致脉搏洪大,多数患者有心率加快,因脑血管扩张产生搏动性头痛。

5. 其他

其他可表现为上消化道出血、谷丙转氨酶升高、蛋白尿、血尿、氮质血症等。

(二)心理-社会状况

患者常因躯体不适、气管插管或气管切开、各种监测及治疗仪器的使用等感到焦虑或恐惧。

(三)实验室及其他检查

1. 动脉血气分析

$PaO_2 < 8.0$ kPa(60 mmHg),伴或不伴 $PaCO_2 > 6.7$ kPa(50 mmHg),为最重要的指标,可作为呼吸衰竭的诊断依据。

2. 血 pH 及电解质测定

呼吸性酸中毒合并代谢性酸中毒时,血 pH 明显降低,常伴有高钾血症。呼吸性酸中毒合并代谢性碱中毒时,常有低钾和低氯血症。

3. 影像学检查

胸部 X 线片、肺 CT 和放射性核素肺通气/灌注扫描等,可协助分析呼吸衰竭的原因。

(四)治疗要点

慢性呼吸衰竭治疗的基本原则是治疗原发病,保持气道通畅,纠正缺氧和改善通气,维持心、脑、肾等重要脏器的功能,预防和治疗并发症。

1. 保持呼吸道通畅

保持呼吸道通畅是呼吸衰竭最基本、最重要的治疗措施。主要措施:清除呼吸道的分泌物及异物;积极使用支气管扩张药物,缓解支气管痉挛;对昏迷患者采取仰卧位,头后仰,托起下颌,并将口打开;必要时采用气管切开或气管插管等方法建立人工气道。

2. 合理氧疗

吸氧是治疗呼吸衰竭的必需措施。

3. 机械通气

根据患者病情选用无创机械通气或有创机械通气。临床上常用的呼吸机分压力控制型及容量控制型两大类,是用机械装置产生通气,以代替、控制或辅助自主呼吸,达到增加通气量、改善通气功能的目的。

4. 控制感染

慢性呼吸衰竭急性加重的常见诱因是呼吸道感染,因此应选用敏感有效的抗生素控制感染。

5. 呼吸兴奋药的应用

必要时给予呼吸兴奋药如都可喜等兴奋呼吸中枢，增加通气量。

6. 纠正酸碱平衡失调

以机械通气的方法能较为迅速地纠正呼吸性酸中毒，补充盐酸精氨酸和氯化钾可同时纠正潜在的碱中毒。

三、护理诊断及医护合作性问题

（1）气体交换受损：与通气不足、通气/血流失调和弥散障碍有关。

（2）清理呼吸道无效：与分泌物增加、意识障碍、人工气道、呼吸肌功能障碍有关。

（3）焦虑：与呼吸困难、气管插管、病情严重、失去个人控制及对预后的不确定有关。

（4）营养失调：低于机体需要量，与食欲缺乏、呼吸困难、人工气道及机体消耗增加有关。

（5）有受伤的危险：与意识障碍、气管插管及机械呼吸有关。

（6）潜在并发症：如感染、窒息等。

（7）缺乏呼吸衰竭的防治知识。

四、护理措施

1. 病情观察

重症患者需持续心电监护，密切观察患者的意识状态、呼吸频率、呼吸节律和深度、血压、心率和心律。

观察排痰是否通畅，有无发绀、球结膜水肿、肺部异常呼吸音及啰音；监测动脉血气分析、电解质检查结果、机械通气情况等；若患者出现神志淡漠、烦躁、抽搐时，提示有肺性脑病的发生，应及时通知医师进行处理。

2. 生活护理

（1）休息与体位：急性发作时，安排患者在重症监护病室，绝对卧床休息；协助和指导患者取半卧位或坐位，指导、教会病情稳定的患者缩唇呼吸。

（2）合理饮食：给予高热量、高蛋白、富含维生素、低糖类、易消化、少刺激性的食物，昏迷患者常规给予鼻饲或肠外营养。

3. 氧疗的护理

（1）氧疗的意义和原则：氧疗能提高动脉血氧分压，纠正缺氧，减轻组织损伤，恢复脏器功能。临床上根据患者病情和血气分析结果采取不同的给氧方法和给氧浓度。原则是在畅通气道的前提下，Ⅰ型呼吸衰竭的患者可短时间内间歇给予高浓度（>35%）

或高流量（4～6 L/min）吸氧；Ⅱ型呼吸衰竭的患者应给予低浓度（＜35%）、低流量（1～2 L/min）鼻导管持续吸氧，使 PaO_2 控制在 8.0 kPa（60 mmHg）或 SaO_2 在 90% 以上，以防因缺氧完全纠正，使外周化学感受器失去低氧血症的刺激而导致呼吸抑制，加重缺氧和 CO_2 潴留。

（2）吸氧方法：有鼻导管、鼻塞、面罩、气管内和呼吸机给氧。临床常用、简便的方法是鼻导管、鼻塞法吸氧，其优点为简单、方便，不影响患者进食、咳嗽；缺点为氧浓度不恒定，易受患者呼吸影响，高流量对局部黏膜有刺激，氧流量不能大于 7 L/min。吸氧过程中应注意保持吸入氧气的湿化，输送氧气的面罩、导管、气管应定期更换消毒，防止交叉感染。

（3）氧疗疗效的观察：若吸氧后呼吸困难缓解、发绀减轻、心率减慢、尿量增多、皮肤转暖、神志清醒，提示氧疗有效；若呼吸过缓或意识障碍加深，提示二氧化碳潴留加重。应根据动脉血气分析结果和患者的临床表现，及时调整吸氧流量或浓度。若发绀消失、神志清楚、精神好转、$PaO_2 > 8.0$ kPa（60 mmHg）、$PaCO_2 < 6.7$ kPa（50 mmHg），可间断吸氧几日后停止氧疗。

4. 药物治疗的护理

用药过程中密切观察药物的疗效和不良反应。使用呼吸兴奋药必须保持呼吸道通畅，脑缺氧、脑水肿未纠正而出现频繁抽搐者慎用；静脉滴注时速度不宜过快，如出现恶心、呕吐、烦躁、面色潮红、皮肤瘙痒等现象，需要减慢滴速。对烦躁不安、夜间失眠患者，禁用对呼吸有抑制作用的药物，如吗啡等，慎用镇静药，以防止引起呼吸抑制。

5. 心理护理

呼吸衰竭的患者常对病情和预后有顾虑，心情忧郁，对治疗丧失信心，应多了解和关心患者的心理状况，特别是对建立人工气道和使用机械通气的患者，应经常巡视，让患者说出或写出引起或加剧焦虑的因素，针对性解决。

6. 健康指导

（1）疾病知识指导：向患者及家属讲解疾病的发病机制、发展和转归。告诉患者及家属慢性呼吸衰竭患者度过危重期后，关键是预防和及时处理呼吸道感染等诱因，以减少急性发作，尽可能延缓肺功能恶化的进程。

（2）生活指导：从饮食、呼吸功能锻炼、运动、避免呼吸道感染、家庭氧疗等方面进行指导。

（3）病情监测指导：指导患者及家属学会识别病情变化，如出现咳嗽加剧、痰液增多、色变黄、呼吸困难、神志改变等，应及早就医。

（林　芸）

第三节 急性呼吸窘迫综合征

急性呼吸窘迫综合征（ARDS）是指严重感染、创伤、休克等非心源性疾病过程中，肺毛细血管内皮细胞和肺泡上皮细胞损伤造成弥漫性肺间质及肺泡水肿，导致的急性低氧性呼吸功能不全或衰竭，属于急性肺损伤（ALI）的严重阶段。其以肺容积减少、肺顺应性降低、严重的通气/血流比例失调为病理生理特征，临床上表现为进行性低氧血症和呼吸窘迫，肺部影像学表现为非均一性的渗出性病变。本病起病急、进展快、死亡率高。

ALI 和 ARDS 是同一疾病过程中的两个不同阶段，ALI 代表早期和病情相对较轻的阶段，而 ARDS 代表后期病情较为严重的阶段。发生 ARDS 时患者必然经历过 ALI，但并非所有的 ALI 都会发展为 ARDS。

一、病因

引起 ALI 和 ARDS 的原因和危险因素很多，根据肺部直接和间接损伤对危险因素进行分类，可分为肺内因素和肺外因素。肺内因素是指致病因素对肺的直接损伤，包括：①化学性因素，如吸入毒气、烟尘、胃内容物及氧中毒等。②物理性因素，如肺挫伤、放射性损伤等。③生物性因素，如重症肺炎。肺外因素是指致病因素通过神经体液因素间接引起肺损伤，包括严重休克、感染中毒症、严重非胸部创伤、大面积烧伤、大量输血、急性胰腺炎、药物或麻醉品中毒等。ALI 和 ARDS 的发生机制非常复杂，目前尚不完全清楚。多数学者认为，ALI 和 ARDS 是由多种炎性细胞、细胞因子和炎性介质共同参与引起的广泛肺毛细血管急性炎症性损伤过程。

二、护理评估

ARDS 的临床表现可以有很大差别，取决于潜在疾病和受累器官的数目和类型。

（一）症状体征

（1）发病迅速：ARDS 多发病迅速，通常在发病因素攻击（如严重创伤、休克、败血症、误吸）后 12～48 小时发病，偶尔有长达 5 天者。

（2）呼吸窘迫：是 ARDS 最常见的症状，主要表现为气急和呼吸频率增快，呼吸频率大多在 25～50 次/分。其严重程度与基础呼吸频率和肺损伤的严重程度有关。

（3）咳嗽、咳痰、烦躁和神志变化：ARDS 可有不同程度的咳嗽、咳痰，可咳出典型的血水样痰，可出现烦躁、神志恍惚。

（4）发绀：是未经治疗 ARDS 的常见体征。

（5）ARDS 患者也常出现呼吸类型的改变，主要为呼吸浅快或潮气量的变化。病变越严重，这一改变越明显，甚至伴有吸气时鼻翼翕动及三凹征。在早期自主呼吸能力强时，常表现为深快呼吸，当呼吸肌疲劳后，则表现为浅快呼吸。

（6）早期可无异常体征，或仅有少许湿啰音；后期多有水疱音，亦可出现管状呼吸音。

（二）辅助检查

1. X 线胸片

早期病变以间质性为主，胸部 X 线片常无明显异常或仅见血管纹理增多，边缘模糊，双肺散在分布的小斑片状阴影。随着病情进展，上述的斑片状阴影进一步扩展，融合成大片状，或两肺均匀一致增加的毛玻璃样改变，伴有支气管充气征，心脏边缘不清或消失，称为"白肺"。

2. 胸部 CT

与 X 线胸片相比，胸部 CT 尤其是高分辨 CT（HRCT）可更为清晰地显示出肺部病变分布、范围和形态，为早期诊断提供帮助。由于肺毛细血管膜通透性一致性增高，引起血管内液体渗出，两肺斑片状阴影呈现重力依赖性现象，还可出现变换体位后的重力依赖性变化。在 CT 上表现为病变分布不均匀：①非重力依赖区（仰卧时主要在前胸部）正常或接近正常。②前部和中间区域呈毛玻璃样阴影。③重力依赖区呈现实变影。这些提示肺实质的实变出现在受重力影响最明显的区域。无肺泡毛细血管膜损伤时，两肺斑片状阴影均匀分布，既不出现重力依赖现象，也无变换体位后的重力依赖性变化。这一特点有助于与感染性疾病鉴别。

3. 动脉血气分析

PaO_2 < 8.0 kPa（60 mmHg），有进行性下降趋势，在早期 $PaCO_2$ 多不升高，甚至可因过度通气而低于正常；早期多为单纯呼吸性碱中毒；随病情进展可合并代谢性酸中毒，晚期可出现呼吸性酸中毒。氧合指数较动脉氧分压更能反映吸氧时呼吸功能的障碍，而且与肺内分流量有良好的相关性，计算简便。氧合指数参照范围为 53.2 ~ 66.5 kPa（400 ~ 500 mmHg），在 ALI 时 ≤ 300 mmHg，ARDS 时 ≤ 200 mmHg。

4. 血流动力学监测

通过漂浮导管，可同时测定并计算肺动脉压（PAP）、肺动脉楔压（PAWP）等，不仅对诊断、鉴别诊断有价值，而且对机械通气治疗亦为重要的监测指标。肺动脉楔压一般 < 1.6 kPa（12 mmHg），若 > 2.4 kPa（18 mmHg），则支持左侧心力衰竭的诊断。

5. 肺功能检查

ARDS 发生后呼吸力学发生明显改变，包括肺顺应性降低和呼吸道阻力增高，肺无效腔/潮气量是不断增加的，肺无效腔/潮气量增加是早期 ARDS 的一种特征。

(三)诊断要点

1999年,中华医学会呼吸病学分会制订的诊断标准如下。

(1)有ALI和(或)ARDS的高危因素。

(2)急性起病、呼吸频数和(或)呼吸窘迫。

(3)低氧血症:ALI时氧合指数≤300 mmHg,ARDS时氧合指数≤200 mmHg。

(4)胸部X线检查显示两肺浸润阴影。

(5)肺动脉楔压≤2.4 kPa(18 mmHg)或临床上能除外心源性肺水肿。

符合以上5项条件者,可以诊断ALI或ARDS。必须指出,ARDS的诊断标准并不具有特异性,诊断时必须排除大片肺不张、自发性气胸、重症肺炎、急性肺栓塞和心源性肺水肿(表6-3)。

表6-3 ARDS与心源性肺水肿的鉴别

类别	ARDS	心源性肺水肿
特点	高渗透性	高静水压
病史	创伤、感染等	心脏疾病
双肺浸润阴影	+	+
重力依赖性分布现象	+	+
发热	+	可能
白细胞增多	+	可能
胸腔积液	-	+
吸纯氧后分流	较高	可较高
肺动脉楔压	正常	高
肺泡液体蛋白	高	低

三、急诊处理

ARDS是呼吸系统的一个急症,必须在严密监护下进行合理治疗。治疗目标是:改善肺的氧合功能,纠正缺氧,维护脏器功能和防治并发症。治疗措施如下。

(一)氧疗

应采取一切有效措施尽快提高PaO_2,纠正缺氧。可给高浓度吸氧,使$PaO_2 \geq 8.0$ kPa(60 mmHg)或$SaO_2 \geq 90\%$。轻症患者可使用面罩给氧,但多数患者需采用机械通气。

(二)去除病因

病因治疗在ARDS的防治中占有重要地位,主要是针对涉及的基础疾病。感染是 ALI 和 ARDS 常见原因,也是首位高危因素,而 ALI 和 ARDS 又易并发感染。如果 ARDS 的基础疾病是脓毒症,除了清除感染灶,还应选择敏感抗生素,同时收集痰液或血液标本,分离培养病原菌和进行药敏试验,指导下一步抗生素的选择。一旦建立人工气道并进行机械通气,即应给予广谱抗生素,以预防呼吸道感染。

(三)机械通气

机械通气是最重要的支持手段。如果没有机械通气,许多 ARDS 患者会因呼吸衰竭在数小时至数天内死亡。机械通气的指征目前尚无统一标准,多数学者认为一旦诊断为 ARDS,就应进行机械通气。在 ALI 阶段可试用无创正压通气,使用无创机械通气治疗时应严密监测患者的生命体征及治疗反应。神志不清、休克、气道自洁能力障碍的 ALI 和 ARDS 患者不宜应用无创机械通气。如无创机械通气治疗无效或病情继续加重,应尽快建立人工气道,行有创机械通气。

为了防止肺泡萎陷,保持肺泡开放,改善氧合功能,避免机械通气所致的肺损伤,目前常采用肺保护性通气策略,主要措施包括以下两方面。

1. 呼气末正压

适当加用呼气末正压可使呼气末肺泡内压增大,肺泡保持开放状态,从而达到防止肺泡萎陷、减轻肺泡水肿、改善氧合功能和提高肺顺应性的目的。应用呼气末正压应首先保证有效循环血容量足够,以免因胸内正压增加而降低心排血量,减少实际的组织氧运输;呼气末正压先从低水平 0.29~0.49 kPa(3~5 cmH$_2$O)开始,逐渐增加,直到 PaO_2 > 8.0 kPa(60 mmHg)、SaO_2 > 90% 时的呼气末正压水平,一般呼气末正压水平为 0.49~1.76 kPa(5~18 cmH$_2$O)。

2. 小潮气量通气和允许性高碳酸血症

ARDS 患者采用小潮气量(6~8 mL/kg)通气,使吸气平台压控制在 2.94~34.3 kPa(30~35 cmH$_2$O)以下,可有效防止因肺泡过度充气而引起的肺损伤。为保证小潮气量通气的进行,可允许一定程度的 CO_2 潴留[$PaCO_2$ 一般不宜高于 10.7 kPa(80~100 mmHg)]和呼吸性酸中毒(pH 7.25~7.30)。

(四)控制液体入量

在维持血压稳定的前提下,适当限制液体入量,配合利尿药,使出入量保持轻度负平衡(每天 500 mL 左右),使肺脏处于相对"干燥"状态,有利于肺水肿的消除。液体管理的目标是在最低(0.7~1.1 kPa 或 5~8 mmHg)的肺动脉楔压下维持足够的心排血量及氧运输量。在早期可给予高渗晶体液,一般不推荐使用胶体液。存在低蛋白血症的 ARDS 患者,可通过补充清蛋白等胶体溶液和应用利尿药,有助于实现液体负平衡,并改善氧合。若限制液体入量后血压偏低,可使用多巴胺和多巴酚丁胺等血管活性药物。

（五）加强营养支持

营养支持的目的在于不但纠正现有的患者的营养不良，还应预防患者营养不良的恶化。营养支持可经胃肠道或胃肠外途径实施。如有可能，应尽早经胃肠补充部分营养，不但可以减少补液量，而且可获得经胃肠营养的有益效果。

（六）加强护理，防治并发症

有条件时应在 ICU 中动态监测患者的呼吸、心律、血压、尿量及动脉血气分析等，及时纠正酸碱失衡和电解质紊乱。注意预防呼吸机相关性肺炎的发生，尽量缩短病程和机械通气时间，加强物理治疗，包括体位、翻身、拍背、排痰和气道湿化等。积极防治应激性溃疡和多器官功能障碍综合征。

（七）其他治疗

糖皮质激素、肺泡表面活性物质替代治疗、吸入一氧化氮在 ALI 和 ARDS 的治疗中可能有一定价值，但疗效尚不肯定。不推荐常规应用糖皮质激素预防和治疗 ARDS。糖皮质激素既不能预防 ARDS 的发生，对早期 ARDS 也没有治疗作用。ARDS 发病 > 14 天应用糖皮质激素会明显增加病死率。感染性休克并发 ARDS 的患者，如合并肾上腺皮质功能不全，可考虑应用替代剂量的糖皮质激素。肺表面活性物质有助于改善氧合，但是还不能将其作为 ARDS 的常规治疗手段。

四、急救护理

在救治 ARDS 过程中，精心护理是抢救成功的重要环节。护士应做到及早发现病情，迅速协助医生采取有力的抢救措施。密切观察患者生命体征，做好各项记录，准确完成各种治疗，备齐抢救器械和药品，防止机械通气和气管切开的并发症。

（一）护理目标

（1）及早发现 ARDS 的迹象，及早有效地协助抢救。维持生命体征稳定，挽救患者生命。

（2）做好人工气道的管理，维持患者最佳气体交换，改善低氧血症，减少机械通气并发症。

（3）采取俯卧位通气护理，缓解肺部压迫，改善心脏的灌注。

（4）积极预防感染等各种并发症，提高救治成功率。

（5）加强基础护理，增加患者舒适感。

（6）减轻患者心理不适，使其合作、平静。

（二）护理措施

1. 及早发现病情变化

ARDS 通常在疾病或严重损伤的最初 24 ~ 48 小时后发生。首先出现呼吸困难，通常呼吸浅快。吸气时可存在肋间隙和胸骨上窝凹陷。皮肤可出现发绀和斑纹，吸氧不能使之改善。

护士发现上述情况要高度警惕，及时报告医生，进行动脉血气和胸部X线等相关检查。一旦诊断考虑ARDS，立即积极治疗。若没有机械通气的相应措施，应尽早转至有条件的医院。患者转运过程中应有专职医生和护士陪同，并准备必要的抢救设备，氧气必不可少。若有指征行机械通气治疗，可以先行气管插管后转运。

2. 迅速连接监测仪

密切监护心率、心律、血压等生命体征，尤其是呼吸的频率、节律、深度及血氧饱和度等。观察患者意识、发绀情况、末梢温度等。注意有无呕血、黑粪等消化道出血的表现。

3. 氧疗和机械通气的护理

治疗ARDS最紧迫问题在于纠正顽固性低氧，改善呼吸困难，为治疗基础疾病赢得时间。需要对患者实施氧疗甚至机械通气。

严密监测患者呼吸情况及缺氧症状。若单纯面罩吸氧不能维持满意的血氧饱和度，应予辅助通气。首先可尝试采用经面罩持续气道正压吸氧等无创通气，但大多需要机械通气吸入氧气。遵医嘱给予高浓度氧气吸入或使用呼气末加压呼吸（PEEP）并根据动脉血气分析值的变化调节氧浓度。

使用PEEP时应严密观察，防止患者出现气压伤。PEEP是在呼气终末时给予气道以一恒定正压，使之不能回复到大气压的水平。可以增加肺泡内压和功能残气量，改善氧合，防止呼气使肺泡萎陷，增加气体分布和交换，减少肺内分流，从而提高PaO_2。由于PEEP使胸腔内压升高，静脉回流受阻，致心搏减少，血压下降，严重时可引起循环衰竭，另外正压过高、肺泡过度膨胀、破裂有导致气胸的危险，所以在监护过程中，注意PEEP，观察有无心率增快、突然胸痛、呼吸困难加重等相关症状，发现异常立即调节PEEP压力并报告医生处理。

帮助患者采取有利于呼吸的体位，如端坐位或高枕卧位。

人工气道的管理有以下几方面。

（1）妥善固定气管插管，观察气道是否通畅，定时对比听诊双肺呼吸音。经口插管者要固定好牙垫，防止阻塞气道。每班检查并记录导管刻度，观察有无脱出或误入一侧主支气管。套管固定松紧适宜，以能放入一指为准。

（2）气囊充气适量。充气过少易产生漏气，充气过多可压迫气管黏膜，导致气管食管瘘，可以采用最小漏气技术，用来减少并发症发生。方法：用10 mL注射器将气体缓慢注入，直至在喉及气管部位听不到漏气声，向外抽出气体0.25～0.5 mL/次，至吸气压力到达峰值时出现少量漏气为止，再注入0.25～0.5 mL气体，此时气囊容积为最小封闭容积，气囊压力为最小封闭压力，记录注气量。观察呼吸机上气道峰压是否下降及患者能否发音说话，长期机械通气患者要观察气囊有无破损、漏气现象。

（3）保持气道通畅。严格无菌操作，按需适时吸痰。过多反复抽吸会刺激黏膜，使分泌物增加。先吸气道再吸口、鼻腔，吸痰前给予充分气道湿化、翻身叩背、吸纯氧3分钟，吸痰管最大外径不超过气管导管内径的1/2，迅速插吸痰管至气管插管，感到阻力后撤回吸痰管1~2 cm，打开负压边后退边旋转吸痰管，吸痰时间不应超过15秒。吸痰后密切观察痰液的颜色、性状、量及患者心率、心律、血压和血氧饱和度的变化，一旦出现心律失常和呼吸窘迫，立即停止吸痰，给予吸氧。

（4）用加温湿化器对吸入气体进行湿化，根据病情需要加入盐酸氨溴索、异丙托溴铵等，每日3次雾化吸入。湿化满意标准为痰液稀薄、无泡沫、不附壁能顺利吸出。

（5）呼吸机使用过程中注意电源插头要牢固，不要与其他仪器共用一个插座；机器外部要保持清洁，上端不可放置液体；开机使用期间定时倒掉管道及集水瓶内的积水，集水瓶安装要牢固；定时检查管道是否漏气、有无打折、压缩机工作是否正常。

4. 维持有效循环

维持出入液量轻度负平衡。循环支持治疗的目的是恢复和提供充分的全身灌注，保证组织的灌流和氧供，促进受损组织的恢复。在能保持酸碱平衡和肾功能前提下达到最低水平的血管内容量。①护士应迅速帮助完成该治疗目标。选择大血管，建立2个以上的静脉通道，正确补液，改善循环血容量不足。②严格记录出入量、每小时尿量。出入量管理的目标是在保证血容量、血压稳定前提下，24小时出量大于入量500~1000 mL，利于肺内水肿液的消退。充分补充血容量后，护士遵医嘱给予利尿剂，消除肺水肿。观察患者对治疗的反应。

5. 俯卧位通气护理

由仰卧位改变为俯卧位，可使75%ARDS患者的氧合改善，可能与血流重新分布、改善背侧肺泡的通气、使部分萎陷肺泡再膨胀达到"开放肺"的效果有关。随着通气/血流比例的改善，进而改善了氧合。但存在血流动力学不稳定、颅内压增高、脊柱外伤、急性出血、骨科手术、近期腹部手术、妊娠等为禁忌实施俯卧位。①患者发病24~36小时后取俯卧位，翻身前给予纯氧吸入3分钟。预留足够的管路长度，注意防止气管插管过度牵拉致脱出。②为减少特殊体位给患者带来的不适，用软枕垫高头部15°~30°，嘱患者双手放在枕上，并在髋、膝、踝部放软枕，每1~2小时更换1次软枕的位置，每4小时更换1次体位，同时考虑患者的耐受程度。③注意血压变化，因俯卧位时支撑物放置不当，可使腹压增加，下腔静脉回流受阻而引起低血压，必要时翻身前提高吸氧浓度。④注意安全，防坠床。

6. 预防感染的护理

①注意严格无菌操作，每日更换气管插管切口敷料，保持局部清洁干燥，预防或消

除继发感染。②加强口腔及皮肤护理，以防护理不当而加重呼吸道感染及发生压力性损伤。③密切观察体温变化，注意呼吸道分泌物的情况。

7. 心理护理

减轻恐惧，增加心理舒适度：①评估患者的焦虑程度，指导患者学会自我调整心理状态，调控不良情绪。主动向患者介绍环境，解释治疗原则，解释机械通气、监测及呼吸机的报警系统，尽量消除患者的紧张感。②耐心向患者解释病情，对患者提出的问题要给予明确、有效和积极的信息，消除心理紧张和顾虑。③护理患者时保持冷静和耐心，表现出自信和镇静。④如果患者由于呼吸困难或人工通气不能讲话，可提供纸笔或以手势与患者交流。⑤加强巡视，了解患者的需要，帮助患者解决问题。⑥帮助并指导患者及家属应用松弛疗法、按摩等。

8. 营养护理

ARDS患者处于高代谢状态，应及时补充热量和高蛋白、高脂肪营养物质。能量的摄取既应满足代谢的需要，又应避免糖类的摄取过多，蛋白摄取量一般为每天1.2～1.5 g/kg。

尽早采用肠内营养，协助患者取半卧位，充盈气囊，证实胃管在胃内后，用加温器和输液泵匀速泵入营养液。若有肠鸣音消失或胃潴留，暂停鼻饲，给予胃肠减压。一般留置5～7天后拔除，更换到对侧鼻孔，以减少鼻窦炎的发生。

（三）健康指导

在疾病的不同阶段，根据患者的文化程度做好有关知识的宣传和教育，让患者了解病情的变化过程。

（1）提供舒适安静的环境，以利于患者休息，指导患者正确卧位休息，讲解由仰卧位改变为俯卧位的意义，尽可能减少特殊体位给患者带来的不适。

（2）向患者解释咳嗽、咳痰的重要性，指导患者掌握有效咳痰的方法，鼓励并协助患者咳嗽、排痰。

（3）指导患者自己观察病情变化，如有不适及时通知医护人员。

（4）嘱患者严格按医嘱用药，按时服药，不要随意增减药物剂量及种类。服药过程中，需密切观察患者用药后反应，以指导用药剂量。

（5）出院指导：指导患者出院后仍以休息为主，活动量要循序渐进，注意劳逸结合。此外，患者病后生活方式的改变需要家人的积极配合和支持，应指导患者家属给患者创造一个良好的身心休养环境。出院后1个月内来院复查1～2次，出现情况随时来院复查。

（林　芸）

第四节 喉癌

喉癌是头颈部常见的恶性肿瘤,占全身恶性肿瘤的1%~5%。喉癌的发病率城市高于农村,空气污染重的重工业城市高于污染轻的轻工业城市。喉癌的发病率还存在地域差别,东北地区发病率最高,为1.5/100 000~3.5/100 000,占全身恶性肿瘤的5%~8%。喉癌的高发年龄为40~70岁,男女发病率差别很大,男性多发,男女发病率之比为10:1~7:1。近年来喉癌发病率有明显增长的趋势。

一、病因、发病机制与分型

(一)病因与发病机制

喉癌的致病原因迄今尚未明确,可能与下列因素有关。

1. 吸烟

虽然喉癌的病因尚未完全明了,但喉癌与吸烟之间的相关性基本上已被肯定。吸烟引起喉癌的机制尚不清楚,但研究表明,吸烟者血中的芳香烃水解酶的水平比不吸烟者明显升高,而这种多功能的水解酶能激活多环芳烃,使其变成致癌反应中的介质或最后的致癌因子,因而造成喉部肿瘤的发生。另外,临床观察发现95%左右的喉癌患者有长期吸烟史,因为烟草燃烧时产生烟草焦油,其中含有致癌物质苯并芘。烟草可使呼吸道纤毛运动迟缓或停止,黏膜充血水肿,上皮增厚和鳞状化,成为致癌基础。据统计,绝大多数喉癌患者都有长期的吸烟史。有研究报道,约95%的喉癌患者有吸烟习惯,其中50%左右的为重度吸烟者。有学者认为,吸烟量与喉癌发病的风险度有显著的相关性。他们还总结了几项有前瞻性的吸烟者死亡率调查,提供了烟龄与喉癌死亡率的观察结果:每天吸40支香烟者,死于喉癌的患者约为15/100 000,不吸烟死于喉癌的患者约为1/100 000,重度吸烟者死亡率是不吸烟者的15倍左右。

2. 饮酒

慢性乙醇摄入与喉癌发生有一定相关性,饮酒者患喉癌的风险是不饮酒者的1.5~4.5倍,而且吸烟和饮酒有协同致癌作用。

3. 病毒感染

目前认为,不论是幼年型还是成年型的喉乳头状瘤,都是由人乳头状瘤病毒引起的病毒源性肿瘤。而且有相当大的一部分病例表明,人乳头状瘤病毒引起的病变(扁平乳头状瘤、内翻乳头状瘤、乳头状湿疣等)与浸润性的鳞状细胞癌有一定的联系。

动物实验证明,大约75%的乳头状瘤会发生恶变,而且外界刺激,如煤焦油或甲基氯仿等,会促进恶变的发生。人类有很多乳头状瘤可转变成喉鳞状细胞癌,而且在喉原位癌中也见到了此种病毒。因此，人乳头状瘤病毒感染与喉癌的发生可能有一定的关系。

4. 环境因素

长期大量接触各种有机化合物（多环芳烃、亚硝胺等），吸入生产性粉尘或工业废气（二氧化硫、芥子气、砷等），喉癌发生率高。另外，长期接触镭、铀、氡等放射性核素可引起恶性肿瘤。

5. 免疫调控系统失调

研究证明，不管是喉癌前期病变者还是喉癌患者，T淋巴细胞功能活性降低，血清中免疫球蛋白A、M、G和免疫复合物含量增高。所以有人认为，免疫调控系统失调是喉癌发生的诱因。

6. 癌前病变

所谓癌前病变，是指一类比正常黏膜或其他良性病变更易发生癌变的病理学变化。喉癌癌前病变主要有喉白斑症、喉角化症、成人型慢性肥厚型喉炎、声带黏膜重度不典型增生及成人型喉乳头状瘤。癌前病变在内源性和外源性有害因素作用下可演变成癌。

7. 其他

喉癌的发生可能与性激素水平及体内微量元素，如锌、镁缺乏有关。

（二）分型

鳞状细胞癌最为常见，占喉癌的90%以上，分化较好；腺癌、未分化癌等极少见。喉癌中以声带癌居多，约占60%，一般分化较好，转移较少。声门上癌次之，占30%~40%，但在有些地区，如我国东北地区则以声门上癌较多，早期易发生颈部淋巴结转移，预后较差。声门下癌较少见，占5%。

喉癌按大体形态可分为以下4种类型。

1. 溃疡浸润型

癌组织稍向黏膜面突起，表面可见深层浸润的凹陷溃疡，边界不整，界限不清。

2. 菜花型

肿瘤外突生长，呈菜花状，边界清，一般表面无溃疡。

3. 结节型或包块型

肿瘤表面为不规则隆起，大多数有较完整的包膜，边界较清，很少形成溃疡。

4. 混合型

混合型兼有溃疡浸润型和菜花型的外观，表面不平，常有较深的溃疡。

喉癌组织学上分为高、中、低分化3种类型，高分化鳞状细胞癌最常见，中度分化鳞状细胞癌和低分化鳞状细胞癌较少见。原位癌为局限于上皮层发生的癌，基底膜完整，是最早期的喉癌。

不同区域的喉癌癌细胞分化程度不同。位于声门区的喉癌一般分化程度较高,生长缓慢,位于声带部位的喉癌可有较长的生长静止期,甚至有维持10年以上而无变化者,即使有发展,也只是沿着声带边缘平面扩展。

声门上癌发展和转移比声门型癌快,与声门上癌癌细胞分化程度较差且声门上区血液供应和淋巴管丰富有关。

二、护理评估

(一)健康史

病史及治疗经过:①现病史,详细询问患者此次就诊的主要原因和治疗目的,最初出现症状的时间,有无咽喉疼痛;喉外形是否正常,是否出现呼吸困难、吞咽困难、咳嗽、痰中带血等,是否出现声音嘶哑,甚至失声;各种症状是否逐渐加重;②既往史,仔细询问患者发病前的健康状况,有无长期慢性喉炎或其他喉部疾病,如喉白斑、喉角化症、喉乳头状瘤等,过去有无炎症史、损伤史、药物过敏史,有无严重的全身性疾病和外科大手术史;③治疗情况,询问患者是否接受过治疗,治疗的方式和效果及目前的治疗情况。生活史和家族史:①生活史,重点了解患者有无发病的危险因素,如有无长期吸烟、饮酒、接触工业废气等;②家族史,询问患者家族中有无类似疾病病史。

(二)临床表现

根据肿瘤发生的部位,喉癌大致可分为以下4种类型,各种类型喉癌的临床表现具备不同的特点。

1. 声门上癌

声门上癌约占喉癌的30%,在我国东北地区多见。大多数肿瘤原发于会厌喉面根部。由于声门上区血液供应和淋巴分布均极为丰富,所以肿瘤的发展较快,出现转移较早。一般情况下早期喉癌患者无明显症状,或仅表现为咽喉不适和异物感,待肿瘤表面发生溃烂时,患者可出现轻度咽喉疼痛,随病情的进展,可渐渐加重。当肿瘤向喉咽部发展时,疼痛可放射到同侧耳部,若侵犯到梨状窝,可影响吞咽,出现吞咽障碍,有些患者可出现咳嗽。早期一般无声音嘶哑,当肿瘤侵及声带或溃烂处的分泌物黏附于声带时,则有声音改变。晚期患者癌肿溃烂以后,常出现痰中带血并伴有臭味。呼吸困难、吞咽困难、咳嗽、痰中带血等临床表现常为声门上癌晚期的典型症状。

声门上癌的淋巴结转移率较高,而且出现也较早,常发生于同侧颈总动脉分叉处,肿块无疼痛,质地硬,逐渐长大,并可向上下沿颈内静脉深处的淋巴结发展。由于声门上喉癌在早期无明显症状,不易引起注意,而且发展又比较快,所以确诊时患者多已到晚期。

2. 声门型癌

声门型癌为喉癌中最常见的类型,约占60%,一般分化较好,转移较少。

声门型癌好发于声门前1/3和中1/3交界处的边缘,肿瘤很小时就可以影响到声带的闭合,所以声音嘶哑出现最早。声带表层的血管及淋巴管分布均较少,且有Reinke间隙,所以肿瘤是沿着声带边缘平面发展的,且发展极为缓慢,早期声音嘶哑时轻时重,以后呈渐进性加重,或出现发音粗哑,甚至失声。肿瘤和局部分泌物的刺激可引起咳嗽,但不严重。待肿瘤表面发生溃烂时就会出现痰中带血,但很少有大量咯血。

声门为喉腔最狭窄的部位,肿瘤生长到一定体积就可以阻塞声门或导致声带运动受限(或固定),引起呼吸困难。因此,呼吸困难是声门型癌的另一常见症状。此外,声带运动如果受到影响,将停留在中线位,声门变狭小,呼吸困难加重。疼痛和吞咽困难较少见,仅见于晚期患者。

声门型癌局限于声带时,颈部转移较少。当肿瘤向声门上、下区发展,晚期可发生同侧颈总动脉分叉处或喉前、气管前的淋巴结转移。

3. 声门下癌

声门下癌是位于声带平面以下、环状软骨下缘以上部位的癌肿,最少见。病变一般比较隐蔽,早期常无症状。若肿瘤向上发展,侵犯声带深层组织,影响声带运动,则出现声音嘶哑。若肿瘤表面发生溃烂,则可出现咳嗽,并伴有痰中带血。肿瘤继续增大,可堵塞气道,引起呼吸困难。

4. 贯声门癌

贯声门癌是指跨越两个解剖区,即声门上区和声门区的原发性癌肿,主要临床特征是声音嘶哑、病程长、发展缓慢。这一特征可能与声门旁间隙的解剖特点有关,即肿瘤在此间隙内生长扩展,受到了"模型组织屏障"的限制,特别是甲状软骨膜的屏障作用。

声门旁间隙是一个脂肪结缔组织间隙,位于甲状软骨板、弹性圆锥、方形膜及梨状窝内壁之间。声门旁间隙的上半部分与会厌前间隙相通。由于声门旁间隙周围膜性及软骨屏障结构,病变易于局限于一侧。因此,贯声门癌第二个临床特征是病变在一侧喉室上下深部组织浸润扩展,而且自始至终沿着黏膜下浸润。

贯声门癌的第三个临床特征为吞咽疼痛及呼吸困难。这是肿瘤从声门旁间隙上半部分进入会厌前间隙的过程中侵及该侧的梨状窝内侧壁及杓状会厌襞所致。随着病情的发展,声带和室带向内推移,并将喉室和声带、室带融为一体,因而出现呼吸困难,常需行气管切开。

(三)身体状况

1. 症状

症状是否出现咽喉疼痛并可放射至同侧耳部,是否影响吞咽,甚至出现吞咽困难,是否出现咳嗽和痰中带血并有臭味,是否出现呼吸困难并呈进行性加重,是否表现为早期声音改变或声嘶,时轻时重,或声嘶逐渐加重,甚至失声。

2. 体征

体征是否出现喉外形改变及颈部淋巴结肿大。

(四)心理-社会状况

了解患者的年龄、性别、文化程度、职业、社会地位、压力应对方式、对疾病的认知程度、经济收入、医疗费支付方式及家庭功能等。

评估患者的心理状态。肿瘤的确诊本身就已经给患者及其家属带来了极大的精神打击,加上喉癌的手术治疗可能会使患者丧失发声功能及颈部遗留永久性造口,患者术后将暂时或永久地丧失语言功能,这意味着他们将失去最简单也是最重要的沟通方式,他们无法把自己的想法和需求等准确地表达出来,这在心理和形象上对其造成双重恶性刺激,导致他们在围术期普遍出现恐惧、焦虑、烦躁等不良情绪。患者和家庭成员都需要重新适应,如果适应不良,患者易产生恐惧、抑郁、悲观、社会退缩等心理社会障碍,家庭则易产生应对能力失调等,直接影响患者的治疗进度和效果。

(五)检查

1. 临床检查

(1)喉外形检查:早期喉癌外形无变化,晚期因肿瘤压迫或侵犯甲状软骨,会出现喉外形增宽、变形和甲状软骨上切迹消失。左右推动甲状软骨时其与颈椎间的摩擦音消失。

(2)颈淋巴结检查:应按顺序检查两侧颈部各组淋巴结有无肿大,特别要注意颈内静脉淋巴结链及喉前、气管前淋巴结。喉癌淋巴结转移最多见的是在胸锁乳突肌前缘或深层的颈总动脉分叉处的淋巴结。

2. 喉镜检查

(1)间接喉镜检查:间接喉镜检查为最重要的检查方法,可了解喉部病变的外观、深度和范围等,为喉癌的临床分型分期提供主要依据。各型喉癌的间接喉镜特点如下。
①声门上癌:可分为会厌癌和喉室带癌。会厌癌是会厌喉面的癌肿,发病后会厌常被向下牵拉,检查时可见会厌下垂,癌肿被会厌尖部遮住,不易发现。患者发"衣"音时,会厌不易抬起,因而容易漏诊。对可疑患者应用钝钩将会厌钩起,则可能发现有菜花样、结节样或块状的肿瘤病变。待肿瘤逐渐长大,超出会厌边缘,此时诊断就比较容易。会厌癌如侵入会厌前间隙,喉镜检查可看到会厌谷有结节状肿块,并向舌根部扩

展。喉室带癌的主要变化为一侧室带红肿，外观呈结节状或菜花样，有时发生表面溃疡。向前发展侵及会厌基部或绕至对侧。由于室带隆起，同侧声带常被遮住。向杓状会厌襞发展时，可以看到杓状软骨运动受限。②声门型癌：早期病变为声带边缘增厚而且粗糙，以后渐渐发展成乳头状、粉红色或灰白色的新生物，其基底部声带略有充血。少数肿瘤表面光滑，基底较宽。声带运动正常，但闭合不全。肿瘤可向前发展，超越前联合达对侧声带；向后发展接近声门后壁（后联合）时，声带运动常受限制，最后固定。局限于声带部位的癌肿以乳头状或结节状比较多见，极少出现溃疡。③声门下癌：早期因被声带遮住，喉镜检查不易发现。待肿瘤逐渐长大，可在声带边缘露出乳头状或块状新生物，此时在喉镜下才能看到。④贯声门癌：由于癌肿隐藏于喉室内，早期不易查出。较早可见到声带活动受限或固定，室带隆起，表面光滑或稍粗糙，因其被正常黏膜覆盖，活检时常不易取到肿瘤组织。癌肿在声门旁间隙内进一步发展，可以看到同侧梨状窝内壁隆起，梨状窝变窄，但其黏膜表面正常。癌肿在喉室内发展增大，使声带和室带间距增宽，最后喉室消失，声带和室带融为一体。

（2）直接喉镜检查：可辅助间接喉镜的不足，如前联合和声门下区等。检查时应按顺序进行，从舌根、会厌舌面、会厌喉面等开始，逐渐深入，经杓间区、杓状会厌襞而进入喉内，注意观察声带的运动情况，肿瘤的形状、大小及基底所在部位情况等。必要时可通过声门进入声门下区，这是间接喉镜所不能窥察之处。对肿瘤可能侵犯喉咽者，应检查喉咽和食管入口，先看比较正常的一侧，然后转至患侧，否则，镜端触及癌肿引起出血，将影响检查的正常进行和结果的判断。

3. 活检

活检是诊断喉癌的决定性手段，除特殊恶性肿瘤，如黑色素瘤外，对每个病例都应该做活检，可在间接或直接喉镜下进行。至少取两块，体积尽可能大一点，以确保病理检查结果的准确性。但也不宜过多、过大，以免引起较多出血。此外还应该注意，取活检时不宜从溃疡处采取，因坏死组织无诊断意义。直接喉镜检查时间不宜过长，以免影响患者呼吸，对肿瘤较大、声门狭小的患者更应注意。

4. 影像学检查

颈部和喉部 CT 和磁共振（MRI）能了解病变范围及颈部淋巴结转移情况，协助确定手术范围。

（六）诊断与鉴别诊断

凡年龄超过 40 岁，出现声音嘶哑、咽喉不适或异物感者，均需行喉镜检查，以免漏诊。对可疑病变，应在喉镜下进行活检以确定诊断。喉部 X 线检查（如侧位片、断层摄片）、喉部 CT 及 MRI 检查等有助于了解癌肿的浸润情况。

喉癌需与下列疾病鉴别。

1. 声带小结及息肉

声带息肉呈灰白色，表面光滑，常有蒂，随呼吸活动。声带小结常为双侧，有对称性，大小如小米粒，基底充血。声带小结及声带息肉的好发部位均为声带前 1/3 与中 1/3 交界处。

2. 喉结核

喉结核的主要症状为喉部疼痛和声音嘶哑，甚至失声。喉部疼痛剧烈时，常影响进食。喉镜检查见喉黏膜苍白水肿，有浅溃疡，溃疡面覆有黏脓性分泌物，偶见呈肿块状的结核球。病变多发生于喉的后部。胸部 X 线检查，多数患有进行性肺结核表现。喉部活检结果可作为鉴别诊断时的重要依据。

3. 喉乳头状瘤

喉乳头状瘤病程较长，肿瘤呈乳头状突起，可单发或多发，病变局限于黏膜表层，无声带运动障碍。由于成人喉乳头状瘤易恶变，需做活检鉴别。

4. 喉角化症及喉白斑

喉角化症及喉白斑的临床表现为声音嘶哑，咽喉部不适。间接喉镜检查时可见声带增厚，呈粉红色或白色斑块。病理组织学检查可见喉黏膜表层不同程度增厚，表面角化物质堆积，黏膜下炎性细胞浸润，上皮可以伸入结缔组织，但基底膜完整。喉角化症及喉白斑为癌前病变，因此需要密切随访观察。

5. 喉梅毒

喉梅毒患者声音嘶哑，喉部疼痛，但疼痛程度较轻。喉镜检查病变多见于喉前部，黏膜红肿，常有隆起的梅毒结节和深溃疡，组织破坏较重，愈合后瘢痕收缩粘连，可致喉畸形。血清学检查及喉部活检可确诊。

（七）治疗要点

喉癌的治疗方式主要包括手术、放疗、化疗和免疫治疗等。制订治疗方案时要根据病变的部位、范围、扩散情况和全身情况，还要结合患者的需求和家庭经济状况，选择合适的治疗方案或综合治疗。喉癌的治疗既要重视治疗后的高生存率，还要重视维持一定的生存质量。从治疗后生存质量或后遗症来说，手术治疗和放疗各有优缺点：手术有一定创伤性，但如果同时有颈部转移灶，手术效果较好。放疗对发声功能影响小，但治疗后会出现咽喉干燥，而且持续时间长，有的患者放疗后颈部皮肤及皮下组织放射损伤较重，影响患者的正常生活。

喉癌的手术治疗在手术方式方面，近年来多倾向于采用有利于保护喉癌患者外形及功能的改进术式。例如，由于各种喉部分切除的疗效并不亚于喉全切除的疗效，喉部分切除术还可以在术后基本上保留喉的三大功能，使患者能恢复正常生活，回归社会，所以目前喉癌的手术治疗多以各种喉部分切除的方式代替传统的喉全切除。但是喉部分切除术对患者有一定要求。患者年龄在70岁以上者应慎重选择。由于喉部分切除术后，在正常进食前，有一段时间会出现呛咳，故要求患者有较好的肺功能。对一些晚期喉癌并侵至喉外的患者，目前唯一的治疗方式仍为喉全切除术。喉全切除发声重建手术也早已在临床上成熟地开展，此种手术方式为一些需要行喉全切除的晚期喉癌患者解决了术后丧失语言功能的问题。

喉癌放疗可以使患者保存一定程度的喉功能，但存在一些难以恢复的放疗反应，治愈率也不如手术治疗。因此，目前喉癌多选用手术治疗方式，尤其是保留喉功能的喉部分切除术，患者更容易接受。

喉癌的化疗主要包括诱导化疗加放疗或同步放化疗。

1. 手术治疗

手术治疗是目前治疗喉癌的主要手段。治疗原则是在彻底切除癌肿的前提下，尽可能保留或重建喉功能，以提高患者的生存质量。手术方式主要分为喉部分切除术及喉全切除术。喉部分切除术包括喉裂开术、喉垂直部分切除术、喉水平部分切除术、喉次全切除或近全切除术等，主要适用于较早期的喉癌；喉全切除术适用于不宜行喉部分切除术的 T_3、T_4 期喉癌，原发声门下癌，喉部分切除术后或放疗后复发的患者等。

（1）喉部分切除术，具体如下。

1）喉裂开术：适用于一侧声带癌（T_{is}、T_{1a} 期）未累及前联合或声带突，声带运动正常者。手术切除的组织包括一侧声带前 2/3，可以保留前联合。

2）喉垂直部分切除术：适用于一侧声带癌已累及声带大部分或全长，向前达前联合，向后侵及声带突，或向上侵及喉室、室带，或向下累及声门下区，声带运动正常或受限者。手术切除范围包括患侧声带、室带、杓状软骨及甲状软骨板。若肿瘤侵及前联合或对侧声带前端，可行喉扩大垂直部分切除术。

3）喉声门上水平部分切除术：适用于会厌癌喉面或舌面（T_1 期）；会厌癌及室带癌（T_2 期）；会厌癌侵及会厌谷、舌根黏膜或梨状窝内壁黏膜（T_2 期）；声门上喉癌，侵及会厌前间隙（T_3 期）。手术切除的范围包括半侧舌骨及上半甲状软骨、会厌及会厌前间隙、双侧室带、杓状会厌襞大部，必要时可扩大切除部分舌根或梨状窝内壁。舌根切除范围不要超过轮廓乳头，因舌根切除过多，术后会造成患者吞咽呛咳。手术保留的组织有甲状软骨下半部，双侧活动正常的杓状软骨、声带及前联合。

4）喉水平垂直部分切除术：亦称 3/4 喉切除术，适用于声门上癌侵及声门区，而一侧声带、喉室及杓状软骨正常者，或声门癌未累及甲状软骨、杓间区和声门下环状软骨者。切除范围包括整个会厌，会厌前间隙、患侧室带、喉室、声带、杓状软骨、杓状会厌襞、甲状软骨板和对侧喉室底以上的喉组织及相对应的甲状软骨板。

喉声门上水平垂直部分切除术原则上是两个手术相加：喉声门上水平部分切除术

和喉垂直部分切除术。但有时病变已接近杓状软骨，需要切除杓状软骨而环杓关节没有受侵者，或声门上肿瘤已侵及喉室而声带尚未受侵者，可以保留声带，或保留一部分声带，以利于声门修复。

5）喉次全或近全切除术：适用于声门型喉癌（T_2期），喉室已部分受侵，室带未受侵，声门下无肿瘤；声门型喉癌（T_3期），健侧杓状软骨可活动，无肿瘤。切除范围包括甲状软骨板大部、杓状软骨、会厌蒂部、患侧声带及室带、对侧部分声带和室带及声带突。保留一侧杓状软骨、大部会厌软骨及两侧杓状会厌襞。

6）喉环状软骨上部分切除术：包括环状软骨舌骨会厌固定术和环状软骨舌骨固定术，适用于：声门上喉癌累及声门区，侵犯前联合或对侧声带（T_2期）；单侧声带活动受限或固定而杓状软骨未固定（T_3期）；会厌前间隙受侵犯（T_3期）；肿瘤侵犯甲状软骨（外侧软骨膜完好）（T_4期）。

7）喉前额侧部分切除术：适用于前联合癌或已累及双侧声带前端，或一侧声带膜部癌侵及前联合至对侧声带前端而病变不超过声门下前部 1 cm，未侵及杓状软骨，声带运动正常者。切除范围包括前联合、双侧声带膜部及甲状软骨前角。

8）喉显微 CO_2 激光手术：适用于治疗早期声门型喉癌和声门上喉癌，手术创伤小，不需气管切开，术后发声功能好，恢复快。

（2）喉全切除术：喉全切除术适用于不适合喉部分切除术的 T_3 期喉癌、T_4 期喉癌，原发的声门下癌，喉咽癌不能保留喉功能者，喉部分切除术或放疗后复发者。除喉全切除外，可能还需切除周围受侵的组织，如部分舌根或下咽组织等。若癌肿已侵及喉咽、梨状窝和颈段食管，又不能用胸大肌皮瓣或颈部皮瓣修复时，可用游离空肠来代替已切除的喉咽和食管上端的缺损区。适应证如下。①喉癌，不论声门上型、声门型或声门下型，肿瘤已扩展至全部喉组织，会厌前间隙受侵（T_3期），或声带固定（T_3期）。②肿瘤破坏喉软骨，侵及喉外（T_4期）。③喉周围器官癌（原发为下咽癌、颈段食管癌、舌根癌、甲状腺癌等），已侵及喉组织。④喉尚未受侵，但由于患者高龄或喉周围器官癌，大范围手术后难以保证喉功能健全，无法避免术后进食呛咳，可能造成肺部感染，故不得不将喉切除者。⑤放疗后或喉部分切除术后复发者。⑥足量放疗后喉软骨坏死或软骨炎。

（3）喉全切除术后喉功能重建：喉全切除后，患者失去发声能力，靠颈前气管造口呼吸，生存质量差。目前，喉功能重建常用的方法大多数只能恢复部分喉功能。①人工喉和电子喉，人工喉是将呼气时气流从气管引至口腔同时冲击橡皮膜产生发声，再经口腔调节，构成语音，其缺点为佩戴和携带不便；电子喉是利用音频振荡器发出持续音，将其置于患者颏部或颈部，做说话动作时即可发出语音，但发出的声音常带有杂音。②气管咽吻合术，有学者报道，此术式可以恢复发声、呼吸及吞咽功能，但容易发生误咽，多数患者仍需终身戴气管套管。③食管气管造口术，在气管后壁与食管前壁间造口，以肌黏膜瓣缝合成管道，如 Amatsu 法发声重建术。

2. 放射治疗

适应证：病变区域直径小于 1 cm 的声门上癌；小而表浅的单侧或双侧声带癌，声带运动正常；全身情况差，不宜手术者；病变范围广，术前先行放疗、术后补充放疗者。术前放疗，通常在 4 周内照射放疗总量的 3/4，放疗结束后 2～4 周行手术切除。术后放疗通常在手术切口愈合后（术后 2～3 周）进行。放疗的剂量和疗程根据具体情况而定。

3. 化学治疗

喉癌的化疗主要用于与其他治疗措施（手术、放疗等）共同组成综合治疗方案，可用于其他治疗措施之前作为诱导化疗，也可用于其他治疗措施之后作为辅助化疗。

4. 其他治疗

除上述治疗方法外，还可采用生物治疗、中医中药治疗等进行治疗。

（八）术后评估

（1）一般情况：包括麻醉方式、手术方式、术中情况、术后生命体征、切口和引流情况等。

（2）生命体征：①评估患者呼吸的节律，观察其呼吸道是否通畅，是否存在呼吸困难。②评估患者的血压及心率情况，发现异常及时报告医生采取相应措施，严防因血压增高诱发切口出血。③观察患者的体温变化，评估是否有感染发生。

（3）评估患者有无烦躁不安，甚至谵妄、幻觉等意识障碍的表现。

（4）并发症：评估有无呼吸困难和窒息，有无切口感染或咽瘘的发生，有无乳糜漏和吸入性肺炎等并发症。

（5）评估患者能否进行有效沟通及自我护理缺陷程度。

三、常见护理诊断／护理问题

（1）恐惧、焦虑：与被诊断为癌症和缺乏疾病相关知识有关。

（2）有窒息的危险：与术前癌肿过大、术后造瘘口堵塞或全身麻醉术后未完全清醒易发生舌后坠而致呼吸道阻塞有关。

（3）语言沟通障碍：与喉全切除有关。

（4）有感染的危险：与皮肤完整性受损、切口经常被痰液污染、机体抵抗力下降等因素有关。

（5）有营养失调的危险：与术后营养摄入途径和饮食种类改变，以及对营养支持的重要性、及时性缺乏充分的认识和足够的重视有关。

（6）自理能力缺陷：与术后疼痛、身体虚弱、各种引流管和导管限制活动及负面情绪的影响有关。

（7）自我形象紊乱：与对术后喉部结构和功能的丧失不能适应及气管切开或气管造瘘口改变容貌有关。

（8）知识缺乏：缺乏出院后自我护理知识和技能。

（9）有出血的危险：与手术损伤、术中止血不彻底、感染及剧烈咳嗽和恶心呕吐等因素有关。

（10）清理呼吸道无效：与疲乏、咳嗽无力、痰液黏稠、因疼痛不敢深呼吸和有效咳嗽有关。

（11）有引流管滑脱的危险。

四、护理措施

1. 术前护理

（1）执行头颈外科术前护理常规。

（2）心理护理：了解患者病情、手术方式和患者的心理状态。根据患者的年龄、性别、文化程度、职业、对疾病的认知程度、心理承受能力和心理反应、经济收入、医疗费用支付方式等，采取相应的心理护理措施。年龄越轻、社会地位和文化程度越高的患者对术后失声和形象改变可能越难以接受。因此，应根据患者的具体情况评估患者的心理状况，耐心进行健康教育和心理疏导，使患者对疾病有一个正确的认识，消除或改善患者的恐慌和焦虑等不良情绪，增强患者战胜疾病的信心，使其积极配合治疗和护理，同时协助患者选择有效的、能够接受的治疗方案。

（3）患者术前如有体温升高、呼吸道感染、月经来潮时，通知医生择期手术，并给予相应处理。

（4）进行营养评估，并根据患者病情及营养状况选择高蛋白、高热量、富含维生素的清淡易消化的饮食，必要时给予营养治疗。

（5）嘱患者保持口腔清洁，口腔有炎症等疾病者给予相应治疗。吸烟者劝其戒烟。

（6）语言交流障碍护理：评估患者的读写能力，与患者及其家属一起制订术后交流方式。术前教会患者使用简单的手语、写字板、笔或纸等交流方式，以便术后与医护人员沟通，表达个体需要。不能读写的患者可用图片交流。

（7）嘱患者注意保暖，避免受凉感冒。

（8）床旁备急救物品，如气管切开包、吸引器、氧气、急救药品等。

2. 术后护理

（1）执行头颈科术后护理常规。

（2）接手术患者，认真执行交接班制度；立即测量患者的生命体征并记录，了解麻醉及手术情况。

（3）根据麻醉方法、手术方式及病情嘱患者取适当卧位。如患者无禁忌，应给予床头抬高30°～45°，使患者保持颈部伸展位，保持呼吸道通畅。水平半喉切除、环状软骨上喉次全切除及气管袖状切除患者头部应取低头含颌位。

（4）按全身麻醉护理常规护理。

（5）按气管切开护理常规护理。

（6）保持患者呼吸道通畅，及时帮其清除口腔及呼吸道分泌物等。

（7）严密观察患者的生命体征及病情变化，发现异常及时通知医生，准确记录护理记录单。

（8）注意观察患者切口渗血情况及出血量，观察患者血压、心率及呼吸的变化。如出血较多，应立即让患者侧卧，用吸引器吸出血液，防止误吸，同时立即报告主管医生采取相应的救治措施。

（9）保持引流管通畅，预防颈部血肿形成，观察引流液的颜色、性质和量。引流液一般为不凝固的淡红色血性液，如引流液呈鲜红色并有凝血块存在，说明有活动性出血，应立即报告医生，采取止血措施如加压包扎或引流管接墙壁负压吸引器等，必要时行探查止血术。

（10）注意观察患者的体温变化，伤口有无渗出及皮瓣有无红、肿、热、痛等，如有异常，报告医生并给予相应处理。如发现伤口皮瓣红、肿、热、痛或皮瓣颜色发暗发黑，或体温升高至38.5℃以上，应报告医生，预防咽瘘发生。

（11）嘱患者保持口腔清洁，每日行口腔护理2～3次。随时抽出或嘱患者吐出口内分泌物，唾液切勿咽下，避免吞咽动作，以促进伤口愈合，减少伤口感染的机会。

（12）颈部切口清洁换药每日两次。保持切口清洁，防止血痂形成，每次清洁切口要彻底，如有血痂形成，先用生理盐水棉球湿润血痂后再进行擦拭消毒，必要时使用1%～3%过氧化氢棉球湿润，使其氧化变软后再擦拭消毒。注意严格无菌操作。

（13）术后第1天开始给予营养丰富易消化的鼻饲饮食，每日6～8次，每次100～200 mL，并注入适量温开水，以维持充足的水分。术后10～11天伤口愈合后可试练习经口进食，喉部分切除者先练习进食黏团状食物，再进食半流质及流质食物；喉全切除者先练习饮水，如饮水无异常（无渗漏）可进食，进食顺序为流质饮食—半流质饮食—普通饮食。待进食进水无呛咳，无食物外漏，伤口愈合，方可拔除鼻饲管，改为经口进食。嘱患者进食时取半卧位或坐位，进食不可过快过急，防止唾液或食物等反流误咽，引起吸入性肺炎。保证鼻饲量，鼓励少量多餐，注意鼻饲饮食中各种营养的供给，包括热量、蛋白质、维生素、纤维素等，防止营养摄入不足。患者鼻饲饮食发生不适（如腹胀、腹泻、打嗝等）时，应及时处理。做好鼻饲管护理，防止鼻饲管堵塞、脱出。

（14）做好皮肤护理，定时翻身，按摩受压部位，骶尾部及骨隆突处贴水胶体敷贴等，预防压力性损伤发生。

（15）预防感染和咽瘘：注意观察患者的体温变化；换药或吸痰时注意无菌操作；每日消毒气管套管；气管纱布垫潮湿或受污染后应及时更换；负压引流管保持通畅、有效，防止无效腔形成及皮瓣积液、积气；做好口腔护理，1周内不做吞咽动作，嘱患者有口水及时吐出；根据医嘱全身使用抗生素；增加营养摄入，提高自身免疫力。

（16）协助患者早期下床活动，鼓励患者深呼吸、咳嗽，协助患者翻身，为其拍背，给予雾化吸入，防止肺部并发症的发生。

（17）帮助患者适应自己的形象改变：鼓励患者倾诉自己的感受，并耐心倾听；鼓励患者照镜子观察自己的造口；调动家庭支持系统帮助患者接受形象改变，主动参与社会交往。还可教会患者用围巾、镂空饰品等遮盖造瘘口，保持形象整洁。

（18）自理缺陷的护理：术后一段时间患者存在自理能力缺陷，应协助患者做好各项基础护理，保持其身体清洁舒适，满足其基本需要。以后根据患者病情和切口愈合情况，协助其逐渐增加活动量，进行健康指导，教会患者自我护理的知识和方法，帮助患者恢复自理力。

（19）放疗患者的护理：告知患者放疗可能出现皮肤、黏膜损害等不良反应及应对方法，放疗后局部皮肤可能有发黑、红肿、糜烂现象，注意用温水轻轻清洁（不要用肥皂、沐浴露等擦拭皮肤），然后涂以抗生素软膏；穿柔软的棉质内衣；注意观察呼吸，因放疗会引起喉部黏膜充血肿胀，使气道变窄，如患者出现呼吸困难，可先行气管切开，再行放疗。

（20）根据病情和手术情况，加强颈肩部功能康复锻炼；提供个性化的健康教育和心理护理；术后2周内嘱患者勿练习发声，以利于伤口愈合，伤口愈合后（术后2~3周）指导患者做发声功能练习。

3. 出院指导

（1）清洗、消毒和更换气管内套管的方法。

（2）清洁、消毒造瘘口的方法：每日观察造瘘口是否有痰液或痰痂附着，可用棉签蘸盐水或温开水进行清洁擦拭，必要时用安尔碘棉球消毒造瘘口及其周围皮肤。

（3）根据具体情况进行指导。例如，痰液黏稠时向气道内滴注湿化液，以稀释痰液，防止痰液干燥结痂，注意多饮水；室内干燥时可用加湿器对室内空气进行加湿；如果气道内有痰痂形成，应去医院，切勿自行清理，以防痰痂脱落坠入气管内引起呼吸道阻塞。

（4）外出或沐浴时保护造瘘口的方法：外出时可用有系带的清洁纱布垫系在颈部，

遮住气管造瘘口入口，防止异物吸入。盆浴时水不可超过气管套管，淋浴时注意勿使水流入气管套管。

（5）不宜到人群密集的场所，防止上呼吸道感染。可适当进行健身活动，增强抵抗力。

（6）指导患者进行颈、肩部功能的锻炼。

（7）学会自我检查颈部淋巴结的方法。

（8）定期复查，1年内每3个月1次，1年后每半年1次。

（9）如发现造瘘口出血、呼吸困难、造瘘口有新生物或颈部扪及肿块，应及时就诊。

（10）对于喉全切除者，告知其术后1～2个月可练习无喉发声的方法，有食管发声、气管食管发声、电子喉发声等，可到正规训练协会学习。

4. 常见并发症的护理

常见并发症有脱管、窒息、皮下气肿、切口出血、纵隔气肿、肺部感染、气胸、吻合口瘘等，应密切观察，发现异常及时通知医生。

（1）脱管的观察与护理：喉癌患者术后脱管主要指外套管脱出。

1）原因：套管大小不合适；患者烦躁，自行将套管拽出；皮下水肿或气肿消退，使外套管系带过松引起外套管脱落；护理人员操作不熟练或粗心大意。外套管脱落严重时可引起气道阻塞，导致患者窒息死亡，所以应严防脱管的发生。

2）措施：一旦发生脱管，立即报告医生并协助处理。处理流程：协助患者取平卧位头稍后仰，试行放入原气管套管。术后1～2周可用弯止血钳将切口撑开，然后插入合适的气管套管；超过2周者可直接沿窦道插入合适的气管套管。若不成功，迅速打开气管切开包，拆去伤口缝线，对称拉开伤口，撑开原气管切开处，放入合适的套管。

（2）出血的观察与护理。

1）出血的原因：①原发性出血，术中止血不彻底，结扎线滑脱，剧烈咳嗽，凝血机制不良，血压增高；②继发性出血，创口感染，套管不合适而损伤气管壁及血管。

2）观察与护理：选择合适的套管；巡视病房，观察患者伤口有无出血。气管切开术后，一旦伤口及气管套管内不断渗血，或咯出鲜血，应立即报告医生，及时处理，防止血液流入气管引起窒息（大出血者可取俯卧位，防止窒息的发生）。

（3）皮下气肿的观察与护理：皮下气肿是气管切开术后较常见的并发症，一般发生于颈部和胸部，临床中注意仔细观察。较轻的皮下气肿局限于颈部附近，重者蔓延至全身，甚至引起感染和纵隔偏移。

1）原因：气管切口过长，呼吸时易从气管切口处漏气，漏出的气体沿气管前壁软组织逐渐向周围蔓延；剧烈咳嗽（是有些患者对气管切开及气管套管不适应产生的排斥反应，因为切开气管或插入套管，对气管是一种较强的刺激），咳嗽时气管内气体压力过高，气体极易进入气管前软组织及皮下组织；也可因手术处理不当所致。

2）处理：一般术后24小时内停止发展，1周左右自行吸收。重者需拆除切口处缝线，以利于气体逸出，甚至在不易吸收处切开皮下组织，让气体逸出。皮下气肿消退后注意调整套管系带，防止外套管脱出。

（4）感染的观察与护理，具体如下。伤口感染是喉癌术后最常见的并发症之一，它可引起大血管溃破，出现大出血，甚至引起严重的下呼吸道感染而造成患者死亡。

1）原因：手术缝合时留有无效腔、引流不畅、痰液污染创口。

2）预防：①病房每日空气消毒，严格限制陪护及探视人员，确保环境质量。②切口换药每日两次，严格无菌操作。③保持气管切开盘的清洁干燥，每日更换。④遵医嘱合理应用抗生素。

（5）窒息的观察与护理，具体如下。

1）原因：舌后坠，喉头水肿，痰痂、血痂堵塞气管套管，术后大出血，气管套管脱出，异物吸入、误咽等。

2）护理：保持呼吸道通畅，及时吸痰；将气管外套管妥善固定，防止脱管；鼓励患者深呼吸，帮其翻身、叩背促进痰液排出；向气管内滴注化痰药物，使痰液稀释易于排出；出现舌后坠、喉头水肿等严重情况时按相应应急预案的流程进行处理。

（林　芸）

第五节　脑出血

脑出血（ICH）是指非外伤性脑实质内出血，发病率为每年（60～80）/100 000，在我国占全部脑卒中的20%～30%。虽然脑出血发病率低于脑梗死，但其致死率却高于后者，急性期病死率为30%～40%。

一、病因与发病机制

（一）病因

最常见的病因是高血压合并细小动脉硬化，其他病因包括脑动脉粥样硬化、颅内动脉瘤和动静脉畸形、脑动脉炎、脑淀粉样血管病变、血液病（如白血病、再生障碍性贫血、血小板减少性紫癜、血友病、红细胞增多症等）、抗凝或溶栓治疗等。

（二）发病机制

高血压脑出血的主要发病机制是脑内细小动脉在长期高血压作用下发生慢性病变破裂所致。颅内动脉具有中层肌细胞和外弹力层缺失的特点。长期高血压可使脑细小动脉发生玻璃样变性、纤维素样坏死，甚至形成微动脉瘤或夹层动脉瘤，在此基础上血压骤然升高时易导致血管破裂出血。

二、护理评估

（一）临床表现

常发生于中老年人，男性略多见，北方多于南方，冬春季发病较多，多有原发性高血压史，常在情绪激动、用力排便、饱餐、剧烈运动时发生，数分钟到数小时达高峰。因出血部位及出血量不同而临床表现各异。

1. 基底核区出血

（1）壳核出血：最常见，占ICH病例的50%~60%，系豆纹动脉尤其是其外侧支破裂所致。常有对侧偏瘫、偏身感觉缺失和同向性偏盲，优势半球受累可有失语。

（2）丘脑出血：占ICH病例的10%~15%，系丘脑膝状体和丘脑穿通动脉破裂所致。丘脑出血的特征是上视麻痹、瞳孔缩小和对光反射丧失。丘脑出血经常造成邻近结构损害，出现眼球向病灶对侧注视、失语（优势侧半球受累）、偏瘫（多为下肢重于上肢）和对侧半身深浅感觉减退、感觉过敏或自发性疼痛。

（3）尾状核头出血：较少见，多由高血压动脉硬化和血管畸形破裂所致。常有头痛、呕吐、颈强直、精神症状，神经系统缺损症状并不多见。

2. 脑叶出血

脑叶出血占脑出血的5%~10%，出血以顶叶最常见，其次为颞叶、枕叶、额叶，也可多发脑叶出血。①额叶出血：前额痛、呕吐、痫性发作较多见，对侧偏瘫、共同偏视、精神障碍，优势半球出血时可出现运动性失语。②顶叶出血：偏瘫较轻，而偏侧感觉障碍显著，对侧下象限盲，优势半球出血时可出现混合性失语。③颞叶出血：表现为对侧中枢性面舌瘫及上肢为主的瘫痪，对侧上象限盲，优势半球出血时可出现感觉性失语或混合性失语；可有颞叶癫痫、幻嗅、幻视。④枕叶出血：对侧同向性偏盲，并有黄斑回避现象，可有一过性黑蒙和视物变形，多无肢体瘫痪。⑤较大的脑叶出血：会累及两个或多个脑叶，出现严重的神经功能缺损和意识障碍。

3. 脑桥出血

脑桥出血约占脑出血的10%，多由基底动脉脑桥支破裂所致。出血量少时可意识清楚，可出现交叉性瘫痪、偏瘫或四肢瘫，眩晕、复视、眼球不同轴，可表现为Foville综合征（同侧凝视麻痹和周围性面瘫，对侧偏瘫）、Millard-Gubler综合征（外展及面神经交叉瘫）；出血量大时，患者迅速进入昏迷，双侧针尖样瞳孔，呕吐咖啡样胃内容物，中枢性高热及中枢性呼吸障碍，四肢瘫痪和去皮质强直，多在48小时内死亡。

4. 中脑出血

中脑出血少见，突然出现复视、眼睑下垂；一侧或两侧瞳孔扩大、眼球不同轴、水平或垂直眼震、同侧肢体共济失调，严重者很快出现意识障碍、去皮质强直，可迅速死亡。

5. 小脑出血

小脑出血约占脑出血的10%，多由小脑上动脉分支破裂所致。起病突然，发病时意识清楚，眩晕明显，频繁呕吐，枕部疼痛，无肢体瘫痪，瞳孔往往缩小，一侧肢体笨拙，行动不稳，共济失调，眼球震颤；晚期病情加重，意识模糊或昏迷，瞳孔散大，中枢性呼吸障碍，最后死于枕骨大孔疝。

6. 脑室出血

脑室出血占脑出血的3%~5%，小量脑室出血常有头痛、呕吐、脑膜刺激征，一般无意识障碍及局灶性神经缺损体征。大量脑室出血常起病急骤，迅速出现昏迷，频繁呕吐，针尖样瞳孔，眼球分离斜视或浮动，四肢弛缓性瘫痪，可有去皮质强直、呼吸深大，鼾声明显，体温明显升高，多迅速死亡。

（二）辅助检查

1. 头颅 CT 检查

头颅 CT 检查是确诊脑出血的首选检查方法，可清晰准确显示出血部位、出血量大小、血肿形态、脑水肿情况及是否破入脑室等，发病后即刻出现边界清楚的高密度影像。

2. 头颅 MRI 和 MRA 检查

头颅 MRI 和 MRA 检查对发现结构异常，明确脑出血的病因很有帮助。对检出脑干、小脑的出血灶和监测脑出血的演进过程优于 CT 扫描，对急诊脑出血诊断不及 CT。MRA 可发现脑血管畸形、血管瘤等病变。

3. 脑脊液检查

脑出血患者一般无须进行腰椎穿刺检查，以免诱发脑疝，如需排除颅内感染和蛛网膜下隙出血，可谨慎进行。

4. 数字减影脑血管造影（DSA）

该检查可清楚显示异常血管和对比剂外漏的破裂血管及部位，易于发现脑动脉瘤、脑血管畸形及 Moyamoya 病等脑出血的原因。

5. 其他检查

其他检查包括血常规、血液生化、凝血功能、心电图检查和胸部 X 线摄片检查等，有助于了解患者的全身状态。

（三）治疗要点

治疗原则为安静卧床、脱水降颅压、调整血压、防止继续出血、减轻血肿所致继发性损害、促进神经功能恢复、防治并发症，以挽救生命、降低死亡率、残疾率和减少复发。

1. 调整血压

脑出血常伴颅内高压，此时高血压是维持有效脑灌流所必需的，过分降血压可能减少脑灌流，加重脑水肿，因此，脑出血急性期一般不予应用降压药物，而以脱水降颅压治疗为基础。但血压过高时可增加再出血的风险，应积极控制血压。通常只有当收缩压 > 200 mmHg 或舒张压 > 110 mmHg 时，才需要降血压，使血压维持在略高于发病前水平或 180/105 mmHg 左右。

2. 降低颅内压

脑水肿颅内压升高是影响急性出血性卒中预后最重要的因素。降低颅内压是治疗急性出血性脑血管病的关键，目的在于减轻脑水肿，防止脑疝形成。目前最常用的是高渗脱水剂和利尿剂，可应用 20% 甘露醇、呋塞米、甘油果糖等药物。

3. 止血治疗

止血药物如 6- 氨基己酸、氨甲苯酸、巴曲酶等对高血压动脉硬化性出血的作用不大。如果有凝血功能障碍，可针对性给予止血药物治疗。

4. 亚低温治疗

亚低温治疗是脑出血的辅助治疗方法，可减轻脑水肿，减少自由基生成，促进神经功能缺损恢复，改善患者预后，且无不良反应，安全有效。采用降温毯、降温仪、降温头盔等进行全身和头部局部降温，将温度控制在 32℃ ~ 35℃。

5. 外科治疗

严重脑出血危急患者生病时内科治疗通常无效，外科治疗则可挽救患者生命。主要手术方法包括：去骨瓣减压术、小骨窗开颅血肿清除术、钻孔血肿抽吸术和脑室穿刺引流术等。

6. 康复治疗

脑出血后，只要患者生命体征平稳、病情不再进展，宜尽早进行康复治疗。早期分阶段综合康复治疗对恢复患者的神经功能，提高生活质量有益。

三、护理措施

（一）休息与安全

（1）急性期绝对卧床休息 2 ~ 4 周，抬高床头 15° ~ 30°，以减少脑部的血流量，减轻脑水肿，但应避免过度搬动或抬高头部。

（2）病室环境安静舒适，减少探视，过度烦躁不安的患者可遵医嘱应用镇静药。

（3）各项治疗护理操作宜集中进行，以减少刺激。

（4）保持大便通畅，禁忌用力屏气排便，以防再次出血的发生。

（5）意识障碍或出现精神症状的患者，加保护性床档，必要时用约束带适当约束。

（二）饮食指导

昏迷或吞咽障碍者，发病第2～3天遵医嘱给予鼻饲饮食。意识清醒者如无吞咽困难，可给予易吞咽软食。不能坐起者将床头摇起30°，进食宜缓慢，防止误吸引起窒息或肺部感染。床旁备吸引装置，及时清理口、鼻腔内分泌物和呕吐物，保持呼吸道通畅。

（三）病情观察

1. 症状、体征的观察

密切观察病情变化，如患者发生意识障碍，常提示出血量大、继续出血或脑疝发生，应立即报告医生，并密切监测生命体征、意识、瞳孔、肢体功能等变化。

2. 控制脑水肿

脑出血后48小时水肿达到高峰，维持3～5天或更长时间后逐渐消退。常用20%的甘露醇125 mL静脉滴入，速度要快（20～30分钟内滴完），观察尿量，如用药后4小时内尿量少于250 mL，要慎重或停用。

（四）康复锻炼

脑出血稳定后宜尽早进行康复锻炼，包括肢体和语言功能的训练等，有助于预防并发症、促进康复、减轻致残程度和提高生活质量。

1. 保持瘫痪肢体功能位置

进行关节按摩及被动运动以免肢体废用，病情稳定后可进行康复功能训练。

2. 语言训练与肢体康复应同步进行

与患者进行语言交流，由简到繁、反复练习、持之以恒，并及时鼓励其进步，增强其康复的信心。

（五）潜在并发症

1. 脑疝

脑疝是脑出血患者最常见的直接死亡原因。应密切观察瞳孔、意识及生命体征的变化，如患者出现剧烈头痛、呕吐频繁呈喷射状、血压急剧升高、脉搏减慢、烦躁不安、双侧瞳孔不等大、呼吸不规则等脑疝的先兆表现，应立即报告医生并积极配合抢救。

2. 上消化道出血

观察患者有无恶心、腹上区疼痛、饱胀感。观察呕吐物和大便的颜色、性状及量，及时留取标本，以了解有无消化道出血。胃管内有咖啡样液体或出现柏油样大便，提示消化道出血。

（六）健康指导

1. 疾病预防指导

指导高血压患者避免引起血压骤然升高的各种因素，保持愉快的心情、稳定的情绪，避免过分喜悦、愤怒、激动、紧张、焦虑、恐惧、悲伤等不良心理；劳逸结合，生活要有规律，保证充足的睡眠，适当运动，避免体力和脑力过度劳累；低盐、低脂、高蛋白、高维生素饮食，戒烟酒；保持大便通畅，养成定时排便的习惯。

2. 用药指导与疾病监测

遵医嘱正确服用药物，特别是降压药物的正确应用，以维持血压的稳定；调控血压及血糖、血脂在正常水平；教会患者和家属测量血压的方法。

3. 康复指导

教会患者和家属自我护理的方法及肢体、语言和感觉功能训练方法和康复训练技巧，鼓励患者做力所能及的事情，不要过分依赖家人，增强自我照顾能力。

4. 定期随访

教会患者对疾病早期表现的识别，发现血压异常波动、剧烈头痛、头晕、肢体麻木无力、偏瘫或说话困难等症状，应立即到医院检查。

（林　芸）

第六节　气管插管配合技术规范

一、目的

（1）保持呼吸道通畅。

（2）清除呼吸道内分泌物，增加肺泡的有效通气量。

（3）为机械通气或加压给氧提供条件。

（4）便于气道雾化、湿化或给药。

二、适应证

（1）呼吸、心搏骤停行心肺复苏者。

（2）呼吸功能受损需采取人工机械通气者。

（3）各种原因导致的呼吸道梗阻者。

（4）呼吸道内分泌物无力消除或胃内容物反流造成误吸者。

（5）手术麻醉需要者。

三、禁忌证

（1）喉头水肿、黏膜下水肿、急性喉炎、插管创伤引起的严重出血者。

（2）颈椎骨折、脱位者。

（3）咽喉部肿瘤压迫或异物存留者。

（4）面部骨折者。

四、操作前准备

喉镜、镜片、气管导管、开口器、听诊器、舌钳、牙垫、胶布、液状石蜡、注射器、吸引器、吸痰管、简易呼吸气囊、氧气等。

五、操作流程

（1）患者取仰卧位，使口、咽、气管处于一条轴线。

（2）选择合适的气管导管，检查导管气囊是否完好，液状石蜡润滑导管前端。

（3）安装喉镜镜片，检查光源是否明亮。

（4）将导丝插入导管，前端距导管开口0.5～1 cm，并固定局部，管芯勿超出导管，以防损伤气管黏膜。

（5）准备吸引装置，以便及时清除呼吸道分泌物和进行呼吸支持。

（6）插管成功后置入牙垫，用胶布将气管导管和牙垫一起捆扎固定，用注射器向气囊内注气5～10 mL。

（7）听诊双肺，确认导管位置后用寸带妥善固定导管和牙垫，接简易呼吸气囊或呼吸机辅助呼吸。

（8）协助患者取合适的体位，整理用物，做好记录。

六、注意事项

（1）操作时动作要尽量迅速、轻柔、准确，避免引起患者不适和损伤。

（2）操作前后应给予高流量吸氧。

（3）气管导管要固定牢固，并保持清洁。导管深度经医生确认后方可固定，严格测量导管外露末端距离门齿的长度并准确记录，做好交接班。

（4）注意气囊的充气与放气，气囊内充气要适度，充气过少引起漏气影响通气效果，过多会压迫呼吸道黏膜。可用最小漏气技术或最小闭合容积技术检测气囊压力。

1）最小漏气技术：将听诊器放于气管处，向气囊内注气至听不到漏气声为止，然后以0.1 mL/次开始抽气体，直到吸气时听到少量漏气声为止。

2）最小闭合容积法：将听诊器放于气管处，向气囊内注气至听不到漏气声为止，然后抽出 0.5 mL 气体，再以 0.1 mL/ 次注入气体数次，直到吸气时听不到漏气声为止。

（5）加强呼吸道的湿化，防止气管内分泌物结痂，影响通气效果。

（6）加强口腔护理。

（7）拔管后注意观察患者的反应，保持呼吸道通畅。

七、并发症

（1）插管操作技术不规范，可导致牙齿损伤或脱落，口腔、咽喉部的黏膜损伤而引起出血。用力过猛还可引起下颌关节脱位。

（2）气管导管选择不准确、质地过硬，可引起急性喉头水肿。

（3）导管插入太深可误入一侧支气管内，引起通气不足、缺氧或术后肺不张。导管插入过浅时，可因患者体位变化而意外脱出。

（4）误入食管，由于患者声门暴露不清或呼吸道分泌物过多遮盖咽喉部，导致视野不清误入食管。

（5）导管堵塞：分泌物、痰液或异物堵塞。

（6）气管食管瘘，多发生在较长时间的插管者及气囊压力过高。

（刘　炎）

第七节　气管切开配合技术规范

一、目的

减少呼吸无效腔，有利于及时清除肺内痰液，保持呼吸道通畅，避免窒息，对维持有效氧供、赢得呼吸中枢功能恢复、减少并发症及降低病死率有重要意义。

二、适应证

1. 喉阻塞

该症状指由喉部炎症、肿瘤、外伤、异物等引起的严重喉阻塞。

2. 下呼吸道分泌物潴留

该症状指由各种原因引起的下呼吸道分泌物潴留，为了吸痰，保持气道通畅，可考虑气管切开。

3. 取气管异物

气管异物经内镜下钳取未成功，估计再取有窒息危险，或无施行气管镜检查设备和技术者，可经气管切开途径取出异物。

4. 预防性气管切开

对于某些口腔、鼻咽、颌面、咽、喉部大手术，为了进行全身麻醉，防止血液流入下呼吸道，保持术后呼吸道通畅，可施行气管切开。有些破伤风患者容易发生喉痉挛，也须考虑预防性气管切开，以防发生窒息。

5. 颈部外伤者

颈部外伤伴有咽喉或气管、颈段食管损伤者，对于损伤后立即出现呼吸困难者，应及时施行气管切开；无明显呼吸困难者，应严密观察，仔细检查，做好气管切开手术的一切准备，一旦需要即行气管切开。

三、禁忌证

1. 绝对禁忌证

（1）气管切开部位存在感染。

（2）气管切开部位存在肿瘤。

（3）解剖标志难以辨别。

2. 相对禁忌证

（1）甲状腺增生肥大。

（2）气管切开部位曾行手术（如甲状腺切除术等）。

（3）凝血功能障碍。

四、操作前准备

1. 护理评估

护士了解患者病情，评估患者意识、配合程度、缺氧状况、呼吸道通畅情况，监测患者血压、心率、血氧饱和度，了解出、凝血时间。对于清醒患者，进行有针对性的心理疏导和宣教，缓解患者的焦虑及恐惧心理，取得患者的配合。

2. 物品准备

手术灯、手术衣、灭菌手套、无菌棉球、纱布、镊子、圆碗、皮肤消毒剂、治疗巾、气管切开手术包、凡士林方纱、无菌剪刀、痰培养杯、约束带、负压吸引装置、简易呼吸气囊、呼吸机及各种抢救物品、5%利多卡因、注射器，清醒患者备镇静、镇痛药（咪达唑仑、芬太尼）。

3. 环境准备

环境清洁、安静、光线充足，予心电、血压、血氧饱和度监测。

五、操作流程

（1）协助患者取仰卧位，肩下垫枕，使患者头部充分后仰，尽量让口、咽、气管在同一直线上，术前3～5分钟遵医嘱静脉给予镇静、镇痛类药物，适当约束患者双上肢。

（2）术前吸除患者气管插管、口、鼻腔内分泌物，并提高吸氧或呼吸机供氧浓度，提高机体的氧储备状态。

（3）术中密切观察患者心率、呼吸、血压、血氧饱和度，配合医生及时抽吸切口处的渗血。

（4）气管插管患者施行气管切开术时，护士按照医生的指示，准备注射器为气管插管气囊放气，松开固定气管插管的胶布及绑带，并根据操作者的指令，在其置入气管套管的同时配合医生拔除原气管插管。

（5）操作中注意观察患者生命体征变化，如出现循环不稳定，应及时向医生汇报，并遵医嘱予扩容、增加血管活性药的用量。

六、注意事项

（1）每次气管切开换药前，应先吸痰。

（2）气管切开切口无感染、无痰液溢出时消毒顺序应从气切口消毒至周围皮肤，反之应从周围皮肤消毒至气切口。

（3）气管导管颈部固定带无潮湿、无污染时，每周更换两次，若有潮湿、污染应及时更换；中纱应保持无潮湿及污染，若采用固定带外套橡皮管的方法固定时则不必更换固定带，擦拭干净橡皮管上的污渍及周围汗液即可。

（4）每次气管切开换药后，检查气管导管颈部固定带松紧度，以放入一指（食指）为宜，过紧颈部皮肤易发生压力性损伤，过松则易导致导管脱出。

（5）护士操作时动作轻柔，以免引起患者剧烈咳嗽。

七、并发症

1. 皮下气肿

皮下气肿是术后最常见的并发症，与气管前软组织分离过多、气管切口外短内长或皮肤切口缝合过紧有关。从气管套管周围逸出的气体可沿切口进入皮下组织间隙，沿皮下组织蔓延，气肿可达头面、胸腹，但一般多限于颈部。大多数于数日后可自行吸收，不需作特殊处理。

2. 气胸及纵隔气肿

在暴露气管时，向下分离过多、过深，损伤胸膜后，可引起气胸。右侧胸膜顶位置较高，儿童尤甚，故损伤机会较左侧多。轻者无明显症状，严重者可引起窒息。如发现患者气管切开后，呼吸困难缓解或消失，而不久再次出现呼吸困难时，则应考虑气胸，行X线拍片可确诊。此时应行胸膜腔穿刺，抽除气体。严重者可行闭式引流术。

3. 出血

术中伤口少量出血，可经压迫止血或填入吸收性明胶海绵压迫止血；若出血较多，可能有血管损伤，应检查伤口，结扎出血点。

4. 拔管困难

手术时，若切开部位过高，损伤环状软骨，术后可引起声门下狭窄。气管切口太小，置入气管套管时将管壁压入气管；术后感染，肉芽组织增生均可造成气管狭窄，拔管困难。此外，插入的气管套管型号偏大，亦不能顺利拔管。个别带管时间较长的患者，害怕拔管后出现呼吸困难，当堵管时可能自觉呼吸不畅，应逐步更换小号套管，最后堵管无呼吸困难时再行拔管。对拔管困难者，应认真分析原因，行 X 线拍片或 CT 检查，喉镜、气管镜或纤维气管镜检查，根据不同原因，酌情处理。

5. 气管食管瘘

气管食管瘘较少见。在喉源性呼吸困难时，由于气管内呈负压状态，气管后壁及食管前壁向气管腔内突出，切开气管前壁时可损伤到后壁。较小的、时间不长的瘘孔，有时可自行愈合，瘘口较大或时间较长，上皮已长入瘘口者，只能手术修补。

6. 伤口感染

气管切开是一个相对污染的清洁切口。很快院内菌株会在伤口生长，通常为假单胞菌和大肠埃希菌。由于伤口是开放性的，有利于引流，所以一般不需要预防性使用抗生素。真正发生感染极少见，而且只需局部治疗。只有当出现伤口周围蜂窝织炎时才需要抗生素治疗。

7. 插管移位

早期插管移位或过早更换插管有引起通气障碍的危险。多层浅筋膜、肌肉束及气管前筋膜彼此重叠，很容易使新形成的通道消失。如果不能立即重新找到插管的通道，应马上经口气管插管。将气管插管两侧的胸骨板缝于皮肤上可防止插管移位。气管切开处两端气管软骨环上留置的缝线在术后早期可以保留，一旦发生插管移位时，可帮助迅速找回插管通道。术后 5~7 天各层筋膜会愈合在一起，此时更换气管插管是安全的。

8. 吞咽障碍

与气管切开有关的主要吞咽问题是误吸。机械因素和神经生理学因素都可以造成不正常吞咽。机械因素包括：①喉提升能力减弱；②气管插管套囊压迫并阻塞食管，使食管的内容物溢入气道。神经生理学因素包括：①喉的敏感性下降，导致保护性反射消失；②慢性上呼吸道气体分流引起喉关闭失调，减少误吸最重要的是加强术后护理。

（刘　炎）

病例 1 脑出血后呼吸衰竭患者的护理

【案例介绍】

1. 基本信息

患者徐××,男,68岁,患者于12月28日无明显诱因突发神志不清,呼之不应,未做治疗,急诊行颅脑CT显示右侧丘脑高密度灶,考虑出血。以"右侧丘脑出血"收入神经外科。

起病后患者精神浅昏迷,食欲较差,睡眠差,体力较差,体重无明显变化,大便失禁,小便正常。

查体:T 36.9 ℃,HR 82次/分,R 19次/分,规则。BP 136/100 mmHg。

神志浅昏迷,无遵嘱,不可配合查体,皮肤巩膜无黄染,刺痛可定位,双侧瞳孔等大等圆,直径约2.5 mm,对光反射迟钝,右侧鼻唇沟浅,颈软,双肺呼吸音粗,右下肢浅感觉减退,双下肢轻度水肿,四肢张力稍增高。生理反射存在,病理反射未引出。

辅助检查:头部CT示右侧丘脑高密度灶;肺部CT示双肺重度感染,胸腔积液。

入院诊断:①右侧丘脑出血?②慢性肾功能不全尿毒症期;③2型糖尿病;④高血压病3级(极高危);⑤肺部感染;⑥胸腔积液。

2. 病史

既往史:平素健康情况较差,有慢性支气管炎病史;高血压病史,服用"美托洛尔缓释片1片/天",血压控制不详;有糖尿病肾病,肾功能衰竭病史,每周一、三、五透析;有肾性贫血病史,有糖尿病史,使用胰岛素降糖治疗。预防接种史不详,无手术史,无外伤史,无输血史,否认食物、药物过敏史。

个人史:久居咸宁,无地方病地区居住史,无吸烟史,无饮酒史,无吸毒史。

婚育史:适龄结婚,育有一子一女,配偶及子女均健康。

家族史:父母已故。家族中无类似疾病发生,否认家族遗传史。

3. 医护过程

12月28日请ICU会诊后,转入ICU。

诊疗计划:

(1)完善血气分析、血常规、肝肾功能电解质、凝血功能、心肌酶谱、心梗三项、降钙素、脑钠肽、痰尿血培养、心电图、心脏彩超、胸腹水超声等相关检查,以进一步明确诊断及病情。

(2)给予高流量吸氧,必要时予以有创呼吸机治疗,给予建立动静脉通道监测CVP

及 ABP、使用血管药物维持循环稳定。

（3）予以抗感染、化痰、护胃、营养神经、营养心肌、增强免疫力、控制血糖平稳、维持水和电解质及酸碱平衡、营养对症支持治疗。

（4）患者高龄，基础疾病多，可能因脑出血加重导致呼吸循环衰竭加重，进而导致肝肾、凝血等多器官功能衰竭危及生命，或者合并新的心肺脑血管意外导致生命危险，预后差，向患者家属告知病情。

入科后间断予以纤维支气管镜治疗，CRRT 治疗，输注红细胞、血浆、冷沉淀等治疗。

12-28 行左侧胸腔闭式引流术。

12-31 拔除胸管。

01-02 使用特级抗生素美罗培南，行左侧胸腔闭式引流术。

01-04 气管插管接呼吸机辅助呼吸。

01-06 使用特级抗生素米卡芬净，拔除胸管。

01-13 行俯卧位通气。

01-20 行气管切开术。

01-27 超过 30 天大查房，目前诊断：①重症肺炎；②急性呼吸衰竭；③充血性心力衰竭；④肾功能衰竭；⑤胸腔积液；⑥右侧丘脑出血；⑦2 型糖尿病；⑧高血压病 3 级（极高危）；⑨心包积液；⑩颈动脉瘤；⑪大脑中动脉狭窄；⑫低蛋白血症；⑬重度营养不良伴消瘦。

02-07 考虑因气道活动性出血导致气管堵塞，行大抢救。

02-08 行左侧胸腔闭式引流术，使用特级抗生素美罗培南+多粘菌素 B。

02-09 行大抢救。

02-10 患者死亡。

各项评分如下。

SOFA 为 8 分，Caprini 为 4 分，APACHE-Ⅱ为 20 分，ADL 为 0 分，压力性损伤评估为 9 分、8 分。

治疗措施如下。

（1）自主呼吸受损：无创及有创呼吸机应用、纤维支气管镜治疗、胸腔积液引流、俯卧位通气。

（2）肾功能受损：间断床边 CRRT 治疗。

（3）凝血功能不全：输注红细胞、血浆、冷沉淀。

（4）抽搐：应用抗惊厥药物。

（5）低血压：泵入血管活性药。

（6）感染：应用抗生素。

【护理措施】

1. 治疗护理

（1）低效性呼吸：与脑出血、中枢神经受损有关。

预期目标：患者能维持呼吸，无呼吸困难。

护理措施：①保持病室安静，空气清新，取半卧位，予以机械通气，及时吸痰，协助拍背排痰。②予以俯卧位通气，促进肺复张。③严密观察患者的呼吸频率、节律、深浅程度，监测血氧饱和度和血气分析，听诊双肺呼吸音，综合判断有无缺氧及其程度，及时处理肺部并发症。

效果评价：患者不能维持有效呼吸，后期予以呼吸机辅助呼吸。

（2）感染：与肺部感染有关。

预期目标：患者感染得到控制。

护理措施：①严格无菌操作，做好各种导管护理。②遵医嘱应用抗生素，密切观察药物疗效。③保证营养摄入，增强免疫力。④监测体温和血常规。⑤保持个人卫生和周围环境清洁舒适，定时翻身拍背，减少肺不张和肺部感染，每天3次口腔护理，做好基础护理。

效果评价：患者体温不正常，感染加重。

（3）体液过多：与慢性肾衰竭有关。

预期目标：患者维持正常的体液平衡。

护理措施：①密切观察患者的意识和生命体征变化，及时准确记录出入量，监测尿量，为补液提供有效依据。②CRRT治疗时，监测血气分析和水、电解质，遵医嘱补充水、电解质，观察CRRT治疗后的疗效，纠正水、电解质失衡。③观察患者的黏膜情况和皮肤弹性、温度，口唇颜色及干燥程度，观察四肢水肿情况。④加强基础护理，做好皮肤护理。

效果评价：患者CRRT治疗后，出入量基本平衡。

（4）潜在并发症——心脏骤停：与心力衰竭有关。

预期目标：改善心功能。

护理措施：①予以强心药物治疗。②防止体液过多，增加心脏负担。③监测心率及心律的变化，准备急救药物及设备。

效果评价：患者后期频发心脏骤停。

（5）潜在并发症——多器官功能衰竭。

预期目标：患者各器官功能良好，不发生心脏骤停、多器官功能不全等。

护理措施：①密切观察患者的生命体征及尿量，准确记录24小时出入量。②遵医嘱补液，避免使用对肝肾有损害的药物。监测肝肾功能、电解质、血气分析等情况，并随时调整治疗方案。③遵医嘱血液透析。④遵医嘱应用保肝、护胃等药物。

效果评价：后期发生多器官功能衰竭，患者死亡。

（6）有损伤的危险——出血：与凝血功能不全有关。

预期目标：患者皮肤无瘀血，气道出血改善。

护理措施：①由于血液透析治疗，应用枸橼酸钠及肝素化抗凝。②尽量减少不必要的穿刺和注射，拔针后至少按压5分钟。③正确执行医嘱，避免使用使血小板减少和抑制其功能的药物，输注血液制品改善凝血。④治疗过程中注意观察患者出血情况，定期检测实验室指标，如PT和APTT。

效果评价：患者凝血功能未改善，气道活动性出血。

2. 观察护理

观察呼吸机使用情况，追踪血气结果，及时评估患者氧合情况。严密观察患者痰液颜色、性状、量。注意患者电解质变化及凝血功能改变。

3. 生活护理

（1）饮食护理：患者以肠内营养为主，鼻饲期间观察空肠营养管功能是否正常，患者有无隐性误吸，评估患者胃肠道功能，观察有无肠道不良反应。

（2）皮肤护理：每2小时翻身一次，使用气垫床、水垫减压。俯卧位通气时关键受压部位加垫软枕，骨隆突处给予自粘型泡沫敷料保护。每次翻身整理导线，防止器械性压力伤。

4. 心理护理

与家属做好沟通，告知家属患者的病情变化，取得家属的配合和理解。

5. 健康教育

向家属和患者讲解俯卧位通气的必要性，防止脱管和压力性损伤，指导清楚患者配合呼吸机做功。

【小结】

（1）充分镇静。

（2）防止窒息：操作前吸净痰液，操作中避免气管导管打折或脱出，俯卧位时分泌物增多应及时吸痰，口腔护理应在仰卧位时完成。

（3）固定和放置各管路，以利于翻身为宜，留足够长度。

（4）预防因牵拉、挤压导致的神经损伤。

（5）预防面部受压和眼部水肿，勤更换位置（受压部位垫软枕）。

（6）肠内营养的患者俯卧位通气前30分钟~1小时停止。

（7）翻身方向：可左右侧翻，如颈内静脉在右侧，通气时优先考虑左翻。

（8）密切观察病情变化、神志，监测生命体征。

（9）心理疏导。

【参考文献】

［1］魏元梅. 气管切开插管治疗咽喉癌晚期的护理分析［J］. 东方药膳，2020（11）.

［2］石永乐，吴小玲. 1例长期气管插管后气管切开老年患者的护理［J］. 护理学杂志，2016，31（15）：34-36.

［3］Trouillet JL, Collange O, Belafia F, et al. Tracheotomy in the Intensive Care Unit：Guidelines from a French Expert Panel：The French Intensive Care Society and the French Society of Anaesthesia and Intensive Care Medicine［J］. Anaesth Crit Care Pain Med，2018，37（3）：281-294.

（林　芸）

病例2　肺部感染患者的护理

【案例介绍】

1. 基本信息

患者张×，男，42岁，以"咳嗽咳痰1周"为主诉入院。1周前患者无明显诱因出现咳嗽咳痰，呈阵发性，痰液为黄白相间黏痰，无胸闷、气喘等，未予重视治疗。今日为求进一步治疗，遂至我院门诊，门诊以"肺部感染"收入我科，入院证见：患者神志清，精神可，咳嗽咳痰，呈阵发性，痰为黄白相间黏痰，无发热、胸闷、气喘等，二便调。

2. 病史

既往史：否认高血压、心脏病、糖尿病、脑血管疾病史，预防接种随当地进行，否认手术、外伤、输血史，否认食物、药物过敏史。

个人史：生于原籍，久住本地，初中学历，否认吸烟史，否认饮酒史。

婚育史：已婚。

家族史：父亲已故，母亲健在，1哥1弟，体健。家族中无类似疾病发生，否认家族遗传史。

3. 医护过程

入院体格检查，T 36.6℃，P 64次/分，R 17次/分，BP 108/70 mmHg。一般情况：发育正常，营养良好，急性面容，表情自如，自主体位，神志清楚，查体合作。皮肤黏膜：皮肤黏膜色泽无发绀，黄染，苍白，未见皮疹，未见皮下出血，皮温正常，毛发分布正常。淋巴结：全身淋巴结未触及肿大。肺部：肺下界正常，听诊双肺呼吸音清，双肺未闻及干、湿性啰音。查肺部 CT：①右肺上叶，下叶肺大泡。②冠状动脉壁局部钙化。急诊血常规：红细胞 3.86×10^{12}/L，血红蛋白 128 g/L，血细胞比容 37.1%，白细胞 5.0×10^9/L，血小板 285×10^9/L，C 反应蛋白 3.3 mg/L。

【护理措施】

1. 治疗护理

（1）西医治疗计划：予吸入布地奈德混悬液，硫酸特布他林雾化吸入，予盐酸氨溴索静脉注射，予注射头孢他啶抗感染。保持呼吸道通畅，采取有利于呼吸的体位，鼓励患者多咳嗽排痰。

（2）中医治疗计划：中医辨证为咳嗽病，辨证为痰热壅肺症，以清热化痰，宜行肺平喘为法治疗，辅以喜炎平注射液清热解毒止咳。

2. 观察护理

严密观察神志和生命体征（体温、脉搏、呼吸、血压），以及各种炎性指标的情况，还有感染预防及控制的情况。

3. 生活护理

给予患者清淡优质蛋白饮食，避免辛辣刺激的食物，以防加重感染，但同时又要补充机体抗感染所需要的能量，所以应食用优质蛋白的食物，如鸡蛋、牛奶等。

4. 心理护理

与家属做好沟通，告知家属患者的病情变化，取得家属的配合和同意。鼓励家属树立战胜疾病的信心，保持乐观的态度去照顾患者。

5. 健康教育

嘱患者避免着凉，注意多休息。

【小结】

（1）对于肺部感染的人如果病情较重，一定要注意观察生命体征的变化。

（2）房间空气一定要流通。

（3）肺部感染一定要加强营养，避免辛辣刺激食物，可以多吃高维生素、高蛋白食物。

（4）肺部感染一定要提高机体免疫力，针对患者的身体情况选择适合自己的运动项目。

（5）肺部感染的患者可能是一些特殊病菌感染，可能具有一定传染性，要做好一些防护措施，避免传染其他免疫低下的人群。

（武　淼）

病例3 喉部肿瘤气管切开患者的护理

【案例介绍】

1. 基本信息

患者李××，男，72岁，患者2021年11月因呼吸困难、声音嘶哑5个月于××医院就诊，诊断喉梗阻，急诊行气管切开术，术中见甲状腺软骨板前方新生物被破坏、不连续，气管上端周围有灰色质脆新生物生长，气管切口后行电子鼻咽镜检查示声门被菜花样新生物阻塞，声带固定，无法正常移动，并行颈部CT平扫（2021-11-13）提示声门区占位并咽喉部明显变窄，气管切开术后改变，颈部脂肪间隙见广泛气体影，双侧声带明显增厚，相应咽喉明显变窄，以下呈气管切开改变，左侧甲状软骨向外侧移位，考虑该病变恶性可能性极大。自起病以来，患者精神、饮食、睡眠欠佳，体力下降，体重无变化，大小便尚正常。11月19日行全喉切除术＋气管造瘘术，术后病检提示：（气管前肿物）慢性炎症，炎症肉芽组织增生，纤维组织增生侵袭骨骼肌，未见明显癌浸润，（造瘘口周围组织）见显微组织增生，侵袭甲状腺，呈木样甲状腺表现，（喉）中高分化鳞癌，浸润喉软骨外骨骼肌，肿物大小4 cm×3 cm×2 cm，未见明确脉管癌栓及神经侵犯，会厌切缘、舌根切缘、下切缘、左侧壁切缘、前侧壁切缘、后侧壁切缘均未见癌，予以头孢二代类抗感染，并于12月22日至12月23日予以顺铂20 mg×2天＋氟尿嘧啶500 mg×2天化疗，期间发现气管造瘘口周围有新生物生长，取活检提示中高分化鳞癌。遂停止化疗，建议上级医院就诊，患者目前无发热，无咯血，无胸痛，喉部造瘘处分泌物增多，未见明显出血。为求进一步治疗，遂来我院就诊，门诊以"喉癌"收入我科治疗。

2. 病史

既往史：患者平素健康情况一般，无呼吸系统症状，无循环系统症状，无消化系统症状，无泌尿系统症状，无血液系统症状，无内分泌代谢系统症状，无神经精神症状，无生殖系统症状，无运动系统症状，无传染病史，预防接种史不详。

手术外伤史：无手术史，无外伤史。

输血史：无输血史。

过敏史：无过敏史。

家族史：否认家族遗传病史。

3. 医护过程

主诉：因"确诊喉鳞癌1月"入院，收入我院肿瘤血液科二病区。

转科情况：患者2021年12月29日19：40因"呼吸困难半小时"由肿瘤血液科二病区带气管切开转入ICU；2022年1月2日11：40转回肿瘤血液科二病区继续治疗。

T 36.4℃，P 80次/分，规则，R 20次/分，规则，BP 121/65 mmHg。神志清楚，步态步入病房，营养中等，精神一般；颈项强直无，颈部气管切开，套管固定，气管造瘘口周围有渗出，可见瘢痕组织及较多分泌物，恶臭味，黄绿色，皮肤巩膜无黄染，浅表淋巴结无明显肿大，双瞳等大等圆3 mm，对光反射灵敏；双肺呼吸音清，未及明显干、湿啰音；心率80次/分，心律整齐，未闻杂音；腹平软，无压痛、反跳痛，肝脾肋下未触及，移动性浊音呈阴性；双下肢不肿，双下肢肌力5级。

肿瘤科诊疗计划如下。

（1）完善相关检查：肿瘤标志物、细菌学、心电图、咽喉部CT等。

（2）抗感染治疗：患者目前喉部气管切开，造瘘口周围有脓性分泌物，目前考虑合并细菌感染，一般细菌涂片提示革兰阳性球菌，并完善分泌物细菌学培养+药敏检查，暂予以苯唑西林钠抗感染治疗，后期根据细菌药敏结果调整治疗措施；并请耳鼻喉科会诊，协助指导喉造瘘口护理及换药。

（3）抗肿瘤治疗：患者目前临床诊断考虑喉癌复发，拟感染控制后尽快行全身化疗抗肿瘤治疗（多西他赛+紫杉醇）。

（4）目前抗感染、护胃、抗肿瘤等对症支持治疗，患者现喉癌术后复发，大量坏死物，分泌物较多，随时有感染、分泌物增多、肿瘤坏死出血等造成气管套管再次狭窄甚至窒息，预后差，观察病情变化。

转入ICU诊疗计划：

（1）完善血气分析、血培养等相关检查，以进一步明确诊断及病情。

（2）给予更换气管内套管、吸氧等治疗。

（3）给予吸氧，抗感染（泰能），化痰，护胃，平喘，维持水、电解质、酸碱平衡及营养等对症支持治疗。

（4）患者喉部恶性肿瘤患者，伴双肺转移，目前为全喉切除+气管造瘘术后状态，病情危重，住院期间随时可能出现因气道梗阻、窒息、痰堵窒息、气管内出血或分泌物堵塞窒息死亡，或出现新的心肺脑血管意外导致死亡，告知家属病情。

诊断：

（1）喉部恶性肿瘤（中高分化鳞癌）。

（2）皮肤感染。

（3）双肺继发恶性肿瘤。

（4）气管切开术后。

（5）全喉切除+气管造瘘术后状态。

（6）肺气肿。

（7）低钾血症。

相关检查结果如下。

（1）2021年12月25日我院门诊新型冠状病毒核酸阴性。

（2）血液分析五分类：白细胞 22.03×10^9/L，血红蛋白 107.00 g/L，中性粒细胞比率 88.70%，血小板 274.00×10^9/L。

（3）电解质：钾 3.40 mmol/L，铁 4.14 μmol/L，葡萄糖 7.44 mmol/L，C 反应蛋白 15.65 mg/L。

（4）尿沉渣：隐血 2+。

（5）甲免3项、粪便常规+隐血、心梗三项、肾功能、肝功能、DIC二项、心肌酶谱、凝血功能正常。

（6）颈部+胸部CT提示：气管切开术后，全喉切除+气管造瘘术后改变，建议复查或增强检查。双肺多发结节，考虑转移，建议复查。肺气肿。右肺上叶增殖钙化灶。左肺下叶节段性肺不张。

各项评分：APACHE Ⅱ 评分为18分，Caprini 评分为6分，Braden 为14分，ADL 为 80~90 分，营养风险筛查为3分，管道评估为9~5分，未核实结果。

【护理措施】

1. 治疗护理

（1）焦虑：与担心疾病预后有关。

护理目标：

1）解除患者焦虑情绪；

2）介绍病区的环境及人员情况，减少患者对环境的陌生感，增加患者的安全感；

3）鼓励患者表达自己的感受，给予同情、安慰、疏导；

4）经常观察患者的心理状态，及时解答患者的疑问，消除其焦虑；

5）指导家属、朋友给予患者鼓励；

6）提供安静、舒适的环境。

护理评价：患者焦虑症状减轻，对疾病知识有所了解。

（2）清理呼吸道无效。

护理目标：

1）无气道堵塞情况的发生；

2）观察患者呼吸是否平稳，套管是否通畅及痰液的性状；

3）观察有无并发症，如颈部皮下气肿、伤口出血、肺部感染等情况；

4）遵医嘱予以雾化吸入治疗；

5）合理进行气道湿化；

6）及时清理气道分泌物；

7）指导患者进行有效咳嗽训练，方法：患者取坐位或者半卧位，先进行几次深呼吸，然后可深吸气，保持张口，用力进行短促的咳嗽，将痰液从深度咳出。

护理评价：患者呼吸道通畅，能有效地咳出分泌物。

（3）舒适的改变：与放置气管套管有关。

护理目标：

1）患者自感舒适度提高；

2）更换气管套管时，动作轻柔，减少刺激；

3）在患者体力可支持的情况下，可给患者读书、看报，分散患者对不适感的注意力；

4）鼓励患者自主咳嗽，减少吸痰的刺激。

护理评价：患者自感舒适度提高。

（4）语言沟通障碍：与喉部手术有关。

护理目标：

1）能通过非语言沟通与患者建立有效沟通；

2）进行疾病知识介绍，让患者接受不能正常发音的现状；

3）指导患者采取简单手势及文字表达自己的意愿；

4）教会患者正确使用床旁呼叫装置；

5）观察患者表情，了解患者需要。

（5）有感染的风险：与手术切口有关。

护理目标：

1）无新的感染发生；

2）保持气管切开伤口周围清洁，及时清理分泌物，防止污染伤口；

3）注意伤口有无出血、感染及体温变化；

4）严格无菌操作，气管套管严格进行有效的消毒后再使用，做好口腔护理；

5）协助患者进行早期活动，防止其他并发症的发生；

6）观察患者使用抗炎药物的效果；

7）对患者进行健康宣教，讲解预防伤口污染相关知识。

护理评价：患者在本科室未发生新的感染，之前的感染情况得到控制。

（6）知识缺乏：缺乏疾病相关知识。

护理目标：

1）患者了解到疾病相关知识；

2）介绍疾病相关知识；

3）向患者讲解并示范有关套管清洗及消毒等护理方面的知识；

4）指导患者建立良好的生活卫生习惯；

5）指导患者防止异物进入气管造瘘口；

6）预防外源性感染，出院后禁止游泳；

7）向其介绍化疗相关知识。

护理评价：患者了解到疾病相关知识。

2. 观察护理

观察患者气管切开切口和瘘管情况、咳嗽咳痰情况及痰液的性质、量。

3. 生活护理

（1）饮食护理：根据患者口味给予清淡易消化饮食，少量多餐，注意调整食物的色香味；保持口腔清洁，增进食欲。严重呕吐、呛咳、腹泻者，予静脉补液，防止脱水，必要的给予肠内、肠外营养支持。

（2）皮肤护理：根据药性选用适宜的溶媒稀释；合理安排给药顺序，掌握正确的给药方法，减少对血管壁的刺激；有计划地由远端开始合理选择静脉并注意保护，妥善固定针头以防滑脱、药液外漏。

4. 心理护理

（1）帮助患者树立信心，接受自我形象改变的认识。

（2）与患者沟通要有耐心，态度诚恳，充分尊重患者。

（3）多与患者进行沟通，减少孤独感。

5. 健康教育

向患者耐心解释所需实施的化疗方案、应用的化疗药物及常见的毒副反应和不适等，使患者有效配合化疗的进行。耐心指导患者自行检查气管切开套管的方向，有效咳嗽排痰，清理分泌物。

【小结】

在保证患者安全和生活的前提下，积极做好用药护理和出院指导，可预防疾病的发展，防止病情加重，有效减轻临床症状，最大程度上改善患者日常生活能力，尽可能减少住院次数，并提高患者的生活质量。

【参考文献】

［1］谭博. 急诊危重监护室呼吸机对急性脑出血合并呼吸衰竭患者的临床价值［J］. 吉林医学，2020，41（02）：372-373.

［2］韦安猛. 机械通气在脑出血术后呼吸衰竭患者治疗中的应用效果［J］. 中国实用神经疾病杂志，2015，18（13）：28-29.

（林　芸）

病例4　车祸伤致多发骨折合并创伤性湿肺患者的护理

一、学习目的

随着工业、交通的发展，工伤事故、车祸伤等高能量损伤导致的严重多发骨折不断增加，严重危害人类的生命安全。因此，严重多发骨折早期损伤控制显得意义重大，紧急简化、有效止血、积极复苏、计划性分期手术是有效的抢救方案。我通过在显微创伤手外科的临床学习中，对于一例车祸致全身头、胸、四肢多处外伤的患者护理，进一步了解了创伤性湿肺、双股骨骨折、尺桡骨骨折患者的围手术期的全程管理，现在我通过书写本案例，巩固以下知识。

（1）创伤性湿肺、股骨干骨折、尺桡骨骨折的定义。

（2）相关的解剖结构。

（3）创伤性湿肺的病理生理。

（4）尺桡骨骨折、股骨干、股骨远端骨折的分型及手术治疗方式。

（5）多发性骨折患者的术前护理及相关检查。

（6）运用整体护理模式对多发骨折合并创伤性湿肺患者从心理、生理及社会进行相关的护理。

（7）健康宣教。

（8）药物的治疗及副作用。

二、创伤性湿肺、股骨干骨折、尺桡骨骨折的定义

（1）创伤性湿肺是外力作用于胸壁而引起支气管及肺部的综合病变，主要表现为呼吸困难、发绀、血氧饱和度下降、氧分压降低、心率增快咳嗽、咳泡沫样痰，甚至呼吸衰竭，处理不及时易死亡。常伴有气胸、血胸、大失血、休克。

（2）股骨干骨折是指股骨小转子与股骨髁之间的骨折，青壮年和儿童常见，约占全身骨折的6%，多由强大的直接暴力或间接暴力造成。直接暴力包括车辆撞击、机器挤压、重物击伤及火器伤等，引起股骨横断或粉碎性骨折。间接暴力多是由高处跌下，常引起股骨的斜形或螺旋形骨折。

（3）尺桡骨双骨折是指发生于前臂尺、桡骨骨干的骨折，多见于青少年，占全身骨折的6%左右，在前臂骨折中居第二位，仅次于桡骨远端骨折。直接、间接暴力均可造成尺桡骨干双骨折。骨折后可出现局部肿胀、疼痛、畸形前臂旋转功能障碍，完全骨折者可有骨擦音。

三、相关解剖结构（图 6-1）

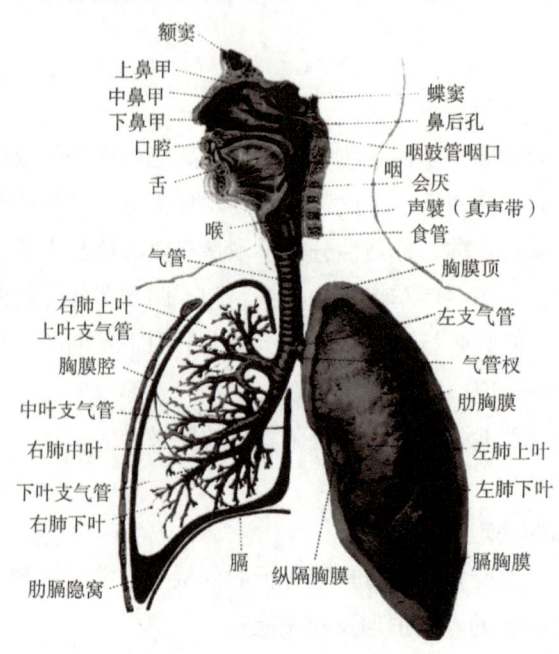

图 6-1 肺的解剖图

1. 肺脏结构

肺脏位于胸膜腔内，是呼吸系统的重要器官，由纵隔分为左右两肺，右肺略大于左肺。肺富有弹性，形似圆锥形，上端称为肺尖，下端称为肺底，内侧面称为纵胸肋面。其表面有胸膜脏层，光滑、湿润而有光泽。右肺因膈下有肝，较左肺宽而短。左肺因心脏偏左而较右肺窄而长。肺内侧的纵隔面上有一凹陷，称为肺门，内有气管、肺血管、神经和淋巴管进出。这些结构被结缔组织包成一束，称为肺根。脏层胸膜的斜裂深入肺组织，将之分为上、下两叶，右肺又被水平裂分为上、中、下三叶。肺循环系统有两套血管。肺循环的动静脉系统，称为功能性血管，发挥气体交换作用；体循环的支气管动静脉系统，称为营养血管，供给气道和胸膜的营养成分。肺实质内有肺泡细胞，包括两种：Ⅰ型肺泡上皮细胞和Ⅱ型肺泡上皮细胞，前者参与气血屏障的构成，后者可分泌肺泡表面活性物质，对维持肺泡表面张力起着重要的作用。

2. 辅助结构

胸廓由胸骨、肋骨和脊柱组成。胸膜腔内的肺脏及其他器官均受到骨性胸廓的保护。胸膜是覆盖于肺和胸壁内侧的一层薄的透明膜，分为脏层和壁层胸膜，分别覆盖于肺表面和胸壁内侧，具有防止肺脏过度扩张的作用。壁层胸膜按其附着的部位分别称为肋胸膜、纵隔胸膜、膈胸膜和胸膜顶四个部分。两层胸膜相互连接形成密闭的腔隙，称为胸膜腔。在胸膜腔的下部，肋胸膜与膈胸膜形成锐角，称为肋膈窦。正常时，两层胸膜表面紧密接触，疆间存在少量起润滑作用的液体，有利于呼吸时两层胸膜相互润滑。病理状态时，空气、血液、液体或其他物质可吸入或渗入两层胸膜之间，导致腔隙增大。如果积聚太多的物质，一侧或双侧肺脏将不能正常扩张，导致肺组织萎陷。纵隔是位于胸腔中央、两肺之间组织器官的总称。纵隔内包括心脏、大血管、气管、食管、神经、淋巴、脂肪和结缔组织等。胸膜腔内压的变化可能影响纵隔的位置，纵隔淋巴结受炎症或肿瘤累及时可发生肿大，有时尚可压迫肺组织和气道。呼吸肌分吸气肌和呼气肌两种。吸气肌有膈肌和肋间外肌，呼气肌有肋间内肌和肋间最内肌。

3. 股骨解剖结构（图6-2）

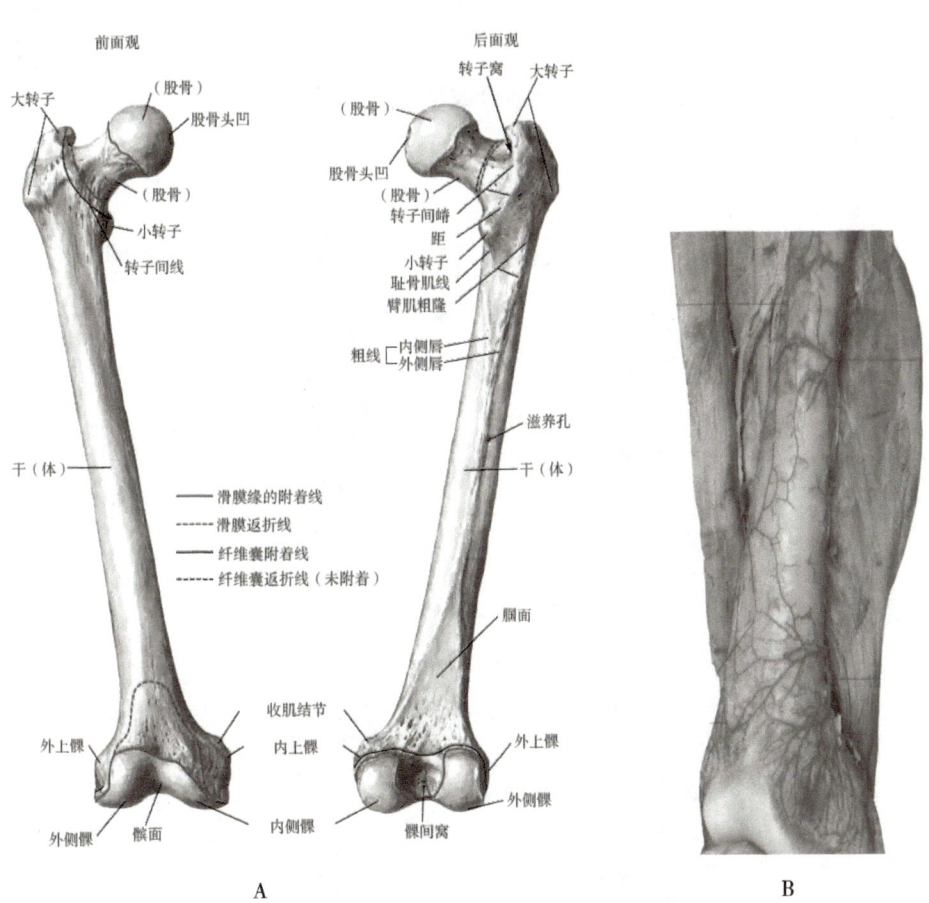

图6-2　股骨解剖结构

A. 股骨解剖图；B. 股膜血管分布

股骨是人体中最大的长管状骨,可分为一体两端。股骨下 1/3 骨折的近侧端因内收肌的作用而向前内方移位,远侧端由于腓肠肌的牵拉而向后移位,远侧端越短,这种向后的移位就越明显。由于此处腘动脉紧贴股骨后面,故易损伤腘血管。此部位骨折复位时,应先将膝关节屈曲,以松弛腓肠肌,可以使骨折端移位减轻,以利复位。股骨干的动脉自股骨滋养孔进入股骨内,此动脉支多发自股深动脉或第 1~3 穿动脉,是股骨重要的血供来源。除此之外,股骨骨膜全长包绕骨干,骨膜血管网也是股骨干重要的供血来源,它供应外 1/3 骨皮质。股骨干骨折时,股骨髓腔出血,有的可达 1000 mL。这除了周围肌出血外,股骨滋养血管也是出血的重要原因。股骨干骨折手术时,如将骨膜剥离过多,会明显破坏股骨的血运,极有可能造成骨不愈合,或延迟愈合,或骨折端骨萎缩。尤其在剥离股骨粗线骨膜时,极有可能将其滋养动脉一并损伤,此时血供影响将更大。髓内钉治疗股骨干骨折时,髓内的滋养血管支将被大部破坏,故手术时应特别注意保护骨膜及骨折端骨膜,否则会造成不愈合或延迟愈合。

4. 尺桡骨解剖(图 6-3)

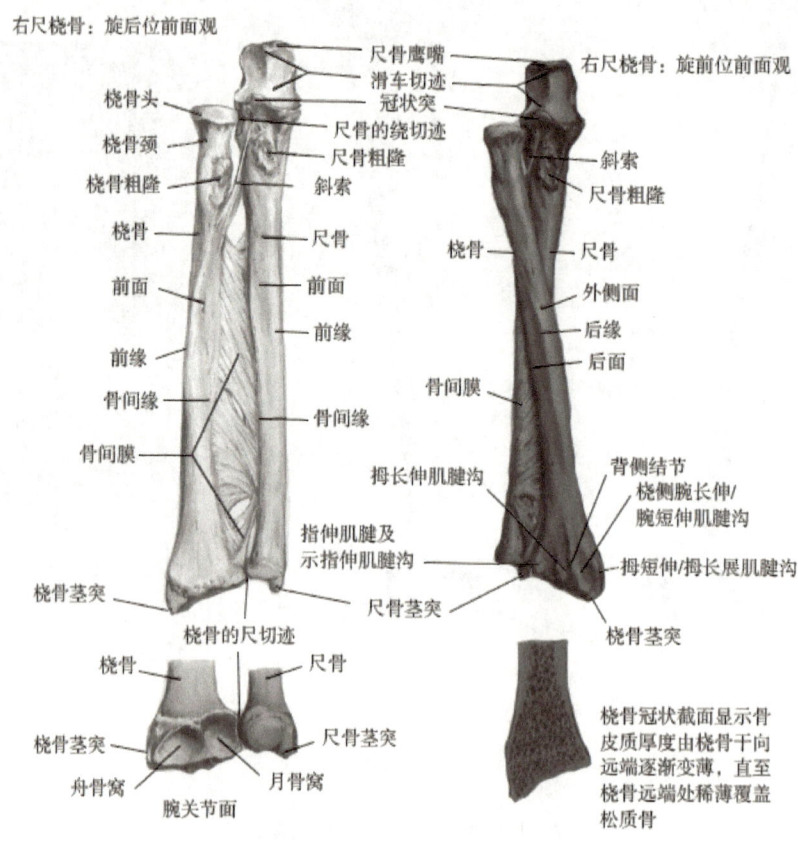

图 6-3 尺桡骨解剖前面观、后面观

尺骨相对固定，桡骨围绕尺骨作旋前旋后活动。旋转轴自桡骨头至尺骨茎突。

正常前臂旋转运动为桡骨自旋后至旋前运动时，尺骨向背侧、桡侧作弧线摆动。尺骨的弧线摆动以尺骨近端为轴心，当桡骨旋转时，尺骨的旋转、运动轴有移动。通常前臂旋转范围为旋前85°及旋后90°。

四、创伤性湿肺的病理生理

其主要病理改变为肺泡和毛细血管损伤并有间质及肺泡内血液渗出及间质性肺水肿，使肺实质含气减少而血管外含水量增加，通气和换气功能障碍，肺动脉压和肺循环阻力增高。病理变化在伤后 12 ~ 24 h 呈进行性发展。重型创伤性湿肺往往同时合并血胸、气胸，是引起胸部外伤后急性呼吸衰竭的最常见因素。

五、尺桡骨骨折，股骨干，股骨远端骨折的分型及手术治疗方式

1. 尺桡骨双骨折分型及治疗方式（表 6-4）

表 6-4 尺桡骨双骨折分型及治疗方式

分型	治疗方式
描述性分型： 1. 远端骨折，中间骨折，远端 1/3 骨折 2. 移位骨折/成角骨折 3. 粉碎骨折 4. 开放或闭合性骨折	1. 儿童（10 ~ 12 岁）：闭合复位，石膏固定 2. 通过两独立切口分别对尺桡骨行切开复位内固定（接骨板和螺钉）

尺桡骨双骨折见图 6-4。

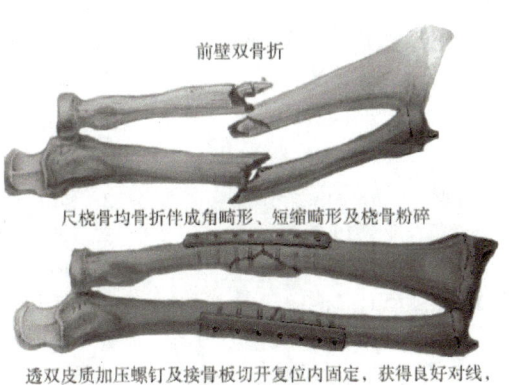

前臂双骨折

尺桡骨均骨折伴成角畸形、短缩畸形及桡骨粉碎

透双皮质加压螺钉及接骨板切开复位内固定，获得良好对线，恢复桡骨曲度及前臂骨间隔

A

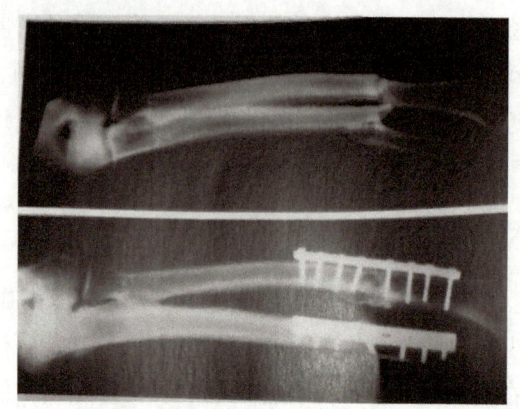

B

图 6-4 尺桡骨双骨折

A. 前臂双骨折；B. 前臂双骨折 X 光术前术后情况

2. 股骨干骨折，股骨远端骨折分型及治疗（表 6-5）

表 6-5 股骨干骨折，股骨远端骨折分型及治疗

部位	分型	治疗
股骨干骨折	Winquist/Hansen 分型（5 型） 稳定型 　0：轻度粉碎性骨折，无粉碎块 　Ⅰ：粉碎性骨折，小块的皮质不连续 　Ⅱ：粉碎性骨折，皮质接触面积 > 50% 不稳定型 　Ⅲ：粉碎性骨折，大块的皮质不连续 　Ⅳ：完全粉碎，皮质无接触	手术：24 小时内 1. 顺行的，扩大的，锁定的髓内钉 2. 逆行髓内钉，如有必要 3. 外固定 （1）全身情况不稳定 （2）高等级的开放性骨折 4. 牵引：适用于手术延迟，或全身情况不稳定的患者
股骨远端骨折	AO/Muller 分型： A：关节外骨折，亚型 1, 2, 3 B：单髁骨折，亚型 1, 2, 3 C：双髁骨折，亚型 1, 2, 3	1. 无移位/稳定的 复位，制动，支撑 2. 移位/不稳定的 关节外：接骨板或髓内钉 关节内：解剖复位关节面 3. 外固定：开放性骨折临时固定，严重水肿的软组织，全身情况不稳定的患者

Winquist/Hansen 分型，分为 5 型，见图 6-5。

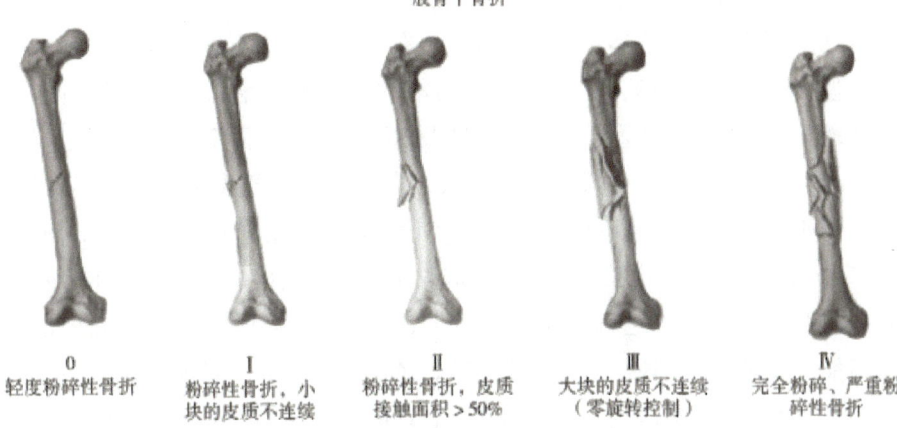

图 6-5 Winquist/Hansen 分型

AO/Muller 分型见图 6-6。

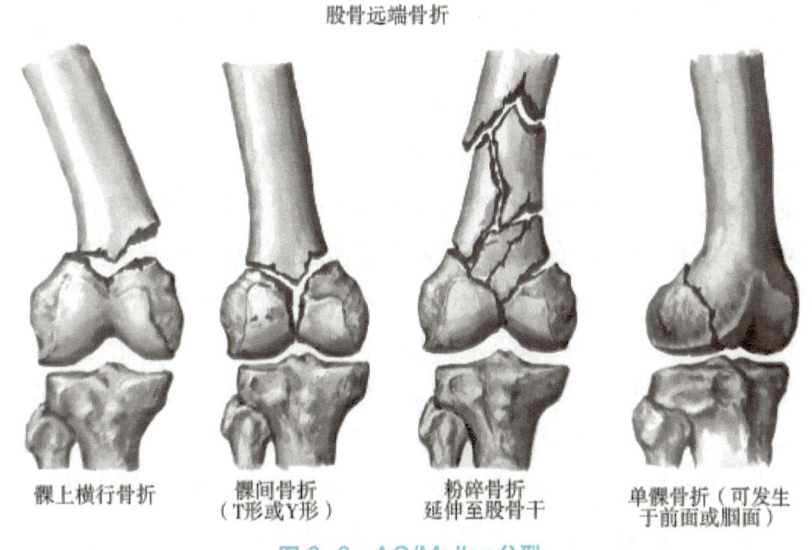

图 6-6 AO/Muller 分型

六、个案资料入院护理评估

罗××,女,70岁。

入院初步诊断:①双侧股骨下段、踝间粉碎性骨折;②右桡骨中下段粉碎性骨折;③右尺骨中远段多发骨折;④双肺挫伤;⑤全身多发皮肤软组织挫擦伤;⑥双肺炎症;⑦中度贫血。

主诉:车祸致全身多处疼痛、流血及活动受限18小时。

现病史：患者 18 小时前出现车祸，致头部、胸部、腹部、右前臂、右肘部、双侧髋部、双下肢等全身多处受伤，多处软组织挫伤，右肘部及右膝外侧出现开放性伤口并活动性出血，伤后患者无昏迷，诉左侧腹部、右侧胸壁疼痛不适，呼吸时加重，伴头晕疼痛，无恶心呕吐，无胸闷、呼吸困难、心悸。至当地医院急诊就诊，予止痛，右肘部伤口清创缝合，右膝压迫止血，并予右上肢及双下肢石膏外固定术后至我院急诊就诊，行全身 CT 结果显示：①右侧尺骨上、下段，右侧桡骨上段多发骨折。②双侧股骨下段粉碎性骨折，对位、对线不佳，双膝关节骨质增生。③颈椎退行性变，颈 4/5 椎间盘变性，颈 2/3、颈 3/4 椎小关节不稳。④双侧颈内动脉硬化，左侧枕骨前下缘骨折，脑实质 CT 平扫未见异常。⑤左肺上叶下舌段、右肺中叶内侧段、双肺下叶多发纤维灶并节段性不张；右肺上叶前段、中叶数个结节，考虑炎性结节；双侧胸腔少量积液。⑥心腔内血液密度减低，贫血改变；主动脉及冠状动脉硬化。⑦胆囊炎。为进一步治疗收入我科。

既往史：平素身体健康状况良好，否认高血压，否认糖尿病，否认冠心病，否认有肝炎、结核等传染病史，否认手术、外伤、输血史，无食物、药物过敏史。预防接种史不详。出生并长大于原籍。否认疫区、疫水接触史，否认特殊化学品及放射线接触史。无吸烟饮酒等不良嗜好。

婚育史：已绝经，已婚已育，配偶及 2 子 1 女体健。

家族史：否认家族遗传病、传染病等类似疾病史。

专科体查：入院时体查急性疼痛面容，被动卧位。头部右额部眶周可见皮肤擦伤及干血痂。胸廓挤压征（+），右侧胸部压痛明显，左侧下腹部压痛明显，无反跳痛。右肘部及前臂肿胀，可见已缝合伤口，长约 4 cm，无渗血。右前臂活动受限，可见反常运动，各手指皮肤颜色及皮温正常，右拇指背伸功能受限，屈曲功能正常，余手指活动及各指感觉基本正常，腕部可及桡动脉搏动，各手指甲床毛细血管充盈正常，予外敷料包扎及支具外固定。右膝外侧可见圆形伤口，可见渗血，局部皮下可及骨折端。双大腿下段、膝关节、双小腿上段肿胀，活动受限，纵向叩击痛（+）。双足皮肤颜色及皮温正常，可触及双侧足背动脉搏动，各趾活动及感觉正常，双下肢予外敷料包扎及石膏外固定。

入院时护理评估见表 6-6。

表 6-6　入院时护理评估结果

评估项目	患者
一般情况	患者入院时神志清醒，痛苦面容，被动体位 BP 115/62 mmHg、P 91 次 / 分、R 18 次 / 分、T 36.7℃。伤口疼痛评分 4 分。营养状况良好。平时胃口好，牙齿健康，口腔卫生良好。听力、视力正常，言语清楚，睡眠尚可。大小便正常。素体健，无过敏史。

续 表

评估项目	患者
日常生活活动能力	受伤前体健,自诉平时活动正常,照顾家人的各项饮食起居及接送孙女。
个人史及社会关系	患者为××人,货车司机,可以用方言和普通话与人沟通,育有2儿1女,与儿子同居,子女孝顺,与亲属及朋友关系良好。有坐厕及淋浴花伞。无宗教信仰,平时喜欢看电视和找亲朋好友聊天。
心理及情感	患者入院时痛苦面容,对这次意外受伤有明显的自责,对自己的病情比较忧虑。手术后疼痛减轻,体位移动较前轻松后情绪有所放松。
风险评估	ADL评分10分(重度依赖)、跌倒/坠床评分4分(高度危险)、Barden压疮评分13分(中度危险)、Auter深静脉血栓评估14分(中危)、"NRS数字评估量表"评分3分。

护理图片见图6-7。

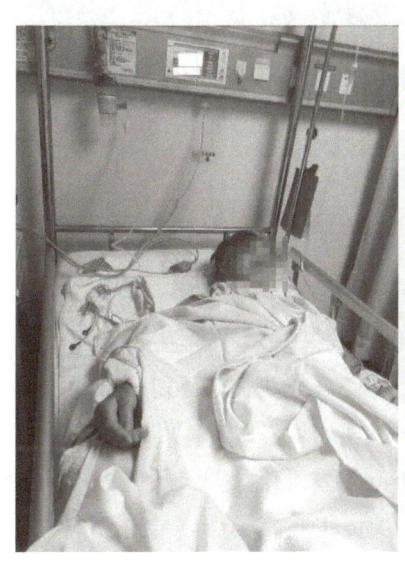
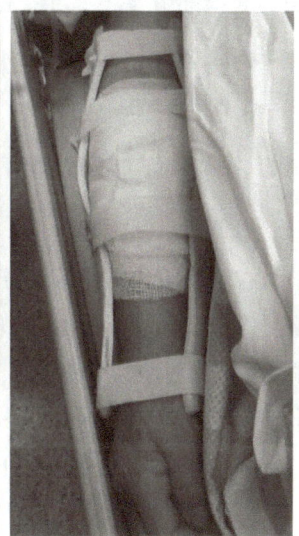
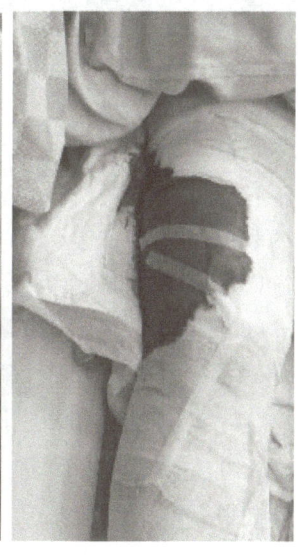

A　　　　　　　　　　B　　　　　　　　　　C

图6-7　护理图片

A. 入院当天；B. 入院当天左上肢外观；C. 入院当天双下肢局部情况

影像学检查：

术前CT见图6-8。

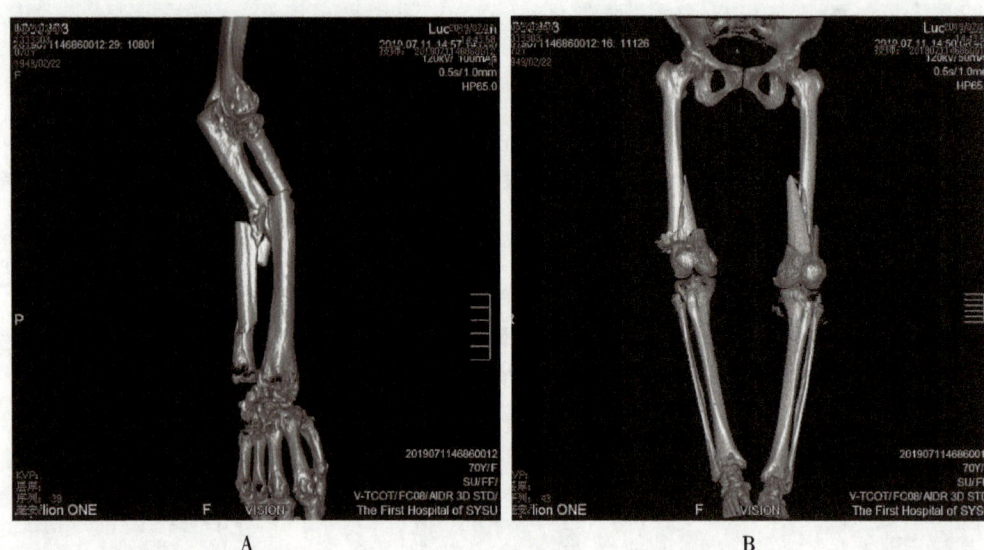

图 6-8 术前 CT

A. 右侧尺桡骨骨折；B. 双侧股骨下段粉碎性骨折

影像诊断：

（1）右侧尺骨上、下段，右侧桡骨上段多发骨折。

（2）双侧股骨下段粉碎性骨折，对位、对线不佳；双膝关节骨质增生。

（3）颈椎退行性变，颈 4/5 椎间盘变性，颈 2/3、颈 3/4 椎小关节不稳。

（4）双侧颈内动脉硬化，左侧枕骨前下缘骨折；脑实质 CT 平扫未见异常。

（5）左肺上叶下舌段、右肺中叶内侧段、双肺下叶多发纤维灶并节段性不张；右肺上叶前段、中叶数个结节，考虑炎性结节；双侧胸腔少量积液。

（6）心腔内血液密度减低，贫血改变；主动脉及冠状动脉硬化。

（7）术前床边胸片见图 6-9。

影像所见：双侧肺野透亮度减低，双肺散在斑片状、云絮状密度增高影，边界欠清，左肺为著。双肺纹理增多。双侧肺门增大、增浓。纵隔居中，未见增宽。双侧膈面光整，左侧肋膈角变钝。卧位心影增大，主动脉结部见弧形高密度影。

影像诊断：①双肺炎症，建议治疗后复查；②左侧胸腔少量积液；③心影增大，主动脉硬化。

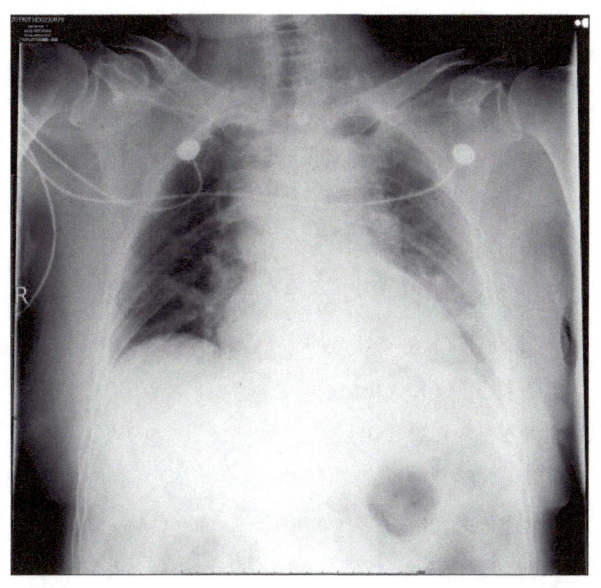

图 6-9 胸片

实验室检查见表 6-7。

表 6-7 异常检验结果

日期	项目	结果	参考范围
7-11	C 反应蛋白 CRP	38.66 mg/L	0 ~ 10
	血红蛋白 Hb	68 g/L	130 ~ 175
	总蛋白 TP	47 g/L	64 ~ 87
	白蛋白 ALB	24 g/L	35 ~ 50
	钙 Ca	2.0 mmol/L	2.1 ~ 2.6
	肌酸肌酶 CK	3781 U/L	25 ~ 200
	肌酸激酶同工酶 CK-MB	60 U/L	2 ~ 14
	天冬氨酸氨基转移酶 AST	66 U/L	1 ~ 37
	乳酸脱氢酶 LDH	294 U/L	114 ~ 240
	肌红蛋白	2799 ng/mL	25.00 ~ 75.00
	高敏肌钙蛋白	0.019 ng/mL	0.000 ~ 0.014
	脑钠素 BNP 检测	1252 pg/mL	0.0 ~ 84.0
	D- 二聚体	21.6 mg/L	0.00 ~ 0.55
7-12	C 反应蛋白 CRP	96.62 mg/L	0 ~ 10
	血红蛋白 Hb	77 g/L	130 ~ 175

续 表

日期	项目	结果	参考范围
7-14	C反应蛋白 CRP	143.89 mg/L	0~10
	血红蛋白 Hb	65 g/L	130~175
	总蛋白 TP	49 g/L	64~87
	白蛋白 ALB	27 g/L	35~50
	钙 Ca	1.8 mmol/L	2.1~2.6
	肌酸肌酶 CK	2743 U/L	25~200
	肌酸激酶同工酶 CK-MB	28 U/L	2~14
	天冬氨酸氨基转移酶 AST	56 U/L	1~37
	乳酸脱氢酶 LDH	321 U/L	114~240
7-15	C反应蛋白 CRP	118 mg/L	0~10
	血红蛋白 Hb	71 g/L	130~175
7-16	C反应蛋白 CRP	97.36 mg/L	0~10
	血红蛋白 Hb	70 g/L	130~175
7-18	C反应蛋白 CRP	71.62 mg/L	0~10
	血红蛋白 Hb	82 g/L	130~175
7-20（术后）	凝血酶原时间 PT	14.5 s	11.0~14.0
	凝血酶原活动度 PT(%)	80.0%	88.0~120.0
	纤维蛋白原 Fbg	4.38 g	2.00~4.00
	C反应蛋白 CRP	143 mg/L	0~10
	血红蛋白 Hb	87 g/L	130~175
7-21	C反应蛋白 CRP	249.51 mg/L	0~10
	血红蛋白 Hb	79 g/L	130~175

术前治疗经过：患者7月11日入院，给予心电监护，双下肢、右上肢石膏托外固定。输20%白蛋白50 mL，A型Rh（+）红悬液3 U，输入后无不良反应，给以抬高患肢、消肿、止痛、抗炎等对症治疗。观察患者的意识，双下肢足背动脉搏动良好，右上肢桡动脉搏动良好，双下肢、右上肢Ⅱ度肿胀，感觉麻木，皮温及颜色正常（图6-10A）。

7月12日21：00行床边双下肢皮牵引，牵引有效（图6-10B）。

7月13日T 38.2℃，继续给以抬高患肢、消肿、止痛、抗炎等对症治疗。

7月14日T 37.6℃，呼吸急促，24次/分，精神疲倦，SpO_2 78%，立即予心电监护及吸氧，急查血气、感染指标、心肌酶及BNP、床边胸片，同时输入20%白蛋白50 mL RH（+）2 U，输入后无不适。

7月15日左腰部皮下瘀斑大小为11 cm×6 cm（图6-10C），停用克赛，输注20%白蛋白100 mL，输完后20 mg呋塞米静推。

7月16日输入20%白蛋白100 mL，输完后20 mg呋塞米静推。

7月17日左腰部皮下瘀斑20 cm×8 cm（图6-10D），输入A型Rh（+）红悬液3 U，输完无不良反应。

7月18日左腰部皮下瘀斑20 cm×8 cm，未见扩散，全科讨论，决定明天行尺桡骨内固定术、左股骨内固定术、右股骨外固定术，尽量选择手术时间较短的手术方式。

7月19日10：00至18：55在全麻下行右桡骨、右尺骨、左股骨粉碎性骨折切开复位内固定＋右股骨粉碎性骨折切开复位外固定术＋石膏外固定术。术后留置左右下肢2条伤口引流管（图6-10E、F、G、H）。

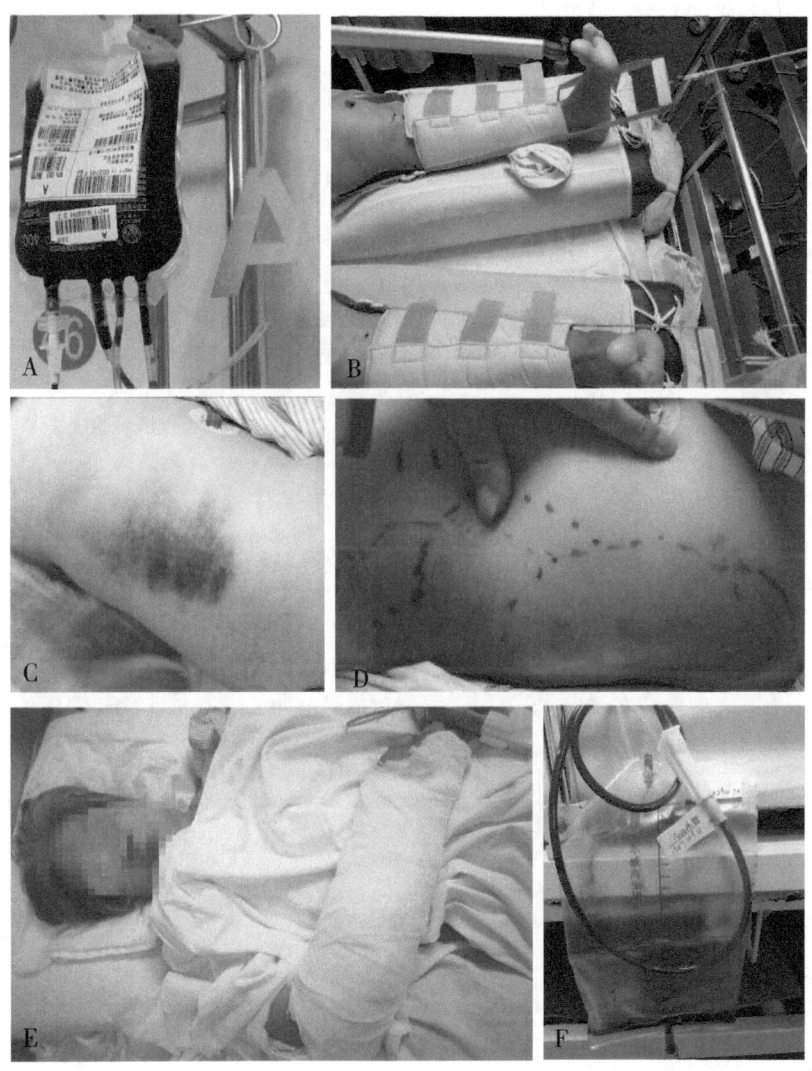

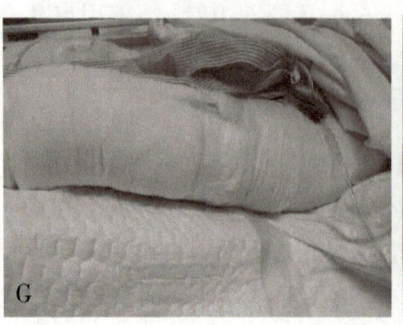
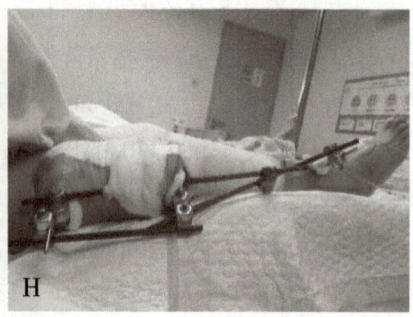

图 6-10 患者治疗图片

A. 输血；B. 皮牵引；C. 7月15日左腰部瘀斑；D. 7月18日左腰部瘀斑；E. 7月20日右上肢石膏托外固定；F. 7月20日右下肢伤口引流管；G. 7月20日左下肢伤口；H. 7月20日右股骨支架外

七、药物介绍（表 6-8）

表 6-8 药物介绍

药物	用法	适应证	不良反应	禁忌证	慎用
凯纷注射液 50 mg	静脉注射/一日两次	适用于疼痛的短期治疗	恶心、呕吐、便秘、咽炎、牙槽骨炎、术后贫血、低血钾、感觉减退、高血压、低血压	1. 严重过敏史者。2. 活动性消化道溃疡或胃肠道出血。3. 严重肝肾损害。4. 充血性心力衰竭。	老年患者，中度肝功能损害、肾功能损害者
头孢呋辛（粉针）0.75 g	静脉点滴/一日两次	用于溶血性链球菌、金黄色葡萄球菌等所致成人急性咽炎或扁桃体炎、急性中耳炎、急性支气管炎等。儿童咽炎或扁桃体炎、急性中耳炎及脓疱病等	对头孢菌素类抗生素过敏者；胃肠道吸收障碍者禁用。5岁以下小儿禁用	对头孢呋辛及其他头孢菌素类过敏者、有青霉素过敏性休克或即刻反应史者及胃肠道吸收障碍者禁用。5岁以下小儿禁用	青霉素过敏者

续表

药物	用法	适应证	不良反应	禁忌证	慎用
兰索拉唑针（罗欣）30 mg	静脉点滴/一日两次	用于各种类型腐蚀性食道炎治疗。反流式食管炎、十二指肠溃疡	口干、头晕、恶心	正在使用硫酸阿扎那伟的患者	孕妇、哺乳期妇女、老年患者、肝功能不全者
乐加注射液500 mL	静脉点滴/一日一次	电解质（钠、钾、镁、钙离子)补充剂。用于补充水分与维持体内电解质平衡	心电图S-T段降低，心律不齐。大量或快速输液时，可引起脑水肿、肺水肿、末梢水肿。	高钾血症、高钙血症、高镁血症、甲状腺机能低下。	肾功能不全、心功能不全、高渗性脱水、糖尿病患者
乳酸林格钠注射液500 mL	静脉点滴/一日一次	用于代谢性酸中毒或有代谢性酸中毒倾向的脱水患者	低钙血症者；肺水肿、心力衰竭；血压升高；体重增加、水肿；低钾血症	急性肺水肿及心力衰竭；脑水肿；乳酸钠酸中毒已显著时；重症肝功能不全；严重肾衰竭有少尿或无尿者。	糖尿病患者服用双胍类药物；水肿患者伴有钠潴留倾向时；高血压患者；心功能不全、肝肾功能不全、缺氧及休克、糖尿病酮症酸中毒者
利右安注射液250 mL	静脉点滴/一日两次	用于治疗兼有蛋白质缺乏的血容量减少的患者	过敏反应；偶见发热、寒战、淋巴结肿大、关节炎等；出血倾向可；滴注速度过快可引起恶心、呕吐、头痛、气喘	对充血性心力衰竭和有严重的出血性疾病患者忌用。对本品过敏者禁用	有过敏史者慎用

续 表

药物	用法	适应证	不良反应	禁忌证	慎用
克赛 0.4 mL	皮下注射/一日两次	用于预防和治疗深部静脉血栓形成，也可用于血液透析时预防血凝块形成	出血倾向低，偶见过敏反应（如皮疹、荨麻疹）；罕见中度血小板减少症和注射部位轻度血肿和坏死	对本品过敏者；急性细菌性心内膜炎患者禁用；血小板减少症者	硬膜外麻醉方式者术前2~4小时慎用；有出血倾向及凝血机制障碍者
舒敏注射液 2 mL/0.1 g	肌肉注射/一日一次	中度至重度疼痛	恶心、眩晕	孕妇及哺乳期妇女；对盐酸曲马多或其赋形剂过敏者。酒精、镇静剂或阿片类和精神类药物急性中毒者	对阿片类药物敏感的患者慎用
丁丙诺菲外用止痛贴	外贴肌肉丰富的地方	为阿片受体激动剂，属于国家特殊管理的精神药品	恶心、眩晕	孕妇及哺乳期妇女；对盐酸曲马多或其赋形剂过敏者。酒精、镇静剂或阿片类和精神类药物急性中毒者	对阿片类药物敏感的患者慎用
普米克令舒雾化混悬液 2.5 mL	雾化/一日两次	治疗支气管哮喘	偶见喉部不适、头痛、头晕、味觉减弱、口渴、腹泻、恶心、体重增加、疲劳和皮肤反应	对布地奈德或任何其他成分过敏者	运动员慎用
可必特溶液 2 mL/1 mg	雾化/一日两次	用于治疗气道阻塞性疾病有关的可逆性支气管痉挛，各种需要多种支气管扩张剂联合应用的患者	头疼、眩晕、焦虑、心动过速、心悸	肥厚性梗阻性心肌病、快速心律失常。对本品的任何成分或对阿托品及其衍生物过敏者禁用	孕妇及哺乳期妇女
拜瑞妥	10 mg，口服，一日一次	预防静脉血栓		过敏或大出血患者	
多潘立酮片	10 mg，口服，一日三次	胃动力药，空腹服用			

续表

药物	用法	适应证	不良反应	禁忌证	慎用
奇曼丁缓释片	100 mg，每12小时一次，口服	止痛，需吞服，勿嚼服		对本品高度敏感者以及酒精、安眠药、镇痛剂或其他精神药物急性中毒的患者	
呋塞米	20 mg	静推	利尿，治疗心脏水肿		
白蛋白 10 g	静脉点滴		临床上主要用于失血创伤和烧伤等引起的休克、脑水肿，以及肝硬化、肾病引起的水肿或腹水等危重病症的治疗，以及低蛋白血症患者		

八、护理计划（表6-9）

表6-9 护理计划

时间	护理诊断	护理目标	护理措施	评价
07-11	有体液不足的危险：与患者创伤后失血有关	1. 及时观察到患者循环血量不足的表现。2. 患者一旦出现循环血量不足，能够及时补充。	1. 密切观察患者的血压、脉搏、呼吸的变化，观察眼睑、口唇、颜面部甲床颜色及血红蛋白的变化，观察尿量的变化，如果尿量急剧减少或<30 mL/h需及时跟医生联系。 2. 密切观察右上肢及双下肢肢端颜色、温度、毛细血管充盈度、足背动脉及桡动脉搏动、疼痛性质及被动牵拉痛，异常时及时报告医生。 3. 采用预防性措施，以避免血液循环障碍：①右上肢、双下肢局部制动，抬高15°～30°；②听取患者对疼痛、麻木等的主诉，及时调整石膏托和伤口敷料的松紧度。 4. 注意输液顺序的排序，先晶体后胶体，注意血容量的补充，量出为入。掌握输血的指征，严格执行查对制度，并观察输血中有没有T 38℃、胸闷、黄疸、茶色尿等输血后的不良反应。如遇到这些情况，立即停止输血，通知医生及时处理。	7月11日、7月14日、7月18日分别输入同型红悬液3 U，BP 144～124/75～71 mmHg，P 71～79次/分，7月18日Hb 82 g/L 目标实现

续 表

时间	护理诊断	护理目标	护理措施	评价
07–14	气体交换受损：与患者胸部创伤、胸痛、胸腔积液有关	1. 痰液能够及时排出。2. 出现呼吸窘迫综合征能够及时处理。	1. 心电监护，中流量吸氧，密切观察患者呼吸频率、节律、血氧饱和度的变化，保持呼吸道通畅。2. 鼓励患者深呼吸，指导有效咳嗽，首先深吸气若干次，再用力将痰咳出，观察痰液颜色和性状。3. 雾化吸入2次/天。4. 呼吸功能训练3次/天，每次5～10 min。5. 单侧扩胸运动每次5分钟，一天3次。6. 生命体征稳定后抬高床头30°～45°。7. 指导患者咳嗽，适量运动，有效深吸气，反复有效吹气球，每天4～6次，每次10～20次。8. 建立有效的静脉通道，恢复有效循环。输液速度应缓慢，速度控制为40滴/分，补充血容量，保证循环系统的稳定，另外应严格控制晶体液的输入，每天液体输入量量出为入，总的控制量在1500 mL左右。	1. 7月26日为没有发生呼吸窘迫综合征。2. 住院期SpO_2降至78%被及时识别并处理。 目标实现
07–11	疼痛：与双下肢骨折创伤有关	NRS疼痛评分（静息痛与活动痛）：≤3分；24小时疼痛频率≤3次；24小时内需要解救药物≤3次	1. 宣教：加强疼痛知识宣教，让患者明白疼痛发生的原因，让患者明白疼痛管理的重要性。2. 评估：用NRS疼痛评估量表评估患者疼痛的程度、部位、性质、频率，评估是否要增加按时给药的频率。评估患者治疗疼痛的用药史以及止痛药的止痛效果，是否存在不良反应。3. 用药：术后留置镇痛泵，疼痛评分≥3分，遵医嘱给予药物治疗，遵医嘱按时给药。4. 保持环境安静，温、湿度适宜。5. 注意患肢体的摆放，抬高患肢30°～45°，将肢体摆在一个患者相对舒适的位置。6. 鼓励患者说出自己对疼痛的感受，指导患者运用正确的非药物止痛方法，如分散注意力、与家人聊天等。	7月25日患者NRS疼痛评分（静息痛与活动痛）：≤3分；24小时疼痛频率≤3次；24小时内需要解救药物≤3次。 目标实现

续 表

时间	护理诊断	护理目标	护理措施	评价
07-11	潜在并发症：深静脉血栓	1. 患者能落实每日饮水量。2. 患者在护士指导下能主动规范地进行下肢功能锻炼。	1. 运用Autar深静脉血栓评估量表进行评估，得分14分（中危）。 2. 密切观察患肢的腿围（表6-10腿围变化）及肿胀程度，正确评估患者疼痛的部位、性质，如遇肿胀突然增加或小腿部位的增加，需警惕深静脉血栓的发生。如果患者突然有胸闷、气促、胸痛的表现，应警惕肺栓塞的发生。密切观察D-二聚体的变化，密切观察出血的部位、症状。 3. 患肢抬高30°～45°。 4. 每天指导患者饮水量在2000 mL以上。 5. 每天吃一个火龙果，保持大便通畅。 6. 指导患者早期床上功能锻炼，如踝泵运动、股四头肌的收缩运动，一天3～4次，每次10～15分钟，并跟进患者功能锻炼的落实情况。受伤前两天不能做主动运动者，则由护士教会家属被动按摩下肢腿部比目鱼肌和腓肠肌，每天3～4次，每次10～15分钟，增加膈肌的运动，促进血液回流。 7. 禁止双下肢穿刺和输液，避免同一部位反复穿刺。	7月26日为止没有发生深静脉血栓 目标实现
07-13	体温异常：与患者多发创伤组织吸收热有关	患者三日内体温降至正常范围	1. 配合医生积极查明发热原因，如抽血查白细胞，超敏C反应。 2. 减少体热产生及增加体热散失： （1）保持室温18℃～22℃，湿度50%～70%。 （2）T＞37.5℃，每天测4次。 3. 减少发热给身体造成的影响： （1）做好个人清洁卫生，衣服汗湿及时更换。 （2）保证水分的补充，每天饮水1500～2000 mL。 （3）予清淡、易消化的高能量、丰富维生素的流质或半流质饮食。	7月16日 T 36.5℃ 目标实现

续 表

时间	护理诊断	护理目标	护理措施	评价
07-13	便秘：与长期卧床肠蠕动减慢有关	患者在住院期间能顺利解出大便，排便不费力	1. 观察患者腹胀、腹痛的情况，每天测量腹围的变化。 2. 了解患者受伤前的排便习惯、大便颜色及性状。 3. 定时对患者进行腹部按摩，按摩每次20分钟，每天3～4次，以顺时针方向进行按摩。当按摩进行到左下腹时，需要加强指腹的压力，向腹部强压，最佳按摩力度是患者应当不感觉到疼痛。 4. 饮食指导：饮水每天2000 mL，少吃豆浆、芋头等容易产气的食物，每天保持一个火龙果，青菜水果均衡搭配；针对患者不吃肉的情况，增加肉类的摄入，增加点油脂成分，润滑肠道。 5. 指导患者抬臀训练，利于便盆的置入。 6. 为患者提供相对私密的环境。 7. 避免强行有力大便，三天以上未排便建议给予开塞露干预。	7月14日～7月18日，每天一次大便。 7月19日手术。 7月21日～7月27日，每天一次大便。 目标实现
07-11	有皮肤完整性受损的危险：与长期卧床活动受限有关，Barden压疮评分13分（中度危险）	1. 患者掌握翻身的重要性，掌握配合翻身的要点。 2. 在护士或家属的协助下Q2 h（每两小时一次）正确翻身。	1. 掌握翻身的技巧，保持牵引状态下给患者进行翻身，患者左手拉住牵引环，充分利用手部的力量将上半身撑起，轴线翻身。 2. 臀部予啫哩垫减压，骶尾部及脚踝用美皮康保护，石膏覆盖处皮肤给以棉纸或棉垫保护，右侧腋窝处隔一纯棉小方巾，牵引套内包裹一至两条毛巾保护皮肤，抬高足跟避免受压。 3. Q2 h翻身，观察全身皮肤情况，特别是受压部位的皮肤，保持皮肤的干爽。 4. 保持床单位的干洁、平整、无杂物。 5. 协助患者大小便后及时清洁皮肤，更换污染、潮湿的衣服。	7月26日皮肤完好

续 表

时间	护理诊断	护理目标	护理措施	评价
07-12	焦虑：与患者遭受的突发意外伤害及害怕病情的发展有关	1. 患者能说出焦虑的原因及自我感受。 2. 患者能运用应付焦虑的有效方法。 3. 患者焦虑有所减轻，表现在生理上、心理上的舒适感有所增加。	1. 耐心倾听患者的诉说，与患者一起分析焦虑的原因及不适，尽可能消除引起焦虑的因素。 2. 解释目前需要卧床的原因及目前的病情，指导患者做力所能及的事情，积极面对所发生的事情。 3. 对患者提出的问题（如手术、治疗效果、疾病预后等）给予明确、积极的信息，建立良好的护患关系。 4. 向患者说明焦虑对身心产生的不良影响。 5. 指导患者松弛疗法按摩，多跟患者进行沟通，了解其需要及心理的变化。 6. 为患者创造安静、无刺激的环境，限制患者与具有焦虑情绪的患者及亲友接触。 7. 家庭关系非常和睦，争取亲人更多的支持与理解，允许患者倾诉她不良的情绪。	7月15日患者能够比较积极配合我们的各项护理工作。 目标部分实现
07-11	自理能力下降：与患者多发骨折限制活动有关，ADL评分10分	1. 患者卧床期间生活需要能得到满足。 2. 患者能达到病情允许下的最佳自理水平，如协助洗漱、就餐。	1. 备呼叫器，常用物品置患者床旁。 2. 及时提供便器，协助做好便后清洁卫生。 3. 协助洗漱、洗头、抹身、会阴擦洗等。 4. 提供合适的就餐体位与餐桌板。 5. 鼓励患者做一些力所能及的事情。	7月11日17:00患者住院期间生活需要得到满足。 目标实现

续 表

时间	护理诊断	护理目标	护理措施	评价
07-12	潜在并发症：尿路感染与留置尿管时间长有关	1. 管道固定通畅，保证尿袋低于腰部以下。 2. 患者没有尿路感染的症状。	1. 严格无菌操作。 2. 指导每天喝水量 2 000 mL，并监督落实。 3. 观察尿液的量、颜色、性状。 4. 妥善固定管道，防止扭曲、反折，保持管道的通畅，做好标识。 5. 应用温开水会阴擦洗，Bid（一天两次）。 6. 夹闭尿管并行膀胱功能的训练。	7月27日17：00 住院期间没有脱管及尿路感染的发生。 目标实现
07-19	潜在并发症：外固定支架针道口感染	1. 外固定支架没有松脱。 2. 外固定支架能够及时得到消毒。	1. 每班观察支架有没有松动，针眼周围的伤口有没有红肿、化脓，周围皮肤有没有温度的升高。 2. 注意无菌操作，动作轻柔，不过分刺激正常组织，针眼及钢针处的结痂应湿润后清除。消毒时先针眼，后针眼周围；先针眼外，后针眼内，再针眼外。每一个步骤用一个棉签，钢针处必须按照由近针眼端到远针眼端的方向消毒，禁止来回涂擦；钢针如偏向一侧，必须用活力碘进行严格消毒后方可移动。 3. 彻底清除针眼内积脓，抗菌纱条不宜过大，上引流纱条时不可将针眼堵死。 4. 严格无菌操作。一份换药物品，只供一个患者使用，不得与他人共用，防止交叉感染。 5. 消毒针道口及针道口滴酒精，Bid。	住院期间针道口没有发生感染 目标实现

续表

时间	护理诊断	护理目标	护理措施	评价
07-19	知识缺乏：与缺乏系统的医学知识教育有关	患者能在护士的指导下进行康复锻炼	1. 尺桡骨骨折术后的练习： （1）术后第一周抬高患肢，冰敷，以消肿为主，远端关节活动，耸肩，3次/天，每次5～10分钟，循序渐进。 （2）水肿消失后进行肌腱的滑动练习，逐渐由平握拳向握勾拳过渡。 （3）拆除石膏后，进行腕关节的背伸，在屈肘90°且上臂贴近身体时进行前臂的旋转练习，防止肩关节代偿前臂旋。 2. 股骨骨折术后的康复训练： （1）术后1～3天行股四头肌功能锻炼；足背的屈伸运动，屈伸时肌肉绷紧并停顿5～10s，然后放松；踝关节旋转运动，每天2～3次，每次10～15min；活动足趾关节，每天4～5次，每次10～15min。 （2）术后4天至2周： 1）进行卧床屈膝运动，角度从20°～30°开始，每天增加10°，逐渐增加到最大角度，每天2～3组，每组10次。 2）直腿抬高练习。 3）术后7天，摇高床头，协助患者做膝关节的屈伸练习，每天2～3次，每次10～15 min。 （3）术后1个月根据骨折愈合情况进行自主负重活动，逐渐增加患肢活动，以加强其适应工作、生活的能力。	7月25日患者能在护士指导下进行部分功能锻炼 目标部分实现

表 6-10 腿围的变化

日期	左髌上 10 cm	右髌上 10 cm	左髌下 10 cm	右髌下 10 cm
07-13	48	46.5	34	32
07-14	49	46.5	35	33
07-15	48	46	34	32
07-16	47	45	34	32
07-17	46.5	44	33	32
07-18	46.5	44	33	32

（一）皮肤牵引的护理

1. 目的

利用紧贴皮肤的胶布条或海绵带对肢体加牵引力，使牵引力通过皮肤、皮下组织传递到骨骼或关节上,从而缓解肌肉痉挛,克服骨折移位和关节脱位。

牵引重量一般不超过 5 kg,一般牵引 2～3 周。

2. 注意事项

牵引过程中应观察皮肤情况,保持皮肤清洁干燥,注意皮肤是否有水疱,有无压迫局部骨隆突处。

注意观察患肢血液循环,应松紧适度,太松易滑脱,太紧会压迫血管、神经,可引起肢端的皮肤发冷、发紫、肿胀、疼痛、麻、活动障碍。

维持有效的牵引:

(1)抬高床尾 15～30 cm。

(2)保持牵引装置的有效性,患肢与牵引绳在一条直线上;牵引绳上不能放重物;牵引锤必须悬空,不能着地;据病情决定牵引重量,皮牵引时注意海绵带是否松散或脱落。

(3)骨折初期患肢肌肉常有保护性收缩,因此牵引重量要大,待数日重叠畸形纠正后,改为持续维持重量。为防止过度牵引而影响骨折愈合,定时测量体长度片,根据骨折对位情况调整重量。

(4)注意患肢的保暖。在保暖加盖被时应注意不将盖被压在牵引绳上,以免抵消牵引力。

(二)护理患者过程图片展示

1. 生活护理(图 6-11)

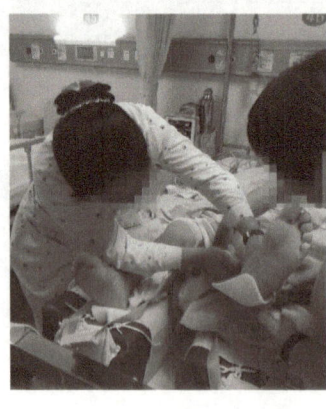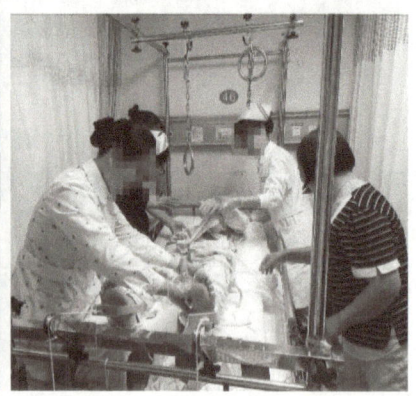

A   B

图 6-11 生活护理

A. 协助擦身;B. 翻身

2. 饮食指导（图6-12）

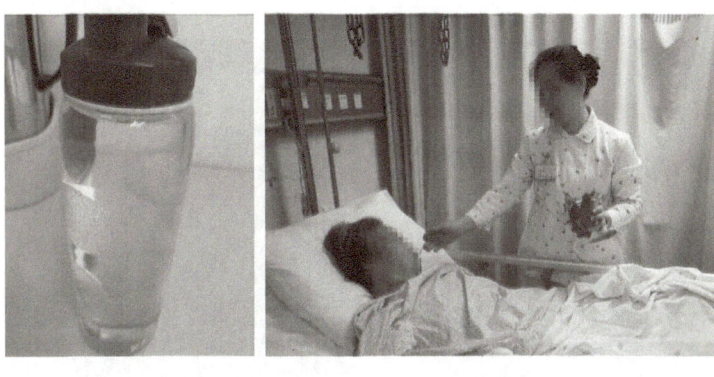

图 6-12　饮食指导

A. 督促饮水 2000 mL/d；B. 火龙果 1 个 / 天

3. 肺功能锻炼（图6-13）

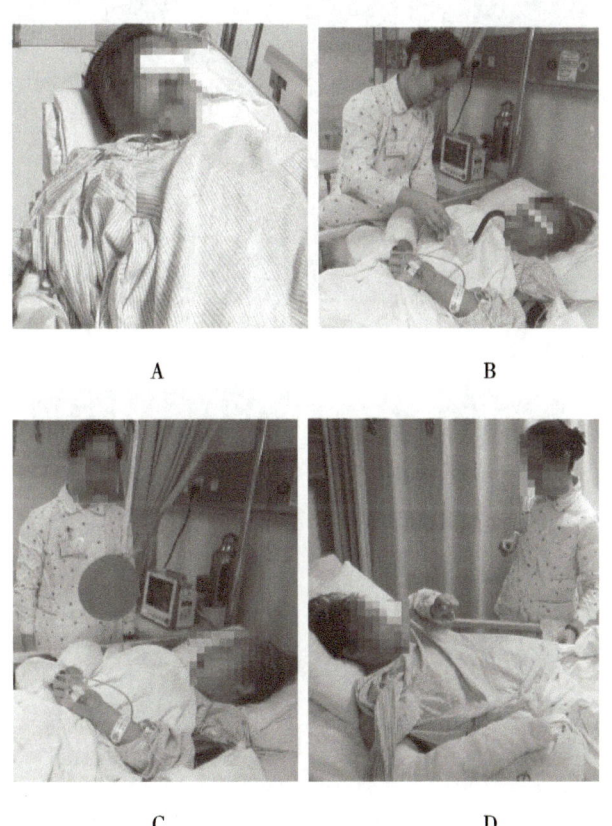

图 6-13　肺功能锻炼

A. 练习深呼吸；B. 利用呼吸训练器练习吸气；C. 吹气球训练；D. 扩胸运动

4. 腹部按摩（图6-14）

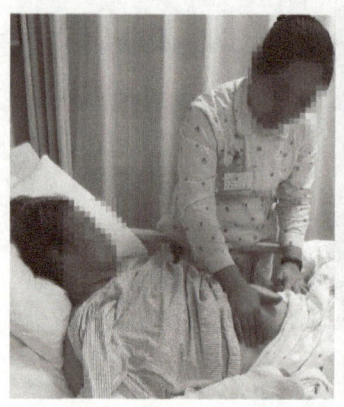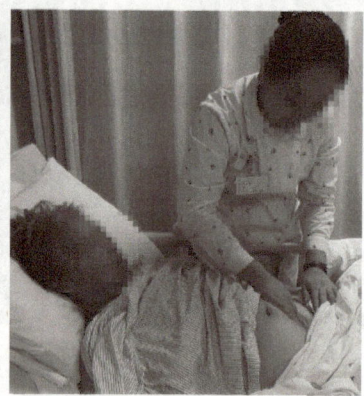

图6-14 腹部按摩

5. 功能锻炼（图6-15）

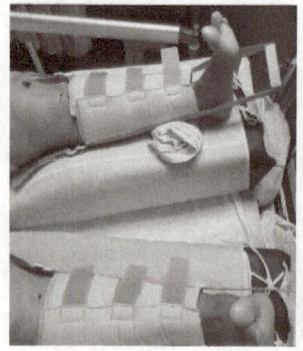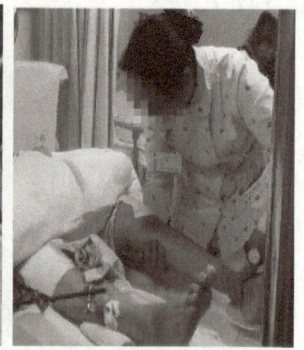

A   B

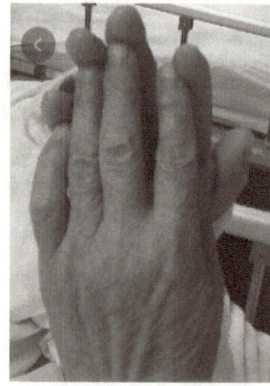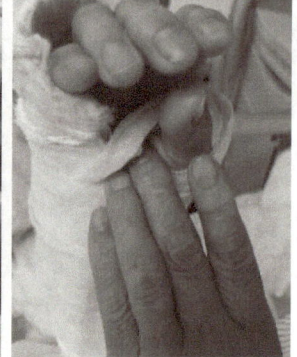

C   D

图6-15 功能锻炼

A. 踝泵运动；B. 屈膝运动；C. 对掌运动；D. 对指运动

九、术后情况与进展（表6-11）

表6-11 术后情况与进展

时间	病情	心理及表现
术后当日 07-19	21：30返回病房，伤口敷料干燥，术后留置镇痛泵及左右下肢留置2条伤口引流管，术后24小时引流出暗红色血性液，分别为1 mL、52 mL，皮肤完好。22：30静息状态疼痛评分5分，遵嘱予舒敏0.1 g肌注后23：00疼痛评分静息状态下3分。	精神较疲倦
术后第一天 07-20	伤口敷料有少量渗血，右上肢Ⅱ度肿胀，感觉麻木。24小时伤口引流管引流出暗红色液体左边70 mL，右边1 mL。	精神比较疲倦，食欲缺乏
术后第二天 07-21	伤口敷料有少量渗血，右上肢Ⅱ度肿胀，感觉麻木。24小时伤口引流管引流出暗红色液体左边40 mL，右边3 mL。	患者精神状态较前好转，能够主动沟通
术后第三天 07-22	伤口敷料干燥，右上肢Ⅰ度肿胀，感觉麻木。拔出伤口引流管。	患者精神状态好，胃纳可
术后第四天 07-23	伤口敷料干燥，右上肢Ⅰ度肿胀，感觉麻木。拔出镇痛泵，伤口静息状态疼痛1分，活动后3分。	患者精神好，能主动配合进行功能锻炼
术后第八天 07-27	伤口敷料干燥，伤口无红肿热痛。	患者精神状态可，食欲佳，大便正常，小便留置一尿管

由于实习结束，此患者护理到07-27结束。暂未出院。

十、延续性服务

（1）外固定支架的自我护理及注意事项。

1）只可以淋浴，不可浸浴。

2）沐浴后消毒包扎支架针口。

3）穿衣、脱衣。

①穿衣时，先患肢后健肢；脱衣时，先健肢后患肢。

②选择宽松衣裤，或把衣裤改成对开式的魔术贴、纽扣或绑带式，便于穿脱。

4）抬高患肢，有利于消肿。

5）观察针眼周围的皮肤，如有红、肿、分泌物增加，或异常液体流出及时到医院就诊，每天用0.5%安尔碘消毒一次针眼，有湿水随时消毒，7天消毒一次支架。

6）1个月后到门诊复查，医生根据患者实际情况看是否需要更换成内固定。

（2）饮食护理：全面均衡饮食，进食高蛋白、高维生素、高纤维素的饮食，保持大便的通畅。

（3）家居改造，适合轮椅通过，需要提供有坐便器的居住条件。

（4）可继续到当地康复科门诊或住院部行康复治疗。

十一、护理体会

此案例的护理显示，护理人员要有整体观念，把各部位创伤看成一个整体，把生命体征的动态变化与各处创伤联系起来考虑，防止把注意点过于集中在某些表面现象而忽视更为隐匿、更为严重的创伤，以致贻误治疗的最佳时机。专科护理时，密切观察肢体血运、感觉、活动等情况，同时注意复合伤情况，尤其是胸外病史，严密监护肺挫伤的临床表现。此个案护理中，我们早期预见到了潜在危险因素，采取了干预措施，从而使患者未发生ARDS，可见，预见性护理在临床工作中至关重要。掌握了多发骨折患者围手术期的护理，疼痛管理在整个住院期间的运用，提升了患者的满意度，但是在文献查阅及筛选方面存在很多不足。

十二、参考文献

［1］肖彩萍. 1例重型颅脑损伤伴右侧多发肋骨骨折合并肺挫伤患者的护理体会［J］. 当代护士（上旬刊），2017（11）：166-168.

［2］何金，张旭，张颖琦. 1例重型创伤性湿肺合并颅底骨折患者的护理［J］. 全科护理，2014（14）：1340-1341.

［3］薛娜，尉秀芳. 重型创伤性湿肺患者的ICU护理体会［J］. 中外健康文摘，2010，7（11）：241-242.

［4］谭朝容. 重型创伤性湿肺患者的ICU护理措施观察［J］. 中外医疗，2013，32（24）：157.

［5］刘洁，李姣，李晴. 中医特色康复护理对股骨近端骨折患者术后康复的影响［J］. 中国医刊，2019，54（1）：91-95.

［6］王春艳，任静. 递进式目标护理对股骨颈骨折患者自我效能及并发症的影响［J］. 山西医药杂志，2019，48（1）：116-118.

［7］裘晶晶. 阶段性康复功能训练在股骨颈骨折患者术后的应用［J］. 中国临床保健杂志，2018，21（6）：761-763.

［8］曾智敏，黄哲宇，陶崑，等. 半髋置换治疗高龄股骨颈骨折的快速康复疗效［J］. 中国骨伤，2018，31（12）：1100-1103.

［9］李临博. 加速康复外科护理对老年股骨颈骨折患者术后恢复及认知功能的影响［J］. 湖南中医药大学学报，2019，39（1）：104-107.

［10］王誉澍. 益肾活血汤对老年股骨颈骨折围手术期患血清炎性因子的影响及护理体会［J］. 四川中医, 2018, 36（12）: 212-215.

［11］余德爱, 谢卫梅. 舒适护理在老年股骨粗隆间骨折术后患者康复中的应用［J］. 海南医学, 2009（S2）: 294-295.

［12］高培香. 股骨粗隆间骨折患者并发症的预防及护理［J］. 护理研究, 2009（S1A）: 158-159.

［13］王维, 杨军, 张欣, 等. 加速康复外科理念在老年转子间骨折围术期中的应用［J］. 中华老年医学杂志, 2018, 37（12）: 1340-1342.

［14］徐圣兰, 孙虹, 聂琛. 快速康复外科理念在微创治疗老年股骨转子间骨折患者围术期的临床效果及便秘防治分析［J］. 现代消化及介入诊疗, 2018, 23（A01）: 146-147.

［15］张翠英, 张晓莹, 张文英. 股骨骨折患者深静脉血栓形成的影响因素及护理对策［J］. 海南医学, 2018, 29（18）: 2653-2655.

［16］刘伟, 龚畅, 戴乐, 等. 延伸护理对老年性股骨颈骨折患者临床疗效、Barthel 指数及 Harris 评分的影响［J］. 河北医药, 2018, 40（19）: 3024-3027.

［17］沃增红, 王海棠. 临床路径在高龄股骨颈骨折患者人工髋关节置换术围术期护理中的应用［J］. 湖南中医药大学学报, 2018, 38（A01）: 262-263.

［18］胡曦. 结合导引术 100 例老年股骨颈骨折全髋关节置换术的护理康复研究［J］. 湖南中医药大学学报, 2018, 38（A01）: 27-28.

［19］赵珊珊, 龚晶晶. 舒适护理在股骨颈骨折护理中的应用效果分析［J］. 湖南中医药大学学报, 2018, 38（A01）: 493.

［20］周珊. 微创式人工髋关节置换治疗老年股骨颈骨折护理措施及效果评价［J］. 湖南中医药大学学报, 2018, 38（A01）: 593-594.

［21］靳安民, 汪华侨. 骨科临床解剖学［M］. 济南: 山东科学技术出版社, 2010.

［22］汤普森. 奈特简明骨科学彩色图谱［M］. 2 版. 北京: 北京大学医学出版社, 2014.

［23］JeMe Cioppa-Mosca, et al. 骨科术后康复指南［M］. 天津: 天津科技翻译出版公司, 2009.

［24］周阳, 彭伶丽. 骨科护理查房手册［M］. 北京: 化学工业出版社, 2014.

（钟海燕）

第七章 疼痛护理

第一节 带状疱疹

一、概念

带状疱疹（HZ）是由水痘-带状疱疹病毒（VZV）感染引起的一种沿周围神经分布的群集疱疹和神经痛为特征的皮肤病。尤其老年人和免疫力降低者易发病，易发于肋间神经、三叉神经、颈部神经、腰骶部。

（一）疱疹的特点

（1）首先出现红色斑丘疹或丘疹。
（2）1~2天形成疱疹丛、疼痛性囊状小泡或大疱皮疹。
（3）3~5天后变为脓疱，进一步成为脓疱疹和溃疡。
（4）1~2周皮损结痂。
（5）2~4周愈合，多遗留瘢痕和永久性色素沉着。

（二）临床特点——皮疹和疼痛

疼痛可发生在皮疹出现之前数天或数周，或同时出现极少数非典型性疱疹，偶见只有疼痛，无皮疹出现，疼痛的性质通常为"锐痛"或"刺痛"，常见也有"灼痛"。90%的患者表现有痛觉异常：感觉过敏，感觉迟钝，触诱发痛，异常疼痛。

二、治疗

1. 抗病毒治疗

抗病毒治疗的常用药物有阿昔洛韦、更昔洛韦。

2. 止痛药

（1）常用口服药有西乐葆、莫比可、曲马朵。

（2）透皮贴剂：多瑞吉。

（3）局部用药：利多卡因、辣椒素等乳剂。

3. 神经阻滞方法和药物

根据患者的具体情况采用不同的阻滞方法，如星状神经节阻滞、局部浸润治疗、硬膜外神经阻滞、椎管内置管给药或安置镇痛泵。

常用阻滞药物有：利多卡因、丁哌卡因、维生素 B_{12}、维生素 B_1、激素（得宝松、地塞米松）等。

4. 物理治疗

物理治疗能起到消炎止痛的作用，主要有超激光、红外线、超声导入、冷敷、热疗等。

三、护理

1. 疱疹局部护理

（1）水疱过大者，应在无菌操作下抽吸疱液，减轻张力，从而缓解疼痛，并保持疱壁完整，减少感染。水疱破溃糜烂者，给予艾力克与生理盐水 1∶9 的稀释液湿敷，可起到减轻疼痛及预防继发感染的作用。

（2）眼部护理：眼部带状疱疹要加强眼部护理，用 0.9% 氯化钠（生理盐水）清洗眼部，还可用阿昔洛韦、氯霉素眼药定时滴眼，注意休息，避免眼疲劳。

2. 神经阻滞治疗的护理

（1）保持皮肤清洁。

（2）配备急救设备及药品，建立静脉通道及生命体征的监护，及时了解病情变化，以便急救。

（3）术中认真听取患者主诉，高度警惕并发症的发生。

（4）严密观察生命体征及阻滞后的反应，如有异常，及时通知医生处理。

3. 药物护理

（1）糖皮质类激素治疗的不良反应：高血压、尿潴留、消化性溃疡、失眠及神经症状，用药期间应密切观察患者有无不良反应发生。

（2）使用阿昔洛韦等抗病毒药物时，应注意监测患者的尿常规和肾功能。

（3）使用止痛药物时，应注意止痛药物的不良反应，如吗啡常见的不良反应有呼吸抑制、便秘；卡马西平服用后产生头晕现象，故服药后应卧床休息，以防止跌倒等意外事故的发生。

4. 疼痛的护理

（1）急性带状疱疹经过及时的抗病毒、神经阻滞等综合治疗预后良好，但如果延误了治疗时间，发生疱疹后神经痛的概率将大大升高，其疼痛治疗将较困难，甚至疼痛将伴随其终身。故要做好健康教育，让患者了解疾病的特点，积极配合治疗。

（2）配合超激光等物理治疗，有减轻疼痛、消炎、防止皮损面感染和扩散作用。

（3）穿棉质内衣，以减少对皮损的刺激，勤修剪指甲，防止抓伤疱疹处。

（4）眼部带状疱疹疼痛应注意眼睛的休息，按时滴眼药水。

5. 心理护理

患者由于病程长，治疗效果不尽如人意，会产生巨大的精神压力，常有抑郁的症状。可采用心理疏导方法解除心理压力，必要时给予抗抑郁的药物治疗。

四、健康教育

护士告诉患者病毒感染后应早期彻底治疗，这样可缩短病程，减少后遗症及神经痛的发生。还应告之患者注意保持局部皮肤清洁，疱疹区域减少摩擦，预防感染。同时，保持环境安静，消除噪音或情绪紧张可避免诱发或加重疼痛的发生。另外，患者还应保持情绪稳定，生活规律，注意休息及合理的营养摄入。

（马　莉）

第二节　带状疱疹后神经痛

一、概念

带状疱疹后神经痛（PHN）是指带状疱疹的皮损已完全治愈，但仍有持续的、剧烈的、非常顽固的和难治的疼痛。

（一）临床诊断标准

有带状疱疹的病史，疱疹消失后仍遗留下列疼痛。

（1）持续的灼痛、绞痛或酸胀痛。

（2）间断性锐痛。

（3）各种感觉异常，包括异样感觉。

（4）痛觉异常。

（5）在最疼痛的区域表现有感觉缺失。

（6）疼痛消失后，再出现疼痛。

（二）流行病学

HZ 年发病率约为 1.25%，80 岁以上老年人 HZ 发病率为 5‰~10‰。

HZ 患者约有 10% 并发 PHN，60 岁以上患者有 50%~75% 并发 PHN。

HZ 患者一般都会出现患处皮肤的色素沉着。

(三)疼痛特征

疼痛的特征有以下几点：①自发性痛；②触诱发痛；③痛觉过敏。

二、治疗

带状疱疹后遗神经痛的临床治疗及结果是非常复杂和多变的，到目前为止没有任何一种方法能够满意地缓解疼痛，因此一般多采取综合治疗的方法来缓解患者的剧烈疼痛，改善患者的生活质量。

(一)常用止痛药物

在抗神经病理性疼痛治疗的基础上，如果疼痛控制不佳，则应该按照 WHO 三阶梯止痛药用药原则选择合用相关止痛药。临床上常合用的止痛药有：氨酚曲马朵（及通安）、美洛昔康（莫比可）、曲马朵、多瑞吉（芬太尼透皮贴剂）。

根据疼痛程度选择不同药物：

VAS 评分 1 ~ 3：美洛昔康（莫比可）。

VAS 评分 1 ~ 4：氨酚曲马朵（及通安）。

VAS 评分 3 ~ 6：曲马朵。

VAS 评分 6 ~ 10：多瑞吉 + 曲马朵。

(二)常用抗抑郁药

抗抑郁药用于带状疱疹后遗神经痛患者的辅助镇痛治疗具有一定的效果，临床常用的有阿米替林、度洛西汀、文拉法辛等，可作为常规使用，使用过程中应注意从小剂量开始并逐步增加剂量，防止发生不良反应。

(三)辅助用安眠药

夜间睡眠不好时可给予阿普唑仑、艾司唑仑等。

(四)抗癫痫药

抗癫痫药单独使用效果不明显，合用抗抑郁药可提高疗效，临床上常用的有加巴喷汀、普瑞巴林、卡马西平，使用过程中应注意肝肾功能。

(五)局部用止痛药

局部用药对于局部皮肤激惹症状明显的患者，即激惹触痛型带状疱疹后遗神经痛，使用利多卡因、辣椒素和其他具有止痛作用的乳剂可取得一定的治疗效果。

(六)营养神经药物

常用营养神经药物有胞磷胆碱、甲钴胺等。

(七)神经阻滞疗法

根据患者疼痛部位及程度选用不同的神经阻滞方法。常采用的神经阻滞方法有硬膜外神经阻滞、椎旁神经阻滞、星状神经节阻滞等,对于顽固性疼痛者可以选用椎旁神经注射阿霉素。

(八) 超激光治疗

用超激光照射疼痛部位及相应的病变神经干或神经节,也是一种很适用的治疗方法,不过要注意根据病变部位选用不同类型的透镜。

三、护理

(一) 一般护理

1. 指导患者配合治疗

(1)嘱患者注意休息,避免过度紧张劳累,病室环境安静整洁,温度湿度适宜,温度保持在22℃~24℃,湿度保持在50%~60%。

(2)指导患者可适当看电视,听轻松的音乐,看趣味小说或与病友聊天,以分散注意力,"忽视"疼痛的感觉,提高对疼痛的耐受力,消除紧张心理,减轻疼痛,必要时安排其家属陪伴。

2. 护理要点

治疗护理时,应动作准确、轻柔,以减少疼痛的刺激。对于长时间疼痛的患者,及时使用镇痛药,并根据镇痛效果适当调整镇痛药的剂量及间隔时间,尽可能在患者感到疼痛之前使用,减轻患者的痛苦。

(二) 神经阻滞治疗的护理

保持皮肤清洁,阻滞部位有感染者禁用局部阻滞。

配备急救设备及药物,建立静脉通道及监护生命体征,及时了解病情变化。

术中认真听取患者的主诉,高度警惕并发症的发生。

硬膜外神经阻滞患者应严密观察阻滞后的不良反应,如血胸、气胸、纵隔移位等症状,应及时报告医生抢救处理。

(三) 药物治疗的护理

密切观察各种药物的不良反应,及时发现,通知医生立即处理。

根据患者对相关知识的掌握情况,进行药物的健康指导,提高患者口服药物的依从性。

(四) 心理护理

患者常因对疾病的严重程度和治疗疗效不了解而产生恐惧、焦虑而加重疼痛。护士应讲解有关疾病的知识,讲解疼痛与心理的关系,帮助患者提高自我护理能力。多数患者还常担心药物的效果和不良反应,害怕成瘾,护士应配合医师对患者所用药物进行指导,详细讲解药物的作用及注意事项,如服用卡马西平,可能会出现轻度头晕,要注意安全，预防跌倒。良好的医患关系有利于患者的疼痛治疗，同时争取家属的配合也很重要。

四、健康教育

（1）护士告知患者病毒感染后应早期彻底治疗，可缩短病程及降低后遗神经痛的发生率。

（2）保持皮肤清洁，穿宽松的棉质衣物，勤换衣物，防止衣物摩擦引发触诱发痛。勤剪指甲，避免抓破皮肤。

（3）恢复期患处疱疹痂壳应尽量让其自行脱落。

（4）注意加强患侧肢体的功能锻炼，以防肌肉萎缩。

（5）多食高蛋白、高热量、富含维生素、易消化的食物，多食蔬菜和水果，禁食辛辣、海鲜及刺激性的食物，戒烟酒，注意合理搭配饮食，保持营养平衡。

（6）劳逸结合，多参加体育锻炼，增强抵抗力。

（马 莉）

第三节 腰椎间盘突出症

一、概念

腰椎间盘突出症是腰椎间盘发生退行性变之后，在外力的作用下，纤维环破裂髓核突出刺激并压迫神经根、血管或脊髓等组织引起腰腿疼痛，伴有坐骨神经放射性疼痛等症状为特征的一种病变。

二、治疗

1. 急性期及疼痛治疗

（1）急性期卧硬板床，绝对卧床休息，时间 2~3 周。之后戴腰围起床活动，但 2~3 个月不得弯腰持重物，以免病情反复。

（2）根据疼痛程度可给予非甾体类消炎镇痛药、曲马朵、可待因等，同时配合地西泮解除肌肉痉挛。

2. 双下肢或骨盆牵引治疗

牵引治疗时，每侧重量 7~10 kg，每天 1~2 次，每次 1 小时。

3. 神经阻滞治疗

椎旁阻滞、硬膜外神经阻滞和骶管阻滞等均有良好的疗效，阻滞药物包括局部麻醉药、小剂量糖皮质激素、弥可保等。

4. 臭氧治疗

可行椎间盘臭氧注射术。

5. 经皮射频热凝术

在 CT 引导下行射频热凝术，使椎间盘组织凝固收缩，达到治疗效果。

三、护理

（1）睡硬板床。

（2）急性发作期绝对卧床休息，时间 2~3 周。

（3）注意腰间保暖，白天腰部戴一个腰围（护腰带），以加强腰背部的保护，利于腰椎病的恢复。

（4）不要过于劳累，不要做用力弯腰的动作，如拖地板等。

（5）下蹲取物品时姿势要正确，应该先蹲下拿到物品，然后再慢慢起身。

（6）多吃含钙量高的食物，如牛奶、奶制品、虾皮、海带、芝麻酱、豆制品等。

四、康复训练

（一）早期练习方法——腰背肌练习

1. 五点支撑法

仰卧位，用头、双肘及双足跟着床，使臀部离床，腹部前凸如拱桥，稍倾放下，重复进行。

2. 三点支撑法

在前法锻炼的基础上，待腰背稍有力，最后改为三点支撑法。仰卧位，双手抱头，用头和双足跟支撑身体抬起臀部。

3. 飞燕式

俯卧位，双手后伸置臀部，以腹部为支撑点，胸部和双下肢同时抬起离床，如飞燕，然后放松。

（二）恢复期练习方法

1. 体前屈练习

身体直立，双腿分开，两足同肩宽，以髋关节为轴，上体尽量前倾，双手可扶于腰两侧，也可自然下垂，使手向地面接近。做 1~2 分钟，还原，重复 3~5 次。

2. 体后伸练习

身体直立，双腿分开，两足同肩宽。双手托扶于臀部或腰间，上体尽量伸展后倾，并可轻轻震颤，以加大伸展幅度。维持 1~2 分钟后还原，重复 3~5 次。

3. 体侧弯练习

身体开立，两足同肩宽，两手叉腰。上体以腰为轴，先向左侧弯曲，还原中立，再向右侧弯曲，重复进行并可逐步增大练习幅度，重复 6~8 次。

4. 弓步行走

右脚向前迈一大步，膝关节弯曲，角度大于 90°，左腿在后绷直，此动作近似武术中的右弓箭步。然后迈左腿呈左弓步，左右腿交替向前行走，上体直立，挺胸抬头，自然摆臂。每次练习 5~10 分钟，每天 2 次。

5. 后伸腿练习

双手扶住床头或桌边，挺胸抬头，双腿伸直交替后伸摆动，要求摆动幅度逐渐增大，每次 3~5 分钟，每天 1~2 次。

6. 提髋练习

身体仰卧，放松。左髋及下肢尽量向身体下方送出，同时右髋右腿尽量向上牵引，使髋骶关节做大幅度的上下扭动，左右交替，重复 1~8 次。

7. 蹬足练习

仰卧位，右髋、右膝关节屈曲，膝关节尽量接近胸部，足背勾紧，然后足跟用力向斜上方蹬出，蹬出后将大小腿肌肉收缩紧张一下，约 5 秒。最后放下还原，左右腿交替进行，每侧下肢做 20~30 次。

8. 伸腰练习

身体直立，两腿分开，两足同肩宽，双手上举或扶腰，同时身体做后伸动作，逐渐增加幅度，并使活动主要在腰部而不是髋骶部。还原休息再做，重复 8~10 次，动作要缓慢，自然呼吸，不要闭气，适应后可逐渐增加练习次数。

（马 莉）

第四节 颈椎病

一、概念

颈椎病指因颈椎骨、软骨、韧带或椎间盘的退行性变压迫或刺激了临近的脊髓、神经根、血管及软组织，并因此而产生的颈、肩及上肢的一系列临床症状。

二、治疗

（一）一般治疗

改变不良的姿势和体位，急性发作时卧硬板床休息，选用软硬高低合适的中凹型圆枕。疼痛减轻后逐渐做颈部各个方位的适度活动锻炼。

（二）药物治疗

常用的药物可选用营养神经的药物、非甾体类消炎镇痛药、扩张血管的药物，活血化瘀、疏经通络类中药。

（三）颈椎牵引

颈椎牵引能增宽颈椎间隙，以利于颈椎间盘还纳，使颈肌肉松弛、椎间孔开大，缓解扭曲的颈动脉等，但不适用于脊髓型。

（四）物理疗法

物理疗法有促进血液循环、解痉、抗感染、消肿的作用，常用高频电疗、经皮电刺激、超激光照射等方法。

（五）康复治疗

康复治疗可行按摩等。

（六）神经阻滞

根据情况选用不同的阻滞方法，如颈丛神经阻滞、臂丛神经阻滞、星状神经阻滞、椎间孔阻滞、枕大枕小神经阻滞、硬膜外神经阻滞等。

（七）其他疗法

其他疗法如射频治疗等。

三、护理

（一）卧床休息

正确的睡姿可使头颈部放松，保持颈椎处于自然伸直状态，缓解压迫和疼痛。仰卧时，枕头要垫在颈肩部位，或在颈后垫一符合颈椎生理弧度的小枕。侧卧时枕头高度应与肩部同一高度，防止颈部扭曲。不宜采用俯卧位。

（二）颌枕吊带牵引的护理

坐位或仰卧位牵引，头前倾15°，重量4~6 kg，每天1~2次，每次25~30分钟，10次为1个疗程。可连续牵引3个疗程后休息2周，必要时可再次牵引。

（三）颈部支具固定的护理

颈部支具有颈托、围领和支架。颈部支架固定对减轻颈部疼痛有良好的效果。

（1）在使用前应向患者解释支具固定的作用、目的、注意事项及正确的佩戴方法。

（2）佩戴支具时应由专业人员指导。

（3）固定应松紧恰当，保持颈区舒适。

（4）密切观察患者呼吸及有无不适应的症状。

四、健康教育

（一）注意慢性颈椎损伤的预防

头、颈、肩、背部的跌伤、抨击伤等应彻底治愈，防止形成慢性劳损而反复发作。同时注意职业保护，如果职业上要求颈区长时间低头、仰头或进行其他动作时，要注意每45分钟休息一下，放松颈区。伏案写字时，要避免颈部过伸过屈活动。

（二）避免诱发因素

要注意防止外伤，坐车时不要打瞌睡，平时要避免受凉、过度疲劳、强迫体位、姿势不良。

（三）调节心理情绪，保持心理健康

平时注意放松心情，学会倾诉，保持积极、乐观、健康的心态。

（马　莉）

第五节　骨质疏松症

一、概念

骨质疏松症是随着年龄增长，出现全身性骨量减少，以腰痛及神经症状为主要症状的病症。

二、治疗

（一）药物治疗

1. 钙制剂

钙制剂，如碳酸钙、氯化钙、葡萄糖酸钙、乳酸钙等，是骨质疏松症的基础治疗药物。

2. 维生素D类药物

维生素D类药物，是骨质疏松症预防和治疗的一线药物，在维持机体钙、磷平衡中起重要作用，常用的有骨化三醇0.25～0.5μg，每天一次，阿法骨化醇0.5μg，每天一次。

3. 降钙素

降钙素主要起到对破骨细胞的抑制作用，减少钙由骨向血的流动量，抑制骨的吸收，有镇痛作用，如鲑鱼降钙素50 IU每天或隔天一次。

4. 二磷酸盐类

二磷酸盐类中的阿仑磷酸盐对骨的增重作用类似于雌性激素，优于降钙素，能明显增加骨密度，降低骨折发生率，口服有效，具有良好的耐受性和较高的安全性。为了利于药物吸收，减少对食管的刺激，应晨空腹服用，并饮温开水 200 mL，半小时后方可进食。应避免与钙制剂同时服用。

5. 雌性激素

雌性激素可抑制绝经后骨的快速丢失，通过抑制骨吸收重建骨代谢平衡，但有增加乳腺癌、子宫内膜癌的风险。每日晨口服己烯雌酚 1 mg，晚口服甲睾酮 5 mg，加用维生素 B_6 和维生素 D，也可服用尼尔雌醇 1 mg，每月两次。

（二）神经阻滞

根据情况选用不同的阻滞方法，如硬膜外阻滞、腰椎间孔阻滞、痛点阻滞等。

（三）经皮电刺激疗法

经皮电刺激（TENS）疗法可缓解因软组织痉挛而引起的疼痛，每日一次，每次 10 分钟，10 次为一疗程。

三、护理

（一）运动疗法

长期卧床者，早期以被动运动为主，维持关节活动和全身循环系统的功能。病情转好，可以坐起时，可在床上进行主动训练，以改善肢体功能和胃肠道功能，有利于钙、磷的吸收。

可以行走者，应行主动运动，如步行、上下台阶、骑自行车等运动，以增强肌力，有助于预防骨质疏松。

（二）物理疗法

物理疗法有日光浴、理疗、体操等。

四、健康教育

（1）饮食要注意多摄入钙含量丰富的食物，如奶制品、虾皮等，使每天钙摄入量达 800～1000 mg，限制咖啡饮量。

（2）多晒太阳，以改善机体维生素 D 的吸收，从而增加钙吸收。

（3）注意安全，避免跌跤等意外事故的发生，不要在湿滑的地板上快速行走，要穿防滑的鞋子，必要时借助拐杖，对于视力欠佳的老年人，佩戴适度的眼镜尤为重要。

（马　莉）

第六节 三叉神经痛

一、概念

三叉神经痛（TN）是常见的面部神经痛，该病的特点为三叉神经分布区域发生撕裂性或电击样阵痛，常累及三叉神经的第2、第3分支，多发于成人及老年人，40岁以上占70%～80%。女性略多于男性，大多为单侧，少数为双侧性。

二、治疗

（一）药物治疗

1. 卡马西平

约2/3患者可取得满意疗效，用法为100 mg，1日3次，每隔1日增加100 mg，直到每天600 mg，然后以此剂量维持1周，若疼痛不缓解，可增加到每天800 mg。最大剂量每天1.2～1.6 g。疼痛停止后，再逐渐减少至维持剂量。卡马西平的不良反应包括胃肠刺激、共济失调、头晕、嗜睡、骨髓抑制和肝功能异常，应每半月或每月检查血象和肝功能。

2. 苯妥英钠

它是治疗三叉神经痛的二线药物，成人开始100 mg，1日3次，经24～48小时后如疼痛无缓解，可加大剂量至200 mg，1日3次，一日最大剂量不超过800 mg。如果疼痛无缓解，应停药。不良反应包括：眼球震颤、共济失调、白细胞减少、肝功能异常、骨质疏松、齿龈增生等。

如卡马西平和苯妥英钠疗效不满意时，可联合应用其他抗癫痫药，如加巴喷丁，或联合应用巴氯芬、阿片类药，如美施康定、多瑞吉。

（二）神经阻滞

1. 三叉神经分支定位

根据患者疼痛的三叉神经分支定位，选择不同的神经阻滞。

（1）第1支：眶上神经阻滞、滑车神经阻滞。

（2）第2支：眶下神经阻滞、上颌神经阻滞。

（3）第3支：颏神经阻滞、舌咽神经阻滞、下齿槽神经阻滞、下颌神经阻滞。

（4）半月神经节阻滞用于两支以上的三叉神经痛。

（5）星状神经节阻滞。

2. 神经阻滞用药

对顽固性疼痛或病史长、症状重的患者需用射频热凝或局部神经破坏药（无水乙醇或酚甘油）治疗。

三、护理

（一）一般护理

1. 休息和饮食

病室温度适宜，避免吹风和寒冷刺激，避免强光直接照射及剧烈震动面部。饮食宜温软：流质、半流质、软食，发作期间给予半流质或流质饮食。

2. 做好口腔护理

每餐后做一次口腔护理，可用棉球浸水轻拭口腔，严重者可用"口灵"等漱口。

（二）专科护理

1. 预防诱发

注意不要碰及面部"扳机点"，尽量少说话，以免促发疼痛。发作频繁时禁止说话，改用笔谈。

2. 做好观察记录

观察并记录发作次数、性质、持续时间及间歇时间。

3. 食用流质食物

三叉神经分支阻滞治疗后，应嘱患者进流质饮食，少说话，避免饮用过热食物。

4. 加强全身营养

多食高营养、高蛋白、高维生素食物。如果患者因疼痛长期禁食引起全身营养不良，可给予静脉输液补充营养。

（三）药物治疗的护理

观察镇痛药物的效果及其不良反应，注意定期检查血象及肝功能变化，出现不良反应及时通知医生。

（四）心理护理

建立良好的护患关系，护士要耐心、详细地向患者讲解治疗的目的、方法及其注意事项，正确地回答患者提出的问题，安慰患者，解除患者的焦虑恐惧情绪，帮助患者树立信心。

四、健康教育

（1）告知患者正确的洗脸漱口方法：用温盐水漱口，保持口腔清洁，以防口腔感染；避免触发"扳机点"。

（2）告知患者三叉神经痛是一个慢性发作性的疾病，多采用综合治疗方案。患者应积极配合治疗，遵医嘱规范服药。

（马　莉）

第七节　癌性疼痛

疼痛是影响癌症患者生活质量的重要因素之一，全世界癌症患者中30%～50%伴有不同程度的疼痛。未能控制的癌性疼痛对患者造成的损害不仅明显影响患者的日常活动、生活质量及精神状态，还会影响抗肿瘤治疗的实施及效果。

一、癌性疼痛的原因

（一）肿瘤发展所致的疼痛

1. 肿瘤侵犯神经

肿瘤体积的增大使局部组织压力增加，从而压迫了支配该部位的神经纤维末梢；同时肿瘤释放的细胞因子、化学因子等物质也会破坏支配局部组织的神经纤维分布。

2. 肿瘤侵犯管腔脏器

肿瘤使脏器管道发生梗阻或脏器黏膜层溃烂感染导致疼痛。如肝癌侵犯肝脏包膜能引起肝区疼痛，肠道肿瘤致消化道梗阻引起腹痛。

3. 肿瘤侵犯脉管系统

肿瘤压迫、阻塞或浸润动脉、静脉、淋巴管时可引起疼痛。

4. 肿瘤侵犯骨骼

肿瘤刺激破骨细胞，引起骨溶解和骨形成的失衡，使局部骨质遭到破坏。疼痛程度与骨质破坏程度呈正比。

5. 肿瘤本身分泌致痛物质

肿瘤细胞坏死崩解释放肿瘤坏死因子、前列腺素、缓激肽、组胺等，作用于各自的受体，激活感受器引起疼痛。

（二）与肿瘤相关的综合征引起的疼痛

副肿瘤综合征是发生在某些恶性肿瘤患者体内，在未出现肿瘤转移的情况下，对远隔的自身器官产生影响而引起的功能障碍性疾病。

（三）诊断检查和治疗引起的疼痛

1. 诊断检查引起的疼痛

骨髓穿刺活检、腰椎穿刺术等侵入性诊断检查均会引起疼痛。

2. 治疗引起的疼痛

外科手术后、放射治疗后、化学治疗后及介入治疗后外科手术损伤神经；术后瘢痕的挛缩牵拉；放射治疗使组织纤维化，压迫或牵拉神经和疼痛敏感组织，放射治疗区的感染或黏膜溃疡；化疗会引起静脉炎、黏膜炎、肠炎、出血性膀胱炎等；而有创性的介入治疗术也可引起疼痛。

3. 治疗用药引起的疼痛

免疫治疗后、激素治疗后大剂量的干扰素治疗会引起肌痛、关节痛等急性疼痛；短期大剂量应用糖皮质激素会引起股骨头无菌性坏死疼痛及严重的会阴部疼痛。

（四）其他因素引起的疼痛

其他由合并感染、关节炎、痛风、心理因素等引起的疼痛。

二、癌性疼痛发生的机制

（一）外周传入神经敏化

初级感觉神经元位于脊髓背角神经节（DRG），在持续外周刺激下，可发生可塑性变化，并激活沉默伤害性感受器，外周神经敏感性增加，表现出痛觉反应增强和痛阈降低。

肿瘤细胞和相关的免疫细胞（巨噬细胞、中性粒细胞、T 细胞）能释放一系列潜在的致痛因子，如前列腺素、内皮素、白细胞介素 –1 等，通过致敏外周伤害性感受器或直接激活初级传入神经元上的特异受体而发挥作用，导致癌性疼痛的产生和维持。

肿瘤刺激破骨细胞，引起骨溶解和骨形成的失衡，产生明显的骨质破坏，激活初级感觉神经元上的酸敏感性离子通道，引起痛觉过敏。动物模型的研究证实，肿瘤对骨质破坏程度与痛觉行为、脊髓背角神经节的神经化学改变呈正相关。

（二）中枢敏化

中枢敏化即脊髓的神经化学变化。肿瘤细胞通过释放各种因子导致初级感觉神经元异常兴奋，使脊髓背角神经节内的胶质细胞合成、释放新的递质进行调节。有实验发现，骨癌性疼痛动物模型中患侧肢体相应的脊髓节段存在神经化学变化，包括星形胶质细胞增生等，星形胶质细胞的激活增生可引发疼痛增强反应。

三、癌性疼痛的分类

（一）按疼痛病程分类

1. 急性疼痛

急性疼痛发病急，短暂或持续，如化疗后的静脉炎、放疗后局部损伤等。

2. 慢性疼痛

慢性疼痛发病缓，持续时间超过一个月或间断发作。

（二）按疼痛程度分类

1. 轻度疼痛

疼痛局限，可忍受，睡眠不受干扰，能正常生活。

2. 中度疼痛

疼痛明显，不能忍受，睡眠受干扰。

3. 重度疼痛

疼痛剧烈，睡眠严重受干扰，伴有自主神经紊乱表现或被动体位。

4. 极度疼痛

最严重、不能忍受的疼痛。

（三）按疼痛病理生理机制分类

1. 伤害感受性疼痛

伤害感受性疼痛包括躯体痛、内脏痛。

（1）躯体痛：疼痛能精确定位，表现为尖锐、持久、跳动性或压榨性疼痛，常见于手术过程或肿瘤骨转移。

（2）内脏痛：一般呈弥漫性，中空脏器梗阻时呈痉挛性或口咬样疼痛，侵及器官被膜或肠系膜时则疼痛性质为尖锐、持久或跳动性。

2. 神经病理性疼痛

神经病理性疼痛由外周或中枢神经系统遭受损伤所致，表现为烧灼样痛、针刺样痛或电击样痛。

四、骨痛综合征

（一）疼痛特点

（1）骨痛多发生于癌症骨转移患者，如晚期肺癌、乳腺癌、前列腺癌患者。

（2）脊椎 $C_2 \sim T_1$ 转移者，可发生持续脊柱旁区疼痛，向双肩放射；单侧根性疼痛放射到肩部和臂的内侧。

（3）腰椎转移者，疼痛表现为背部疼痛牵涉至一侧或双侧骶髂关节；腹股沟、大腿的根性疼痛。

（4）骶骨转移者，疼痛表现为骶骨和（或）尾骨区域的疼痛，坐下加剧，行走缓解。可伴随肛周感觉缺失、肠道和膀胱功能障碍。

（5）乳腺癌、前列腺癌和多发性骨髓瘤患者可出现肋骨转移性疼痛，即发生肋骨的病理性骨折。当患者发生体位变化时，因肌肉牵拉折断了的肋骨可引起短暂的剧烈疼痛。

(二) 治疗

骨痛综合征的治疗，目前提倡个体化的综合治疗手段。

(1) 可给予非甾体类抗感染药（NSAID）并滴定至有效剂量。

(2) 局部骨痛者可考虑采用局部放射治疗或者神经阻滞（如肋骨痛）。

(3) 弥散性骨痛的患者，对于治疗敏感的肿瘤可考虑双膦酸盐、激素治疗或化疗，对某些患者考虑糖皮质激素和（或）全身放射性核素治疗。

(4) 难治性疼痛可使用介入、放疗等方法。

(5) 可通过理疗来缓解疼痛。

(三) 护理

(1) 病变累及脊柱时，护士应指导患者卧床休息，选择硬板床。采用轴线翻身法协助患者翻身，避免损伤脊髓导致瘫痪。

(2) 已发生骨折的患者，应及时进行骨科专科治疗、护理。

(3) 护士做好骨转移相关健康宣教，指导患者注意防跌倒/坠床、防碰伤等，变换体位时动作宜缓慢；指导患者正确用药。

(4) 护士做好放疗、化疗的相关护理。

五、盆腔癌性疼痛综合征

(一) 疼痛特点

(1) 疼痛多起源于盆腔软组织，通常与结肠癌或直肠癌复发、妇科恶性肿瘤、腹外原发癌病灶等有关。

(2) 在膀胱癌和子宫癌患者中，下腹疼痛较多见。结肠、直肠癌患者，尤其是肠粘连或浸润到膀胱或子宫时也可表现为下腹疼痛；当肿瘤骶前复发时常导致腰骶神经丛病，患者可感觉到会阴部或外阴部疼痛，严重者可放射到大腿上部；部分直肠癌切除术后的患者仍觉得有直肠胀满的痛感。

(二) 治疗

(1) 治疗上以手术切除复发肿瘤、伽马刀、局部姑息放疗等抗肿瘤治疗配合止痛药物（强阿片类）治疗为主。

(2) 通便、激素保留灌肠可缓解黏膜分泌性肿瘤的疼痛。

(3) 对阴道瘘管、癌性溃疡可采用含利多卡因胶冻的纱布行阴道填塞。

(4) 对于顽固性盆腔癌性疼痛，可选用相应的神经阻滞或神经破坏。如上腹下神经丛阻滞，适用于来自癌性的下腹痛。

(三)护理

(1)指导患者养成良好的排便习惯,忌辛辣食物,保持大便通畅。

(2)对于妇科肿瘤患者应注意保持会阴部清洁干燥。

(3)做好神经阻滞术患者的术前准备(禁食、禁饮、体位锻炼)和术后并发症的处理。

六、癌性肝痛综合征

(一)疼痛特点

(1)疼痛多起源于原发性或转移性肝癌,通常表现为右季肋部疼痛。当肿瘤侵及膈肌时,疼痛可放射至右肩或右背。部分患者在站立或长时间步行时疼痛会加重,原因可能是肝韧带受牵拉。一些患者自诉右季肋部间断性锐痛,可能与肝大向胸腔下缘挤压壁腹膜有关。

(2)对于肝癌患者,当出现迅速加重的右上腹痛,同时伴有血压下降、休克等急性腹膜炎表现时,应考虑是否有肝癌结节破裂出血。

(二)治疗

(1)使用强阿片类镇痛药物:可选择口服、皮下、静脉、椎管内泵入等途径。

(2)应用肾上腺皮质激素。

(3)神经阻滞术。

(4)中医治疗,针灸镇痛。

(三)护理

(1)进食清淡易消化的饮食;如有出血者,应禁食,做好口腔护理。

(2)指导患者正确用药,观察药物不良反应,尤其是阿片类止痛药物。

(3)给予患者低流量吸氧,并做好患者的心理护理,减轻患者的焦虑、紧张情绪。

(4)告知患者注意不要碰触肝脏部位,避免肝脏包块出血。

七、癌性肠绞痛综合征

(一)疼痛特点

(1)消化道肿瘤、盆腔恶性肿瘤压迫、侵蚀平滑肌、静脉或神经可引起肠绞痛,通常表现为脐区或腹上区疼痛。当肠道发生局部狭窄或坏死时,相应部位可发生间歇性疼痛,腹部按压或热敷可有所缓解。

(2)化疗后患者严重便秘导致粪便嵌塞,诱发肠绞痛,此时可扪及坚硬滞留的粪块。

（二）治疗

（1）肠梗阻时，患者应禁食禁饮，使肠道休息；给予胃肠减压，缓解肠道的张力；还可使用糖皮质激素及奥曲肽治疗。

（2）解痉止痛：东莨菪碱 10 mg 肌内注射。

（3）根据患者情况选择手术、放疗或化疗：消化道肿瘤可给予氟尿嘧啶持续化疗，食管癌可考虑置入支架缓解梗阻。

（4）便秘导致粪便嵌塞肠道时，应及时给予灌肠，促进排便。

（三）护理

（1）做好胃肠减压护理，确保胃管通畅，胃管无打折、扭曲、脱落发生。

（2）指导患者禁食禁饮，做好口腔护理。

（3）对于置入支架的患者，做好支架术前、中、后的护理，密切观察术后并发症的发生并及时处理。

（4）进行持续化疗的患者，护士应做好化疗相关护理，建立有效的静脉血管通路，严密观察化疗并发症尤其是消化道反应。避免化疗后便秘引起粪便嵌塞诱发肠绞痛。

八、癌性胸痛综合征

（一）疼痛特点

其特点多见于支气管癌、乳腺癌患者，疼痛部位常表现在下肋区、胸壁。患者可主诉肋骨痛、胸膜痛。如有胸腔积液，患者表现为气紧、胸痛，半卧位或坐位时症状可缓解。

（二）治疗

（1）抗肿瘤治疗。

（2）使用强阿片类镇痛药物，必要时联合使用非皮质甾体类抗感染药。

（3）胸椎旁肋神经阻滞术。

（三）护理

（1）给予患者低流量吸氧。

（2）对于有胸腔积液的患者，协助其取半卧位或坐位，预防压力性损伤。安置胸腔引流管时，应做好引流管护理，防导管脱落、感染等。

（3）做好镇痛药物使用的健康宣教，提高患者用药依从性。需进行神经阻滞术的患者，护士应做好术前、术中、术后的护理，监测并处理相关并发症。

九、癌性臂丛神经痛综合征

（一）疼痛特点

由发出臂丛神经的神经根及神经丛、神经干病变所产生的疼痛，称为臂丛神经痛。癌性臂丛神经痛常见于支气管癌、乳腺癌、脊髓肿瘤患者，主要表现为患者上肢有日晒样疼痛感和钳夹样疼痛感，臂丛神经支配区的感觉消失、运动障碍。

（二）治疗

（1）放疗。

（2）应用强阿片类镇痛药物。

（3）椎体破坏者需行椎体重建术。

（三）护理

（1）放疗患者，护士应注意观察放射性肺炎的发生。若患者出现咳嗽、咳痰、呼吸困难，应通知医生暂停放疗，予吸氧、卧床，给予抗生素，必要时联合激素治疗。同时应对患者做好放疗注意事项宣教，保护放射皮肤。

（2）对于需做椎体重建术的患者，护士应做好围术期的护理。术前告知患者注意事项、备皮等；术后卧床休息24小时，观察肢体循环及活动情况，监测生命体征变化，尤其是血压情况。

十、癌性头痛综合征

（一）疼痛特点

（1）疼痛可见于原发性脑瘤、继发性脑瘤患者，其中继发性脑瘤常见于乳腺癌、肺癌、淋巴癌、黑色素瘤的转移。鼻咽癌直接浸润脑神经也会引起头痛。

（2）肿瘤转移至海绵窦可引起前额头痛，可伴有复视、眼肌麻痹、视盘水肿。

（3）肿瘤转移至蝶窦可表现为前额头痛，向颞部放射，伴有间断的眶后头痛。

（4）肿瘤转移至蝶骨斜坡和枕骨基部，患者可主诉头顶痛，颈部屈曲时加重。

（5）实体肿瘤的脑脊膜转移最常见的初始症状就是头痛，其程度与是否出现脑脊膜刺激的症状和体征相关，如恶心、呕吐、畏光和颈强直。

（二）治疗

（1）抗肿瘤治疗：化疗，鞘内或脑室内化疗；原发性脑瘤可作手术切除；脑转移患者可选择放疗、伽马刀治疗以缓解疼痛。

（2）降低颅内压：使用皮质激素、脱水剂、利尿剂。

（3）应用镇痛药物。

(三)护理

（1）给予患者低流量吸氧。

（2）头部放疗的患者可能会出现脑水肿，护士应密切观察患者头痛、呕吐、神志等情况，及时控制颅内压。

（3）正确用药，使用脱水剂甘露醇时应快速滴入，注意防药物外渗至皮下导致组织损伤。

（4）颅内手术的患者，护士需做好围术期护理，包括术前备皮，术后监测生命体征、神志、瞳孔及肢体活动情况等。

（5）做好患者及家属的健康指导及安全宣教，防跌倒，防坠床。

十一、癌性疼痛的治疗原则

(一)强调常规、全面和动态评估

癌症患者在疾病发展的某个阶段可能出现癌性疼痛症状，对疼痛症状应进行常规筛查。对于存在疼痛主诉的患者，要进行全面的疼痛评估，进一步明确疼痛部位、强度、性质、病理生理特点及持续时间等。

(二)提倡及时进行规范化、个体化综合治疗

按照1986年WHO"三阶梯镇痛原则"规范化治疗癌性疼痛，遵循五个基本原则：口服给药、按时给药、按阶梯给药、个体化给药、注意细节。2003年WHO三阶梯镇痛原则更新，二阶梯弱化趋势明显，以吗啡为代表的强阿片类药物开始在二阶梯使用。尽可能长时间地采用非损伤性的治疗，科学、合理、规范、及时使用止痛药物，可使70%~90%的癌性疼痛患者疼痛控制满意，但仍有10%~30%患者的疼痛控制不佳。部分患者随着阿片类药物剂量的增加，可能会出现痛觉过敏、肌阵挛、谵妄，但疼痛未获得缓解，此时应考虑多学科协作治疗，进行肿瘤、心理、疼痛、麻醉、介入等多学科的会诊协作。

(三)重视社会心理支持及健康宣教

心理社会因素影响疼痛的程度，社会心理评估在癌性疼痛治疗中具有重要作用。美国国立综合癌症治疗网（NCCN）公布的癌性疼痛治疗指南中强调了对患者及其家庭成员的教育的重要性；强调必须提供社会心理支持，以满足患者对舒适度和功能需求的期望目标；注重患者生活质量的改善。

十二、介入治疗的护理

(一) 介入治疗前的护理

1. 健康教育

医护人员解释介入治疗的必要性、手术方式、注意事项；鼓励患者表达自身感受，教会患者自我放松的方法；针对个体情况进行针对性心理护理，鼓励患者家属和朋友给予患者关心和支持。

2. 术前常规检查

术前常规检查包括血、尿常规，出、凝血时间，肝肾功能，心电图，胸部 X 片，CT 或 MRI 等检查，了解检查结果是否正常。

3. 术前准备

护士按医嘱准备好术中需要物品和药物。术前 4~6 小时禁饮食，防止术中呕吐导致窒息。术前仔细阅读碘对比剂使用说明书，对于高危人群在病情许可时，可在术前半小时给予 10 mg 地塞米松静脉滴注，并尽量使用非离子型对比剂。对比剂敏试：可采用在造影前给予使用对比剂 1 mL 静脉注射，观察 15~20 分钟后，看其是否有心慌、气短、荨麻疹及球结膜充血等过敏体征。如有反应则不能选用介入治疗。双侧腹股沟及会阴区备皮，训练患者床上大小便，适应床上使用便器。术日晨嘱患者排空膀胱。

(二) 介入治疗后的护理

1. 密切观察病情

护士观察患者的生命体征，尤其是体温变化，观察患者用药后反应，观察有无并发症的先兆症状，若有异常情况及时汇报医生。

2. 穿刺点局部护理

穿刺点局部出血或血肿是最常见的并发症。术后每 15~30 分钟密切观察患者穿刺点有无渗血、足背动脉搏动是否良好、有无肢体发麻或皮温降低的情况出现。术后常规三指压迫穿刺部位 15~30 分钟，松开后观察 5 分钟，无出血后弹力绷带 "8" 字形加压包扎。躁动、不合作、严重高血压、凝血机制差的患者要延长按压时间至 2 小时。穿刺侧肢体制动 6~8 小时，保持穿刺侧肢体伸直。卧床休息 12 小时后起床活动。小血肿（直径小于 10 cm）24 小时后可进行热敷。

3. 严格做好交接班

交接患者病情与穿刺点局部情况，如压迫敷料有少量渗血应做好标记，必要时更换。有条件时使用动脉压迫止血器，缩短患者卧床时间，减少患者不适。持续观察穿刺点侧足背动脉搏动是否良好，皮肤颜色、温度、感觉有无变化。

十三、癌性疼痛的安宁护理

(一)安宁护理的定义

安宁护理又称为临终关怀,是指对临终患者和家属提供姑息性和支持性的医护措施。研究显示,安宁护理能合理使用现有的卫生资源,节约医疗经费支出,改变人们看待死亡的错误观念,提高患者的生活质量。

(二)服务对象、内容及形式

安宁护理的对象主要是临终患者和家属。临床上通常将预计生存期少于6个月的患者,称为临终患者。

安宁护理的重点是使患者和家属的生理、心理-社会和精神得到支持,帮助患者安宁度过生命的最后阶段。其基本内容包括缓解疼痛、控制症状、患者及家属的心理支持等。安宁护理工作者应了解和满足患者的基本生理需求,及时解除疼痛,尽最大可能使患者处于舒适状态;理解患者和家属的心理需求并及时给予心理支持,使患者和家属正视现实,认识生命价值。此外,由于家属往往更难以接受患者死亡的事实,安宁护理工作者需要通过哀伤辅导服务,帮助家属及时从悲痛中解脱出来。

目前,国内外的安宁护理服务形式也有多种,如独立的临终关怀院、医院内专设的临终关怀病房、日间病房、居家服务等。具体服务内容和形式根据患者的实际情况而定。

(三)安宁护理的基本原则

对临终患者实施安宁护理,应遵循以下原则。

1. 组建多学科协作的专业安宁护理团队

团队成员可包括专业医师、护士、物理治疗师、心理学专家、社会工作者等。研究证实,多学科协作的专业团队对改善临终患者的症状是行之有效的。

2. 鼓励患者和家属的参与

患者在丧失能力之前可以对自己的关怀照护方案提出要求,使他们的尊严和权益得到保护;家属能及时观察到患者的病情状况,并反馈给医护人员;在照护期间,家属可能会出现躯体疲乏、焦虑抑郁、社会支持缺乏等问题,并因此产生对医护人员的不满情绪,安宁护理团队应鼓励家属参与交流,及时了解家属及患者的身心状况。

3. 应用恰当的药物

医护人员应不断调整每一个患者的个体化治疗方案,以缓解疼痛和预防疼痛的发生。

4. 进行连续性定期评估和支持

医护人员应对患者的需求进行反复、定期的评估,对于丧失语言及书写能力的患者可使用非语言的评估法，如面部表情、呻吟等来了解患者正经历的疼痛。

（四）癌性疼痛的安宁护理措施

WHO 曾向发展中国家推荐癌症患者医疗资源分配方案，建议癌症患者的医疗卫生资源的 2/3 应用于疼痛缓解与安宁护理。癌性疼痛患者的安宁护理工作本身具有一定的特殊性，它所包含的治疗方面收费很低，却需要花费大量资金来培训医护人员、完善病房设施等。

目前，我国的医疗体制导致社会对安宁护理的关注度不够，所需的资金支持匮乏，安宁护理的发展较为缓慢。我国部分临床癌症临终患者仍使用各种昂贵化疗药物或呼吸循环监护，疼痛控制并不理想。对于晚期癌症患者，疼痛控制的情况直接关系到患者的生活质量。

1. 临终患者的疼痛特点

晚期癌症患者的常见症状中，疼痛为第二大症状，占 85.5%。临床上许多患者认为，相比死亡而言，疼痛的出现和加剧更让人觉得恐惧。

疼痛是患者的主观感受，是一种躯体和心理共同体验的现象。桑德斯在 20 世纪 60 年代早期提出了 "total pain" 的概念，即全方位疼痛，强调晚期癌性疼痛是多方面因素的结果，包括生理、心理、精神、社会等因素，并且各因素间存在相互作用。如焦虑、社交丧失可以降低患者对疼痛的耐受性，而倾诉、情感的发泄则有可能增加疼痛的耐受性。

癌性疼痛的评估是个多维思考的过程，医护人员通过询问患者来确定疼痛程度、疼痛部位、持续时间、疼痛性质。当患者主诉疼痛时，医护人员应思考疼痛的原因（癌症性原因、其他治疗性原因、并发其他疾病等）、疼痛发生的潜在机制（病理性疼痛、功能性疼痛等）、非躯体因素（焦虑、抑郁、恐惧等）等。

2. 癌性疼痛患者的安宁护理措施

（1）确保良好的基础护理，做好症状管理。临终患者常常会存在两种以上的症状，如疼痛、便秘、食欲缺乏、疲乏、呼吸困难等，各症状之间会相互影响、相互作用。医护人员应及时询问观察患者的各种症状，做好症状管理。

护理人员应确保良好的基础护理，保持床单的清洁、干燥，协助患者在床上活动翻身；保持患者口腔清洁；做好皮肤护理，预防压力性损伤发生；及时正确评估患者的病情变化，遵医嘱使用药物来缓解不良症状等。

（2）详细全面地评估疼痛。正确使用疼痛评估工具来评估患者的疼痛程度，医护人员应相信患者的表达。对于因为存在对镇痛药物的误解，不愿如实表达疼痛的患者，医护人员应及时解除患者对疼痛治疗的顾虑，鼓励其正确表达疼痛程度。

医护人员应详细询问患者病史，包括疼痛的发病时间、持续时间、类型、程度、频率等，对于患者陈述的病史，应向家属确认以获得客观、完整的资料，有利于对疼痛的科学评估。

（3）做好患者的疼痛健康教育。安宁护理的团队成员应了解患者和家属对癌性疼痛及其治疗的愿望和存在的认识误区，通过多种形式的健康宣教，如定期的专题讲座、视频播放、发放疼痛手册、宣传海报等向患者讲解癌性疼痛管理的相关知识。让患者明白正确表达疼痛程度的重要性，告知患者良好的疼痛控制对其生活质量的影响，介绍阿片类药物的使用方法、不良反应及不良反应的处理措施等。

（4）正确处理癌性疼痛。安宁护理团队应帮助患者选择合适的疼痛控制方式，如药物镇痛、音乐疗法、松弛疗法、认知行为疗法等。此外，还应预防阿片类药物的不良反应。

临终患者往往不仅有生理上的疼痛，还可能存在心理性疼痛。研究表明，临终疼痛患者的心理症状中多表现为焦虑、抑郁。未被缓解的焦虑和抑郁可加重躯体症状，包括疼痛。对于存在心理性痛苦的患者，应由专业的心理治疗师为其进行心理评估及支持，在心理治疗期间需要时刻维护患者的尊严和隐私。

（5）建立良好的社会支持系统。良好的社会支持能为患者提供强大的精神和物资保障，能有利于缓解患者心理上的不安、恐惧。安宁护理的成员应采取有效的措施来确保患者有良好的社会支持。积极协调患者与家属的关系，加强患者和家属之间的沟通交流，让家属陪伴患者，激励患者倾诉心理痛苦，鼓励患者在身体状况允许的情况下保持社交活动，保持患者的日常活动功能。

（6）开展死亡教育，帮助患者正视死亡。死亡教育应根据患者的文化背景、个性特点逐步进行，并及时评估患者意愿，不可勉强谈论死亡。死亡教育能使临终患者了解有关死亡的知识，勇敢正视死亡问题。

护理人员应加强与患者的沟通，建立良好的护患关系，让患者相信医护人员能解除其痛苦、保护其尊严。此外，还需帮助患者认识生存的价值和意义，消除患者对死亡的恐惧，让美好的回忆充满其生活的最后阶段。

3. 家属的安宁护理措施

（1）及时评估家属的需求。

安宁护理的对象还包括患者家属，护理人员应及时了解家属的身心情况。在照料临终癌性疼痛患者期间，家属可能会存在生理、心理、社交等方面的改变。

1）生理方面。表现为家属成为照顾者，职责角色发生变化。安宁护理团队应指导家属学会照顾自己，适当休息，腾出些时间和空间来满足自己的需要。鼓励其接受他人的帮助，提供其需要的信息和资料，帮助家属更好地照顾患者。

2）心理方面。家属因面对患者的病情变化和情绪波动，可能会出现恐惧、焦虑、愤怒等。护理人员应及时观察家属的心理变化，鼓励家属表达自己的情绪感受，调节自己的情绪；指导家属进行舒缓压力的活动，如肌肉松弛法、听音乐、深呼吸等。必要时，由心理治疗师对家属进行心理评估和支持。

3）社交方面。家属因为照料患者可能会失去一些社交活动，并因此感到孤独、缺乏安全感。安宁护理团队应帮助家属与他人建立良好的社会关系，鼓励其继续与朋友保持联系，可鼓励家属参加志愿团体等活动。

（2）做好家属的疼痛健康教育及死亡教育。疼痛健康教育及死亡教育不仅针对患者，还应针对其家属。可通过讲座、手册、网络媒介等多种途径来开展家属的疼痛健康教育和死亡教育。

（3）居丧关怀。患者去世后，大部分人对居丧的反应将会持续数月甚至数年。研究显示，在患者治疗期间、濒死期、死亡时、患者死亡刚发生后，与家属进行良好的沟通交流和体贴关怀会对家属的居丧产生正面影响。

安宁护理团队应与丧亲者建立良好的关系；倾听家属的述说，让其回忆过去；鼓励家属采取一些方法来宣泄情绪和压力；帮助家属重新振作，投入新生活中；指导其他人更好地帮助丧亲者；进行随访，了解丧亲者的身心情况。

（马　莉）

病例1　三叉神经痛患者的护理

【案例介绍】

1. 基本信息

患者田××，男，55岁，以"右侧面部疼痛5年"为主诉入院，患者5年前无明显诱因出现右侧面部疼痛不适，呈阵发性点击样烧灼痛，无明显伴随症状，刷牙、触摸面部及吃饭说话时能诱发疼痛，疼痛持续数分钟，可自行缓解，3月前曾到××医院就诊，行微创手术治疗，并给予卡马西平片0.2 g bid 口服，疼痛控制不佳。为求进一步治疗于我院就诊，门诊以"三叉神经痛"收入我科。患病以来，神志清，精神尚可，饮食、睡眠可，大小便正常，体重未见明显减轻。

2. 病史

既往史：高血压病史6年，峰值达170/90 mmHg，未正规服药，血压控制一般，无肝炎、结核类传染病史，无手术史，无外伤史，无输血献血史，无食物药物过敏史，无烟酒嗜好，预防接种随社会进行。

婚育史：24岁结婚，配偶健康，育1子1女，均健康。

家族史：父已故，具体死因不详，母健在，3 兄 1 姐 1 妹均体健，家族无类似疾病发生，否认家族遗传史。

3. 医护过程

入院时测生命体征，T 36.5 ℃，P 74 次 / 分，R 18 次 / 分，BP 121/89 mmHg，NRS 评分 7 分。

体格检查：发育正常，营养良好，神志清晰，精神一般，检查合作。疼痛位于右侧面部，为阵发性疼痛，触及右侧面部后疼痛可诱发，程度较剧烈。入院后积极完善相关基础检查，三叉神经 MRI 回示：双侧小脑上动漫骑跨同侧三叉神经干走行。给予抗炎镇痛类药物应用。于 3 月 10 日 09：40 在全麻下行"三叉神经微球囊压迫术"。术后患者右侧面部疼痛症状消失，NRS 评分 0 分，3 月 11 日患者精神可，睡眠可，大小便无异常。嘱患者：遵医嘱口服抗病毒类药物 7 天，注意眼部护理，外出佩戴护目镜，贝复舒滴眼每日 2～3 次，练习咬合上下齿。

【护理问题及护理措施】

1. 疼痛：与疾病本身及手术创伤有关

教会患者正确评估疼痛的方法，及时询问患者的疼痛情况。

根据患者的疼痛程度，遵医嘱应用止痛药物。

避免各种诱发因素，告知患者禁止触碰面部"扳机点"，导致面部肌肉牵拉及震动而诱发疼痛。

2. 焦虑与恐惧：与疼痛发作剧烈、反复发作及担心预后有关

严密观察病情变化，给予安慰性言语，适时进行心理疏导。

及时反馈病情治疗的进展，帮助患者树立战胜疾病的信心，克服消极悲观的情绪。

保持病房整洁、安静、温度适宜，光线柔和，避免周围环境嘈杂而加重疼痛。

反复、详细地向患者解释治疗方案，正确地回答患者提出的问题，加强健康教育，暗示和安慰患者，解除患者焦虑恐惧情绪。

3. 知识缺乏

缺乏三叉神经痛相关知识，与自身文化水平及信息来源受限有关。

评估患者及家属认识及接受知识的能力。

多与患者及家属沟通，使用通俗易懂的语音，告知疾病相关知识。

告知患者及家属所用药物的作用、副作用及注意事项，以取得配合。

4. 有感染的危险：与手术有关

严密观察病情，监测生命体征。

保持面部穿刺点清洁干燥，避免感染。

做好口腔护理，预防口腔及肺部感染。

5. 潜在并发症：角膜炎

术后患者角膜反射可减弱或消失，易产生暴露性角膜炎、角膜溃疡，遵医嘱使用抗生素眼药水和眼膏。

指导患者外出时戴防护眼镜，防止灰尘进入而并发眼部炎症。

如患者术后出现复视或听力下降，应注意观察，并告知患者行动时动作应慢，必要时有家属陪护。

6. 潜在并发症：脑脊液漏

术后穿刺点常规冰敷6小时。

观察伤口有无渗血渗液，注意鼻腔、口腔、耳道有无渗血渗液。

如出现稀释状血性渗出，及时报告医生，警惕脑脊液漏的发生。

【小结】

三叉神经痛是指在三叉神经分布区域内出现短暂的、阵发性的、反复发作的电击样剧烈疼痛。在天气变化尤以寒冷季节更是发作频繁，严重患者进食、漱口、冷空气刺激均可引起剧烈的电击样疼痛，严重影响生活质量。目前治疗手段主要有药物治疗、微创治疗、开放手术治疗等多种。护理人员通过对患者进行术前心理护理，术中及术后密切观察病情，加强并发症的预防与护理，做好出院指导，可以最大限度地提高手术成功率，降低并发症的发生率，同时调整了患者的不良情绪，提高了患者的生活质量，帮助患者重新融入社会。

【参考文献】

[1] 陈芳，沈秀华，林慧丹，黄冰，任小妹. CT引导下经皮穿刺球囊压迫治疗原发性三叉神经痛的护理[J]. 现代实用医学，2021，33（09）：1228-1230.

[2] 金星，王颖. 医护患协同护理对三叉神经痛术后患者自我护理能力和心理韧性的影响[J]. 中华现代护理杂志，2020（04）：468-473.

[3] 张利梅，杜聪聪，王琳. 人文关怀同质化管理在三叉神经痛介入术疼痛护理中的应用[J]. 齐鲁护理杂志，2020，26（17）：106-108.

（马　莉）

病例 2　会阴痛患者的护理

【案例介绍】

1. 基本信息

患者徐××，女，28岁，以"会阴部疼痛1年余"为主诉入院。患者1年前无明显诱因出现会阴部疼痛症状，伴尿急、尿频、尿痛症状，呈刺痛，无发热等伴随症状，遂就诊于"信阳市中心医院"给予抗感染等对症支持治疗，症状未见明显减轻。10天前，患者就诊于我科，门诊给予普瑞巴林胶囊75 mg一天两次口服，疼痛稍减轻，伴随有腰部酸痛感，小便时疼痛呈烧灼样感觉，为求进一步治疗于我院就诊，门诊以"阴部神经痛"收入我科。患病以来，神志清，精神尚可，饮食、睡眠可，大小便正常，体重未见明显减轻。

2. 病史

既往史：平素体健，无肝炎、结核类传染病史，有手术史，2016年在郑州大学第一附属医院院行"右侧卵巢黏液瘤切除术"，术后伤口愈合良好，无外伤史，无输血献血史，无食物药物过敏史，预防接种随社会进行。

婚育史：未婚未育。

家族史：父母健在，独生子女，家族无类似疾病发生，否认家族遗传史。

3. 医护过程

入院时测生命体征，T 36.3℃，P 72次/分，R 18次/分，BP 130/84 mmHg，NRS评分5分。

体格检查：发育正常，营养良好，神志清晰，精神一般，检查合作。专科检查：腰椎生理弯曲存在，棘突椎旁骨盆边缘压痛叩击痛存在，腰椎前屈、后伸、侧屈、旋转等活动受限不明显。入院后积极完善相关基础检查，未发现明显阳性结果。患者较年轻，且疼痛时间较长，伴随焦虑抑郁不良情绪，广泛性焦虑障碍（GAD-7）量表评分13分，中度焦虑，PHQ-9抑郁症筛查量表评分18分，中度抑郁。给予活血化瘀、抗炎镇痛、抗焦虑抑郁类药物应用。于6月22日16:30在局麻下行"阴部神经射频治疗术"。术后患者会阴部疼痛及尿急、尿频、尿痛症状明显缓解，NRS评分2分。6月23日患者精神可，睡眠可，大便无异常。嘱患者：保持情绪稳定，规律作息，避免劳累；多饮水，进食清淡易消化食物，禁食辛辣、刺激、生冷食物，戒烟酒，增加饮食中粗纤维量的摄入；帮助患者熟悉会阴痛预防保健知识及自我护理方法；指导患者在日常生活中应注意疼痛区域避免过度刺激，减少和降低疼痛再发。

【护理问题及护理措施】

1. 疼痛：与疾病有关

详细评估患者疼痛的部位、性质、特征、发作时间、伴随症状、加重和缓解因素。

遵医嘱正确实施给药措施，指导患者规律用药，并观察用药后效果及不良反应，及时反馈用药效果。

采取缓解疼痛的措施，如适当变换体位、创造安静舒适的环境等，以缓解疼痛。

根据病情做好相应的基础护理。

如出现爆发痛，应及时通知医生并积极处理，密切观察疼痛情况，及时评价和记录各种镇痛措施的效果。

2. 焦虑与抑郁：与缺乏疾病治疗、护理的相关知识及久治不愈有关

与患者和家属建立融洽关系，倾听并鼓励患者表达真实情感，帮助患者发现焦虑、悲哀情绪来源，指导患者排除外界压力和刺激，适时进行情绪宣泄，与患者及家属一起制订康复目标，鼓励并陪伴，树立患者战胜疾病的信心。

遵医嘱使用抗焦虑药物，并观察用药后效果及不良反应。

3. 有周围神经功能障碍的危险

遵医嘱应用营养神经药物，并密切观察用药效果和不良反应，确保安全用药。

术后指导患者尽早进行床上活动，并逐步在病情允许的情况下下床活动，尽早开始专业康复锻炼，以加速周围神经功能恢复。

4. 潜在并发症：感染

密切观察体温变化。

教会患者会阴部护理方法，避免泌尿系感染；保持穿刺处局部皮肤表面清洁干燥，避免搔抓，促进创面愈合，注意观察体温及局部皮肤的变化，预防穿刺处感染。

5. 睡眠形态紊乱

保持病房环境安静舒适、温度适宜，遵循患者睡眠习惯和方式，限制晚间饮水量，便盆放于可取处，尽量减少睡眠干扰。

遵医嘱给予镇静药物应用，并密切观察用药效果和不良反应，确保安全用药。

6. 自我形象紊乱

让患者了解因机体功能的变化引起的心理活动是正常的反应，帮助患者明确如何对待功能损伤，掌握正确的应对机制。

必要时，给患者进行心理咨询。鼓励患者与其他病友进行交流，以增强战胜疾病的信心。

7. 预感性悲哀

积极与患者及家属沟通，通过交流确认患者对疾病和未来生活方式的顾虑，对应地

给予讲解和指导，使患者正确认识本疾病。

建议患者及家属共同参与术后康复计划和目标制订，配合医护人员做好治疗，促进疾病康复。

8. 知识缺乏：缺乏减轻疼痛及术后康复锻炼相关知识

指导患者进行盆底肌功能锻炼，制订如厕时间表，穿棉质的内衣裤，教会患者自我放松，分散注意力。

原疼痛区域避免过度刺激，减少和降低疼痛再发，告知患者疼痛发作时及时告知，以便进行有效处理。

9. 有跌倒/坠床的风险：与服用镇痛药物及夜尿多频繁起床有关

睡前排尿，加强巡视，必要时应用床栏。

告知患者正在服用的镇痛药物可能增加跌倒的风险，提高患者防范意识。

指导患者改变体位时动作宜慢，如需要协助，可使用床头呼叫器。

床头悬挂"预防跌倒/坠床"的警示标识；保持病室、卫生间地面干燥，光线适宜。

【小结】

会阴部神经痛是一种严重影响生活质量和治疗困难的顽固性疼痛，目前尚缺乏治疗标准及根治办法，其治疗的目标是最大程度的功能恢复与显著减少疼痛的严重程度。患者临床表现不一，疼痛性质多样，在神经支配的臀部、肛门周围及会阴部位表现为皮肤疼痛、烧灼感、麻木感、针刺样等，并常伴有泌尿及直肠肛门功能的变化。长期病痛导致患者焦虑抑郁。该会阴部神经病理性疼痛患者，经双侧阴部神经脉冲射频治疗术效果良好，配合优化的护理方案，个性化实施，有效帮助减轻患者疼痛，提高生活质量，缩短住院时间，减少术后再发的概率。并通过正确积极的心理护理，及时与患者沟通，解决患者的心理障碍，明显降低焦虑、抑郁等负面情绪的发生。

【参考文献】

[1] 王成龙, 赵梦楠, 刘妍, 奚奇, 宋涛. 阴部神经痛的诊断与治疗策略 [J]. 中国疼痛医学杂志, 2018, 24（04）: 292-295.

[2] 张志军, 邹晋峰, 黄朝东, 康新国. 奇神经节射频治疗会阴痛的疗效观察 [J]. 贵州医药, 2021, 45（06）: 904-905.

[3] 王晓晨, 冯泽国, 路桂军, 李扬, 陈永杰. 会阴痛患者抑郁及其严重程度和生活质量的调查 [J]. 北京医学, 2018, 40（06）: 555-558.

（马　莉）

病例3 带状疱疹后神经痛患者的护理

【案例介绍】

1. 基本信息

患者乔××,男,65岁,以"右侧胸背部疼痛70天,加重12天"为主诉入院。患者70天前右侧胸背部疱疹,后出现皮肤疼痛,呈锐痛,间断性发作,在河南省直第一人民医院诊断为带状疱疹,给予抗病毒治疗,疼痛减轻不明显,后就诊于我科,诊断为带状疱疹后神经痛,给予口服普瑞巴林、羟考酮、度洛西汀、胸脊髓背根神经节调节术,疼痛症状缓解明显,出院后持续服用普瑞巴林、羟考酮、度洛西汀、替扎尼定期间疼痛控制可;12天前患者上述药物停止服用,右侧胸背部疼痛再次加重,为痉挛性痛,间断性发作;为求进一步诊治,门诊以"带状疱疹后神经痛"收入我科;发病以来,神志清,精神、饮食、睡眠可,大、小便正常,体重无明显变化。

2. 病史

既往史:2年前患"脑梗死",有外伤史,3年前车祸史,右侧锁骨及肋骨骨折,未行手术治疗。无高血压、冠心病、糖尿病史,无肝炎、结核等传染病史,有左氧氟沙星、脂肪乳过敏史,无输血、献血史。

婚育史:28岁结婚,配偶健康,育1子,健康。

家族史:父母健在,1兄2弟2妹均体健,家族无类似疾病发生,否认家族遗传史。

3. 医护过程

入院时测生命体征,T 36.4℃,P 72次/分,R 18次/分,BP 121/76 mmHg,NRS评分6分。

体格检查:发育正常,营养良好,神志清晰,精神一般,检查合作。专科检查:右侧胸部3~6肋间区域痛觉过敏,并伴局部皮肤浅感觉减退,局部皮肤压痛阴性。入院后积极完善相关基础检查,给予抗炎镇痛类药物治疗。于12月18日在局麻DSA引导下行"椎管内脊髓电刺激植入术"。经治疗护理后患者右侧胸背部疼痛症状较前明显减轻,NRS评分2分,精神可,睡眠可,大、小便无异常。嘱患者:合理饮食,规律作息,保持情绪稳定,适量活动,增强机体免疫力。

【护理问题及护理措施】

1. 疼痛：与疾病本身及手术创伤有关

评估疼痛的部位、性质、程度，遵医嘱严格正确使用镇痛药物，同时注意观察药物的不良反应。

在为患者实施止痛治疗的同时，护士应以同情、安慰和鼓励的态度支持患者。为患者提供良好舒适的治疗环境。

指导患者分散注意力的方法及放松疗法，听合适的音乐舒缓心情、转移或者分散注意力，以缓解疼痛。

加强巡视，动态对患者进行疼痛评估，根据疼痛评分调整电刺激量，观察调量后疼痛性质及评分，观察手术切口有无异常，及时告知医师并做好记录。

2. 有感染的危险：与手术创伤及消毒不严有关

密切观察体温变化，体温升高时给予物理降温，体温大于38.5℃时，给予药物降温。

观察患者血压的变化，观察穿刺处有无渗血、渗液，植入电极的长度，双下肢的肌力、感觉和活动度，大小便情况。防止感染的发生。

保持室内安静、空气清新，定时通风和消毒。

术后应保持患者切口敷料清洁干燥，渗血、渗液、出汗、潮湿等应及时换药，降低感染风险。

3. 舒适度改变：与疾病本身及手术创伤有关

术后需卧床48小时，指导患者多饮水，适当进行床上肢体活动，避免长时间保持一个姿势不动，预防下肢静脉血栓的发生。

细心倾听患者诉说不舒适的原因，帮助患者分析问题，减轻痛苦。

4. 潜在并发症：电极移位，与不当体位及固定不良有关

指导患者移动时严格实行轴向移位的原则，防止身体扭曲导致电极移位。

限制患者脊柱活动度，避免进行弯腰、伸长身体或扭动身体的活动，并遵医嘱定期行X线检查。

妥善固定导线部分，避免过度牵拉，嘱患者活动时，将体外刺激器放置于上衣口袋内并用胶布固定，避免体外刺激器掉落，防止牵拉导线导致导线滑脱、移位、折断和电极移位。

5. 知识缺乏：与个人文化程度、认知能力及宣教不到位有关

向患者及家属讲解脊髓电刺激的使用及注意事项，以及可能出现的情况及解决办法，准确及时评估并记录患者疼痛、刺激参数的调整情况，评价镇痛效果。

6. 焦虑：与长期疼痛及心理压力有关

主动了解患者的心理动态，告知患者术后卧床的重要性，解除其因术后不适产生的焦虑情绪。

经常巡视病房，了解患者的需要，帮助患者解决问题，鼓励患者当产生焦虑时告知医护人员。

帮助患者提高解决问题的能力，重点强调出现焦虑感觉时也能使用符合逻辑的应对措施。

7. 活动无耐力：与手术后创伤及营养摄入不够有关

根据病情或患者的需要协助日常生活活动，以减少能量消耗，鼓励患者在能耐受的活动范围内坚持身体活动。

指导患者调整饮食结构，多饮水，进食纤维素含量高的食物和水果，养成定时排便的习惯。

8. 预感性悲哀

积极与患者及家属沟通，通过交流确认患者对疾病和未来生活方式的顾虑，对应地给予讲解和指导，使患者正确认识本疾病。

建议患者及家属共同参与术后康复计划和目标制订，配合医护人员做好治疗，促进疾病康复。

9. 潜在并发症：便秘，与长期应用镇痛药物及活动减少有关

指导患者合理饮食，进食清淡、易消化类食物，多饮水，避免食用辛辣刺激性食物。

餐后 30 分钟顺时针方向按摩腹部，以促进肠蠕动，预防便秘。

必要时遵医嘱应用通便类药物。

【小结】

带状疱疹后神经痛是一种典型的慢性神经病理性疼痛，病程迁延难愈，常表现为痛觉过敏和痛觉超敏，伴有情感及睡眠障碍，极大地限制患者的日常活动，降低生活质量。药物治疗是首选，但部分患者疼痛不能得到有效控制，目前没有一种治疗方式能够对所有 PHN 患者完全有效，任何单一的干预措施都不能完全消除疼痛，并且在减少疼痛的同时也存在潜在的不良反应，严重影响患者日常生活和睡眠。脊髓电刺激（spinal cord stimulation，SCS）作为神经调控新技术，是将电极植入椎管内，以脉冲电流干扰疼痛在脊髓的传导、加工，从而减轻疼痛。由于 SCS 不需要破坏神经结构，安全微创，可根据病情变化调整治疗参数，因此，SCS 治疗疼痛逐步得到推广。同时对带状疱疹后神经痛患者采取科学的疼痛识别和评估、及时的个性化止痛、合理用药镇痛等多种疼痛管理方法，有助改善患者对于医护工作的满意度，促进患者更好地配合治疗，提高治疗

效果。

【参考文献】

[1] 于生元，万有，万琪，等. 带状疱疹后神经痛诊疗中国专家共识[J]. 中国疼痛医学杂志，2016，22（03）：161-167.

[2] 沈意娜，许丽媛. 带状疱疹后神经痛护理文献研究进展[J]. 中国疼痛医学杂志，2022，28（01）：60-64.

[3] 何志敏，舒伟，胡永生，王惠娟，张文杰，史燕薇. 带状疱疹后神经痛患者行脊髓电刺激筛选试验期护理病例报道[J]. 中国疼痛医学杂志，2020，26（07）：557-560.

[4] 吴雨菲，邹天浩，杨东. 脊髓电刺激治疗带状疱疹神经痛的应用进展[J]. 中国疼痛医学杂志，2022，28（02）：134-138.

（马　莉）

病例 4　颈椎间盘突出症患者的护理

【案例介绍】

1. 基本信息

患者黄××，男，61岁，以"左侧肢体无力2个月，加重半个月"为主诉入院。患者自诉2个月前无明显诱因出现左侧肢体无力，左侧颈肩部困痛，伴左肩部、左上肢麻木、无力，功能活动受限，在当地诊所给予口服药物（不详）后症状缓解不明显，2个月来上述症状反反复复，休息后症状稍缓解，近半月来上述症状加重。为求进一步治疗于我院就诊，门诊以"左侧肢体无力查因"收入我科。患者患病以来，神志清，精神尚可，饮食尚可，睡眠可，大、小便正常，体重未见明显减轻。

2. 病史

既往史：平素体健，无肝炎、结核类传染病史，无手术史，无外伤史，无输血、献血及食物、药物过敏史。预防接种随社会进行。

个人史：生于河南省开封市尉氏县，无长期外地居住史，无吸烟史，无饮酒嗜好。

婚育史：适龄结婚，配偶健康，育1子1女，子女均健康。

家族史：家族无类似疾病发生，否认家族遗传史。

3. 医护过程

入院生命体征：T 36.3℃，P 57次/分，R 16次/分，BP 114/74 mmHg，NRS评分

2分。

发育正常，营养良好，神志清晰，精神一般，检查合作，体征：颈部活动度可，颈椎生理弯曲（存在），引颈试验（+），扣顶试验（+），（左）侧臂丛神经牵拉试验（+），椎间孔挤压试验（+），斜角肌试验（-），颈$_{3~7}$椎体棘突及椎旁压痛（+），左上肢浅感觉有异常，肌力Ⅳ级，肱二头肌肌腱反射存在，霍夫曼征（-），左下肢浅感觉有异常，肌力Ⅳ级，跟腱反射存在，病理征（-）。入院完善相关检查后给予脱水、营养神经、化瘀通络类药物静脉应用。颈椎 CT 回示：①颈 4~5、颈 5~6、颈 6~7 椎间盘突出；②颈椎退行性变。头、颈椎 MRI 回示：①双侧基底节区多发腔隙性脑梗死；②轻度脑白质脱髓鞘，空泡蝶鞍；③双侧筛窦炎；④颈 4~5、颈 5~6 椎间盘突出并椎管狭窄；⑤颈 3~4、颈 6~7 椎间盘膨出；⑥颈椎退行性变。

于 11 月 23 日 09：00 在局麻 DSA 引导下"颈 4~5、颈 5~6 椎间盘镜下髓核摘除+髓核低温等离子消融术+椎间孔扩大成型术"。术后患者神志清，未诉特殊不适，穿刺处敷料清洁干燥。

体格检查，T 36.2℃，P 67 次/分，R 17 次/分，BP 131/83 mmHg，NRS 评分 0 分。遵医嘱给予去枕平卧 6 小时后改床上佩戴颈托自由卧位 24 小时，禁食水 4 小时后改流质饮食，心电监护 6 小时。11 月 25 日，患者神志清，精神可，切口处敷料清洁干燥，左侧肢体浅感觉、运动功能均正常。嘱患者：佩戴颈托下床活动，改变体位时动作宜慢，锻炼应循序渐进，以不感疲乏为宜。

【护理问题及护理措施】

1. 麻木伴疼痛：与疾病本身及手术创伤有关

评估疼痛的性质、部位、持续时间及原因，维持良好的姿势与体位，去除引起麻木不适的刺激源。

保证患者有足够的休息和睡眠，与患者聊天、听音乐等分散其注意力。

集中进行各项操作治疗，尽量使用无创性止痛措施，必要时遵医嘱给予物理疗法、止痛药物应用，观察理疗、用药后效果与反应。

观察四肢感觉运动、肌力情况，嘱患者自主活动四肢，了解有无麻木、感觉及运动障碍。

2. 有出血的风险：与手术、凝血机制差有关

术中密切观察手术切口出血量，必要时应用止血药物、备血。

术后注意观察切口处敷料有无渗血、渗液，延长按压静脉穿刺点时间。

日常生活中注意安全，肢体避免碰撞。

3. 舒适的改变：与疾病本身及术后强迫体位有关

协助患者正确地更换卧位，动作稳、准、轻，提高其舒适度，将所需物品放在患者

可及的范围内。

佩戴颈托,避免颈部过度活动,做好日常生活护理。

4. 有坠床跌倒的风险:与疾病本身有关

悬挂预防跌倒标识,班班交接,加强巡视,告知患者及家属可能导致跌倒的原因,并采取相应防范措施。

保持地面无水渍、障碍物,病室及活动区域灯光充足。

患者呼叫器、日常生活用品放于可及处,提醒患者下床时若有需要寻求帮助。指导患者穿长短合适的衣裤及防滑鞋。

留陪一人,协助患者家属做好日常生活护理。

5. 焦虑:与担心预后有关

多陪伴并鼓励患者,讲解疾病相关知识及手术成功案例,树立战胜疾病的信心。

给予患者及家属心理护理,倾听患者主诉,减轻心理负担,赢取患者信任,增加配合度。

6. 知识缺乏:与缺乏疾病治疗、护理相关知识有关

告知患者早期活动及功能锻炼管理目的并制订计划表,使早期活动及锻炼有序、有据进行。

指导患者进行术后康复训练,生活和工作中注意保持正确姿势。

讲解术后佩戴颈托的必要性,及时解答患者疑惑。

7. 有皮肤完整性受损的危险:与自身银屑病、术后卧床限制活动有关

悬挂预防压疮标识,卧床期间每班检查患者皮肤情况,指导并协作患者每2小时轴线翻身一次,移动躯体时动作轻柔,避免拖、拉、拽。

指导患者穿棉质衣服,勤修剪指甲,避免皮肤抓伤。

保持患者床单位的整洁、平整、无渣屑。

8. 有下肢静脉血栓的风险:与术后卧床限制活动有关

禁止在双下肢静脉输液,指导患者床上主动及被动肢体活动,病情许可尽量早期下床活动。每次15分钟,观察双下肢远端的皮肤温度、色泽、感觉和足背动脉搏动强度。

病情许可可多饮水,每日2000 mL以上,禁烟,进低脂多纤维素的饮食,保持大便通畅。

9. 潜在并发症:感染,与手术创伤有关

注意观察切口处敷料有无渗血渗液,皮肤有无红肿发热等,切口处换药时注意无菌操作。

监测患者体温变化,手术后3日复查血常规、CRP,必要时遵医嘱合理使用抗生素,发现异常及时汇报处理。

保持患者床单位的整洁，指导患者经常更换衣物。

10. 潜在并发症：脑脊液漏、神经损伤

注意观察患者有无头痛、头晕、恶心等症状，一旦出现脑脊液漏，立即协助患者取去枕平卧位，并遵医嘱给予补液治疗，密切观察病情变化。

注意观察患者双上肢的肌力及浅感觉，并和健侧对比，了解有无麻木等不适，指导患者进行主动运动。

【小结】

颈椎病是由于颈椎间盘退变及继发性改变，刺激或压迫相邻脊髓、神经、血管和食管等组织，并引起相应的症状和体征，严重影响患者的正常工作和生活。椎间孔镜下颈椎间盘髓核摘除术是治疗颈椎病最有效的方法之一，具有微创、并发症少、恢复快等优点，目前已经得到广泛的应用。全面的围术期护理是患者康复的有力保证，包括术前帮助患者客观、全面地了解椎间孔镜下颈椎间盘髓核摘除术，可使患者在最佳的心理状态下接受手术；完善术前准备工作，做好适应性训练能为手术顺利进行创造良好的条件；术后严密观察病情，做好体位、活动及饮食指导，预防并发症的发生，做好出院指导，可促进患者康复。

【参考文献】

[1] 贺欢. 经皮椎间孔镜下颈椎间盘髓核摘除术的围术期护理[J]. 美中国际创伤杂志, 2021, 20（2）: 63-64.

[2] 王逢. 椎间孔镜下后路颈椎间盘突出髓核摘除术中的护理配合[J]. 饮食保健, 2020, 7（17）: 171-172.

[3] 张新红, 冉兵. 椎间孔镜下颈椎间盘髓核摘除术围术期护理[J]. 全科护理, 2018, 16（09）: 1102-1103.

（马 莉）

病例 5 腰椎间盘突出症患者的护理

【案例介绍】

1. 基本信息

患者范××，男，34 岁，以"腰部及双下肢疼痛 2 个月"为主诉入院，患者 2 个月前劳累后出现腰部及双下肢疼痛，疼痛性质为酸痛，伴双下肢乏力、麻木，休息后减轻，劳累后加重，无心慌、胸闷，曾就诊于×××医院，诊断为"腰椎间盘突出"，给予脱水、抗炎止痛等治疗，病情时轻时重，为求进一步治疗于我院就诊，门诊以"腰椎间盘突出"收入我科。患病以来，神志清，精神尚可，饮食尚可，睡眠差，大便小便正常，体重未见明显减轻。

2. 病史

既往史：平素体健，无肝炎、结核类传染病史，有手术史，2018年12月3日因外伤致"尺骨鹰嘴骨折"于××医院行"内固定术"，有外伤史，无输血史，无献血史，无食物过敏史，无药物过敏史，预防接种随社会进行。

个人史：生于河南省汝州市，无长期外地居住史，有吸烟史14年，20支/天，有饮酒嗜好15年，约200 mL/d。

婚育史：20岁结婚，配偶健康，育2子2女，子女均健康。

家族史：父母均健在，1姐体健，家族无类似疾病发生，否认家族遗传史。

3. 医护过程

入院生命体征：T 36.0℃，P 120次/分，R 22次/分，BP 143/89 mmHg，NRS评分7分。

体格检查：发育正常，营养良好，神志清晰，精神一般，检查合作，体征：腰部活动度可，腰椎生理弯曲存在，双下肢直腿抬高试验（-），加强试验（-），仰卧挺腹试验（-），"4"字试验，骨盆分离及挤压试验（-），梨状肌试验（-），$L_{3～5}$椎体棘突及椎旁压痛（+），叩击痛（+），（左）（右）侧骶髂关节处压痛（-），腰三横突压痛（+），臀上皮神经处压痛（+），梨状肌处压痛（-），髂胫束处压痛（+），（左）（右）下肢浅感觉无减退，足背伸及伸𧿹肌力（V）级，跟膝腱反射（存在），病理征（-）。并完善血常规、CRP、血沉、肝肾功、电解质、凝血四项、输血四项、心电图、彩超及腰椎MRI等检查。患者腰部及双下肢重度疼痛，NRS评分7分，严重影响活动，影响夜间睡眠，遵医嘱给予PCA静脉镇痛泵（内加舒芬太尼100μg，右美托咪定0.2 mg）应用。患者疼痛时间较长，伴随焦虑状态，广泛性焦虑障碍（GAD-7）量表评分7分，轻度焦虑，遵医嘱给予文拉法辛缓释胶囊口服缓解焦虑情绪。并给予静脉应用化瘀通络类药物，口服元胡止痛滴丸行气止痛，全杜仲胶囊补肝肾强腰膝。12月7日血常规结果回示炎性指标较高，存在细菌感染可能，给予头孢曲松钠2 g，qd，抗感染治疗。12月14日复查血常规，结果均在正常范围；腰椎MRI结果回示：①$L_{2～3}$、$L_{4～5}$、$L_5～S_1$椎间盘突出；$L_{4～5}$、$L_5～S_1$腰椎间盘变性；②腰椎骨质增生。于12月15日行椎间盘造影，提示$L_5～S_1$、$L_{4～5}$节段脊神经受压。于12月21日13：00在局麻下行"经皮穿刺$L_5～S_1$椎间盘切除术联合椎管扩大减压术"，16：50术毕返回病房，神志清，T 36.6℃，P 86次/分，R 21次/分，BP 125/93 mmHg。NRS评分1分，日常生活能力评定50分，部分不能自理。术后第二天，患者神志清，精神可，切口处敷料清洁干燥、双下肢浅感觉、运动功能均正常，可佩戴腰围下床活动，NRS 评分 1 分，停用静脉镇痛泵。嘱患者：以卧床休息为主，适量活动，合理饮食，规律作息。

【护理问题及护理措施】

1. 有感染的危险

注意观察切口处敷料有无渗血渗液，皮肤有无红肿发热等，切口处换药时注意无菌操作。

监测患者体温变化，手术后 3 日复查血常规、CRP，必要时遵医嘱合理使用抗生素，发现异常及时汇报处理。

保持患者床单位的整洁，指导患者经常更换衣物。

2. 疼痛：与手术创伤及突出的椎间盘压迫、刺激神经根有关

密切观察患者病情变化并记录患者疼痛的部位、程度、性质及伴随症状，必要时遵医嘱应用镇痛药物，并观察用药后作用及副作用。

遵医嘱嘱患者以卧床休息为主，翻身时避免扭曲脊柱。

通过放松训练、意象干预等技巧，帮助患者转移疼痛注意力，减轻疼痛感受。

保持周围环境安静、整洁、安全，去除引起不适的刺激源，保证患者足够的休息和睡眠。

集中进行各项操作治疗，尽量使用无创性止痛措施，必要时遵医嘱给予止痛药物的应用。

3. 生活自理能力下降：与疼痛及术后卧床有关

评估患者的自理能力，将呼叫器等常用物品放于患者容易拿到的位置。

教会患者翻身、上下床的正确方法，指导患者下床时佩戴腰围加以保护和支撑，避免久坐久站。

锻炼应循序渐进，逐步增加活动量，避免劳累，鼓励患者逐步完成各项自理活动。

4. 舒适的改变：与术后强迫体位有关

了解疼痛的发作诱因及不舒服的程度，以改善舒适状态。

限制探视时间，为患者提供安静、舒适的病房环境，定时开窗通风，避免不良刺激，使患者身心愉悦。

给予患者倾诉的机会，教会放松的技巧。

5. 活动无耐力：与手术创伤有关

卧床期间指导患者定时进行床上的下肢功能锻炼。

术后 24 小时在医护人员的指导下可佩戴腰围下床活动。

6. 有皮肤完整性受损的危险：与术后卧床限制活动及体型偏瘦有关

悬挂预防压疮标识，卧床期间每班检查患者皮肤情况，指导并协助患者每 2 小时轴

线翻身一次,移动躯体时动作轻柔,避免拖、拉、拽。预防压疮和深静脉血栓的形成。

指导患者穿棉质衣服,勤修剪指甲,避免皮肤抓伤。

保持患者床单位的整洁、平整、无渣屑。

7. 知识缺乏:缺乏减轻疼痛、术后康复及腰背肌功能锻炼相关知识

告知患者早期活动及功能锻炼管理目的并制订计划表,使早期活动及锻炼有序、有据进行。

指导患者进行术后康复训练,包括屈膝训练、直腿抬高训练和腰背肌功能锻炼等。

生活和工作中注意保持正确姿势,避免久坐久站、弯腰负重,注意腰部保暖,尽量睡硬板床。

讲解术后佩戴腰围的必要性,及时解答患者疑惑。

8. 焦虑:与担心疾病预后有关

理解同情患者的感受,耐心倾听患者的诉说,对患者提出的问题给予明确、有效和积极的信息。

通过宣传册、图片、视频等方式,向患者介绍手术的优点、麻醉方式和术中如何配合等,消除缓解患者的恐惧及心理顾虑。

同患者一起探讨正确的应对方式,对患者的合作和进步及时给予肯定和鼓励。

9. 潜在并发症:脑脊液漏、神经损伤,与手术创伤有关

注意观察患者有无头痛、头晕、恶心等症状,一旦出现脑脊液漏,立即协助患者取去枕平卧位,并遵医嘱给予补液治疗,密切观察病情变化。

注意观察患者双下肢的肌力及浅感觉,并和健侧对比,了解有无麻木等不适,指导患者进行主动运动。

10. 潜在并发症:便秘,与长期应用镇痛药物及活动减少有关

指导患者合理饮食,进食清淡、易消化类食物,多饮水,避免食用辛辣刺激性食物。

餐后 30 分钟顺时针方向按摩腹部,以促进肠蠕动,预防便秘。

必要时遵医嘱应用通便类药物。

11. 潜在并发症:神经根粘连,与手术后缺乏锻炼或锻炼方法不正确有关

告知患者术后进行踝泵锻炼及直腿抬高锻炼的重要性。

鼓励并指导患者坚持康复锻炼,循序渐进。

【小结】

腰椎间盘突出症是疼痛科常见的疾病之一,高发于 20~50 岁男性,对患者的日常生活、情绪影响较大,常用药物联合微创治疗,必要时需行手术治疗。因此我们在日常生活中应注意保持正确的卧、坐、立、行和劳动姿势,经常变化姿势,合理应用人体力

学原理，对于腰部劳动强度过大的工人，可通过佩戴腰围保护，同时也要加强营养及腰背部肌肉锻炼，以增加脊柱的稳定性，从而预防突出。

【参考文献】

［1］李乐之，路潜，等. 外科护理学［M］. 6版. 北京：人民卫生出版社，2017.

［2］陈琼星，罗伟华，彭红霞. 核心肌群康复训练联合疼痛护理对腰椎间盘突出症患者疼痛及腰椎功能的影响［J］. 中国临床护理，2022，14（01）：24-26.

［3］谢水群，卢惠惠，赵芷婷，等. 基于目标管理理论的细节护理干预在腰椎间盘突出症患者中的应用［J］. 齐鲁护理杂志，2021，27（22）：76-78.

［4］叶瑶. 综合护理对接受微创手术的腰椎间盘突出症患者的临床效果［J］. 中国现代医生，2021，59（32）：169-172.

（马　莉）

病例 6　晚期癌痛患者的护理

【案例介绍】

1. 基本信息

患者薄××，男，50岁，以"胰腺癌术后7月余，腹痛5天余"为主诉入院。7月前诊断为胰腺占位，排除手术禁忌证，于5月7日行胰体尾部切除、脾切除、肠粘连松解术，术后给予补液、抗感染、营养支持等治疗。5天前出现腹痛，呈间断性锐痛，伴大便习惯改变，进食后排便不顺，为求进一步治疗于我院就诊，门诊以"胰腺癌术后"收入我科。患病以来，神志清，精神尚可，食欲减退，睡眠可，小便正常，体重未见明显减轻。

2. 病史

既往史：高血压16年，最高170/140 mmHg，现口服硝苯地平、缬沙坦，血压控制可；糖尿病9年，口服二甲双胍9年，效果差，1年前开始加用达格列净、注射利拉鲁肽；心脏下壁、侧壁缺血10年，口服贝他洛尔9年，去年改口服比索洛尔；高血脂5年，口服瑞舒伐他汀4年，去年改服匹伐他汀，口服阿司匹林5年，停服1月；胆囊炎20年，间断口服金胆片；脂肪肝25年。无肝炎、结核类传染病史，无手术史，无外伤史，无输血史，无献血史，无食物过敏史，无药物过敏史。

个人史：生养于原籍，无长期外地居住史。无特殊生活习惯，有吸烟史：抽烟35年，4～5根/天。有饮酒嗜好，饮酒史35年，500毫升/次，3～4次/周。无工业毒物、粉尘、放射性物质接触史，无有毒性物质接触史，无疫区接触史。

婚育史：22岁结婚，配偶患有糖尿病、妇科病。育1子1女，子女均健康。

家族史：父已故，胃癌去世，母已故，尿毒症。1兄1姐均体健。家族中无类似疾病、传染性疾病、遗传性疾病。

3. 医护过程

入院生命体征：T 36.6℃，P 103次/分，R 24次/分，BP 91/62 mmHg，NRS评分4分。

体格检查：发育正常，营养良好，神志清晰，精神一般，自主体位，面色红润，面容正常，表情安静，步态正常，检查合作。胸壁压痛、肋间隙回缩、肋间隙膨隆。腹平坦，腹部可见一长约20 cm的手术瘢痕，未见肠型及蠕动波，无腹壁静脉曲张，腹软，腹部无压痛及反跳痛，未触及异常包块，肝脾肋缘下未触及，Murphy's征阴性，肝区及双肾区无叩击痛，叩诊呈鼓音，移动性浊音阴性，听诊肠鸣音6次/分，未闻及气过水声。

入院后完善血常规、电解质、血脂、血糖、消化肿瘤六项、血淀粉酶、腹部超声及腹部CT等检查，并给予患者补液、抑酸、保肝、营养支持等治疗。12月8日患者腰腹部刺痛明显，NRS评分6分，白天轻、夜间重，影响睡眠，无腹胀、腹泻，无恶心呕吐，小便正常，大便3日未解，转入疼痛科进一步诊治。患者血常规回示：中性粒细胞百分数83.7%，给予头孢曲松钠2 g qd抗感染，依托考昔、普瑞巴林止痛，乳果糖改善便秘等药物治疗，12月10日疼痛控制不理想，加用盐酸羟考酮缓释片并根据疼痛情况逐渐加量，12月15日行CT引导下"腹腔神经丛毁损术"，术后患者腹腔神经丛控制区域疼痛明显缓解，NRS评分：2分，下腹部偶有较明显的疼痛症状。12月21日针对下腹部疼痛症状，行CT引导下"下腹下神经丛及腰交感神经毁损术"，术后患者诉下腹部疼痛症状较前好转，腰部偶感酸胀，下腹边缘轻度疼痛及餐后腹胀感，NRS评分：1分，无发热、头晕等不适。嘱患者：合理饮食、适当运动，保持大便通畅、情绪稳定和充足的睡眠。

【护理问题及护理措施】

1. 疼痛：与疾病本身有关

动态、全面评估患者疼痛的部位、性质、程度，遵医嘱严格正确使用镇痛药物，同时注意观察药物的疗效及不良反应。

在为患者实施止痛治疗的同时，应以同情、安慰和鼓励的态度支持患者，为患者提供良好舒适的治疗环境。

指导患者分散注意力的方法及放松疗法，听合适的音乐舒缓心情、转移或者分散注意力以缓解疼痛。

2. 营养失调：低于机体需要量

给予患者高热量、高蛋白、高维生素、清淡、易消化饮食，可与营养师和患者商量制订饮食计划。

鼓励适当活动，以增加营养物质的代谢和作用，从而增加食欲。同时要保证身体及精神的良好休息，必要时帮助患者进餐。

3. 睡眠形态紊乱

保持周围环境安静，避免大声喧哗。保证病室内温度舒适，被子厚度合适，尽量不开床头灯，使用壁灯。

有计划地安排护理活动，尽量减少对患者睡眠的干扰。

指导患者使用放松技术，提供促进睡眠的措施，如喝热牛奶、热水泡脚等。

4. 焦虑：与疾病治疗有关

护士应积极主动与患者沟通，耐心解释病情，消除心里紧张和顾虑，使能积极配合治疗和得到充分休息。

通过连续性护理与患者建立良好的护患关系，协助患者认知他的焦虑，以便主动采取调整行为，指导使用放松技术。必要时遵医嘱使用抗焦虑药物。

倾听并鼓励患者表达感受，并尽量减少不必要的刺激，鼓励家属多探视，进行有效的沟通，帮助患者制订以后的计划，讨论患者的愿望，协助家属尽量满足和实现。

5. 缺乏知识：缺乏与疾病相关的知识

首先根据患者的身体和心理状态选择合适的学习计划，提供适合患者所需的学习材料。

允许和鼓励患者自学相关知识，鼓励患者提出问题，耐心给予解答。

积极主动讲解相关知识，同时鼓励患者有规律地进行合适锻炼，缓解患者疼痛。

6. 便秘：与活动减少及服用阿片类镇痛药物有关

饮食疗法，鼓励患者多食新鲜蔬菜水果，增加患者食物中的纤维素含量。

如果没有禁忌鼓励患者多饮水，每天摄入充足的水分。

每日顺肠蠕动方向按摩腹部数次，增加肠蠕动，促进排便。病情允许的情况下，增加活动量。

7. 舒适度改变：与疾病本身及手术创伤有关

指导患者多饮水，下床活动无耐力时，可适当进行床上肢体活动，避免长时间保持一个姿势不动，预防下肢静脉血栓的发生。

细心倾听患者诉说不舒适的原因，帮助患者分析问题，减轻痛苦。

8. 潜在并发症：感染

根据患者病情，遵医嘱合理有效正确使用抗生素药物。

穿刺处敷料保持无菌干燥，同时保证患者充足营养，增强抵抗力。

保持病房整体的整洁干净，减少交叉感染的机会。

9. 预感性悲哀

积极与患者及家属沟通，通过交流确认患者对疾病和未来生活方式的顾虑，对应地给予讲解和指导，使患者正确认识本疾病。

建议患者及家属共同参与术后康复计划和目标制订，配合医护人员做好治疗，促进疾病康复。

【小结】

癌痛作为癌症患者最常见和难以忍受的症状之一，严重地影响了患者的生活质量，因此控制疼痛是患者的基本权益，也是医务人员的职责义务。腹腔神经丛毁损术是一种可以有效缓解因恶性肿瘤引起的上腹部及背部疼痛的有效方法。配合药物、理疗、心理护理等综合性治疗，帮助患者认识和了解自己的疾病，调整心态，树立战胜疾病的信心，以积极的态度接受并配合治疗，平和地度过生命的最后时光。

【参考文献】

［1］癌症疼痛诊疗规范［J］. 全科医学临床与教育，2019，17（01）：4-8.

［2］李锋，梁晶，郭成，等. 腹腔神经丛切除术治疗胰头癌疼痛的效果观察［J］. 解放军预防医学杂志，2019，37（01）：126-128.

［3］张辉，张爽，宋菲，等. 赋能理论指导下的自我护理管理在癌痛患者中的应用［J］. 中华现代护理杂志，2022，28（05）：660-662.

［4］王丽慧，王丽丽. 癌痛护理策略团队模式管理在中重度癌痛患者中的运用［J］. 护理实践与研究，2022，19（01）：120-124.

（马　莉）

第八章 康复护理

第一节 脑卒中

脑卒中又称"中风"或"脑血管意外"（CVA），是由各种病因引起的脑循环障碍导致脑功能缺损的一组疾病的总称。本病为常见病和多发病。本病以局灶性神经功能缺失为特点，并持续24小时以上。根据脑血管损害的性质和临床表现不同，可分为出血性（脑出血、蛛网膜下腔出血）和缺血性（脑血栓形成、脑栓塞）两大类。我国流行病学调查显示，目前我国脑卒中患者约有700万，每年新发病例150万，死于脑卒中者130万，约有75%的人致残，5年内复发率高达41%。脑卒中的高发病率和高致残率已成为当今严重威胁人类健康的疾病之一。近年来，随着医疗水平的不断提高，本病的病死率降低，致残后的生存率上升，而一旦脑卒中致残将严重地影响患者的生活质量，并给家庭与社会带来沉重的负担。

一、病因

本病病因复杂，可单一原因，也可由多种病因的共同作用所致。脑卒中的危险因素可分为不可干预因素（年龄、性别、种族、遗传等）和可干预因素（高血压、高脂血症、糖尿病、心脏病、肥胖、吸烟等），其中高血压是本病最危险的因素。

临床实践证明早期、合理和科学的介入康复训练有助于提高脑卒中患者的生存质量。近年来，国内外广泛推行的"卒中单元"（SU）是指在医院中专门为治疗脑卒中患者设立的独立区域，卒中小组由多学科的成员组成，为患者提供药物治疗、肢体康复、语言训练、心理康复、健康教育为一体的综合治疗。卒中单元不仅可改善预后，提高生存率，而且可保证早期康复的介入，减少脑卒中后遗症。卒中单元在脑卒中系统化治疗、规范化管理中发挥着重要的作用。

二、康复评估

1. 主要功能障碍

由于病变部位、性质、严重程度不同，引起的功能障碍也不同，但临床上以运动和感觉障碍最为常见。

（1）运动障碍：以运动功能障碍最为常见，属中枢性瘫痪，多为偏瘫，是最重要的致残原因。患者通常在发病后数日至2周为弛缓性瘫痪期，表现为病侧肢体肌肉呈弛缓性瘫痪状态，无自主运动，随后病侧肢体的肌张力开始增加，并逐渐进入痉挛期。

（2）感觉障碍：表现为同侧肢体的浅感觉和深感觉丧失或减退，有不同程度的痛觉、温度觉、触觉、本体觉和视觉障碍（同向偏盲）等。

（3）高级脑功能障碍：①认知和知觉功能障碍：可出现意识障碍、智力障碍、失认症和失用症等高级神经功能障碍。②言语交流功能障碍：发生率高达40%~50%，主要表现为失语症和构音障碍。

（4）情感与心理障碍：脑卒中患者一般也会经历震惊、否定、抑郁、对抗独立、适应期等几个阶段。常见的心理反应有焦虑、抑郁或拒绝接受，社会适应性较差，环境可增加他的孤独感和压力，而抑郁最为常见，尤其易发生在病后6个月至2年内。此外，患者的行为也可因认知障碍而受影响，表现为易怒、顽固、挑剔、不耐心、冲动、任性、淡漠或过于依赖他人。

（5）ADL（日常生活能力）障碍：脑卒中患者由于运动功能、感觉功能、认知功能等多种功能障碍而导致日常生活活动能力严重障碍。

（6）其他：部分患者可出现吞咽障碍、大小便控制障碍、交感与副交感神经功能障碍、性功能障碍等表现。由于瘫痪长期卧床或治疗不当，部分患者可导致废用综合征或误用综合征。

2. 康复评估内容

脑卒中患者因脑实质神经细胞的损伤，而使运动、感觉、言语和认知等功能不同程度受损，因此，对脑卒中患者应进行全面的评估，包括运动功能评估、感觉功能评估、认知功能评估、言语功能评估、摄食与吞咽功能评估、心理评估、日常生活活动能力和社会参与方面的评估。以下主要介绍脑卒中运动功能的评估。

（1）偏瘫的典型痉挛模式：临床上脑卒中典型的偏瘫痉挛姿势。

头部：头轻度旋转，面部朝向健侧，头歪向患侧。

上肢：肩胛后缩、下沉，肩关节内收、内旋；肘关节屈曲伴前臂旋前；腕关节及手指屈曲，拇指屈曲内收。

躯干：患侧躯干肌收缩使肩下垂、髋上提、身体侧屈。

下肢：骨盆上提、旋后，髋关节外展外旋，膝关节伸展，距小腿关节跖屈内翻呈尖足状，足趾屈曲。

（2）脑卒中偏瘫恢复过程：脑卒中引起的中枢性偏瘫，属于上运动神经元性的运动功能障碍。因此，它不仅仅是肌力的减退和消失，更重要的是由于失去高级中枢的控制，使运动功能恢复的质量发生了根本性变化，产生患侧肢体的肌群间协调紊乱，肌张力异常，从而导致运动障碍，出现异常运动模式。瑞典学者 Brunnstrom 认为脑卒中偏瘫恢复是一个定型的连续过程，即经历弛缓期、痉挛期、联带运动期、部分分离运动期、分离运动期和恢复期 6 个过程。

上述理论是脑卒中偏瘫的治疗与护理的基础，也是评价的依据。以下简要叙述脑卒中后，运动恢复过程中各期的临床特点。

Ⅰ期（弛缓阶段）：无任何运动引出，表现为随意运动消失、肌张力低下、腱反射减弱或消失。

Ⅱ期（痉挛阶段）：出现共同运动和联合反应，表现为肌张力逐渐增高，开始出现痉挛；腱反射亢进；无随意运动，但可出现基本的共同运动和联合反应。

Ⅲ期（联带运动阶段）：出现随意的共同运动，表现为肌张力明显增高；痉挛加重，常见上肢呈典型屈肌模式，下肢呈典型伸肌模式；可随意引发共同运动。

Ⅳ期（部分分离运动阶段）：共同运动模式被打破，开始出现分离运动，表现为痉挛开始减轻、共同运动模式减弱、开始出现分离运动。

Ⅴ期（分离运动阶段）：此时肌张力逐渐恢复，有分离精细运动，表现为以分离运动为主；痉挛明显减轻，能完成较难的功能活动，但运动顺序和速度稍差。

Ⅵ期（正常运动状态）：运动接近正常水平（主要指运动的速度、精细运动及协调性）。

（3）偏瘫运动功能的评估：最常采用的方法是 Brunnstrom 偏瘫运动功能评定法，它是根据肌张力的变化将偏瘫肢体功能恢复过程分为六个阶段来评价运动功能的，其重点着眼于运动质量（即运动模式）的改变，能客观地反映偏瘫的程度与功能恢复进展的情况。以下主要介绍 Brunnstrom 偏瘫运动功能的评估法（表 8-1）。

表 8-1 Brunnstrom 偏瘫运动功能评估法

阶段	上肢	手	下肢
Ⅰ期	无任何随意运动	同左	同左
Ⅱ期	开始出现痉挛、共同运动	仅有很细微的屈曲	最小限度的随意运动
Ⅲ期	痉挛显著，可随意引起共同运动	能钩状抓握，但不能伸展	坐位或立位时有髋、膝、踝的共同屈曲
Ⅳ期	痉挛开始减弱，开始脱离共同运动：①手能置于腰后部。②上肢前屈 90°（肘伸展）。③屈肘时前臂能旋前与旋后	能侧方抓握及拇指带动松开，手指可有小范围的伸展	开始脱离共同运动：①坐位足跟触地，踝能背屈。②坐位足可向后滑动，屈膝大于 90°

续 表

阶段	上肢	手	下肢
V期	痉挛明显减弱，基本脱离共同运动，出现分离运动：①上肢外展90°（肘伸展、前臂旋前）。②上肢平举及上举过头（肘伸展）。③肘伸展位时，前臂能旋前与旋后，痉挛基本消失，协调	①用手掌能抓握圆柱状与球形物，但不熟练。②能随意全指伸展，但范围不等	从共同运动到分离运动：①髋伸展位能屈曲（立位）。②膝伸直，足稍向前踏出，踝能背屈
VI期	运动正常或接近正常	①能进行各种抓握。②能全范围伸指。③可进行单个指活动，但速度和精确度比健侧稍差	协调运动大致正常：①立位时能髋外展超过骨盆上提范围。②坐位时髋可交替进行内旋或外旋，并伴有足内、外翻

三、康复治疗

神经生理学研究表明神经系统损伤后，自然情况下有一定的恢复潜能，其主要依赖于脑的可塑性和功能重组。运动功能训练可增加感觉器的传入冲动，促进中枢神经系统可塑性发展，使丧失的功能重新恢复，这是一个再学习的过程，且需要多次重复才能获得。

康复治疗目的是通过以运动疗法为主的综合康复措施预防并发症，减少后遗症，调整心理状态，发挥残余功能，最大限度促进功能恢复，争取达到生活自理，回归家庭和社会。

1. 康复治疗原则

不同时期的脑卒中偏瘫患者的康复治疗原则见表8-2。

表8-2 脑卒中不同时期偏瘫康复的治疗原则

恢复过程	偏瘫的康复治疗原则
早期	以抢救和治疗为主，预防并发症和继发损害
软瘫期	抗痉挛体位、诱发患侧肢体的主动运动
痉挛期	主要是抑制痉挛和异常运动模式，诱发分离运动
改善期	纠正错误的运动模式，改善精细与技巧性运动
后遗症期	利用残余功能，重点改善整体ADL水平

2. 康复治疗措施

（1）早期康复治疗：脑卒中发病的最初几天应以抢救和治疗为主，当患者生命体征稳定后，即应介入早期康复治疗。此阶段康复治疗的原则是防治并发症（压力性损伤、感染、深部静脉炎、肩手综合征）、废用综合征（肌肉萎缩、关节挛缩、骨质疏松）和误用综合征（关节肌肉损伤、骨折、痉挛加重）。此期重要措施是保持正确的体位及体位变换和关节被动运动等。

（2）松弛性瘫痪期康复治疗：一般指发病后的1～3周内，相当于Brunnstrom Ⅰ～Ⅱ期。此期的康复治疗原则是尽快使患者从床上的被动运动过渡到主动运动，开始床上生活自理，为改善期的功能训练创造条件。因此，一旦病情稳定就应进入床上运动训练，按照人体运动发育的规律，床上活动应按从简到繁、由易到难的顺序进行。

1）上肢自主被动运动：利用健侧上肢带动患侧上肢的被动运动，双手十指交叉，患侧拇指置于健侧拇指之上，伸肘向左右摇摆。

2）翻身训练：翻身训练是最基本的躯干功能训练之一，它要求患者从仰卧位向两侧翻身。

3）桥式运动：患者取仰卧位，双上肢伸直放于两侧，帮助患者双腿屈曲，双足平踏于床，缓慢抬高臀部。由于完成此动作状如拱形桥，故名"桥式运动"。其目的是训练腰背肌群和臀大肌（伸髋练习），提高骨盆的控制能力，为站立做准备。根据情况选择双侧桥式运动、单侧桥式运动和动态桥式运动，必要时在他人的帮助下稳定膝部、固定下肢，也可扣打刺激臀大肌收缩。

4）其他治疗：包括功能性电刺激和生物反馈疗法、传统疗法以及体位适应性训练。

功能性电刺激和生物反馈疗法：对防止肌肉萎缩、维持关节活动度、促进正常运动模式形成有一定的帮助。此外，可采用神经促进技术的某些方法来诱发粗大运动和抑制异常运动。

传统疗法：应用按摩、针灸等方法可帮助促进运动、语言、认知的恢复。按摩：通过对肌肉的按摩，可起到通窍醒脑、改善循环、促进肌肉康复、活动关节和预防并发症的作用。针灸：针刺能改善脑组织的血液灌注量，改善局部组织细胞的营养代谢，增加感觉输入，对功能恢复有一定的促进作用。

体位适应性训练：早期可利用站立床或可调整角度的病床，从30°或45°、5分钟开始，逐渐增加倾斜的角度。这一方面可达到预防直立性低血压的目的，另一方面通过患肢负重获得直立的感觉刺激，通过反射机制而诱发肌张力。

（3）痉挛期康复治疗：此期相当于Brunnstrom Ⅲ期，通常在松弛性瘫痪期2～3周开始，持续3个月左右。此期治疗重点应放在抗痉挛处理上，康复治疗主要是抑制痉挛和异常运动模式，诱发分离运动，促进正常运动模式的形成，同时，也应注意改善和促进偏瘫肢体的运动功能，提高患者日常生活能力。运动功能的恢复一般在发病后数日开始，1个月内恢复最快，2～3个月进步明显，因此，在发病后3个月内进行康复训练效果最好。但此时如训练不当，则可使痉挛加重，造成"误用"状态，严重影响分离运动和协调运动的出现，甚至使整个恢复过程停留在此期。

1）抗痉挛训练：虽然肌痉挛是偏瘫恢复中不可避免的一个过程，但恰当的处理可把痉挛控制到最低程度。大部分的脑卒中患者表现为上肢以屈肌痉挛占优势，而下肢以伸肌痉挛占优势。

抑制上肢痉挛：上肢以肩外展、外旋、肘伸展、前臂旋后、腕背伸、拇指外展、四指伸展的对抗上肢屈肌的共同运动模式。常用方法有：被动活动肩胛骨和肩胛带；Bobath 式握手，上举上肢，使患侧肩胛向前，患肘伸直；肩关节上举、外展运动训练、肩关节伸展、肘关节屈伸，手臂触摸对侧肩部等训练；前臂旋前旋后训练；腕关节背伸、手指伸展。

抑制下肢痉挛：下肢应以伸髋、屈膝、踝背屈的训练为主来对抗下肢的伸肌共同运动模式。常用方法有：髋膝屈曲训练，卧位时双手抱膝训练；在卧位时，下肢伸展时，患足不离床面进行屈膝训练；在俯卧位下，训练患侧屈膝或在立位伸髋的情况下进行屈膝训练；踝背屈训练，坐位屈髋、屈膝或立位伸髋、伸膝的情况下，进行踝背屈训练。

抑制躯干肌的痉挛：如旋转躯干、摆髋和牵伸患侧躯干肌等训练。

2）坐位训练：让患者尽早能坐起，可预防坠积性肺炎、直立性低血压，并能改善心肺功能。坐位训练应先从半坐位开始，如无头晕等不适症状，可逐渐加大角度、延长坐起时间，由床上坐位到床边坐位，然后坐到椅子上，同时进行坐位平衡能力训练，在平衡训练的同时，耐力也随之得以改善。

3）站立训练：主要是掌握重心转移，患腿负重，体重平均分配。站立训练有如下几种。

站起训练：应注意屈膝稍大于 90°，可逐渐降低座椅高度，以增加难度。当完成上述训练后可进入扶站、平衡杠内站立、徒手站立。

站立平衡训练：静态站位平衡训练是在患者站起后，让患者松开双手，上肢垂于体侧，逐渐除去支撑，让患者保持站位。患者能独立保持静态站位后，让患者重心逐渐移向患侧，训练患腿的持重能力。同时让患者双手交叉的上肢（或仅用健侧上肢）伸向各个方向，并随躯干（重心）相应摆动，进行自动态站位平衡训练。

患侧下肢支撑训练：当患侧下肢负重能力逐渐提高后，就可开始患侧单腿站立训练。患者站立位，身体重心移向患侧，健手可抓握固定扶手以起保护作用，健足放在护理人员腿上。

患侧下肢迈步训练：偏瘫患者迈步，因足趾离地时屈膝不够而致使摆动患足拖地，因此，屈膝是站立训练的主要内容。

4）步行训练：步行能力是维持瘫痪者整体健康和生活自理的重要基础。步行训练前要加强患肢负重能力训练，同时加强髋、膝关节控制能力的训练。在患者达到自动态站位平衡后开始步行训练，先练习双腿交替前、后迈步和重心转移。近年来，采用减重训练装置提早进行步行训练,对改善脑卒中患者的步行能力和步态有较好的效果。

步行训练包括:①步行前准备运动,扶持立位下进行患腿前后摆动、踏步、屈膝、伸髋等练习。②从扶持步行训练或平衡杠内行走训练到拐杖步行(4足杖→3足杖→1足杖),最后到徒手步行。③改善步态的训练,重点是纠正划圈步态,当出现患侧骨盆上提的划圈步态时,说明需加强踝背屈、伸髋屈膝的控制训练。④上下台阶的训练,以健足先上、患足先下为原则进行训练。⑤复杂步行训练,主要是增加训练难度,提高步行速度、稳定性和耐力。如跨越障碍、上下斜坡等,以及实际生活环境下的实用步行训练。

5)ADL训练:包括床椅转移、进食、穿衣、上厕所、洗澡、个人卫生等,尤其是手的基本动作训练,如伸腕、旋后、拇指与其他指对掌、手的抓握放松训练,以及进食训练、个人卫生、穿衣、洗漱和床椅之间的转移等日常生活活动的训练。

6)其他:根据患者不同的情况进行心理疏导,有言语障碍或认知障碍者应进行评估和治疗。

(4)改善期康复治疗:此期相当于Ⅳ~Ⅴ期,一般在发病后4~6个月左右。此时大多数患者在社区或家中自行训练,当患者渡过痉挛期后,虽然随意运动逐渐恢复,但各种活动仍显僵硬、笨拙、迟缓,故此期的治疗目标是纠正错误运动模式和抑制共同运动模式;掌握实用性的运动和动作;熟练掌握ADL技能,争取达到生活自理和独立步行,以提高生活质量。脑卒中的恢复一般下肢较上肢好,肩比手恢复要好,拇指恢复最慢。

作业疗法:上肢功能训练除继续采用抑制共同运动和纠正错误运动模式外,重点要改善和促进手的精细与技巧性运动,提高运动速度,而作业训练对改善偏瘫患者的日常生活活动能力十分重要,通过作业训练可将基本功能训练与应用性动作相结合,如:①通过编织、绘画、陶瓷工艺、橡皮泥塑等训练可改善两手协调性;②通过打字、搭积木、拧螺丝等训练手指的精细动作;③通过拉锯、砂磨板作业等作业改善协调平衡能力;④通过与家务劳动有关的作业训练来提高患者的综合能力,从而实现生活自理的目的。下肢功能训练重点进行改善步态、步态协调性和复杂性步态的训练,以提高实用性步行的能力。如有异常运动模式者,则仍需继续采用抗痉挛训练方法。

继续ADL训练:争取生活能自理,重点应训练修饰动作(刷牙、洗脸、梳头、化妆及剪指甲等)、户外活动、上下楼梯和必要的家务等。

其他:根据患者的需要进行言语、心理治疗和认知功能的训练。

(5)后遗症期康复治疗:绝大多数患者在发病后6个月左右神经功能已恢复至最高水平而不再有改善,但言语和认知功能在发病后1~2年还会有不同程度的恢复。此期的康复目标是依靠补偿、代偿和替代等方法来改善残疾的后果,争取最大限度的日生活自理。尽管部分患者留有不同程度的后遗症，如瘫痪、痉挛、挛缩畸形、长期卧床等，如果通过技巧性学习、使用辅助器具、耐力训练等仍可使患者运动耐力和日常生活活动能力有一定的提高，即便是有些终生需要轮椅的患者也要继续训练和利用残余功能，防止功能退化。

1）辅助器具的应用：可恰当地使用手杖、步行器、轮椅等步行器具，但必须不妨碍患肢潜在功能的发挥，并争取逐步撤除；支具能支持体重、预防挛缩畸形、控制不随意运动，使患者步行接近正常运动模式，自助则可帮助患者改善日常生活能力。

2）维持性康复训练：包括耐力训练和针对性的 ADL 训练。主要加强健侧的训练和改善步态的训练，要充分发挥健侧代偿作用，对最终不得不长期卧床者（如年老、体弱、病情严重），在家属的帮助下，也要进行经常性的床上或椅上（包括轮椅）活动，以预防并发症的发生，而使患者在心理上得到康复更为重要。

3）其他：对家庭生活环境进行必要的改造，根据患者的具体情况进行职业训练和指导。

四、康复护理

康复护理对脑卒中康复总目标的实现具有重要意义，但不同时期的脑卒中患者的康复护理各有侧重，如早期除配合抢救治疗所需的护理和严密观察病情外，重点是做好急性期的预防性康复护理（如良肢位的摆放、体位变换、被动关节运动）；恢复期的重点是促进主动性康复护理，以功能训练为主；后遗症期则应注意维持和适应性康复护理指导等。

（一）康复护理目标

使患者最大限度地恢复或重建功能，防治并发症，减少后遗症；调整患者心理状态；充分强化和发挥残余功能；学会使用辅助器具，争取达到生活自理，为回归家庭和社会打下较好的基础。

（二）康复护理措施

1. 康复护理环境

（1）康复病区设施：病房的大小要考虑到轮椅活动的空间，不设门槛，地面防滑；病床应低于普通床，并使用活动床栏，防止患者坠床；浴室应有洗澡凳，墙上安置扶手，淋浴旁安装单手拧毛巾器；便器以坐式为宜，坐便器周围或坐便器上有扶手，以方便和保护患者。

（2）床与床头柜的放置：由于偏瘫患者的面部经常偏向健侧而忽视患侧，因此，要从早期开始注意强化对患侧的刺激。床的位置要保证患者的瘫痪侧对向房门，有利于探视、查房、陪伴人员及护理操作在患者的瘫痪侧，床头柜、电视机等应安置在患侧，以引起患者重视，促使其将头转向偏瘫侧。此外，应鼓励患者转动头，用眼扫视环境，以适应视野缺损或单侧忽略。

（3）防止跌倒和坠床：病床通常应低于普通床，并使用活动床栏，防止患者坠床，同时，由于脑卒中患者的认知、感觉、交流、肌力、平衡与协调性的改变，常有跌倒和损伤的危险，尤其在无帮助下上厕所时更易发生。因此，在护理中应注意：①提高患者活动能力，如平衡能力等。②注意环境因素，如灯光、地板的潮湿及光滑度等。③采用先进技术，如床头报警器等。④教育患者家属加强监护，教会患者如何爬起，教给家属如何判断骨折及帮助患者爬起也很重要。偏瘫患者跌倒时，往往会不知所措，又常因自救不当或等待他人帮助而长时间躺在地上造成进一步损伤，因此，防跌倒训练可以增加患者进行日常生活的信心及跌倒后减少损伤的可能性。

2. 心理疏导与支持

脑卒中患者一方面因失语、肢体瘫痪、大小便失控、生活自理能力下降等而感到痛苦、焦虑、悲观或恐惧，他们除了有一般患者的心理变化外，还可产生严重的心理和情感障碍，尤其是对那些不能完全恢复而被迫接受后遗症（如偏瘫、失语）的事实时，患者常出现程度不同的抑郁，甚至有轻生念头；另一方面，由于患者大脑皮质功能紊乱，情绪不稳定，有轻微的刺激就会引起激动、哭泣、发脾气，或出现怨恨、态度生硬、拒绝合作等，也有部分恢复期患者对康复期望过高，急于求成，而现实需要较长的时间或事与愿违时，还会产生自卑或被遗弃感。这些心理变化和情感障碍必然会影响患者治疗的积极性，不能很好地配合治疗。因此，护理人员应予适当的心理安慰和支持，使患者能积极乐观地面对现实，鼓励患者主动训练，营造积极训练的氛围，并训练患者及其家属的自我护理技术和能力，争取最大限度地做到生活自理和回归社会。

（1）建立有效沟通：护理人员应首先建立良好的护患关系，运用心理疏导，帮助患者从认识上进行重新调整。在与脑卒中患者谈话时，语速要慢，力求简练、通俗、易懂；对患者不能回答问题时，可用点头、摇头回答；患者听不懂时要耐心地指导；与患者谈话时要认真听，并及时点头反馈，以示鼓励，必要时可配合手势、实物或图片以促进理解。对失语者，应鼓励患者开口讲话，积极参与交流。

（2）认知行为干预：通过认知和行为来改变患者不良认知和功能失调性态度；对患者的需要给予理解和支持；鼓励患者通过各种方式倾诉内心痛苦体验，并给予安慰、激励、解释与积极暗示，以增强其心理应激能力。

（3）教会减压技巧：教会患者自我行为疗法，如转移注意力、想象、自我鼓励、放松训练等减压技巧，有助于减轻患者抑郁程度。此外，欣赏旋律优美、节奏舒适的轻音乐可吸引患者的注意和兴趣，达到心理上的自我调整。

3. 运动功能障碍的康复护理

除为患者提供良好的康复环境和心理护理外，护理人员应积极配合各种康复治疗

（如运动治疗、语言治疗等）的开展，预防并发症和继发性损害的发生，帮助患者及其家属掌握脑卒中后的肢体康复训练技术，以及实施自我健康管理的教育和指导工作。通常从康复护理的角度可将脑卒中肢体康复过程分为卧床期、坐位期、离床期、步行期和恢复期。肢体康复护理的目的主要是预防和抑制异常痉挛模式，提高偏瘫恢复质量，最终让患者能以正常或接近正常的运动模式活动。

（1）卧床期：从发病到病情相对稳定，一般为发病后1~3天。此期的目的是防止压力性损伤、肢体变形、关节挛缩，促进心肺功能及预防并发症，但应尽可能缩短卧床期，及早指导患者进行床上主动活动。此期康复护理的主要内容包括保持抗痉挛体位、体位变换、被动关节活动训练和早期床上活动等。

保持抗痉挛体位：抗痉挛体位，又称"良肢位"，是指为了防止或对抗痉挛姿势、保护肩关节及早期诱发分离运动而设计的一种治疗性体位。脑卒中偏瘫的恢复过程中迟早会出现典型痉挛姿势，故从发病第一天起就应使患者保持抗痉挛体位。早期注意床上的正确体位，对防止痉挛姿势的出现和预防继发性损害（如足下垂、足内翻、肩关节脱位等）有重要意义。

注意体位变换：应每2小时翻身1次，目的是预防压力性损伤和肺部感染，并通过体位和肢体的伸屈肌张力的变化预防痉挛模式出现。在进行体位转换中要注意：从患者的肩胛处托起患肢，以免因用力牵拉患肢而造成肩关节软组织损伤和肩痛。此外，对于深昏迷、生命体征不稳定的重症脑卒中患者应禁止或谨慎翻身。蛛网膜下隙出血的患者要观察4周左右才能谨慎地开始康复训练。

关节被动活动：为了保持患者的关节活动度完整，预防关节粘连和挛缩的产生，促进肢体血液循环和增强感觉输入的作用，因此，维持关节活动是早期康复治疗不可缺少的措施。一般在脑卒中发病数日后即可开始，每日2~3次，每次每个关节活动3~5遍，直至主动运动恢复。关节活动度训练以不引起各关节疼痛为原则。关节被动活动时需注意：活动顺序，先健侧再患侧，先肢体近端再远端（即由大关节到小关节），动作要轻柔缓慢；活动范围，幅度从小到大，循序渐进，缓慢进行，切忌粗暴与急于求成；活动重点以抗痉挛模式的活动为主，如肩外旋和外展、前臂旋后、腕背伸和指伸展及下肢伸髋、屈膝和踝背屈等。

早期床上活动：一旦患者神志清醒，生命体征稳定，体力有一定程度的恢复，就应早期指导患者进行床上主动活动（床上主动翻身及桥式运动）。桥式运动训练：患者仰卧位，嘱两腿屈曲，双足平放床上。护理人员站在患侧，一手放在患膝上，协助患者向前向下拉压膝关节，另一手放在患侧臀下，指示患者抬起臀部（伸髋），抬起保持10分钟，休息10分钟，再做反复轮回。一天2次，每次半小时。

（2）坐位期：通常患者的病情及生命体征稳定后应尽早进行坐位训练，其内容包括：康复基础训练、床边坐位、坐位平衡训练、床上转移训练、ADL训练等。正确的坐姿：患者双脚平放在地上，护理人员指导患者伸腰挺胸，头颈保持直立，使整个脊柱垂直于骨盆，上身的重心平分在两侧臀部，两上肢自然放在体侧或大腿上。当进行从坐到站和从站到坐的训练时，应紧密与日常护理工作结合，并加强安全保护。坐位训练中应注意：坐位训练时应逐步起坐，如无头晕等不适症状，可逐渐加大角度，依次取30°、45°、60°、80°，直到能保持90°坐位，避免半卧位，以免强化伸肌优势。坐位训练前、后要注意观察患者的心率、脉搏和血压等以防直立性低血压。当前一次能坚持30分钟而无直立性低血压表现者可过渡到下一阶段的训练。患侧的上肢应予保护（支撑物支持），以防止肩关节半脱位。此外，可同步指导患者进行日常生活能力的训练，帮助掌握日常生活技能，如进食、穿脱衣服、洗脸、刷牙和进行自主排泄等训练。

（3）离床期：一旦患者坐位能维持30分钟以上就可进入此期，又称起立期，通常在发病后第5~15天。离床期的康复训练包括：基础训练、站立训练（平行杠内站立训练、站立重心转移、单肢负重训练）、日常生活能力训练及床-椅之间转移训练。站立时头要向前直视，躯干挺直，臀部前挺以保持伸髋、膝微屈、足跟触地，双下肢同等负重。在配合进行站立训练时，要注意患者的站姿以及患肢负重的情况，并应经常提醒其尽量使患侧负重，抬头看前方，防止仅用健肢支撑站起的现象。站立训练时一方面要多鼓励患者，使患者保持积极的心态，另一方面应加强安全保护，控制节奏，避免过度用力或过度疲劳。在使用矫形支具时，要注意松紧适度，观察皮肤有无红肿、破溃等。

（4）步行期：一般在发病后的第8~21天进行。在独立站立达30分钟并有移动能力时即可进入步行训练。恢复步行是大多数偏瘫患者的基本要求，也是脑卒中康复的重要目标之一。在步行前应先进行患腿前后摆动、踏步、屈膝、踝背屈练习。训练时，应给予必要的保护和协助。训练包括：平行杠内步行训练、扶拐步行训练、独立步行训练等，训练应逐渐增加难度，并经常提醒患者抬头看前方。

（5）恢复期：一般在发病后1个月左右，患者在独立行走50m的基础上进行室外步行，即上下楼梯训练、斜坡行走训练等实用性步行训练，并配合继续肌力强化训练和ADL训练等。

根据运动康复治疗程序做好相应的肢体康复护理，从床上正确体位的摆放→早期床上活动→起坐训练→坐位训练→站立训练→步行训练→上下楼梯训练，其中以第1~2阶段最为重要，且适合于任何患者。根据总的康复计划和患者的具体情况来制订详细的护理计划，结合日常生活活动所需进行训练，帮助患者尽可能达到日常生活自理。此外，在训练过程中可采用一些器具或自助具等，帮助患者在ADL训练中学习独立自立。

4. 感觉障碍的康复护理

应告知患者及其家人避免烫伤、冻伤，严禁使用热水袋，并注意保暖；有深感觉障碍者行走需有人陪伴，避免在高低不平的路上行走，以免摔伤。

5. 吞咽障碍的康复护理

患者发生吞咽障碍时，易出现烦躁、易怒和抑郁情绪，甚至有拒食等。同时，吞咽功能障碍可造成水和营养成分摄入不足，易引起吸入性肺炎和窒息，从而严重影响患者的生活质量。医护人员应给予理解和安慰，配合治疗师进行间接吞咽训练和进食的训练，坚持每日训练至少2次。当患者神志清楚、认知正常、能交流、病情稳定，即可开始吞咽功能训练。吞咽功能的训练包括间接吞咽训练，即基础训练（针对吞咽活动有关器官的训练）和直接吞咽训练（进食的训练）。

（1）基础训练。①舌肌训练：让患者舌做水平、后缩、侧方运动和舌背抬高运动，并用匙或压舌板给予阻力。或者用舌尖舔下唇后转为舔上唇，按压硬腭部等。如果不能做自主运动，可由医护人员用纱布轻轻持舌进行上下左右运动。②咽部冷刺激与空吞咽：先要求患者自主屏住呼吸，关闭真声带。用冰棉签轻轻刺激患者软腭、腭弓、舌根及咽后壁，提高其敏感性，然后嘱患者做空吞咽动作，吞咽结束后紧接着自主咳嗽，这样可以清除咽部的滞留食物。③运动训练方法：即咽收缩练习，这一方法目的在于改善咽闭合功能，提高咽的清理能力。④增强口面部肌群（下颌运动、口唇运动、面部运动）运动训练：让患者空咀嚼、皱眉闭眼、鼓腮、吹气、微笑、张颌、闭颌等。⑤呼吸训练（腹式呼吸训练）。⑥用力法：闭锁声门练习，患者双手压在桌子或墙壁上训练大声发"啊"音。⑦咳嗽训练：患者充分吸气、憋气，最后咳嗽等一系列训练，主要是促进声门闭锁，咳嗽是为了排出喉头周围残余的食物，以免误咽。⑧吞咽的意识化（引导患者有意识地进行过去习以为常的摄食、咀嚼、吞咽等一系列动作，防止呛咳和误咽）。

（2）进食训练：随着间接训练带来功能改善后的一种综合性训练，以安全管理及口腔卫生为基础。每次进食训练前应评估患者吞咽功能情况。进食训练时应注意：①进食的体位。开始训练时一般让患者取45°仰卧位，偏瘫者肩部以枕垫起，能坐起者取坐位，头部稍前屈，身体也可向健侧倾斜30°，使食物由健侧咽部进入食管。在此种体位有利于食块向舌根运送，还可以减少向鼻腔逆流及误咽的危险。但是实际操作中应该因人而异，予以调整。②食物的形态。食物的形态应根据吞咽障碍的程度及阶段选择，原则是先易后难，先选择密度均匀、有适当的黏性、不易松散、通过咽及食管时容易变形、不易残留的食物，如蒸蛋、蛋糕等，以后逐渐过渡到面糊、果酱及普食。此外，还要兼顾食物的色、香、味及温度等。禁食刺激性食物。③选用餐具。宜选择薄而小的匙子。从健侧喂食，尽量把食物放在舌根部，如患者能够自己进食则选用匙柄粗长适宜的勺子。④一口量，即最适于吞咽的每次摄食入口量，正常人约为 20 mL。一口量的确定应从少到多，一般先以 3～5 mL 开始，然后酌情增加到 15～20 mL。⑤观察。护理人员应注意进食速度不宜过快，切忌催促患者，注意患者是否有呛咳，并逐步改变经口摄取次数、饮食内容、摄食姿势等摄食构成要素。

6. 言语障碍的康复护理

护理人员应协助治疗师进行言语障碍的训练，如言语构音训练、语词表达训练、语句表达训练、阅读理解训练和书写训练等。在言语康复过程中要注意：①训练内容要激发患者的兴趣，采用患者熟悉的名称及术语。②训练的量和难度要适度，循序渐进，每次从已学会的项目开始，以增强患者康复的信心。③当患者稍有进步时应及时予以表扬，并鼓励其自己纠正错误。④训练时要注意周围环境保持安静，避免他人围观，以保护患者的自尊心。⑤训练时间 1 次以 30 分钟为宜，每日可进行多次。此外，还包括非言语交流方式的利用和训练，如利用手势语、画图、交流板或交流手册来促进日常生活所必需的交流。

7. 并发症的预防及护理

脑卒中后，一旦出现并发症，不仅给患者带来极大的痛苦，而且可延迟和干扰康复治疗，使康复训练停滞，并严重影响功能的恢复，甚至留下残疾。因此，在护理工作中对并发症的预防应予以足够的重视。除了长期卧床的患者应防止出现压力性损伤、泌尿系感染、肺炎等并发症外，还应注意防止因并发肩痛、半脱位和肩手综合征所致的肩部功能障碍。

（1）肩关节半脱位：表现为肱骨头从关节盂下滑，肩峰与肱骨头之间出现明显的凹陷。肩关节半脱位是脑卒中常见的并发症，尤其松弛性瘫痪期在上肢重力的持续牵引下更易造成肩关节半脱位，一旦出现则难以恢复，故应早期加以保护。预防及护理包括：①卧位时，抗痉挛体位的摆放和注意患者的转移非常重要。此外，应鼓励患者用健手带动患臂进行上举活动，在护理人员的帮助下作被动的无痛性全关节活动。②坐位时，松弛性瘫痪期患侧上肢应给予支撑物支持，因身体重力牵拉易使肩关节下垂。③站位时，应避免患肢自然下垂，当肌张力低下或未恢复自主运动时，可用肩托或吊带将患肢托起（卧床时取下）。④正确搬运，尤其在护理活动中要注意保护肩关节，如穿衣、翻身、体位转换等。

（2）肩痛：是偏瘫患者常见的并发症，多发生在 1 个月左右，通常表现为活动肩关节时出现疼痛，尤其在上举时加重，常拒绝他人接触患肢，严重者可有自发性疼痛。通过适当的预防可减少肩痛的发生，尤其是要注意正确的姿势与体位，避免造成损伤。具体措施包括：①确保肩关节活动范围，保持良肢位，避免易痉挛的肢位。②纠正肩胛骨的位置（如坐位时患肢放在支撑物上），不要牵拉患肩。③伴有肩关节半脱位者，立位时应肩部吊带将患肢托起。④护士协助进行患肢被动关节活动时必须方法得当，避免错误手法引起疼痛。⑤一旦在被动运动时明显疼痛应立即停止，避免组织损伤。

（3）肩手综合征：是指脑卒中患者在恢复期内突然出现肩痛、手肿胀和疼痛、皮肤温度上升，并使手的运动功能障碍，如一旦进入后期，手部肌肉萎缩，甚至挛缩畸形。因此，护理人员要注意尽可能减少引起肩手综合征的各种因素的出现，具体措施包括：①保持正确的姿势，避免腕关节掌屈。坐位时，把患侧上肢放在小桌子上，并使腕部轻度背屈，有利于静脉和淋巴回流。②尽量避免在患侧静脉输液。③避免患者上肢，尤其是手的外伤、疼痛、过度牵拉或长时间悬垂。④在做患侧上肢负重训练时，应注意训练强度和持续时间。如有不适或疼痛自诉，应即改变患侧手的位置或停止这类训练，帮助和指导维持全关节正常活动范围，抬高患肢，保持正常的腕部体位，以防止关节挛缩，但禁止做上肢负重训练。必要时，根据医嘱使用患肢向心性加压缠绕弹性绷带或应用充气夹板，以及冰水浸泡法，即冰与水按2∶1混合后放在容器内，将患者的手浸泡3次，每次约3秒，两次浸泡之间有短暂间隔，但需注意医护人员的手要一同浸入，以确定浸泡的耐受时间，避免冻伤。

（4）废用综合征：脑卒中病后最常见的废用综合征症状为失用性肌萎缩、关节挛缩、直立性低血压。此外，因长期卧床而引起的压力性损伤、肺部及尿路感染、心肺功能下降、骨质疏松等也较多见。因此，进行正确的康复护理和训练，尽早应用各种方法促进患侧肢体功能的恢复，利用健侧肢体带动患侧肢体进行自我康复训练，随着病情的改善，逐渐增大活动量，同时加强营养，可使肌萎缩逐渐减轻。

（5）误用综合征：脑卒中后因治疗方法或护理不当（如训练不当）而造成关节肌肉损伤、肩痛、痉挛加重、骨折、异常步态、足尖内翻等。它是由于缺乏正确的康复知识，采用不正确的训练方法或护理所造成的综合征。因此，要根据脑卒中运动恢复的特点，以纠正错误的运动模式为主导。预防误用综合征的关键是在脑卒中早期进行良肢位和抗痉挛模式的相关护理和训练，以促进分离运动的恢复，而非盲目进行增强肌力的训练。

五、健康教育

1. 出院前康复指导

出院前对患者进行回归家庭的自立生活指导。

（1）健康教育：通过健康教育让患者及家属了解疾病过程，理解康复治疗及护理的重要性，明确康复的意义和目标，主动参与康复训练，并掌握各个阶段训练的动作要领及注意事项，建立良好的生活习惯，积极预防及控制脑卒中危险因素。此外，护理人员还应注意发挥患者家庭和社会支持系统的作用，给予患者充分的心理支持，以使其在心理上获得最大的适应。

（2）提高 ADL 能力和动作协调水平：护理人员要指导患者进行上下楼梯、远距离步行等训练，使运动耐力不断提高，活动空间不断扩大，活动种类逐渐增多，生活质量得以提高，但所有的活动均要在绝对安全的前提下进行。对不能适应原来生活环境的患者，可指导进行必要的环境改造，如尽量住平房或楼房底层，去除门槛，台阶改为坡道或两侧安装扶手，厕所改为坐式并加扶手，地面不宜太滑或太粗糙，所有用品要方便患者取放和使用等。老年人和移动能力较差者由于活动空间限制、家属照顾过多或患者的主动性差等原因，易出现功能和能力的退化，甚至造成卧床不起，但即使是不能恢复步行者，也至少应每日练习翻身和坐位，甚至是被动的坐位。这种最低限度的活动可明显地减少压力性损伤、肺炎等并发症的发生，减少护理工作量。

（3）预防脑卒中复发的宣教：告知患者定期到医院或社区康复机构接受再评价和指导，并力争恢复一定的工作。宣教内容包括：①保持血压稳定（必须规范用抗高血压药，避免不规则用药和血压过大波动），控制血糖、血脂在正常范围，积极治疗心脏病。②生活规律化，避免便秘；戒烟、戒酒。③调整心理状态，切忌激动、发怒。④合理膳食营养。⑤合理安排活动，避免过度疲劳。⑥密切观察病情变化，避免复发或加重。

（4）康复病房可建立外宿制度：在住院后期经医生批准可试行周末回家住宿，以适应院外生活；外宿前，向患者和家属交代注意事项和训练要求；患者回院后要针对外宿时出现的问题，进行有针对性的护理训练。

2. 出院后健康教育

预防脑卒中的发生和复发。

（1）居家环境的评估：社区护士在对脑卒中患者进行家庭访视时，要注意评估患者的居住环境，居室内是否有不利于患者活动的障碍物或可能导致患者受伤的隐患，如蹲式厕所不利于患者自己处理排泄；门槛是否会绊倒患者，是否方便轮椅的出入等问题。护理人员应指导家属进行必要的改造，以方便患者的活动，保障患者的安全。

（2）行为干预：养成良好的生活习惯有助于降低卒中危险，主要包括戒烟、戒酒、控制体重、适当运动、合理饮食、劳逸结合和心情舒畅，以及防治便秘等。

（3）康复技术指导：教育患者及其家属正确对待疾病和残疾，对功能障碍者要早期进行功能训练，防止发生废用或误用综合征；对后遗症期患者要认识此阶段康复的长期性和进行维持性训练的重要性；对高血压患者应告知患者及家属在恢复期坚持正确服用降压药物，定期复查血压，学会正确使用和保管血压计。对长期卧床的患者，要教会其家属正确的护理方法，以防止压力性损伤、肌肉萎缩、感染等并发症的发生。此外，要按时服药、坚持训练、定期医院检查，以获得正确的治疗和训练指导。

（4）居家护理：使患者及其家属了解预防再度发病的一些措施，掌握突发患者的家庭救护，如尽快清除患者口鼻中分泌物和呕吐物，昏迷患者头偏向一侧，避免呕吐物逆流引起窒息。运送患者时，保持平卧位，注意头部向上，以减少脑部充血。

（5）积极防治原发病：①在社区人群中可对35岁以上人群每年一次定期体检，早期的健康干预可减少或推迟本病的发生。②对已确诊为高血压的患者要给予规范化的抗高血压治疗，定期复查。③对合并有心脏病、糖尿病、高血压心脏病的患者，列为监测防治的重点。④对已确诊或拟诊为短暂性脑缺血发作者，应重点干预，定期随访治疗。

（陈艳玮）

第二节　颅脑损伤

颅脑损伤大部分是由于道路交通事故造成，极小一部分是由于家中或工业事故、运动损伤、暴力所致。发病情况很难精确估计。急诊室中颅脑外伤的出现率为每年1500～2000人/100 000人。然而，只有大约1/4伤者进入医院治疗。这些入院患者中大部分为轻度颅脑损伤，10%为中度颅脑损伤，大约5%为重度颅脑损伤，可以表现为一系列复杂的身体、行为、情绪、认知和社会问题。尽管在轻中度颅脑损伤中也伴有很多问题，但本节将重点介绍重度颅脑损伤的结局。大约每十万人中就有100～150位脑外伤患者终身残疾。

一、病因与分类

（一）病因

颅脑损伤的常见原因为交通事故、高处坠落、失足跌倒、工伤事故和火器伤，偶见难产和产钳引起的婴儿颅脑损伤。战时导致颅脑损伤的主要原因包括房屋或工事倒塌、爆炸性武器形成高压冲击波的冲击。

（二）分类

脑外伤主要分为两种：闭合性颅脑损伤有颅骨骨折，但脑外的其他结构完好；开放性颅脑损伤，脑和脑膜有暴露。闭合性颅脑损伤在脑外伤中较少出现，但其损伤程度比开放性颅脑损伤更严重，往往引起颅内组织的广泛性损害。临床上常见脑外伤包括：①硬膜下血肿；②硬膜外血肿；③脑内出血；④多发性陷入性颅骨骨折；⑤脑挫裂伤；⑥急性脑水肿。由于脑外伤的性质决定其临床表现各异，其临床治疗很少针对某一特征而采取单一治疗。除开颅进行颅内血肿清除术外，可根据总的临床治疗原则、患者个人特点，对昏迷、脑水肿、癫痫、骨折、呼吸系统并发症、认知障碍等给予抢救和综合治疗。

二、康复评定

脑外伤后有多种功能障碍，如意识、认知（包括注意、记忆）、行为、运动、感觉。除此之外还涉及视、听、前庭等功能，因此评价应是多方面的。

（一）意识障碍及损伤严重程度评定

格拉斯哥昏迷量表（GCS）是颅脑外伤评定中最常用的一种国际性评定量表。

该量表内容简单，只有3项（睁眼反应、运动反应、言语反应），评分标准具体，是反应急性期患者损伤严重程度的一个可靠指标（见表8-3）。

表8-3 格拉斯哥昏迷量表（GCS）

内容	标准	评分
睁眼反应	自动睁眼	4
	听到言语、命令时睁眼	3
	刺痛时睁眼	2
	对任何刺激无睁眼	1
运动反应	能执行简单命令	6
	刺痛时能指出部位	5
	刺痛时肢体能正常回缩	4
	刺痛时躯体出现异常屈曲（去皮层状态）	3
	刺痛时躯体异常伸展（去大脑强直）	2
	对刺痛无任何运动反应	1
言语反应	回答正确	5
	回答错误	4
	用词不适当但尚能理解含义	3
	言语难以理解	2
	无任何言语反应	1

最高计分15分为正常；最低计分3分；7分以下属昏迷；大于或等于9分不属昏迷。昏迷愈深，伤情愈重，得分愈少。

下述两种情况不计入评分：①脑外伤入院6小时之内死亡。②颅脑火器伤。

根据昏迷时间长短、评分高低，颅脑损伤的程度可分为四种类型。

轻型：总分13~15分，伤后昏迷20分钟以内者。

中型：总分9~12分，伤后昏迷20分钟~6小时。

重型：总分6~8分，伤后昏迷或再次昏迷持续6小时以上。

特重型：总分3~5分。伤后昏迷或再次昏迷1周以上。

格拉斯哥昏迷评分，也可大体上用于评价预后。最初 Glasgow 的评分越低，昏迷时间越长，伤后遗忘时间越长，远期的预后越差。现阶段还没有更精确的方法来判断预后，只能粗略估计脑损伤的严重程度与远期预后的关系。因此，短期内对远期预后只有粗略判断，在几个月后才能做更精确的预后判断。

（二）认知障碍评定

脑外伤后认知障碍很常见，脑外伤后会产生一系列严重的认知障碍。常见的问题涉及注意力、专注力、记忆、理解力、信息处理速度和解决问题能力。首先临床神经心理学家需正确评估病变程度及随之的障碍程度。在很长的一段时间后会自发地恢复，真正的改善在伤后两年才能看得出。据报道，100%的患者都有程度不同的记忆障碍，认知障碍通常与语言障碍并存，亦可单独表现记忆、行为的问题。

1. 神经行为认知状态测试（NCSE）

（1）评测工具：NCSE 原由 the Northern California Neurobehavioral Group，Inc 编制，中文版本由香港职业治疗师学会翻译而成，并作了简单修订，具有良好的效度和信度。这是一个全面性的标准认知评估表，可按患者的认知状况做初步的筛选和评估。国外及中国香港普遍应用，目前中国有电子版评估与训练软件，但应用医院不多。

（2）评测内容：NCSE 评定的内容包括意识能力、定向能力、专注能力、语言能力、结构组织能力、记忆能力、计算能力、推理能力等八个方面。

2. 记忆评估 Rivermead 行为记忆能力测验（RBMT）

（1）评测工具：由英国临床神经心理学家 Barbara Wilson 等于 1985 年发展出来。此测验方法几乎能够覆盖记忆障碍的桌面测验和自然观察法，但它是用标准化方法进行测试。其目的是在医院的室内环境下量度日常生活中的记忆功能。它适用于成年人，其年龄介于 16～69 岁，儿童版本也随后发展出来。

（2）评测内容：RBMT 包含 11 个项目，包括时空的定向及日期、记忆姓名（延迟忆述）、记忆图片（实时忆述及延迟忆述）、记忆样貌（实时忆述及延迟忆述）、记忆故事（实时忆述及延迟忆述）、记忆要做的事情（延迟忆述）、记忆说话讯息（延迟忆述）、记忆所走路线（实时忆述及延迟忆述）、记忆对象摆放位置（实时忆述及延迟忆述）等。RBMT 的香港广东话译版本是 1996 年完成的，此译本除了语言上的改变外，最重要的是将记忆样貌的相片改造成中国人的脸孔，增强了译本在本地文化的可信度。

（3）评分方法：病患者于各项目得到的初步积分会转化成标准分数及筛选分数。经过测试后的记忆功能水平可分为正常、拙劣、中度受损及严重受损。

3. 解决问题能力评估

该项评估包括执行功能障碍的行为评估法（BADS），后设认知能力面试及 Raven 的演变图形（RPM）。BADS 主要是针对前叶执行能力障碍所设计。由于额前叶障碍的患者往往在筛选评估中各方面的认知能力都有好的表现，因此 BADS 在一些模拟的活动中，如转换及遵守规则、计划行动，以及思考方法等便能找出患者其他测试找不到的执行能力障碍。

4. 感知功能评定

感知功能评定包括感觉功能、知觉功能两方面。感觉功能方面，一般检查触觉、痛觉、听觉、视觉等，检查方法同神经科检查。知觉障碍包括失认症、失用症。

（三）行为能力测评

Rancho Los Amigos 认知功能检查是描述脑损伤恢复中的行为变化，从无反应到有反应分为 8 个等级，见表 8-4。

表 8-4　Rancho Los Amigos 认知功能评定

等级	描述
Ⅰ级：没有反应	患者处于深睡眠，对任何刺激完全无反应
Ⅱ级：一般反应	患者对无特定方式的刺激呈现不协调和无目的反应，与出现的刺激无关
Ⅲ级：局部反应	患者对无特定方式的刺激呈现不协调和无目的反应，与出现的刺激无关，以不协调延迟方式（如闭着眼睛或握着手）执行简单命令
Ⅳ级：烦躁反应	患者处于躁动状态，行为古怪，毫无目的，不能辨别人与物，不能配合治疗，词语常与环境不相干或不恰当，可以出现虚构症，无选择性注意，缺乏短期和长期的回忆
Ⅴ级：错乱反应	患者能对简单命令取得相当一致的反应，但随着命令复杂性增加或缺乏外在结构，反应呈现无目的、随机或零碎性；对环境可出现总体上的注意，但精力涣散，缺乏特殊注意能力，用词常常不恰当并且是闲谈，记忆严重障碍常显示出使用对象不当，可以完成以前常有结构性的学习任务，如借助帮助可完成自理活动，在监护下可完成进食，但不能学习新信息
Ⅵ级：适当反应	患者表现出与目的有关的行为，但要依赖外界的传入与指导，遵从简单的指令，过去的记忆比现在的记忆更深更详细
Ⅶ级：自主反应	患者在医院和家中表现恰当，能自主地进行日常生活活动，很少差错，但比较机械，对活动回忆肤浅，能进行新的学习，但速度慢，借助结构能够启动社会或娱乐性活动，判断力仍有障碍
Ⅷ级：有目的反应	患者能够回忆并且整合过去和最近的事件，对环境有认识和反应，能进行新的学习，一旦学习活动展开，不需要监视，但仍未完全恢复到发病前的能力，如抽象思维、对应急的耐受性、对紧急或不寻常情况的判断等

（四）运动功能评定

脑外伤属上运动神经元的损害，其运动障碍类似中风，但除偏瘫外，也可出现四肢瘫、某一肢体单瘫。脑外伤后的痉挛一般比中风出现早而且严重，但处理恰当，恢复较快。

(五)前庭功能障碍

脑外伤前庭损害并非少见,但许多患者急性期后没有进行正规的前庭功能评估。患者往往主诉眩晕、平衡能力下降、复视或恶心。也许没有主诉,但头痛、易怒,对声音、光过度敏感,注意力下降,常与其他神经生理学行为相联系。Berman 评定了 321 例头外伤患者,发生率为眩晕占 40%,50% 有客观的眼颤电图(NEG)阳性发现,140 例受伤后 5 年评价有眩晕仍占 14%。Rantance 评价了 41 例头外伤患者在几天之内,60% 诉眩晕,进行评估眼球运动体检时,仅有 20% 发现眼球颤震,然而用 NEG 闭眼进行检查时,60% 的患者可发现眼颤。Stitio 评估了 22 例头外伤后头昏眼花者,ENG 有位置性眼颤,11 个发现了中枢神经系统损伤,另 11 人发现可能有中枢神经系统损伤。

(六)电生理评定

继脑电图、肌电图后的临床电生理学的第三大进展时诱发电位,目前较成熟的短潜伏期诱发电位有体感诱发电位(SEP)、听觉诱发电位(BEAP)和视觉诱发电位(VEP)及运动诱发电位(MEP)。

三、康复护理

(一)急性期的康复护理

在急性期,即发病初期,应以临床抢救为主。康复护理是配合内科或外科的治疗,呈相辅相成的效用。其目的主要是预防并发症和继发性损害,同时为下一步的功能训练做准备。

1. 预防并发症

该项包括预防呼吸道感染、泌尿道感染、压力性损伤等。

在康复初期应注意维持患者呼吸道通畅,勤吸痰,注意无菌操作,仍不能使气道通畅者,向医生报告建议作气管切开。给予足够的营养,发病 3 天后待病情稳定,如神智仍不清楚、不能进食者,应予鼻饲流质饮食,以保证营养供给。患者在急性期会有大小便失禁的情况,常以插导尿管维持膀胱功能。只要患者清醒合作,就应鼓励其自行排尿,避免插管时间太长造成逆行感染。在急性期,患者卧床不宜保持同一姿势过久,原则上每两小时应翻身一次,更换卧姿以防压力性损伤形成。清醒而无特别内科情况的患者,不宜长期躺卧,应逐渐增加床的倾斜度至坐立;而乘轮椅患者,应鼓励其早期下床活动,防范并发症的发生,促进身体康复。近年来,充气床垫及智能按摩床垫的广泛使用,使压力性损伤得到了有效控制。

2. 预防关节挛缩、变形和肌肉萎缩

制动超过 3 周,易致关节挛缩变形,应采取以下措施。

(1)正确的卧床姿势。①仰卧:为了减少日后产生严重的痉挛,患者宜睡卧于硬质床上，在患侧腋部放置一软枕，使肩部呈外展及外转状态，并将手及前臂以枕头垫高，促进远心端血循环，减轻肿胀的可能。手腕宜以毛巾卷支撑，避免屈曲，两手呈自然张开或握以锤形物体或毛巾卷。下肢宜使用沙袋或 A 字形垫固定，避免大腿内收或外转；膝部保持伸展，以免大腿后肌挛缩；足跟关节应予以特别注意，避免重物或棉被等压迫而致垂足和内翻，最好让足抵住床板，或使用足踏板支撑之。②侧卧：患者不宜长时间仰卧，应学会健侧和患侧卧位交替。健侧卧时，健侧下肢伸直，弯曲患侧下肢（髋部和膝部），置放一枕在两腿之间，支持并防髋部外展。上肢则以一枕放置在胸部和患侧手臂之间，使患侧手臂避免挛缩，整个身体呈 S 形弯曲状。患侧卧时，患肩前伸，避免受压和后缩，肘伸直，前臂旋后，手指张开，掌面朝上；健腿屈曲向前置于体前支撑枕上，患腿在后，膝微屈，距小腿关节尽量保持 90°。③俯卧：俯卧是预防髋部屈曲及膝部屈曲造成挛缩的最佳卧姿。俯卧时，放一枕头在大腿及膝部以防压迫，另一枕头则放在腹部。男性患者若插有导尿管，此姿势不但有助于排尿，并可预防臀部压力性损伤的形成；而女性患者宜多放几个枕头在胸部，以防压迫乳房，头部宜转往健侧。若患者不习惯此种卧姿，家属宜陪伴在旁，以防呼吸窒息的发生。

（2）挛缩的预防：除了正确的卧姿外，每日规则性地运动麻痹瘫痪的患肢关节，亦有助于防范挛缩的发生。患者昏迷或其他原因（如全瘫、严重并发症）在数日后仍不能开始主动活动者，应做患肢关节的被动运动，每日 3～4 次，直至主动运动恢复。活动顺序由大关节到小关节，循序渐进，缓慢进行，幅度从小至大以牵伸挛缩的肌肉、肌腱和关节周围组织，要多作与挛缩倾向相反的活动，特别是肩外展外旋、前臂旋后、踝背伸及指关节的伸展活动，但切忌粗暴，因瘫痪早期肌张力低，关节周围肌肉松弛，暴力易致软组织损伤，特别是肩关节周围的软组织损伤。另外，被动运动可与按摩交替或配合进行，并鼓励患者适当地用健肢带动患肢作被动运动。

（3）按摩：可促进血液、淋巴回流，防止或减轻浮肿，对患肢也是一种感觉刺激，有利于恢复。按摩时要轻柔、缓慢、有节律地进行，作用中等深度，不使用强刺激性手法；对肌张力高的肌群（如上肢屈肌）用安抚性质的推摩，使其放松，而对肌张力低者如上肢伸肌，则予以擦摩和揉捏，按摩可配合循经点穴以增强疗效。

（4）日常生活的处理：急性期应鼓励患者及教导家属暂时使用健侧，以健肢完成日常生活活动动作，增强其独立性，在学习中找回自信心。刚开始时也许并不顺利，但慢慢地逐渐练习也就自然了。

(二) 恢复期的康复护理

一般病后 1～3 周（脑出血 2～3 周，脑血栓 1 周左右）意识清楚，血压、脉搏、呼吸稳定，便进入恢复期，可进行功能训练。脑血栓患者若发病时无意识障碍，仅有偏瘫，第二天便可以进行。此期目的在于进一步恢复神经功能，争取达到步行和生活自理。其工作要点则是着重于行走、位置转换、进食、穿衣、个人卫生、认知、沟通、社会和家庭功能、家事技巧、职能等训练。恢复期一般可分为松弛性瘫痪期、痉挛期和改善期。

1. 松弛性瘫痪期

此期的治疗主要是利用各种方法恢复或提高肌张力，诱发肢体的主动运动。应鼓励患者在床上进行主动运动，这不仅可以预防挛缩，更重要的是使他们认识到自己"能动"，增强对恢复的信心。还可以配合针灸、电疗等。可先给予物理治疗，如先予以局部热疗，再施行被动运动（每日至少1～2次），待训练进步时则可改为辅助自动运动，后再采取自如运动。

2. 痉挛期

治疗的主要目标是控制肌痉挛和异常的运动模式，促进分离运动的出现。痉挛较严重时，治疗方法除被动外，尚有背侧支托及周围神经阻断术，以降低痉挛的程度。

3. 改善期

治疗的主要目标是促进选择性运动和使速度运动更好地恢复，同时继续控制肌肉痉挛。此时应更多地让患者体验正常的肌张力、姿势和运动的机会，促进其学习多肌群协调的运动，增大其正常的运动感觉输入。

运动训练按照人类运动发育的规律，由简到繁、由易到难进行，如翻身→坐→坐位平衡→坐到站→站立平衡→步行。至于从哪个阶段开始训练，要根据患者的病情决定。

（1）床上训练：由于锥体束约有15%的纤维不经交叉而直接支配同侧躯干肌，所以，通常躯干肌的瘫痪不明显或较轻，大多数患者能很快从仰卧位转到侧卧位。床上训练包括翻身和上下左右移动身躯等体位变换，腰背肌、腹肌及呼吸肌训练，伸髋练习（双侧桥式、单侧桥式动作），上、下肢活动及洗漱、进餐、使用便器等日常生活活动训练。

（2）坐起及坐位平衡训练：应尽早进行，以防坠积性肺炎、直立性低血压及全身脏器功能低下。进行坐位耐力训练应先从半坐位（30°～45°）开始，逐渐加大角度、延长时间和增加次数；然后从仰卧位到床边坐位，最后坐到椅子或轮椅上，接着进行坐位平衡训练。要求达到三级平衡。一级为静态平衡，即躯干在无倚靠下坐稳，体重平均分配；二级平衡为自动动态平衡，即能作躯干各方向不同摆幅的摆动活动；三级平衡为他动动态平衡，即在他人一定的外力推动下仍能保持平衡。利用摇椅有助于平衡训练。

（3）从坐到站起的训练：要点是掌握重心的转移，要求患腿负重，体重平均分配。动作基本点是双足后移，躯干前倾，双膝前移，然后髋膝伸展而站起。坐下时，躯干前倾，膝前移，髋膝屈曲而坐下。坐立训练先由床侧开始训练患者坐起，当患者能够坐稳时，即可下床在平行杆内学习站立。

（4）站立及站立平衡训练：从病情稳定到离床站立，一般需 2～3 周。先作站立的准备活动，如坐位提腿踏步、患侧下肢或双下肢蹬圆木训练以增加肌力；起立床训练，逐渐加大角度和延长时间，双足负重后感受器受刺激而引起强烈冲动，对训练下肢伸肌、提高活动能力很有好处；然后逐步进入扶持站立、平行杆间站立、徒手站立及站立平衡训练，要求达到三级平衡。

（5）步行训练：步行能力是偏瘫患者维持整体健康、争取达到生活自理的重要一环。让患者在平地、阶梯及斜坡等不同地形接受步态训练，可利用辅助器如助行器或手杖等教导其使用方法，以利步态行走训练。上下台阶训练时，开始要按"健腿先上，病腿先下"的原则，待安全可靠后再任其自然。

（6）上肢及手功能训练：上肢和手功能对于生活自理及劳动至关重要。一般大关节活动恢复较早、较好，手的精细动作恢复较慢、较差，需进行强化训练。①肩关节及肩带的活动：目的是训练肩关节的控制能力和防止肩胛退缩、下降、肩痛和不全脱位。方法：以仰卧位上举手臂，手臂向不同方向移动，用手摸前额、摸枕头、坐位直臂前举、外展、后伸及上举等。②肘关节活动：如肘关节屈伸、前臂旋前旋后。③腕关节屈伸及桡、尺侧偏移：尤其要多作与功能活动密切相关的背伸和桡侧偏移活动。④掌指、指间关节各方向的活动及对掌、对指、抓拳、释拳等。⑤手的灵活性、协调性和精细动作训练，如拍球、投球、接球、投环、用匙、用筷、写字及梳头等。

（7）职能训练：重点是对偏瘫患者日常生活活动能力的评估、训练和矫正等，目的主要在于训练患者自立。对吞咽困难的患者应先行鼻饲，以后带着鼻饲管训练从口进食，呛咳不明显时可取掉鼻饲管，从坐位流食过渡到正常饮食。在洗漱方面，瘫痪重者先用健手，逐渐锻炼患手或以健手协助。衣服宜宽大柔软，操作简便。穿着时先穿患侧，再穿健侧，脱衣时相反。去厕所或洗澡时，开始应有人协助，以防直立性低血压、摔倒或用力过猛时再次发病。根据病情安排工艺活动、训练手的精细活动和双手的协调应用、安排适当的家务劳动和户外活动，后者要注意保护和安全。

偏瘫患者在康复训练中的主要危险因素有脑血管意外复发、心血管并发症、摔倒致软组织损伤或骨折、继发肺栓塞等，在康复中要予以监护和防范。同时，要保持患者的平稳情绪，练习过程中要穿插适当的休息，避免过度疲劳，对年老体弱的患者更要注意。在训练阶段，如安静时心率超过 100 次/分、血压收缩压超过 180 mmHg、有心绞痛发作或严重心律失常时应暂停训练。

（三）后遗症的康复护理

有的学者认为，偏瘫后功能恢复一般在一年后停止；但也有学者提出，即使在发病一年后，如过去未经正规的运动治疗，仍可在康复训练下获得一定进步。此期患者不同程度地留下各种后遗症，如痉挛、肌力减退、挛缩畸形、共济失调、姿势异常甚至呈松弛性瘫痪状态。康复治疗的目的是继续训练和利用残余功能，防止功能退化，并尽可能改善患者的周围环境条件以适应残疾，争取最大限度的日常生活自理；对有工作潜力的未达退休年龄的患者，酌情进行职业康复训练，使患者尽可能回归社会。

（1）继续进行维持性康复训练（包括全身体质增强和针对性功能训练），以防功能退化。

（2）适时使用必要的辅助器具（如手杖、步行器、轮椅、支具等），以补偿患肢的功能。

（3）对患侧功能不可能恢复或恢复很差者，应充分发挥健侧的代偿作用。事实上，健手通过训练是完全可以达到生活自理的，必要时可加用自助器具。

（4）对家庭环境做必要和可能的改造，如门槛和台阶改成坡道，蹲式便器改为坐式便器，厕所及浴室加扶手等。

（5）应重视职业、社会、心理康复。

（四）其他康复治疗方法

作为整体康复的综合考虑，病情稳定后，可对脑部及瘫痪肢体进行物理治疗。对脑部病灶的理疗，有利于脑部病灶的吸收、消散及侧支循环形成，改善脑组织的血液供应和代谢。常采用碘离子直流电导入法和超声波疗法。对瘫痪肢体的理疗，可改善患肢的血液循环，降低肌张力，促进功能恢复，延缓和防止肌肉萎缩。常用超短波治疗痉挛肌，电刺激疗法、中频电疗法、水疗等均有一定作用。针灸对肢体瘫痪和言语障碍有一定疗效，除体针外，还可应用头针、耳针等。按摩、气功等对瘫痪肢体也有一定效果。

（五）心理护理

脑血管意外或脑外伤等引起偏瘫、失语等障碍对患者精神打击很大，在意识逐渐恢复过程中常出现遗尿、失语、肢体活动障碍等，使患者在不同程度上丧失了独立生活的能力，影响其个人卫生、仪容仪态，也难以进行正常的学习和工作，不能顺利回归社会，给患者造成很大的心理负担。此外，多数患者有程度不同的抑郁症，表现为忧愁、悲观、失望、焦虑、淡漠，甚至企图自杀等。作为护理人员及家属，要多与患者交谈，了解其心理需要，对废损功能的再训练应非常耐心。指导中务必让患者随时感到被关怀、支持和鼓励，避免情绪激动和不良刺激。应鼓励患者参加一些社交活动，积极治疗，促进功能恢复，并根据病情进行生活自理及家务劳动训练，使之尽快回归社会，恢复尊严。

（陈艳玮）

第三节 脊髓损伤

脊髓损伤（SCI）是指由各种原因导致的组织损害，造成损伤水平以下身体的感觉、运动、反射等功能障碍。

一、病因

引发脊髓损伤常见的原因有交通、工业、高空作业、自然灾害的创伤事故及某些脊髓疾病。脊髓损伤是一种严重的致残性损伤，多发生于青年人，常造成截瘫或四肢瘫的严重后果，给患者家庭和社会带来沉重负担。脊髓损伤康复的主要目标是通过各种康复治疗和护理手段，最大限度调动残存功能，代偿已丧失的部分功能，减轻残疾，提高生活质量，为患者重归家庭和社会打下良好基础。

二、康复评估

1. 主要功能障碍

脊髓损伤后，出现损伤平面以下的运动、感觉、反射及括约肌和自主神经系统的功能障碍。

（1）脊髓不同节段水平完全性损伤的表现。

1）高颈髓损伤：四肢痉挛性瘫痪，呼吸困难（膈肌及肋间肌瘫痪所致），发音和咳嗽无力。

2）下颈髓损伤：上肢呈弛缓性瘫痪，麻木、无力、肌萎缩、腱反射低下，下肢则呈痉挛性瘫痪。

3）胸髓损伤：双下肢呈痉挛性瘫痪，并存在一个清楚的感觉障碍平面。

4）腰髓损伤：为下肢呈弛缓性瘫痪，圆锥损伤致膀胱及肛门括约肌功能障碍导致两便失禁。

5）马尾损伤：多为不完全性，下肢呈弛缓性瘫痪，大小便失禁。

（2）常见并发症：脊髓损伤后康复治疗过程的各阶段都可发生并发症，常见并发症如下。

1）压力性损伤：由于损伤平面以下的皮肤失去正常的神经支配，对压力的耐受性降低，容易发生压力性损伤。

2）呼吸系统并发症：包括呼吸功能障碍及呼吸衰竭、肺部感染和肺不张，其中呼吸功能衰竭是导致死亡的首要原因。

3）泌尿系统并发症：脊髓损伤导致排尿障碍，如处理不当可发生膀胱输尿管反流、肾积水、泌尿系统感染、结石和肾功能减退或肾衰竭等。

4）运动系统并发症：关节挛缩、骨质疏松、异位骨化（发生在软组织内异常位置的骨形成），以及骨折等。

5）心血管系统并发症：深静脉血栓、直立性低血压、低心率、低体温、心律失常等。

2. 康复评估内容

（1）脊髓损伤水平评估：损伤水平是指脊髓具有身体双侧运动、感觉的最低节段。运动损伤平面是通过检查平面关键肌肉的肌力状况来确定的（肌力按 0~5 分级法来测定），感觉损伤平面可通过检查身体的皮肤感觉区的水平来确定。脊髓损伤水平的判定以运动损伤平面为主要依据，但 $T_2 \sim L_1$ 损伤的运动平面无法确定，则主要以感觉损伤平面来确定（表 8-5）。

表 8-5　判断脊髓损伤平面的关键性运动和感觉平面

损伤平面	确定平面的关键肌肉	运动	感觉平面
$C_1 \sim C_3$	头部运动肌	转头	
C_4	膈肌	呼吸	
	斜方肌	耸肩	
C_5	三角肌	上臂外展	
	肱二头肌	屈肘	
C_6	伸腕肌	伸腕	
C_7	肱三头肌	伸肘	
$C_8 \sim T_1$	手指肌	握拳	
T_2			胸骨角
$T_4 \sim T_5$			乳头水平
T_6			肋弓水平
$T_7 \sim T_8$			上腹部
T_{10}			脐水平
$T_{11} \sim T_{12}$			下腹部
L_1			腹股沟
L_2	髂腰肌	屈髋	
L_3	股四头肌	伸膝	
L_4	胫前肌	踝背屈	
L_5	拇长伸肌	伸拇指	
S_1	腓肠肌	踝屈	

续表

损伤平面	确定平面的关键肌肉	运动	感觉平面
S_2			股后正中纵形分布
S_3			鞍区（不包括生殖器）
S_4			外生殖器
S_5			肛门

（2）脊髓损伤程度评估：根据损伤程度的不同，分为完全性损伤和不完全性损伤。损伤程度的判断采用美国脊髓损伤学会（ASIA）的损伤分级（表8-6）。

表8-6 脊髓损伤的 ASIA 分级

级别	损伤类型	运动感觉功能
A	完全损伤	$S_4 \sim S_5$ 无感觉与运动功能
B	不完全损伤	损伤水平以下，包括 $S_4 \sim S_5$，有感觉功能，但无运动功能
C	不完全损伤	损伤水平以下有运动功能，但大部分关键肌的肌力低于3级
D	不完全损伤	损伤水平以下有运动功能，大部分关键肌的肌力大于或等于3级
E	正常	感觉和运动功能正常

（3）功能预后的评估：完全性脊髓损伤的预后与损伤水平密切相关（表8-7）。不完全性脊髓损伤的预后比完全性损伤相对要好。

表8-7 完全性脊髓损伤的损伤水平与功能预后的关系

损伤水平	活动能力	生活能力
$C_1 \sim C_4$	能以声控方式操纵某些活动，可用下腭操纵电动轮椅	完全依赖
C_5	可用手在平地上操纵改进操作轮的特制轮椅	大部分依赖
C_6	可用手驱动轮椅，用上肢支具可写字，完成部分更衣	中度依赖
$C_7 \sim C_8$	用轮椅做床→轮椅→厕所、浴室间转移，能开特殊改装汽车	大部分自理
$T_1 \sim T_7$	用连腰带的支架扶拐步行，轮椅独立	大部分自理
T_{12}	带长腿支架扶拐步行，长距离需要轮椅	基本自理
L_2	带短腿支架、扶手杖，不需要轮椅	基本自理

三、康复治疗

1. 康复治疗原则

（1）积极预防和治疗各种并发症。

（2）进行功能锻炼和物理治疗。

（3）改善残存肌力和关节活动，训练身体平衡协调及使用各种辅助装置（助行器、拐杖、下肢支具等），最大限度地恢复独立生活的能力。

（4）改善患者心理状况，帮助患者接受现实，增强信心，做到残而不废。

（5）在生活自理的前提下进行职业康复，掌握一门生活技能，为重返家庭和社会打下良好基础。

脊髓损伤的康复治疗包括急性期康复治疗和恢复期的康复治疗，可采用物理治疗、作业治疗、心理治疗等康复措施，并注意预防和及时处理并发症。

2. 康复治疗方法

不同损伤平面的患者治疗方法和康复方法不尽相同，下面以脊髓完全性损伤为例（表8-8）。

表8-8 脊髓完全性损伤的康复治疗

损伤水平	主要运动障碍	康复治疗
$C_1 \sim C_4$	头能自由活动，四肢躯干均不能动，ADL完全依赖他人	①呼吸功能训练，如做深呼吸、大声唱歌和说话。②站立床训练。③被动关节活动。④训练嘴咬口棍或头部移动来操作电动轮椅和电脑
C_5	缺乏伸肘和腕、手的所有功能，呼吸功能差，躯干和下肢完全瘫痪，ADL大部分需人帮助	①增强肱二头肌（屈肘肌）的肌力。②学习使用轮椅，在平地上移动。③学会使用轮椅上的固定套索前倾减压。④通过自助餐台练习自己进食。⑤呼吸功能训练、关节活动训练、站立训练同上
C_6	伸肘和屈腕功能缺乏、手功能丧失，其余上肢功能基本正常，呼吸功能差，躯干和下肢完全瘫痪，ADL需中等量帮助	①驱动轮椅训练。②单侧交替臀部减压，30分钟1次，每次15秒。③利用床脚绳梯从床上坐起。④站立、关节活动、呼吸训练同C_4。⑤屈肘和伸腕训练
C_7	上肢功能基本正常，但手抓握、释放灵活度欠佳，不能捏，下肢完全瘫痪，呼吸功能较差，能独立进行各种转移，ADL部分自理	①增强上肢残存肌力训练。②双手支撑减压训练，30分钟1次，每次15秒。③用滑板进行转移。④关节活动、呼吸、站立训练同C_4
$C_8 \sim T_2$	上肢功能正常，双下肢瘫痪，呼吸功能较差，ADL完全自理，可从事坐位工作	①增强上肢肌肉强度和耐力的训练，如使用哑铃和拉力器等。②坐位撑起减压练习。③各种轮椅使用技巧练习。④继续进行转移训练。⑤适宜的职业训练
$T_3 \sim T_{12}$	上肢功能完全正常，呼吸功能基本正常，双下肢瘫痪，能进行一般家务劳动，ADL完全自理，可从事坐位工作，能利用长下肢支具、拐、助行器或平衡棒做治疗性步行训练	①$C_8 \sim T_2$所做的训练。②站立和治疗性步行训练，使用长下肢支具、助行器、双腋拐，由双杠内站立平衡和行走练习逐步进展到杠外行走练习

续表

损伤水平	主要运动障碍	康复治疗
$L_1 \sim L_2$	上肢完全正常，躯干稳定，呼吸功能完全正常，下肢部分肌肉瘫痪，ADL完全自理，能用短下肢支具在家中行走，能上下楼梯，户外活动仍使用轮椅	①训练四点步态行走。②练习从轮椅上站起。③练习上下楼梯。④练习安全的跌倒和重新爬起。⑤其他训练同 $T_3 \sim T_{12}$
L_3 及以下	上肢和躯干完全正常，双下肢部分肌肉瘫痪，用手杖和穿高帮鞋可以行走	①训练双下肢残存肌力。②用双拐练习四点步态。③练习用手杖行走。④联系安全的跌倒和重新爬起。⑤安全的跌倒和重新爬起练习及其他训练同 $L_1 \sim L_2$

四、康复护理

康复护理应围绕全面康复目标，与康复医师、PT师、OT师、社会工作者、心理矫形师密切配合，最大限度发挥患者残存功能，以代偿致残的部分。同时脊髓损伤者常有明显心理障碍，护理人员应密切配合康复计划实施，辅导、督促、保证各种训练的完成，防止各种并发症，采用重点讲授和示范的方法，指导鼓励患者完成ADL的学习，并指导家属完成患者回归家庭和社会的辅助康复护理。

1. 急性期康复护理

急性期康复护理是指自受伤开始至1个月内的时间。康复护理应始于受伤现场，受伤后不要随便搬动患者，因有1/4患者的损伤是由于现场处置和护理不当所引起的，如错误的搬运或移动可造成脊髓损伤或损伤加重，故需采用正确的方法固定脊柱后再进行搬运，这是非常重要的。

急性期康复治疗的关键在于通过整复脊椎骨折脱位，早期解除脊髓的压迫，恢复脊柱的稳定性，为康复创造条件，同时要积极预防和治疗并发症。急性期康复护理内容如下。

（1）皮肤护理：保持皮肤清洁，勤换内衣、床单；定时翻身，避免局部机体长时间受压。卧床患者每2小时翻身1次，操作时应注意沿身体轴线同时翻转，严禁扭转；选择合适的防压力性损伤气垫或液压垫；经常观察皮肤有无发红破坏；使用支具或夹板者要警惕压迫和摩擦损伤皮肤。

（2）体位处理：为防止挛缩畸形，患者宜卧于硬板床上。身体要保持正确位置，原则是将肢体安放在与挛缩倾向相反方向的位置上，而且瘫痪肢体不能受压。

（3）排泄护理：留置导尿，开放导尿管，保持尿道口清洁，导尿管每周更换1次，运用防反流尿袋以避免尿路感染。定时排便，可采用口服缓泻剂、肛门内甘油注入等方法。

（4）开展早期床上康复训练：在主动运动能力基本恢复之前，必须经常给患肢各关节做全范围被动运动，以保持关节活动度和牵伸软组织，防止关节挛缩，防止深静脉血栓形成。

（5）保持气道通畅：鼓励患者多做深呼吸运动、咳嗽，帮助咳痰，体位引流等；痰黏不易排出时予超声雾化吸入和使用祛痰剂。备好呼吸骤停抢救器械，保证床旁负压吸引器处于完好状态。

（6）心理护理：做好脊髓损伤患者的心理护理。

2. 恢复期康复护理

脊髓损伤恢复期是指受伤后 2～6 个月内。此期脊柱骨折已愈合，病情已稳定，进入全面康复训练阶段，同时为配合回归家庭和社会做好准备。此期中必须帮助患者本人和家属在集中康复训练期间掌握所有康复护理内容，重点在于加强康复训练效果，防止各种并发症，为顺利回归社会创造条件。具体康复内容如下。

（1）预防并发症护理。

1）预防压力性损伤：这是患者须终身注意的问题。预防压力性损伤措施：①必须保持皮肤清洁、干燥，服装宜宽松。②应鼓励患者多翻身及改变体位，有条件者可选用气垫床。坐轮椅者应每 30 分钟伸直双上肢，撑起躯干，使臀部离开坐垫 20～40 秒，防止坐骨结节受压时间过长。四肢瘫痪者可轮流向一侧侧身，使单侧臀部减压。③加强营养，注意蛋白质、维生素的补充，以增加皮肤的抵抗力。

2）维持气道通畅：加强护理，鼓励患者翻身、咳嗽、排痰，多做深呼吸运动。痰黏者做体位引流，胸背部叩击，指导家属学会单手或双手推压下胸部协助排痰。

3）膀胱功能管理与训练：由于脊髓损伤造成膀胱功能失调而出现排尿功能障碍，同时由于脊髓损伤造成感觉神经障碍，使尿路黏膜感染的防御功能下降，极易导致泌尿系统的感染，长期的泌尿系统的感染又可引起肾功能低下，以至出现肾衰竭。因此，膀胱功能的管理与训练十分重要。

因脊髓损伤造成膀胱功能失调的排尿功能障碍者需实施导尿护理：①留置导尿管由一直开放改为 4～6 小时定时开放 1 次。②定时饮水（>125 mL/h），以训练膀胱扩张和收缩能力。③每次导尿时应进行排尿意识和正常排尿动作训练，使协同肌配合，以利于排尿反射的形成。④出院前教会患者或家属自我导尿技术。上胸段脊髓损伤患者大多可以建立膀胱排尿反射，护理人员要指导患者寻找刺激排尿反射的触发点，如叩击耻骨上区、摩擦大腿内侧、牵拉阴毛、挤压龟头、扩张肛门或叩击骶尾部等，以促使自发性排尿反射。也可试用按压耻区、增加腹压的方法，促使膀胱内压力增高，引起排尿。定期查残余尿量，排尿后残余尿量 > 100 mL 时须作处理。

4）排便功能训练：训练患者建立有规则的排便功能，养成定时排便的习惯，无论有无便意，可根据患者脊髓损伤前的排便规律，每 1～3 日排便 1 次；给予高纤维饮食，多吃蔬菜、水果，必要时可服用缓泻剂或开塞露，便后清洁肛门。

5）预防深静脉血栓形成：注意观察是否有水肿；尽早应用弹力袜和弹力绷带；早期靠床站立训练，可使截瘫的肢体血管、神经舒缩功能得到恢复。

（2）配合 PT、OT 训练。

1）早期坐起及起立训练：尽早开始坐位训练，每日 2 次，每次半小时至 2 小时，床头抬高从 30° 开始，观察有无头晕、眼花、心慌、无力、恶心等不良反应，如无不良反应每天可将床头升高 15°，直至正常坐位 90° 并维持继续训练；如有不良反应则应减少升高的角度及速度。患者经过坐起训练后，如无直立性低血压等不良反应即可行起立训练。利用起立床，从倾斜 20° 开始，角度渐增，8 周后达到站立 90°，同时应注意观察患者反应，如有直立性低血压的不良反应发生，应及时降低起立床的高度。

2）增强肌力训练：指增强残存肌力，主要是通过训练增强背部、肩部、上肢肌肉、腹肌的肌力。患者可以运用这些肌群完成平时不能做的活动，代偿丧失功能的肌群，如依靠骨盆上背阔肌的活动，截瘫患者可主动重心转移，四肢瘫患者运用胸大肌可产生主动呼气。训练一般采用抗阻训练，根据条件可选用徒手或哑铃、弹簧拉力器及重物滑轮系统等简单器械进行抗阻练习。训练可在床上、垫上及轮椅上进行。

3）手功能训练：首先要保持适当的关节活动度，特别应注意腕关节、近端指间关节和虎口区，必要时可用夹板来保持这些关节的活动度。四肢瘫患者大部分时间应训练上肢和手的功能，如伸肘、拇食指对捏、手抓握等功能。给患者提供健身球或让患者主动抓握笔来训练患者抓握和手指屈曲灵活性；抓握力弱的患者，训练使用腕驱动抓握支具；对于不能主动伸腕的患者可用夹板来保持该关节活动度，或行被动运动。

4）日常生活活动训练：训练患者日常生活中的自理能力，如进食、洗漱、排泄、更衣等。生活自理能力的明显提高往往被视作康复成功的标志。

5）坐位及平衡训练：正确独立的坐姿是进行转移、轮椅和步行训练的前提。训练患者能直腿坐在床上，令其两臂伸直前平举，维持坐位姿势，也可对患者身体施以少许推力，使其用力维持平衡，还可在坐位下与他人传球或两手轮流向前击拳等。

6）转移训练：积极进行各种转移训练，如从卧位到坐位转移、床至轮椅和轮椅至床的转移、轮椅到凳和凳到轮椅的转移，从轮椅到厕所马桶的相互转移，以及轮椅到地和地到轮椅的转移等。C_7 以下的脊髓损伤均应达到轮椅与床之间的独立转移，C_6 的患者也可能需要滑板的协助。四肢瘫患者的转移可借助转移装置进行。

7）轮椅训练：可以根据情况选用标准手动轮椅或电动轮椅，在轮椅上训练坐位平衡、减压动作、轮椅移乘和操作轮椅的基本动作，如前后轮操纵、左右转，进退操纵，前轮翘起行走和旋转操纵等。注意每坐 30 分钟，必须用上肢撑起躯干，或侧倾躯干，使臀部离开椅面减轻压力，以避免坐骨结节发生压力性损伤。

8）行走训练：脊髓损伤患者步行的基本条件是上肢有足够的支撑力和控制力。根据不同的情况，选择适合的支具固定膝关节、距小腿关节，利用双杠或双拐、助行器练习站立和行走。训练的目标分为社区功能性行走（能终日穿戴矫形器，独立进行日常生活活动，能连续行走 900 m）、家庭功能性行动（能完成上述活动，但行走距离达不到 900 m）及治疗性步行（不能达到上述要求，但可借助矫形器进行短暂步行）。

（3）心理护理：脊髓损伤后患者的心理反应是强烈的，从受伤起经历休克期、否认期、愤怒期、悲痛期和承受期等各个阶段，医护人员要针对各期特点采取不同的措施，如在愤怒期多予以谅解，悲痛期耐心规劝并防止自杀，适应期多鼓励患者，同时积极协助患者安排新的生活。此期还应注意患者瘫痪造成家庭成员的不平衡及烦恼心理，指导家属以积极心态对待患者。

（4）职业训练：通过职业训练，使患者能够掌握一门技艺（如写作、编织、雕刻、绘画、电脑运用等），为其走向社会自食其力创造条件，可结合患者的自身条件、文化程度和兴趣爱好进行训练。

（5）其他：理疗因子、生物反馈的应用及功能性电刺激等。

五、健康教育

健康教育关系到患者终身的自我健康管理，是回归家庭和社会的根本保障，具有十分重要的意义。

1. 疾病知识教育

教育患者学习有关脊髓损伤的基本问题及自己解决问题的方法，让患者和家属学会如何在残疾的状态下生活，重点是指导患者如何进行自我护理，如何预防各种并发症，完成由"替代护理"到"自我护理"的转换。患者的功能训练必须由医护人员、家属和患者共同参与制订计划，患者家属应介入训练，掌握基本康复知识和训练技能，防止发生并发症和二次残疾。

2. 培养良好的心理素质

坚持做好心理护理，进行适应教育及战胜疾病的信念教育，树立坚强的信念，最大限度发挥患者的潜在能力，提高功能训练水平，改善生活质量。

3. 配合社会康复和职业康复

配合社会康复部门，协助患者做好回归社会的准备，指导家庭和工作单位根据患者需求改造环境设施以方便患者。

4. 合理的膳食结构

合理饮食是增加体能、增强免疫力的重要措施，应保证足够的热能、蛋白质和维生素摄入，注意钙的补充，多食用纤维素食物以防止便秘。

5. 加强两便的管理教育

务必使患者学会自己处理大小便，高位颈髓损伤患者的家属要学会协助患者处理大小便问题。

6. 实施长远继续康复计划

制订长期的康复训练计划，教育患者及家属掌握基本康复知识和训练技能，指导患者如何在自己现实的家庭和社区条件下持之以恒地进行康复训练，实现康复目标。

（陈艳玮）

第四节 骨折

大多数骨折由创伤引起，称为创伤性骨折；其他的可由骨骼疾病所致，包括骨髓炎、骨肿瘤所致骨质破坏，受轻微外力即发生骨折，称为病理性骨折。

骨折是指由于骨的完整性或连续性受到破坏，所引起的以疼痛、肿胀、青紫、功能障碍、畸形及骨擦音等为主要表现的疾病。

一、病因与分类

（一）病因

骨折可由创伤和骨骼疾病（骨髓炎、骨肿瘤、骨质疏松等骨质破坏，抵抗外力能力下降，受到轻微的外力即可发生骨折）所致，后者称为病理性骨折。临床上最常见的还是前者，病因如下。

（1）直接暴力：暴力直接作用使受伤部位发生骨折，常伴有不同程度的软组织损伤。

（2）间接暴力：暴力通过传导、杠杆、旋转和肌收缩使肢体远端发生骨折。

（3）疲劳性骨折：长期、反复、轻微的直接或间接损伤可致使肢体某一特定部位骨折，如士兵长期拉练，第二、三跖骨及腓骨下 1/3 骨干骨折。

（二）分类

1. 根据骨折处皮肤、黏膜的完整性分类

（1）闭合性骨折：骨折处皮肤或黏膜完整，骨折端不与外界相通。

（2）开放性骨折：骨折处皮肤或黏膜破裂，骨折端与外界相通。特例：耻骨骨折伴膀胱或尿道破裂，尾骨骨折致直肠破裂（泌尿消化系统与体外相通）。

2. 根据骨折的程度和形态分类

（1）不完全骨折：骨的完整性和连续性部分中断，按其形态又可分为以下两种。

1）裂缝骨折：骨质发生裂隙，无移位。断裂后的两部分仍保持原来的解剖位置。

2）青枝骨折：多见于儿童，骨质和骨膜部分断裂，可有成角畸形。有时成角畸形不明显，仅表现为骨皮质劈裂，与青嫩树枝被折断时相似而得名。

（2）完全骨折：骨的完整性和连续性全部中断，按骨折线的方向及其形态又可分为以下八种。

1）横形骨折：骨折线与骨干纵轴接近垂直。

2）斜形骨折：骨折线与骨干纵轴呈一定角度。

3）螺旋形骨折：骨折线呈螺旋状。

4）粉碎性骨折：骨质碎裂成3块及以上。

5）嵌插骨折：骨折片相互嵌插，多见于干骺端骨折骨干的坚质骨插入骺端的松质骨。

6）压缩性骨折：骨质因压缩而变形，多见于松质骨、椎骨和跟骨。

7）凹陷性骨折：骨折片局部下陷，多见于颅骨。

8）骨骺分离：经过骨骺的骨折，骨骺的断面可带有数量不等的骨组织。

3. 根据骨折端稳定程度分类

（1）稳定性骨折：骨折端不易移位或复位后不易再发生移位者，如裂缝骨折、青枝骨折、横形骨折、压缩性骨折、嵌插骨折。

（2）不稳定性骨折：骨折端易移位或复位后易再发生移位者，如斜形骨折、螺旋形骨折、粉碎性骨折。

4. 骨折端移位分类

（1）成角移位：两骨折段的纵轴线交叉成角。

（2）侧方移位：远侧的骨折段向前、后、内或外的侧方移位。

（3）缩短移位：两骨折段相互重叠或嵌插。

（4）分离移位：两骨折段在纵轴上相互分离，形成间隙。

（5）旋转移位：远侧的骨折段围绕纵轴旋转。

影响因素：外界暴力、肌肉的牵拉、骨折远端肢体重力的牵拉、不恰当的搬运治疗。

二、康复评估

（一）临床表现

1. 全身表现

大多数骨折一般只引起局部症状，严重骨折和多发性骨折可导致全身反应。

（1）休克：骨折所致的休克主要原因是出血，特别是骨盆骨折、股骨骨折和多发性骨折。严重的开放性骨折或并发重要内脏器官损伤时亦可导致休克。

（2）发热：骨折后一般体温正常，出血量较大的骨折，血肿吸收时可出现低热，低于38℃。开放性骨折，出现高热时，应考虑感染的可能。

2. 局部表现

（1）骨折的一般表现：局部疼痛、肿胀和功能障碍。

（2）骨折的特有体征：①畸形，骨折段移位可使患肢外形发生改变，主要表现为缩短、成角或旋转畸形。②异常活动，正常情况下肢体不能活动的部位，骨折后出现不正常的活动。③骨擦音或骨擦感，骨折后，两骨折端相互摩擦时，可产生骨擦音或骨擦感。

具有以上3个骨折特有体征之一者，即可诊断为骨折。有些骨折如裂缝骨折和嵌插骨折，可不出现上述3个典型的骨折特有体征，应常规进行X线拍片检查，以便确诊。

（二）X线检查

凡疑为骨折者应常规进行X线拍片检查。有些轻微的裂缝骨折，急诊拍片未见明显骨折线，如临床症状较明显者，应于伤后2周拍片复查。此时，骨折端常可出现骨折线。

（三）临床检查

（1）全身及局部状况：包括患者的生命体征、精神状况、局部皮肤瘀斑、青紫程度、骨折远端皮肤颜色、肢体肿胀程度、周围神经损伤情况及感觉的检查等。

（2）关节活动度及肌力：受累关节有无活动障碍和畸形活动等，周围肌肉的肌力是否下降等。

（3）肢体周径与长度缩短：骨折或延长骨折会影响肢体的长度。肢体周径测量有助于了解肢体肿胀的程度及肌肉萎缩的程度。

（4）ADL：日常生活中的许多动作，是由多个关节的协调运动共同完成的。如胫骨成角畸形愈合，可改变膝、距小腿关节的负重力线，影响站立与行走。骨折后的固定、关节活动受限和肌力下降会影响患者的日常生活活动。

（5）X线检查：骨折的损伤程度、分类及手术后的对位、愈合情况，都要通过X线片来观察。早期拍片主要观察骨折对位情况，晚期拍片主要观察骨痂生长情况，判断骨折的预后，观察组织的损伤情况及后期骨质密度。

（四）并发症

1. 早期并发症

（1）休克：严重创伤、骨折引起大出血和重要器官损伤所致。

（2）脂肪栓塞综合征：骨折处牙腔内血肿张力过大，骨髓被破坏，脂肪滴进破裂的静脉窦内，可引起肺、脑脂肪栓塞，所以临床上长骨骨折的患者可能会伴发脂肪栓塞。

（3）重要内脏器官损伤：①肝、脾破裂，下胸部严重损伤，腹腔内大出血，失血性休克。②肺损伤，肋骨骨折断端损伤肋间血管及肺组织，形成气胸、血胸、血气胸。③膀胱和尿道损伤，骨盆骨折。下腹会阴部疼痛肿胀、血尿、排尿困难。④直肠损伤，骶尾骨骨折，耻区疼痛，直肠内出血。

（4）重要周围组织损伤。

1）重要血管损伤：常见的有股骨髁上骨折，远侧骨折端可致腘动脉损伤；胫骨上段骨折造成胫前和胫后动脉损伤；伸直型肱骨髁上骨折，近侧骨折端易造成肱动脉损伤。

2）周围神经损伤：特别是在神经与其骨紧密相邻的部位，如肱骨中、下1/3交界处骨折极易损伤紧贴肱骨行走的桡神经；腓骨颈骨折易至腓总神经损伤。

3）脊髓损伤：为脊柱骨折和脱位的严重并发症，多见于脊柱颈段和胸腰段，出现损伤平面以下的截瘫。

（5）骨筋膜室综合征：由骨、骨间膜、肌间隔和深筋膜形成的骨筋膜室内肌肉和神经因急性缺血而产生的一系列早期综合征。最多见于前臂掌侧和小腿，常由创伤骨折的血肿和组织水肿使骨筋膜室内容物体积增加或外包扎过紧、局部压迫等使骨筋膜室容积减少，从而导致压力增高所致。

2. 晚期并发症

（1）坠积性肺炎：长期卧床，老年体弱及有慢性病患者。

（2）压力性损伤：长期卧床，身体骨骼突起处受压形成，骶骨部、髋部、足跟部。

（3）下肢深静脉血栓形成：骨盆、下肢骨折，下肢长时间制动，静脉回流缓慢，创伤导致高凝状态，致使下肢深静脉血栓形成。

（4）感染：开放性骨折，清创不彻底。处理不当可以造成化脓性骨髓炎。

（5）损伤性骨化：关节附近的骨折，骨膜剥离形成骨膜下血肿，处理不当致使血肿扩大、机化并在关节附近软组织内广泛骨化，造成关节活动功能严重障碍，也可见于关节扭伤或脱位。

（6）创伤性关节炎：关节内骨折，关节面被破坏，但未能准确复位，致使关节面不平整，长期磨损引起创伤性关节炎。

（7）关节僵硬：骨折和关节损伤是最为常见的并发症。患肢长时间固定，静脉淋巴回流不畅，使关节周围组织中浆液纤维性渗出和纤维蛋白沉积，局部发生粘连，并伴有关节囊和周围肌挛缩，导致关节活动障碍。

（8）急性骨萎缩：损伤所致关节附近的痛性骨质疏松，又叫作反射性交感神经性骨营养不良，好发于手、足骨折后，典型症状是疼痛和血管舒缩紊乱。

（9）缺血性骨坏死：骨折使某一骨折段的血液供应被破坏，造成该骨折段的缺血性坏死。股骨颈骨折后导致股骨头缺血性坏死。

（10）缺血性肌挛缩：骨折最严重的并发症之一，骨筋膜室综合征处理不当的严重后果。

三、康复治疗

（一）骨折的愈合过程

1. 骨折愈合过程的三个阶段

（1）血肿机化演进期：骨折部位形成的血肿随着纤维蛋白渗出，毛细血管增生，成纤维细胞、吞噬细胞侵入而被逐步清除机化，形成肉芽组织，进而演变成纤维结缔组织，使骨折两断端连在一起，这就是纤维连接，大约在骨折后两周完成。

（2）原始骨痂形成期：骨折断端的骨内膜和骨外膜通过膜内化骨形成内骨痂和外骨痂，骨折断端之间及骨牙腔内的纤维组织通过软骨内化骨形成环状骨痂和牙腔内骨痂，这些原始骨痂不断钙化加强，这个过程需要4~8周。X线上可见骨折处四周有梭形骨痂阴影，此时骨折线仍可见。

（3）骨痂改造塑型期：原始骨痂中新生骨小梁逐渐增加、排列逐渐规则致密，坏死骨组织被清除、替代骨折部位形成骨性连接，一般8~12周。最终骨折的痕迹可以从组织学和放射学上完全消失。

2. 骨折临床愈合标准

（1）局部无压痛及纵向叩击痛。

（2）局部无异常活动。

（3）X线片显示骨折处有连续性骨痂，骨折线已模糊。

（4）拆除外固定后，如为上肢，能向前平举 1 kg 重物持续达 1 分钟；如为下肢，不扶拐能在平地上连续步行 3 分钟，并不少于 30 步；连续观察 2 周骨折处不变形。

3. 影响骨折愈合的因素

（1）全身因素：①年龄，不同年龄骨折愈合差异很大，如新生儿股骨骨折 2 周可达坚固愈合，成人股骨骨折一般需 3 个月左右。②健康状况欠佳，特别是患有慢性消耗性疾病者，骨折愈合时间明显延长。

（2）局部因素。

1）骨折的类型和数量：螺旋形骨折和斜形骨折，骨折断面接触面大，愈合较快。横形骨折断面接触面小，愈合较慢。多发性骨折或一骨多段骨折，愈合较慢。

2）骨折部位的血液供应：这是影响骨折愈合的重要因素，骨折的部位不同，骨折段的血液供应状况也不同。

3）软组织损伤程度：严重的软组织损伤，可以破坏骨折局部的血液供应，影响骨折的愈合。

4）软组织嵌入：若有肌、肌腱等组织嵌入两骨折端之间，影响骨折的复位，阻碍两骨折端的对合及接触，骨折难以愈合甚至不愈合。

5）感染：开放性骨折，局部感染可导致化脓性骨髓炎，严重影响骨折愈合。

（二）治疗要点

治疗三大原则：复位、固定、功能锻炼。

（1）复位是将移位的骨折段恢复正常或近乎正常的解剖关系，重建骨的支架作用。骨折治疗的首要步骤，也是骨折固定和功能锻炼的基础。

（2）固定即将骨折维持在复位后的位置，使其在良好对位情况下达到牢固愈合。这是骨折愈合的关键。

（3）功能锻炼是在不影响固定的情况下，尽快地恢复患肢肌肉、肌腱、韧带、关节囊等软组织的舒缩活动，是恢复患肢功能的重要保证。

（三）主要功能障碍

（1）疼痛：发生骨折的原因是某种外力因素对身体突然造成的巨大冲击力使肢体的受力结构（骨骼）超出承受范围形成骨中断或者分离。当发生骨折时骨膜上及肢体的局部软组织内的神经末梢传递到大脑而感到疼痛。同时疼痛反射引起的交感性动脉痉挛致损伤部位缺血，也会加重局部疼痛。

（2）局部肿胀：骨折后由于损伤毛细血管、肌肉、韧带等骨折端周围组织，导致局部明显肿胀伴疼痛，局部组织在受到外界伤害后会发生周围血管壁的通透性改变，当损伤发生后，血管内的水分通过扩大的内皮细胞间隙进入组织之间，从而使组织间隙液变多，形成肿胀。

（3）畸形：创伤或手术后肢体弯曲或长度改变，存在成角、旋转或重叠畸形。上肢的畸形导致功能明显减弱，下肢畸形导致疼痛、跛行及髋、膝、距小腿关节负重改变而出现创伤性关节炎。

（4）关节活动受限：骨折端畸形愈合形成的骨痂阻碍了邻近关节的活动，如肱骨髁上骨折，畸形愈合影响肘关节屈曲；桡骨畸形愈合，使前臂旋转功能受限。

（5）肌力下降、肌肉萎缩：主要是骨折的成角、旋转等畸形愈合，改变了相关肌肉的作用方向，造成肌力下降。骨折后的固定、手术、疼痛限制了肢体活动，主动运动减少，导致肌肉萎缩。

采取综合性的措施，尤其是有计划、有目的的运动训练，减轻或消除上述可能出现的各种康复问题，促进骨折愈合和身体功能恢复。

四、康复护理

（一）心理护理

做好患者心理及家属教育，以取得患者及家属的信赖和合作。老年性骨折患者，应结合老年人的特点做好心理护理，加强对伴随疾病的观察，警惕危险情况的发生。

（二）体位摆放

根据病情、骨折部位给予合适的体位，抬高患肢，可用枕垫或悬吊，防止肿胀，定时翻身，防止压力性损伤发生。注意观察暴露部位的血液循环，皮肤颜色、温度、感觉及暴露部分的肌肉、关节的功能，防止肌肉萎缩和关节僵硬。

（三）功能锻炼

1. 被动运动

被动运动指康复人员协助患者进行运动或借助于器械来完成运动，患者不能做主动运动。其主要有单纯的被动运动、持续牵引和连续被动运动。其目的是预防挛缩和粘连的形成，保持肌肉休息状态时的长度，刺激屈伸反射，增加本体感觉，为主动运动做准备。

（1）单纯被动运动：由康复人员或患者本人利用健肢协助进行，缓慢、轻柔地活动患肢的关节和肌肉。

原则：①因伤病暂时不能活动的关节和肢体，应尽早在不引起病情加剧和疼痛的情况下进行最大范围（可允许情况下）的被动活动。②速度要缓慢，动作轻柔。③每天应该进行2次被动活动，每次3遍。④病情缓解后由被动活动改为主动辅助训练，然后再逐步改为主动训练。⑤肌肉的强力收缩易引发心血管反应，等长收缩时，会引起心率及血压的突然升高，所以，有心血管疾病的患者，不宜进行中等强度以上的肌力和关节活动度训练。

对患者实行被动活动之前，要全面了解关节和肢体病变的情况，制订详细的康复护理计划，并确定训练时间、强度和范围，有针对性地进行强化训练。

（2）持续牵引训练：对于ROM（关节活动度）受限及肌肉挛缩早期，应及时进行持续的牵引或牵拉，仍有恢复功能的希望。持续牵引可分皮牵引、骨牵引和布托牵引。

基本方法：①将挛缩关节的近端肢体用支架制成特别的牵引器固定于适当体位，然后在其远端肢体上按需要用沙袋做重力牵引。②关节功能牵引要充分放松关节周围肌群，沙袋重量以引起一定的紧张或轻度疼痛，尚不引起反射性痉挛为度。③一次牵引持续10~20分钟，每日1次或2次。

基本原则：①牵引的力量应持续、稳定而轻柔，特别是有炎症时，炎症越重，牵引力应越轻柔。②牵引的时间应持续1周，使紧缩的肌肉和受限的关节缓缓伸展。③牵引程度不要超过患者疼痛的耐受度。④牵引应在患者完全放松的状态下进行。⑤牵引作用点要准确地落在被牵引组织的张力最大点上。⑥牵引关节时所用的力要比牵引肌肉时的力稍小。⑦水肿组织易撕裂，当有任何炎症时，关节囊和副韧带的牵张强度都应比正常量减少50%。⑧牵引的次数应取决于上次牵引的效果。⑨结缔组织在20℃～30℃时伸长到规定长度所需要的力比43℃大3倍，所以最好通过热疗的方法使局部温度上升到43℃左右再行牵引。⑩手法牵引有困难或效果欠佳时，可以用重锤、滑车等方法做较长时间牵引。

除以上原则外，牵引前还应做一些热身运动。牵引应该先从简单的牵引开始，然后逐步过渡到较高水平，并从少数肌群的多次牵引开始逐渐过渡到持续的牵引。注意观察患者呼吸、情绪、神志等意外的发生。

（3）连续被动运动（CPM）：可防治骨关节伤病，促进关节软骨再生和修复，改善局部血液循环，促进淋巴回流，促进肿胀及疼痛等症状的消除。

作用机制：①温和持久地牵引关节囊、韧带、肌腱及关节周围软组织，防止纤维组织失用性挛缩，松解粘连，预防和矫治关节活动度受限。②防止关节软骨因持续受压或缺少应力刺激而引起退行性变。③缓解关节损伤和手术后的疼痛。④减轻韧带的萎缩，增加韧带强度。

优点：可较长时间地持续运行，充分发挥其作用，同时运动缓慢、稳定、舒适、安全。与主动运动相比，CPM不引起肌肉疲劳，可持续进行，不伴有肌肉收缩，关节受力小，可在关节损伤或炎症时早期应用。

适应证：①四肢骨折，特别是关节内或干骺端骨折，切开复位内固定术后。②关节成形术、置换术、关节韧带重建术、滑膜切除术后。③创伤性关节炎、退行性关节炎、肩周炎、类风湿类节炎及化脓性关节炎引流术后。④关节挛缩粘连松解术后。⑤关节软骨损伤、自体骨膜或软骨膜移植修复术后。

使用方法：根据病情需要，调整好角度和速度，以关节无痛范围内进行为原则。

1）一般术后早期和炎症活动期，缓慢、小范围、长时间被动活动。

2）恢复以后或炎症缓解后，可酌情增大关节活动范围，缩短持续时间，加快运动速度，直至过渡到主动训练。CPM机可以术后立即使用，国内多于术后2～3天开始，一般每日1次，持续1～3周。遵循以下原则：①运动重复的频率：最慢为13分钟，最快为45秒，一般选择90～60秒，患者能耐受，则选择稍快的速度。②角度。髋屈曲范围：10°～80°；膝屈曲范围：10°～115°；踝跖屈范围：0°～40°；背伸范围：0°～20°，开始先从小角度活动，以后逐渐增大，一般在不引起疼痛和不适的最大范围内活动，多从10°～30°开始。③持续时间：一般机器工作1～2小时停10分钟，每日进行5～16小时，连续使用2～4周。

2. 主动运动

（1）在伤后两周以内，局部反应明显，肿胀达最大限度，骨痂尚未形成。锻炼的方法是在关节不活动的情况下，主动地使肌肉收缩和舒张，以锻炼肌肉。

锻炼上肢肌肉的方法，是用力握拳和充分伸直五指。锻炼下肢肌肉的方法，是用力收缩和放松股四头肌，以及用力使距小腿关节背伸、跖屈及伸屈足趾。

（2）伤后3～6周，骨痂已逐步生成或成熟，局部肿胀反应消失，骨折端已较稳定，接近临床愈合。此时可以作较大幅度的关节活动，对于活动功能仍有不同程度障碍的关节和肌肉，要继续有针对性地进行锻炼。例如股骨干骨折后期遗留膝关节功能障碍、股四头肌萎缩，即重点锻炼膝关节活动。

（3）骨折已达临床愈合后，应督促指导患者日常生活活动能力（ADL）及工作能力训练，如修饰、穿衣等训练。训练患者应用辅助器具（代偿性）。

3. 肌肉放松训练

放松训练指使患者肌肉放松，以消除紧张、减轻焦虑，让患者处于休息轻松的状态，强调自然舒适，包括肌肉放松、精神放松。

对比法：肌肉强烈收缩后，通过诱导的原理，使同一肌肉产生相同强度的松弛。通常要使患者反复练习肌肉的收缩和放松，以提高肌肉的感觉，才能使肌肉真正得到松弛。

五、健康教育

（1）既要鼓励患者积极活动，又要循序渐进。随着骨折稳定程度的增加和患者全身情况的改善，功能锻炼活动范围由小到大，次数由少到多。

（2）严格控制不利于骨折端稳定的活动。例如，桡骨远端骨折的腕背伸和桡侧偏活动，股骨下1/3骨折的下肢内收活动，以及踝部骨折的足跖屈活动等都不利于骨折的稳定，应加以限制。

（3）功能锻炼以肌体的生理功能为主。如上肢的各种活动，以增强手的功能为主，下肢以增加其负重、步行能力为主。

（4）进行功能锻炼时，有时可产生轻微疼痛，但在停止活动后，疼痛应消失。如运动后疼痛剧烈，甚至出现水肿，表示运动过量。

（5）有以下情况者不宜进行功能锻炼：骨折延期愈合，关节内有骨折片及损伤性关节炎。

（6）充分发挥医务人员和患者的积极性，医务人员应详细介绍功能锻炼的原则、方法、注意事项，使患者积极主动配合训练。

（陈艳玮）

第五节 颈椎病

颈椎病是指颈椎间盘组织退行性改变及椎间结构继发性改变刺激或压迫神经根、脊髓、椎动脉、交感神经等周围组织,出现相应的临床症状和体征。近年来颈椎病的发病率有不断增高的趋势,也有年轻化的趋势。

二、病因

颈椎病的发生与颈椎的解剖特点和生理功能有直接关系,颈椎位于缺少活动的胸椎和重量较大的头颅之间,活动度大,又要维持头部的平稳,所以颈椎易发生劳损,尤以下段颈椎更为明显。颈椎的活动度大,使颈椎易于遭受各种静力和动力因素的急、慢性损害,颈椎的结构特点是颈椎病发病的解剖学基础。

1. 外在因素

(1)急性损伤:脊髓型颈椎病多与头颈部外伤有关。垂直压缩暴力常致颈椎压缩性骨折,导致颈椎生理前屈减少或消失,受损节段椎间盘受力加大,加速颈椎退行性变;急性暴力还可致纤维环破裂,髓核突出,韧带撕裂,颈椎失稳,退行性变加快。

(2)慢性劳损:因长期低头工作,颈椎负荷过度,床上看书、高枕睡眠等均可引起慢性劳损,损伤后后纵韧带、关节囊修复不良,可导致椎间关节活动度失去控制而发生错位;另外肌肉、肌腱损伤后形成粘连、瘢痕组织等可造成颈椎两侧肌力失衡,破坏动力平衡,造成颈椎系统生物力学功能紊乱,加速椎间盘退行性变。

(3)急、慢性感染:颈椎病患者中有咽喉部急、慢性感染者占90.2%,咽喉部感染成为颈椎病的一大致病因素。此外牙周炎、中耳炎等颈椎附近炎症,也会沿淋巴、血管通道扩散到颈部肌肉与关节囊,导致充血、水肿、肌肉痉挛、韧带松弛,打破颈椎内外平衡,加速椎间盘退行性变的发生发展。

(4)寒冷潮湿:寒冷潮湿的环境可使小血管收缩,淋巴管回流减慢,软组织血循环障碍,产生无菌性炎症,刺激神经根、血管等出现症状;受寒使肌肉痉挛,可致椎间隙变窄,椎间盘纤维环松弛膨出,神经根管相对变窄,也会刺激脊髓、神经根、椎动脉等产生一系列症状。

2. 内在因素

(1)年龄:颈椎病以退行性改变为病理基础,因此绝大多数患者发病年龄多在40~60岁。人体的椎间盘无血管供应,靠椎体通过软骨板的渗透作用向椎间盘交换组织液而获得营养,软骨板于20~30岁时开始退行性变,纤维环于20岁后停止发育,髓核于30岁后开始变性,50岁以后则更为明显。

(2)体质强弱:年老体弱或久病体虚,一方面易感受风寒湿邪;另一方面颈椎关节韧带松弛，肌力减弱，不能维持颈椎生物力学平衡，一旦再受轻微不协调外力可致病。

（3）解剖弱点：颈椎结构发育不良、椎体融合等，使两个椎体间的椎间关节活动转移到相邻的椎间关节上，椎间盘压力集中使退行性变加剧，甚至出现创伤性关节炎。临床上颈椎手术融合后相邻椎间盘运动增加，退行性变加剧，出现颈椎病症状和体征。

二、康复评估

颈椎病的评估可以从症状、体征和影像学进行评估，还可从疼痛、关节活动度、感觉、肌力、压痛点、反射等方面进行单项评定，针对疼痛，也可采用量表根据颈椎病的分型进行综合功能评估。

（一）神经根型颈椎病的评估

采用日本田中靖久症状量化表20分法进行评估。此量表分别从临床症状（颈肩部的疼痛与不适、上肢疼痛与麻木、手指疼痛与麻木，共9分）、工作、生活能力和手（3分）、体征（Spurling试验、感觉、肌力、腱反射，共8分）3个方面观察。具体内容见表8-9。

表8-9 神经根型颈椎病评价方法

症状	项目	评分
	A. 颈肩部的疼痛与不适	
	a. 没有	3
	b. 时有	2
	c. 常有或有时有	1
	d. 常很严重	0
	B. 上肢疼痛与麻木	
	a. 没有	3
临床症状	b. 时有	2
	c. 常有或有时有	1
	d. 常很严重	0
	C. 手指疼痛与麻木	
	a. 没有	3
	b. 时有	2
	c. 常有或有时有	1
	d. 常很严重	0

续 表

症状	项目	评分
体征	A. 椎间孔挤压试验（Spurling 试验）	
	a.（−）	3
	b. 颈肩痛（+）颈椎运动受限（−）	2
	c. 颈肩手痛（+）颈椎运动受限（−）或颈肩手痛（+）颈椎运动受限（+）	1
	d. 颈肩手痛（+）颈椎运动受限（+）	0
	B. 感觉	
	a. 正常	2
	b. 轻度障碍	1
	c. 明显障碍	0
	C. 肌力	
	a. 正常	2
	b. 轻度障碍	1
	c. 明显障碍	0
	D. 腱反射	
	a. 正常	1
	b. 减弱或消失	0
工作、生活能力和手	A. 工作和生活能力的功能	
	a. 正常	3
	b. 不能持续	2
	c. 轻度障碍	1
	d. 不能完成	0
	B. 手的功能	
	a. 正常	0
	b. 仅有无力、不适而无功能障碍	−1
	c. 有功能障碍	−2

（二）脊髓型颈椎病的评估

采用日本整形外科学会 JOA 评分法，满分 13 分。具体内容见表 8-10。

表 8-10　脊髓型颈椎病 JOA 评分标准

项目	评分
Ⅰ．上肢运动功能	
0．不能自己用筷子或匙进食	0
1．可以用匙进食，但不会使用筷子	1
2．勉强可以用筷子进食	2
3．平常可以用筷子进食，但不灵活	3
4．正常	4
Ⅱ．下肢运动功能	
0．不能行走	0
1．走平路需用手杖或其他支持物	1
2．平地不需手杖或其他支持物，但上下楼梯时用	2
3．平地、上下楼梯时均不需支持物，但不灵活	3
4．正常	4
Ⅲ．感觉	
A．上肢	
0．有明确的感觉障碍	0
1．轻度的感觉障碍或有麻木感	1
2．正常	2
B．下肢：0、1、2 均与上肢相同	
C．躯干：0、1、2 均与上肢相同	
Ⅳ．膀胱	
0．尿闭	0
1．重度排尿困难（残尿感、屏气排尿、淋漓）	1
2．轻度排尿困难（尿频、排尿迟缓）	2
3．正常	3

（三）临床表现

颈椎病的临床表现复杂多样，根据病变部位、受压迫或刺激组织及轻重不同而有所不同，轻者可自行减轻或缓解，亦可反复发作；重者症状严重、顽固，甚至影响工作和生活。

颈椎病根据临床表现的不同可分为五型：神经根型、脊髓型、椎动脉型、交感神经型、混合型。

1. 神经根型颈椎病

本型发病率最高，临床上多见，医学界最早的关于颈椎病的概念大多来源于神经根型，多见于 30～40 岁患者。若有颈部外伤史则起病较急，无明显外伤史而起病缓慢者与长期低头或伏案工作有关，发病率较高，约占各类型中的 60%，部分患者较年轻，C_6～C_7 神经根多见。常见临床表现如下。

（1）颈肩部疼痛：常向一侧或两侧上肢放射，疼痛为根性病变的主要症状，多为酸痛、钝痛或灼痛，可伴有刺痛，或过电样窜痛，疼痛范围与受累椎节的脊神经分布区相一致。重者阵发性剧痛，影响睡眠和工作。颈椎过伸、过屈或咳嗽、喷嚏时加剧。

（2）上肢酸软无力：握力减退，持物易坠落，部分患者前臂及手部如大小鱼际肌、骨间肌等肌肉萎缩。

（3）手指麻木感：麻木和疼痛部位基本相同，多出现在手指和前臂。

（4）体征：颈项强直，活动受限，生理前凸变直，严重者头部处于强迫位。患侧肩胛骨内上角肌肉、胸大肌常有压痛；上肢及手感觉减退，可有肌肉萎缩。

2. 脊髓型颈椎病

慢性起病，但有可能急性发作；男性多见，致残率高，轻者可丧失部分或全部劳动力，重者则四肢瘫痪，卧床不起。此型占颈椎病的 10%～15%。一般认为是由于发生了退行性变并失去弹性的颈椎间盘向椎管突出，压迫脊髓，使神经组织损害或坏死，继而出现症状。部分患者与外伤有关。

（1）临床表现：主要表现为慢性进行性的四肢感觉及运动功能障碍。患者先从下肢双侧或单侧发沉、发麻开始，随之出现行走困难、下肢肌肉发紧、抬步慢、不能快走、双足有踩棉花样感觉。上肢也可出现运动功能障碍、感觉障碍，如无力、发抖、手指精细运动功能障碍。肢体感觉麻木疼痛、烧灼痛，甚至四肢瘫痪。尿潴留或失禁，卧床不起。常有头颈部疼痛，一侧脸发热，面部出汗异常等。

（2）体征：上部活动受限不明显，上肢活动欠灵活，肌张力可增高，严重者稍微活动肢体即可诱发肌肉痉挛，下肢往往较上肢明显。腱反射（肱二头肌和肱三头肌、髌腱、跟腱反射）可亢进，常可引出病理反射，如霍夫曼征、巴宾斯基征等阳性，甚至踝阵挛或髌阵挛。

（3）X 线检查：侧位片可显示颈椎生理曲度改变、前后缘骨赘形成、椎间隙狭窄、椎间孔缩小等。

（4）CT 检查可显示颈椎间盘、骨质增生使脊髓受压的部位和程度。MRI 179 分辨率更高，能从矢状切面直接观察硬膜囊是否受压。脊髓型颈椎病在 MRI 图像上常表现为脊髓前方呈弧形压迫，多平面的退行性变可使脊髓前缘呈波浪状。

（5）鉴别诊断：颈椎骨折、脱位、畸形、肿瘤等鉴别，如脊髓肿瘤、脊髓空洞症、原发性侧索硬化症、肌萎缩性侧索硬化症等。

3. 椎动脉型颈椎病

由于 C_6 以上椎体发生增生骨刺、椎体滑脱等导致椎-基底动脉痉挛，或直接压迫动脉导致椎-基底动脉供血不足引起。发病率较高，随年龄增大有增高趋势，其发病特点：脑部症状多于四肢症状，临床症状出现和加重与颈椎活动关系密切。颈钩椎关节增生、椎间盘病变均可刺激椎动脉导致供血不足。此外，颈椎间盘变性、椎间隙变窄时，颈椎可缩短而椎动脉则相对地变长，产生折叠而妨碍血液循环。

（1）临床表现：主要为眩晕、头痛、猝倒、耳鸣、恶心、呕吐等，或发作性视觉障碍和意识障碍。常有颈肩痛，与神经根型大体相同。

1）眩晕：是椎动脉型颈椎病的常见症状，多在改变头颈部体位如颈部旋转或伸屈时诱发或加重。一般持续时间较短，数秒至数分钟即消失。发病时，可伴有运动失调，表现为步态不稳，有地面倾斜或地面移动的感觉，少数患者伴有恶心、呕吐、耳鸣、耳聋等现象。

2）头痛：部位在枕部和顶枕部，性质为间歇性跳痛或胀痛，从一侧后颈部向枕部及头部放射，可有灼热感，常伴有恶心、出汗等自主神经功能紊乱症状。

3）猝倒：发作前多无预兆，常在行走或站立时，头颈部过度旋转或伸屈时发生，反向活动后症状消失。患者摔倒前自觉下肢突然无力倒地，但意识清楚，视力、听力、言语均无障碍，并能站起活动。

4）视力障碍：患者有突然视力下降或失明，持续数分钟后逐渐恢复，此为双侧大脑后动脉缺血所致。此外，还可有复视、黑蒙、幻视等现象。

5）感觉异常：面部感觉异常，口周或舌部发麻，偶有幻听或幻嗅。

（2）体征：颈部活动受限，拇指触诊可查到患椎向一侧旋转移位，棘突及移位的关节突压痛明显。

（3）辅助检查。

1）X 线检查：正位片可见椎体钩椎关节侧方有骨赘、斜位片可见钩椎关节增生，也可见椎间孔变小、齿状突左右移位等。

2）椎动脉造影：可鉴别椎动脉是正常还是有压迫、扭曲、变细等，但一次造影无阳性发现时不能排除，因为大多数患者是一过性痉挛缺血，当无症状时，椎动脉可恢复正常口径。

3）多普勒检查：可见椎基底动脉两侧不对称。

（4）鉴别诊断：梅尼埃病综合征、枕神经痛、锁骨下动脉逆流综合征、体位性眩晕、直立性低血压、小脑肿瘤、内耳动脉栓塞等。

4. 交感神经型颈椎病

颈段脊髓侧柱接近前角灰质处有交感神经细胞，此交感神经细胞可与前角细胞混杂在一起，若骨赘等退行性变组织刺激脊神经，可以产生与刺激交感神经相同的症状和体征。由于颈部交感神经除支配头部、五官等脏器外，还通过分支进入胸腔支配胸腔脏器，还具有影响周围血管舒缩和发汗功能，因此，本型颈椎病症状复杂。

临床表现：不同患者症状差异较大，有的以交感神经兴奋症状为主，有的以抑制为主，也有的先兴奋后抑制。主要症状包括以下四种。

（1）头晕、头痛：与椎动脉型相似，但症状与颈部活动无关联，多为骨赘刺激椎动脉周围交感神经网，导致椎-基底动脉痉挛而发生脑内缺血，出现头痛、头晕。此外还可出现颈枕痛、偏头痛、受凉、睡眠不佳、疲劳均可诱发，女性在月经期易发作。

（2）五官症状：可有眼胀、瞳孔扩大、流泪、视物模糊、飞蚊症等交感神经兴奋症状，亦可出现眼球内陷、眼干涩、眼睑下垂、瞳孔缩小、面部充血、无汗等交感神经抑制症状，也可伴有咽喉不适或异物感。

（3）周围血管症状：表现为肢体发凉、麻木等血管痉挛症状，也可出现指端发红、烧灼、怕热、怕疼痛等血管扩张症状。心率异常，表现为心动过速或心动过缓，也可两者交替出现。

（4）血压异常与出汗障碍：血压异常表现为血压升高、血压降低或血压不稳，忽高忽低，24小时内自然变化较大，高时达到高血压水平，低时达到低血压水平。出汗障碍表现为少汗或无汗，多局限于头、颈、双手、双足或一个肢体，亦可出现在身体一侧。

三、康复治疗

（一）临床处理

临床处理可分为两个方面，即发作期的治疗和缓解期的预防性治疗。

1. 非手术治疗的适应证

（1）轻度颈椎间盘突出症。

（2）早期脊髓型颈椎病。

（3）椎动脉型颈椎病。

（4）神经根型颈椎病。

（5）交感型颈椎病。

（6）全身情况差，不能耐受手术者。

（7）手术恢复期的患者。

（8）颈椎病的诊断尚未明确者。

2. 手术治疗的适应证

颈椎病有明显的脊髓、神经根、椎动脉损害，经非手术治疗无效；颈椎病患者因外伤或其他原因造成症状突然加重，甚至瘫痪而又难以缓解者；伴有明显颈椎间盘突出经非手术治疗无效者；伴有明显颈椎不稳、症状难以缓解，即使无四肢感觉和运动障碍，亦应考虑手术治疗。

（二）主要功能障碍

（1）疼痛：颈肩及上肢均可出现疼痛、酸胀、麻木，程度及持续时间不尽相同。

（2）肢体活动障碍：神经根型颈椎病患者可因上肢活动而牵拉神经根，使症状出现或加重，限制了其正常的肢体活动。脊髓型颈椎病患者因锥体束受压或脊髓前动脉痉挛缺血而出现上、下肢无力、沉重，步态不稳，易摔倒，肢体肌肉抽动等。

（3）日常生活活动能力下降：颈椎病患者因复杂多样的临床症状，包括四肢、躯干和头颈部不适等而使日常生活和工作受到极大影响，严重者连梳头、穿衣、提物、个人卫生、站立行走等基本活动都明显受限。

（4）心理障碍：颈椎病相对病程较长，不易痊愈，部分患者可能出现悲观、恐惧和焦虑的心理，也可能出现得过且过的心态而放弃治疗。

四、康复护理

（一）生活护理

（1）非手术治疗过程中注意疼痛部位，肢体麻木无力的变化。纠正头颈部的不良体位，避免处于过度屈曲位或长期固定于同一姿势，应保持正确体位。按时测量体温、脉搏、呼吸、血压。长期卧床的患者，应注意有关卧床并发症的预防与观察。经常用50%的红花乙醇按摩患者的骨突部位，如骶骨、尾骨、足跟处、内外踝等。按摩上、下肢肌肉，鼓励患者主动加强各关节活动。

（2）在治疗期间，应使用符合颈椎生理曲度要求的枕头，其高度以 10～14 cm 为佳，长度为 40～60 cm，宽为 20 cm，枕头的外形可选用长圆柱状与哑铃状两种，颈椎病患者每天至少保持 3～5 小时的仰卧姿势，切忌高枕或无枕睡眠。

（3）卧床期间，嘱患者进行一些深呼吸运动，这样可防止肺部的感染。其次，可进行四肢远端一些小范围的关节运动，如握拳、足背屈伸等。有些脊髓型患者术前已有四肢运动功能损害症状，上述动作也可用被动运动的方式完成。这不仅有利于手术创伤的恢复，而且可为术后更好地康复打下基础。

（4）恢复期，四肢运动应从卧位逐渐过渡到半卧位、坐位，直至下床活动。在此过程中要逐渐增加肌力训练量，促进各组肌群恢复相应的肌力。尤其是手部的活动，如对指、分指、抓拿等动作应重点加以训练；下肢训练先通过直腿抬高、下肢负重抬举、屈伸活动以加强肌力和关节活动范围，此过程应循序渐进，以便顺利地康复。

（二）颈椎制动

可以解除颈部肌肉痉挛，缓解疼痛；减少突出的椎间盘或骨赘对脊髓、神经根及椎动脉的刺激；颈椎术后制动是为了使手术部位获得外在稳定，有利于手术创伤的早日康复。制动方法包括颈托、围领和支架三类。

颈围的作用是固定颈椎于适当的体位，维持正常的生理曲度，限制颈椎的异常活动，减少不稳定的因素，减轻椎间关节创伤性反应，有利于组织水肿的消退，对急性期患者尤为重要。颈围的高度以保持颈椎处于中间位最适宜。急性期过后颈围应去除，长期应用颈围会引起颈部肌肉萎缩、关节僵硬，不利于颈椎病的康复。

（三）颈椎牵引

颈椎牵引是缓解临床症状的有效方法之一，具有简便、安全、疗效肯定等优点，常作为首选疗法广泛应用于各种类型的颈椎病，但有严重的脊髓型颈椎病和有明显颈椎节段性不稳者宜慎用或禁用。其目的和作用是限制头颈部活动，解除颈部肌肉痉挛。通过牵引可增大椎间隙和椎间孔，纠正后方小关节的嵌顿和错位，减轻神经根的压迫和椎间盘内部的压力，有利于神经血管、致压物及颈部其他软组织的充血、水肿、渗液等局部创伤性反应的消除。牵引的方式有简易气囊牵引、电脑自动牵引及手法牵引等。牵引的体位可采用卧位、坐位两种。具体方法如下。

（1）牵引前做好各项器械准备工作，向患者讲明牵引治疗的机制及可能出现的不适反应及治疗时的注意事项，严格掌握适应证和禁忌证。

（2）对老年或体瘦者下颌部及肩部要适当垫棉垫，以减轻局部疼痛和不适。

（3）牵引角度大多采用微屈曲位或垂直位，不做后伸牵引，除保持15°左右的前倾角外，还应让患者自然内收下颌，个别枕骨较平者应在枕部垫一毛巾，以避免牵引中头后仰。

（4）牵引重量可按体重的 1/10～1/8 计算，牵引过程中患者若出现头晕、恶心、心慌、多汗或呼吸困难，应对牵引重量、角度和时间等加以调整，如症状不缓解者，应暂停牵引，嘱患者卧床休息。

（5）牵引结束后，解除颈牵套，松开肩部垫物，询问患者的自觉症状，嘱患者静卧5分钟，然后以双膝跪起，慢慢向后退下牵引床，以防晕倒，可在颈部肌肉起止点进行手法按摩。牵引后，若出现颈部不适的患者，可配合低频、中频电等理疗。

（四）理疗

理疗的作用是通过镇痛、消除炎症组织水肿、解除痉挛、改善血液循环、调节自主神经功能，从而达到缓解症状的目的。常用方法有蜡疗、红外线、磁疗、直流电离子导入、超短波、微波、超声波、低中频电疗等。

（五）手法整复

手法整复是治疗神经根型颈椎病的主要措施，其作用包括减轻疼痛、麻木，缓解肌紧张与痉挛，加大椎间隙与椎间孔，整复滑膜嵌顿及小关节半脱位，改善关节 ROM 等。但手法应适当，切忌粗暴。手法整复前，让患者稍作休息，全身放松，取得患者配合，医护人员要剪短指甲。一般以饭后 1~2 小时治疗为宜，每周 2 次，次数不宜过多过频，以防形成习惯性"错位"或造成医源性损伤。

（六）中医中药治疗

火罐疗法即从患者后颈部及周围配合大椎、肩外俞、肩井、曲池、手三里等穴位，每次 4~8 个穴，时间 10~20 分钟，隔 3~5 日一次，10 次为一疗程，中药主要以辛温活血为主，消除神经根炎性水肿，改善神经组织的营养供给，疏经通络，活血化瘀，祛风驱寒，调和气血，缓解肌肉痉挛，改善机体代谢，从而达到解疼止痛的目的。

（七）心理护理

颈椎病病程较长，非手术治疗症状易反复，患者往往有悲观心理和急躁情绪，严重时可引起自主神经功能紊乱，精神抑郁，引发睡眠障碍，严重地影响工作和生活。因此应以科学的态度向患者做宣传和解释，患者只有充分认识疾病，了解病因，保持良好的心理状态，积极配合治疗，增强疾病康复的信心，增强身心锻炼，采取有效的防治措施，才能得到有效的治疗。对于交感神经型颈椎病患者出现焦虑情绪更应予以同情和关怀，鼓励患者树立乐观向上的生活态度，配合治疗，早日康复。

（八）医疗体操

医疗体操的主要作用是通过颈背部的肌肉锻炼，增强肌肉力量，以保持颈椎的稳定；通过颈部功能练习，恢复及增进颈椎的活动功能，防止僵硬，改善血液循环，促进炎症的消退；还可缓解肌痉挛，减轻疼痛。练习医疗体操时，如果临床症状被诱发或加重者，应暂停练习。常用的医疗体操方法如下。

（1）左顾右盼：头颈慢慢向一侧转动，直至看到肩部，保持 3~5 秒，还原，再转向对侧，重复 5~10 次。要求动作缓慢、幅度要大，使肌肉、韧带等组织受到充分牵拉，自觉颈部酸胀感。

（2）健侧牵伸：两脚分开，与肩同宽，两臂自然下垂。头颈向健侧缓慢侧屈，同时患侧手臂伸直用力下压，保持 3~5 秒，此时患肢可能感到舒松或感到手臂部有麻木感，重复 5~10 次。如果是双手臂麻痛患者，此节不做。

（3）夹脊牵颈：两脚分开，与肩同宽，双臂体侧叉腰。两臂用力向后，尽量使两肩胛骨靠近脊柱，同时挺胸、头稍低，后颈项上拔，静止用力，保持 10 秒左右，然后还原，重复10余次。要求做到肩胛部出现酸胀，颈项部感到舒适。

（4）抗阻后伸：两脚分开，与肩同宽。双手托住颈枕部，用力向前向上提拔。同时头颈用力对抗两手阻力向后靠，静止对抗3～5秒，还原，重复10次。要求做到颈项部感到发热、酸胀。

（5）颈项环绕：两脚分开，与肩同宽，双手叉腰。头颈放松，呼吸自然，缓慢转动颈部，幅度要大，顺时针、逆时针旋颈交替进行，重复10次。

五、健康教育

加强对颈椎病预防和保健知识的了解，及时对各种致病因素采取有效的预防措施，平时应注意必要的保健，减少和延缓颈椎病的发生。

（一）改善与调整睡眠状态

（1）枕头的形状以中间低、两端高为佳。此种形态可利用中间凹陷部来维持颈椎的生理曲度，对头颈部可起相对制动与固定作用，以减少在睡眠中头颈部的异常活动。另外，枕头的高度应根据不同个体或不同病情选择。一般情况下，枕头的高度以头部下压后与自己拳高相等或略低，即10～15 cm。枕芯内容物应选择荞麦、蒲绒、绿豆壳等，若加入适量的茶叶或薄荷则效果更佳。

（2）理想的睡眠体位应该使头颈部保持自然后伸位，胸部及腰部保持自然曲度，髋、膝关节略呈屈曲状，可使全身肌肉放松。仰卧位最佳，侧卧位姿势次之，俯卧位破坏颈椎自然生理曲度，不可取。另外应选择透气、带有一定弹性的垫子和木板床，以利于保持脊柱平衡。

（二）纠正与改变工作、生活中的不良体位

（1）长时间视物时应将物体放置于平视或略低于平视处，长时间工作时应定时改变头颈部体位，定时远视前方，每30分钟1次，每次1～2分钟。床上屈颈看书、看电视是一种不良习惯，应予以改正。

（2）应指导患者采取自然端坐姿势，胸部保持正直，头颈部略微前倾。改善长期低头工作条件，案桌与座椅高度相称，工作1～2小时，可做短暂的颈椎运动，改善颈肌疲劳。

（3）保持颈椎自然状态，女性在家劳动中勿长时间弯腰、屈背、低头操作，休息时如看电视，也应避免头颈过伸、过屈或倾斜。

（4）勿用颈部扛、抬重物，直接压力最易发生颈椎骨质增生。

（三）防止外伤

日常生活中，防止因颈部用力过猛，所致的颈髓损伤，一旦发生损伤，应及时诊治，勿留后患。即使颈椎一般性的损伤、挫伤、落枕也不能忍痛任之，应给予及时

治疗。

(四) 合理饮食,注意颈部保暖

本病以中老年患者居多,身体虚弱,故饮食上尽量选择与治疗相协调的食物,忌生冷、寒咸等食物,老年患者多脾胃弱,食少则正气不足、饮食无度,又可增加脾胃负担,使脾胃生化不及而食滞内停。饮食中应进易消化、富营养的食品,嘱患者勿过食肥甘厚味,少饮酒,多饮水,多食蔬菜水果以增加肠蠕动,防止便秘。另外,应注意含钙食物的合理摄入,如牛奶、豆制品、虾米等,以保持体内的钙储存,预防机体缺钙。

(五) 防寒预湿

防风寒、潮湿,避免夜间、凌晨洗澡时受风寒侵袭。颈椎病患者常与风寒、潮湿等季节气候变化有密切关系。风寒使局部血管收缩,血流速度降低,有碍组织的代谢和血液循环。冬季外出应戴围巾或穿高领毛衫等,防止颈部受风、受寒。

(六) 功能锻炼

功能锻炼能改善颈椎关节功能,改善颈部血液循环,增强颈椎肌肉韧带关节的稳定性,有助于改善颈椎病的症状,巩固疗效,减少复发。医护人员应正确指导,功能锻炼一般每次 30 分钟,每日 2 次。

(陈艳玮)

第六节　腰椎间盘突出症

腰椎间盘突出症(LDH)是由于腰椎间盘变性、纤维环破裂、髓核突出刺激或压迫神经根及马尾神经所表现出来的一系列临床症状和体征,俗称"腰突症",是临床常见病,是引起腰腿痛最重要的原因,常给患者的生活和工作带来诸多痛苦,甚至造成残疾、丧失劳动能力。

腰椎间盘突出症患者最多见的症状为疼痛,可表现为腰背痛、坐骨神经痛,典型的坐骨神经痛表现为由臀部、大腿后侧、小腿外侧至跟部或足背的放射痛。据临床统计,约95%的腰突症患者有不同程度的腰痛,80%的患者有下肢痛。腰痛不仅是腰椎间盘突出最常见的症状,也是最早出现的症状之一。

疼痛发生主要是由于突出、变性的髓核对邻近组织造成机械性的刺激与压迫,同时髓核内糖蛋白等生物物质溢出,释放组胺等引起的化学性和机械性神经根炎所致,另外腰椎间盘退变使椎间隙变窄、后关节错位,刺激关节囊发生炎性改变,骨赘增生,椎间孔变小,神经根受压,也可引起疼痛。两个因素相互作用,互相加重,使腰腿痛进行性发展。

二、病因与分类

（一）病因

1. 退行性变

目前认为，其基本病因是腰椎间盘的退行性变。由于腰椎所承担的特殊的生理功能，腰椎间盘的退行性变比其他组织器官要早，而且进展相对要快。这个过程是一个长期、复杂的过程。所谓腰椎间盘退行性改变，即由于椎间盘受体重的压迫，加上腰部又经常进行屈曲、后伸等活动，易造成椎间盘的挤压和磨损，尤其是下腰部的椎间盘，从而产生退行性变。腰椎间盘退行性变是主要发病基础。

2. 其他因素

（1）外力作用：在日常生活和工作中，部分人往往存在长期腰部用力不当、过度用力姿势或体位不正确等情况。例如，长期从事弯腰工作的煤矿工人和建筑工人，需经常弯腰提举重物。这些长期反复的外力，造成的损伤长期作用于椎间盘，加重了退行性变的程度。

（2）椎间盘自身解剖因素的弱点：①椎间盘在成人之后逐渐缺乏血液循环，修复能力也较差，特别是在退行性变产生后，修复能力更加微弱。②椎间盘后外侧的纤维环较为薄弱，而后纵韧带在 L_5、S_1 平面时宽度显著减少，对纤维环的加强作用明显减弱。③腰骶段先天异常：腰骶段畸形可使发病率增高，这些异常常造成椎间隙宽度不等，并常造成关节突、关节受到更多的旋转劳损，使纤维环受到的压力不一，加速退行性变。

（3）种族、遗传因素：有色人种发病率较低，如印第安人和非洲人等发病率较其他民族明显要低。

（4）常见的诱发因素：①腹压增高，如剧烈咳嗽、便秘时用力排便等。②姿势不当，当腰部处于屈曲位时，如突然加以旋转则易诱发髓核突出。③突然负重，在没有充分准备时，突然使腰部负荷增加，易引起髓核突出。④腰部外伤，急性外伤时可波及纤维环、软骨板等结构，而促使已退行性变的髓核突出。⑤职业因素，如汽车驾驶员长期处于坐位和颠簸状态，易诱发椎间盘突出。

（二）分类

腰椎间盘突出症突出的髓核止于后纵韧带前方称为"突出"，而穿过后纵韧带进入椎管内，称为"脱出"。根据髓核向后突出部位分为 3 型。

（1）后外侧方突出型纤维环的后方最弱的部位在椎间盘中线两侧，此处本身结构薄弱，同时缺乏后纵韧带的强力中部纤维的支持，因此是腰椎间盘突出最常见的部位。其在临床上最为多见，占 80% 左右。

（2）中央突出型指髓核通过纤维环后部中央突出，达到后纵韧带下方。除引起坐骨神经疼痛的症状外，还可刺激或压迫马尾神经，表现为会阴部麻痹及大小便障碍。

（3）椎间孔内突出型和极外侧型指髓核向后经后方的纤维环及后纵韧带突入椎管，进入椎间孔内，容易漏诊，其发生率仅1%左右。

二、康复评估

（1）疼痛程度用视觉模拟评分法（VAS）、数字疼痛分级法（NRS）、主诉疼痛程度分级法（是加拿大 Mc Gill 疼痛调查表的一部分）等。

（2）肌力采用 MMT（徒手肌力检查）检查法进行评价，腰背部肌力可用拉力计测定。

（3）腰椎活动度包括屈伸、侧屈、旋转3个维度的评价。前屈0°~45°，后伸0°~30°，侧屈0°~30°，旋转0°~45°。

（4）心理评价：腰椎间盘突出患者由于长期慢性疼痛，不敢从事体力劳动和家务活动，往往引发焦虑和抑郁。

（5）综合评估临床常用的下腰痛的评定表，是由日本骨科学会创建的 JOA 下腰痛评价表，可帮助临床上较定量地评价下腰痛的严重程度和改善情况，评估内容包括主观症状9分、体征6分、ADL受限14分、膀胱功能6分，见表8-11。

表8-11 JOA下腰痛评价表

项目	评分
1. 主观症状（9分）	
（1）下腰痛（3分）	
无	3
偶有轻痛	2
频发静止痛或偶发严重疼痛	1
频发或持续性严重疼痛	0
（2）腿痛或麻（3分）	
无	3
偶有轻痛	2
频发静止痛或偶发严重疼痛	1
频发或持续性严重疼痛	0
（3）步行能力（3分）	
正常	3
能步行500 m以上，可有痛、麻、肌弱	2
步行小于500 m，可有痛、麻、肌弱	1

续表

项目	评分		
2. 体征（6分）			
（1）直腿抬高（包括加强试验）（2分）			
正常	2		
30°～70°	1		
小于30°	0		
（2）感觉障碍（2分）			
无	2		
轻度	1		
明显	0		
（3）运动障碍（MMT）（2分）			
正常（5级）	2		
稍弱（4级）	1		
明显弱（0～3级）	0		
3. ADL受限（14分）	轻	重	无
卧床翻身	0	1	2
站立	0	1	2
洗漱	0	1	2
身体前倾	0	1	2
坐（1h）	0	1	2
举物、持物	0	1	2
步行	0	1	2
4. 膀胱功能（6分）			
正常	0		
轻度失控	−3		
严重失控	−6		

评分结果：＜10分，差；10～15分，中度；16～24分，良好；25～29分，优

三、主要功能障碍

1. 疼痛

腰痛是大多数患者最先出现的症状，发生率约91%。少数患者只有腿痛而无腰痛，所以说并不是每一个患者一定会发生腰痛。还有一些患者先出现腰痛，一段时间后出现腿痛，同时腰痛自行减轻或消失，来就诊时仅主诉腿痛。疼痛多为刺痛，常伴有麻木、

酸胀的感觉。

2. 下肢放射痛

腰腿痛在外伤、劳累和受寒后容易发作，每次时间2～3周，可以逐渐缓解。在发作时如卧床休息，疼痛往往减轻。从事重体力劳动，尤其是反复弯腰活动者发生腰腿痛概率增高。缺乏锻炼者，腰背部肌力差，即使偶尔弯腰抬重物或腰部扭伤，也易诱发腰腿痛。任何使腹压增加的因素，如咳嗽、用力排便、大笑、喷嚏、抬举重物、慢性咳嗽等，都容易诱发腰腿痛，或使已发生的腰腿痛加重。

3. 腰部活动受限

腰椎间盘突出症患者腰椎的前屈后伸活动与椎间盘突出的程度密切相关。如纤维环未完全破裂，腰椎取前屈位置时症状减轻，反之腰椎后伸时，症状加重。原因在于腰椎前屈时，椎板间的黄韧带紧张，增加了椎管容积和椎间隙后方空间，相应的后纵韧带紧张度增加使突出的髓核部分还纳，从而减轻了神经根压迫的症状。

4. 脊柱侧弯

脊柱侧弯是腰椎间盘突出症患者为减轻疼痛所采取的姿势性代偿畸形。其表现在腰椎在向左侧或右侧弯曲，在背部触摸正中位置的棘突可以发现棘突偏曲，但这并不是腰椎间盘突出症的特有体征，约50%的正常人也有脊柱棘突偏曲。

5. 步态异常

腰椎间盘突出症症状较重的患者出现间歇性跛行，即行走一段距离路程后出现下肢疼痛、无力，弯腰或蹲下休息后症状可缓解，仍能继续行走。随着时间的推移，症状逐渐加重，出现上述症状之前的站立时间，或者行走距离逐渐缩短，行走距离越短，病情越重。

6. 感觉麻木

腰椎间盘突出症的患者中，有一部分人不出现下肢疼痛，而仅出现肢体的麻木感，这多数是椎间盘组织压迫神经的本体感觉和触觉纤维引起的。大腿外侧是常见的麻木区域，当穿衣裤接触时可以有烧灼感，长时间站立可加重麻木感。大腿外侧感觉障碍的原因多为纤维环膨出或关节退行性变，而并非由于腰椎间盘突出。

7. 心理障碍

长期的慢性疼痛和下肢感觉障碍往往影响患者的生活和工作。部分患者产生焦虑、抑郁症状，严重的患者伴有各种精神症状。

四、康复护理

（一）一般康复护理

心理护理根据患者的心理需求，给予必要的解释和安慰，帮助患者解除紧张急躁的情绪，减轻顾虑及担忧，增强战胜疾病的信心。

（二）牵引疗法及护理

（1）腰椎牵引在神经根症状出现时被视为首选疗法，分为机械牵引和人力牵引。

（2）牵引后必须绝对卧床休息，否则影响疗效或极易复发。

（3）卧床期间积极协助日常生活护理。

（4）下床活动时佩戴腰围，保护腰椎。

（三）推拿按摩疗法

1. 适应证

各种诊断明确，不伴有器质性病变的腰痛及协助术后康复，如慢性劳损。

2. 禁忌证

脊柱神经根受压为主要症状者；诊断不明或无法排除椎管内肿瘤；脊柱伴有感染或有破坏性病变；骨折脱位。

3. 注意事项

（1）排空大小便，稳定情绪，全身放松。

（2）保持室内温度适宜、清洁、舒适。

（3）治疗过程中随时观察患者反应，如剧烈不良反应则应停止手法。

（4）手法使用时应由浅入深，由轻到重，切忌用力过猛。

（5）饱餐后不宜立刻行手法治疗。

4. 理疗

理疗包括直流电疗法、药物离子导入、低频电疗法、中频电疗法、超声波疗法、红外线疗法等。主要作用：产生热效应，改善局部血液循环，增强代谢，对神经肌肉产生良性刺激，消炎，消肿，止痛等。

注意事项：①保持室内清洁、安静、空气流通，保护患者隐私。②加强巡视，注意观察患者反应。③注意温度、湿度，以患者舒适为宜。④根据患者耐受程度，调节电流强度。⑤使用电极者注意观察电极处有无皮炎等，并观察局部反应。

5. 药物治疗

（1）消炎镇痛药：最常用，必不可少，如吲哚美辛、布洛芬、芬必得、双氯芬酸钠等。急性期使用效果较好，慢性期效果较差。从小剂量开始，症状明显时可用较大剂量，2小时内取得最大抗感染效果时停用。

（2）急性期肌肉痉挛时，使用肌肉松弛药：复方氯唑沙宗片（鲁南贝特）或配合使用复方丹参片等。

（3）疼痛症状较重者，可配合使用镇静剂地西泮（安定）、艾司唑仑（舒乐安定）。

（4）口服或硬膜外使用皮质甾体。

6. 固定和制动

保持局部静止，恢复腰椎平衡，保持正常体位，避免外伤。腰围固定：腰痛急性期卧床休息，症状缓解后戴腰围下床活动，间歇性取下腰围，主动锻炼腰、腹部肌肉，达到肌肉内在动力的平衡。注意佩戴腰围时必须重视腰部肌肉的主动锻炼，防止和减轻腰部肌肉萎缩。同时应注意避免活动过量。一般使用时间为4～6周。

7. 运动疗法

（1）椎间盘病变后，既要及早进行腹背肌训练，又不宜使脊柱过度屈曲或后伸，以防止椎间隙变形而使椎间盘压力增加。因此宜作腹背肌的等长收缩练习，或以恢复生理曲度为终止点的小幅度动力性练习。

（2）无神经根刺激或当神经根刺激症状基本消除时应作腰椎柔韧性练习，牵引挛缩粘连的组织，恢复腰椎活动度。练习内容包括腰椎屈伸、左右侧屈及左右旋转运动。训练宜平稳、缓慢进行，幅度逐渐增大，以不引起明显疼痛为度。

（3）腰痛症状消失后，在此训练基础上进行提举重物练习，增加躯干肌肌力，恢复体力、劳动能力。

（4）康复后期应增加有氧训练，以纠正运动不足，增强身体功能。

（5）Mckenzie自我治疗技术：患者俯卧位，用肘将身体撑起。约10分钟后，如症状缓解，双手于肩下将上半身撑起，骨盆及下半身仍贴于床面，使腰部获得最大限度的后伸保持约5分钟，重复5～6组，组间休息2分钟。治疗的频率可根据患者的病情和体力调整，并嘱患者不能弯腰，坐、卧、走时将腰伸直。必要时辅以手法治疗，经上述治疗如患者出现向心化现象，则说明治疗有效。如治疗3次后，症状无改善或出现外周化现象，则应停止治疗，重新评定或与其他科医师会诊。患者症状消失后，要进行腰部前屈训练，以恢复功能，但前屈后要马上后伸，且后伸次数多于前屈，以预防复发。

任何方向的运动都不能有效降低疼痛，则患者不适合力学治疗方法。患者有严重的病理改变、严重疼痛或体重明显降低，不宜采用此方法。鞍区麻木、膀胱无力者禁用此方法。骨折、脱位时禁用。腰椎滑脱时要小心谨慎，需特殊检查诊断，可部分采用该技术。患者在运动时剧烈疼痛和完全不能活动时，也不适合采用此技术。

（四）腰椎间盘突出术后康复护理

1. 一般护理

术后密切观察患者生命体征变化；密切观察切口渗血及渗液情况，防止大出血和脑脊液外漏；密切观察双下肢感觉运动功能恢复情况；做好生活护理：①多巡视患者，满足患者基本生活需要。②正确指导患者在床上使用排便器，保持床铺清洁、干燥，床铺污染后及时更换。③切口敷料渗血较多或污染，立即更换敷料，防止切口感染。

2. 心理护理

让患者从心理上认识到手术治疗是腰椎间盘突出症的一个重要组成部分，术后必须密切配合康复护理，才能达到最好的治疗效果。术后症状缓解明显者不可盲目乐观而随意活动。术后症状未明显缓解者，也不需过度焦虑。

3. 卧床休息

卧床休息是术后治疗的一个重要组成部分。术后一段时间内要卧床休息，手术后的患者常规卧床 2～3 天。72 小时内不能自主翻身，3～7 天后可以自主翻身。一般是内固定手术后的患者下床早。床铺最好是硬板床，上面铺厚垫。卧床期间，翻身应该由他人协助，肩部和臀部要同时翻，腰部不能扭转，以免影响腰部肌肉韧带等的愈合。使用尿壶和一次性的尿布，在床上解大小便，尽量不要抬高臀部。卧床休息阶段结束后，可逐渐下地在室内活动，但开始仍需佩戴腰围大约 6 周，对腰部进行保护。

4. 佩戴腰围

（1）目的是制动，也就是限制腰椎的前屈、后伸及旋转运动，尤其是协助腰背肌限制过度的前屈动作，使损伤的腰椎间盘可以得到充分休息，为患者病情恢复创造良好的环境。

（2）佩戴腰围可将腹腔内脏器与腰椎捆绑在一起，减少腰椎过度活动，减少肌肉的劳损与韧带的负担，起到保护作用。

（3）佩戴腰围后，加强了腹肌的力量，减少腰椎的前凸，而使重心后移，减少了背肌的劳损。

（4）佩戴腰围在一定程度上加强了腰背肌的力量，加强了腰椎稳定性，保护了腰部免遭再度损伤，即可在一定程度上避免腰椎间盘突出症的复发，对巩固疗效十分有益。但需注意，佩戴腰围的时间要适度，使用腰围过久，可致肌肉和关节活动度降低，从而引起肌肉失用性萎缩，对腰围产生依赖性。因此，应在不加重症状情况下，加强腰背肌及腹肌的功能锻炼，使肌肉强壮有力，形成"肌肉腰围"。

5. 防止神经根粘连

早期直腿抬高练习；麻醉消失后，从 30°开始直腿抬高，幅度逐渐增大，3 天后主动直腿抬高；先单腿，后双腿（每天活动 2～3 组，每组 5～10 次）。

6. 牵引治疗

牵引重量一般相当于患者体重的 50%～80% 为宜，所用牵引重量通常从 30 kg 起，按病情和自觉症状递增至体重水平。牵引中患者应感到疼痛减轻或有舒适感，如疼痛反而加重或难以忍受，应检查牵引方法是否正确或是否适合牵引治疗。

7. 出院指导

术后 12 天拆线，出院。

（1）拆线后腰部戴腰围或腰部支具保护。

（2）充分卧床休息后，在合适的腰部保护下，下地轻度活动。

（3）逐渐加强腰背部肌肉功能锻炼，注意纠正不良姿势，注意腰背部活动自我保护，防止复发。

（4）术后脑力劳动者可2~3个月恢复工作，体力劳动者3~4个月恢复工作。工作应由轻到重，时间由短到长，避免做强烈的弯腰或负重。

（5）积极参加适当的体育锻炼，增强体质。

（6）保持良好心态，定期复查。

五、康复护理指导

（1）生活中避免各种不良姿势，不宜久坐或久站。

（2）搬重物时，姿势端正，屈膝屈髋下蹲。从地面端起重物，不要直腿弯腰搬运。

（3）长时间的弯腰后，不要猛然直腰。

（4）长期缺乏身体锻炼，腰部肌肉力量减弱，不利于保护椎间盘。例如在睡觉前将腰部和臀部反复抬高呈弓状，可以起到一定效果。

（5）避免精神过度紧张，适当进行运动训练，松弛肌肉，减轻椎间盘的压力。加强锻炼，增强腰部肌肉。

（6）注意腰部保暖，避免受凉。

（7）劳累后，要注意卧床休息。

（8）加强腰背肌及腹肌的训练，不在潮湿处休息，寒冷季节注意防寒，以保护腰椎间盘。

（陈艳玮）

病例1　脑出血恢复期患者日常生活能力的康复护理

一、基本病情

患者程×，男，35岁，诊断：脑出血恢复期。

患者以"右侧肢体活动障碍伴言语不清9月余"为代主诉于2021年1月4日入院，神志清，精神可，言语不清，构音障碍，轻度认知障碍，右侧肢体活动不利，右上肢2级，右下肢3级，右手2级，坐位平衡3级，饮食睡眠可，皮肤完好，大小便正常，营养一般，Barthel指数评分40分，生活重度依赖。

二、护理问题及康复目标

1. 现存问题

①右侧运动功能障碍；②言语及认知功能障碍；③ADL 大部分依赖。

2. 康复目标

（1）近期目标：维持扩大关节活动度，提高平衡能力，使站位平衡达到 1 级。

（2）远期目标：提高日常生活能力，回归家庭。

三、日常生活活动能力概述

日常生活活动（ADL）是指人们为了维持生存及适应生存环境而每天反复进行的、最基本的、最具有共同性的活动。自理内容包括进食、更衣、如厕、个人的清洁卫生等。

狭义：指人们为了维持生存及适应生存环境而进行的最基本的、最具有共性的活动，即衣食住行、个人卫生等基本动作。

广义：指个人在家庭、工作机构及社区内自己管理自己的能力，包括与他人交往的能力，以及在经济上、社会上和职业上合理安排自己生活方式的能力。

适应证：因发育障碍、疾病或创伤而导致躯体残疾者。

禁忌证：严重痴呆患者、疾病处于急性期患者。

四、日常生活活动能力评估方法（表 8-12～表 8-13）

表 8-12 Barthel 指数评估方法

ADL 项目	自理	稍依赖	较大依赖	完全依赖
进食	10	5	0	0
洗澡	5	0	0	0
修饰（洗脸、梳头、刷牙、刮脸）	5	0	0	0
穿衣	10	5	0	0
控制大便	10	5	0	0
控制小便	10	5	0	0
如厕	10	5	0	0
床椅转移	15	10	5	0
行走（平地 45 m）	15	10	5	0
上下楼梯	10	5	0	0

该量表是由美国 Mahoney 和 Barthel 于 1965 年设计并应用于临床的。Barthel 指数评定简单、可信度高，是目前临床应用最广、研究最多的一种 ADL 的评定方法。

表 8-13 改良 Barthel 指数评估方法

ADL 项目	完全依赖	较大帮助	中等帮助	最小帮助	完全独立
进食	0	2	5	8	10
洗澡	0	1	3	4	5
修饰	0	1	3	4	5
穿衣	0	2	5	8	10
控制大便	0	2	5	8	10
控制小便	0	2	5	8	10
如厕	0	2	5	8	10
床椅转移	0	3	8	12	15
行走（平地 45 m）	0	3	8	12	15
使用轮椅*		1	3	4	5
上下楼梯	0	2	5	8	10

*只有在行走评定为完全依赖时，才评定轮椅使用。

五、日常生活活动能力训练原则

1. 针对性原则

根据疾病特点、病程、评定结果制订个体化康复计划，并根据患者功能状况调整训练方案。

2. 渐进性原则

训练强度由小到大，时间由短到长，动作的复杂性由易到难。

3. 持久性原则

训练时间持续越久，动作的熟练程度越高，效果越好。

4. 综合性原则

既重视局部的训练，也要重视全身功能的改善，还要注重患者的心理健康状态，注重身心整体功能的康复。

5. 安全性原则

密切观察病情变化，做好预防措施，避免造成损伤或病情加重。

六、日常生活活动能力训练方法（图 8-1）

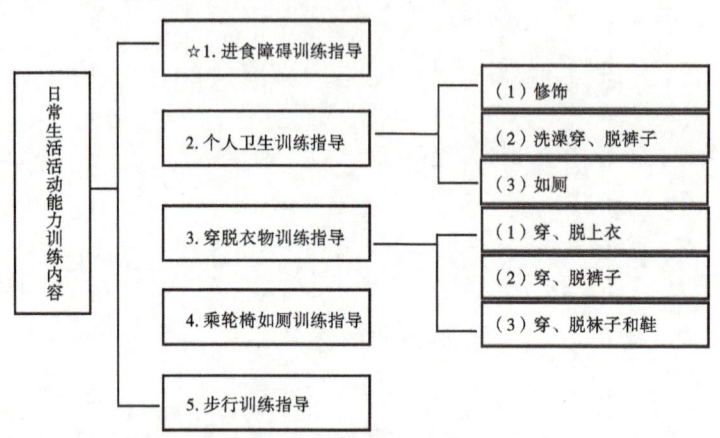

图 8-1 日常生活活动能力训练方法指导图

七、日常生活活动能力训练方法

1. 进食障碍训练指导

《中国吞咽障碍患者膳食营养管理专家共识》指出：吞咽障碍高危人群在经口进食前应进行吞咽障碍的筛查和评估，根据结果考虑是否经口进食或使用何种性状的食品。

训练条件：①患者意识清楚，全身状况稳定；②体位能够保持稳定；③能产生吞咽反射、咳嗽反射，选用合适的餐具。

禁忌证：严重痴呆患者，疾病处于急性期患者，有误吸、呛咳等不能经口进食的患者。

2. 进食障碍训练指导注意事项：吞咽障碍患者的指导训练

（1）体位：能坐位，不要平卧；能在餐桌上进餐，不在床边。

1）对卧床患者，一般取躯干呈 30° 仰卧位，头部前屈，偏瘫侧肩部以枕垫起，护士位于患者健侧，食物不易从口中漏出，利于食物向舌部运送，减少逆流和误咽。

2）对能下床者，取坐直头稍前屈位，身体亦可倾向健侧 30°，使舌骨肌的张力增高，喉上抬，食物容易进入食道。如果头部能转向瘫痪侧 80°，此时健侧咽部扩大，便于食物进入，以防止误咽。

（2）食物在口中的位置：一般是口腔健侧舌根部或健侧颊部。

（3）一口量：先少量试之，一般 3～4 mL 开始，酌情增加至 5～10 mL，正常一口量约 20 mL，避免食物重叠入口。

（4）食物的形态。吞咽障碍食品应具备以下特点：流体食品黏度适当，固态食品不易松散、变形、密度均匀顺滑。

《吞咽障碍康复护理专家共识》指出容易吞咽的食物应符合以下要求：①密度均匀。②黏性适当。③不宜松散。④稠食物比稀的食物更安全。⑤兼顾食物的色、香、味及温度等。

《中国吞咽障碍患者膳食营养管理专家共识》指出：根据吞咽功能的评估结果确定吞咽障碍患者适宜的食物性状，不推荐直接使用未经食物性状调整加工的食品。①黏度适当，不易松散；②通过咽部时易于变形；③不易粘着，较少残留；④密度均匀，有一定硬度（图8-2）。

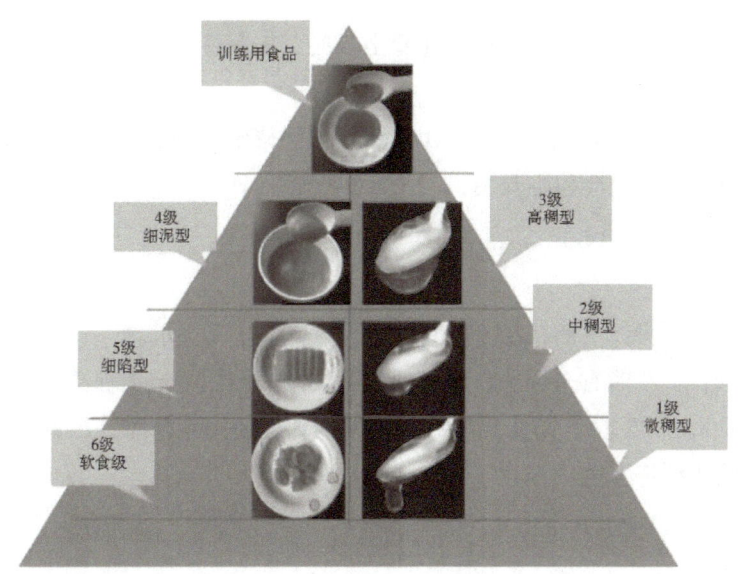

图 8-2　饮食形态

八、日常生活活动能力训练方法

（一）进食障碍训练指导注意事项

1. 患侧上肢无主动运动者

为了防止餐具移动，可使用带负压吸盘的碗，或餐具下垫湿毛巾、胶垫，起防滑作用。

2. 患侧上肢恢复部分分离运动者

（1）鼓励患者用患手进食。

（2）粗柄餐具适用于仅具有粗大抓握功能的患者。

3. 患侧上肢不能单独完成进食者

此类型患者宜用健侧上肢辅助患侧进食。

(二)个人卫生训练指导

训练条件:

(1)患者生命体征稳定。

(2)患者能保持坐位30分钟以上,有一定转移能力。

(3)健侧肢体肌力良好,可独立进行修饰、洗浴。

(4)浴室温度适宜,设施安全。

方法:洗脸、洗手训练,刷牙训练,剪指甲,洗澡。

(三)穿脱衣物训练指导

(1)穿脱上衣训练。训练原则:①穿上衣时,先穿患侧,再穿健侧;②脱上衣时,先脱健侧,再脱患侧。

(2)穿脱裤子训练。训练条件:①患者能够保持坐位平衡;②患者健侧具备基本的活动能力,有一定准确性和协调性。

(四)乘轮椅如厕指导训练

训练条件:

①患者能保持身体平衡;②卫生间符合无障碍卫生间要求。

注意事项:训练时有人保护,卫生间扶手要牢固耐用,地面保持干燥。患者自行通过障碍物不应高于12 cm,防止翻车或轮椅的损伤;使用轮椅时,患者应定时(每2小时)减压,防止压疮发生。

(五)步行训练指导

训练条件:

(1)患腿要有足够的负重能力,能够支撑体重的3/4以上。

(2)有良好的站立平衡能力,室内步行需要达到2级平衡,室外步行需要达到3级平衡。

(3)下肢有完整的本体感觉,有主动屈伸髋、膝关节的能力。

方法:

(1)步行前准备活动。

(2)平行杠内训练或扶持步行训练。

(3)室内行走。

(4)上下楼梯训练。

九、康复护理干预后效果

患者站位平衡达到3级,可在辅助下步行45米,ADL轻度依赖,可借助书写进行交往,实现康复目标,回归家庭(表8-14)。

表 8-14 Barthel 指数

Barthel 指数	入院评定（40 分）	康复护理干预后（75 分）
进食 10	0	10
洗澡 5	-	0
修饰 5	0	5
穿衣 10	5	10
控制大便 10	10	10
控制小便 10	10	10
如厕 10	5	10
床椅转移 15	10	15
行走 15	0	5
上下楼梯 10	-	0

十、参考文献

［1］马杰. 康复护理对脑卒中偏瘫患者运动功能恢复的影响［C］// 中国康复医学会疗养康复专业委员会第二十四届学术会议论文汇编，2014：298-300.

［2］赵巧云，任平，周太平，等. 康复护理结合重复经颅磁刺激对脑卒中患者运功功能、平衡功能及日常生活活动能力的影响［J］. 护理研究，2016，30（29）：3686-3688.

［3］闵瑜，吴媛媛，燕铁斌. 改良 Barthel 指数（简体中文版）量表评定脑卒中患者日常生活活动能力的效度和信度研究［J］. 中华物理医学与康复杂志，2008（03）：185-188.

［4］张冬梅. 行为护理干预对脑梗死运动功能障碍患者康复效果的影响分析［J］. 中国医药指南，2016，14（21）：279-280.

［5］李文茂，宋琳. 患者应如何正确使用轮椅［J］. 保健医苑，2011（01）：22-23.

［6］盛芝仁，等. 专科护士培训系列丛书康复护理专科实践［M］. 北京：人民卫生出版社，2019.

［7］中国吞咽障碍膳食营养管理专家共识组. 吞咽障碍膳食营养管理中国专家共识（2019 版）［J］. 中华物理医学与康复杂志，2019（12）：881-888.

［8］李秀云，孟玲. 吞咽障碍康复护理专家共识［J］. 护理学杂志，2021，36（15）：1-4.

［9］曹莉，田维琴. 68 例脑卒中患者运动功能及日常活动能力的康复护理［J］. 中国实用医药，2014，9（16）：186-188.

[10] 钟毓贤，乔晋琳，丁宇，等. 康复精细化管理对脑卒中偏瘫患者上肢功能及日常生活活动能力的影响［J］. 中国康复，2017，32（02）：126-128.

（陈艳玮）

病例 2　神经源性膀胱患者的康复护理

一、基本病情

患者郭×，男，19岁，诊断：胸12、腰1椎体爆裂性骨折（截瘫 ADL 完全依赖）。患者以"高处坠落后胸腰部疼痛伴双下肢活动无力4个小时"为主诉，于2021年8月3日由急诊入骨科二病区，急查 CT 结果回示腰椎 CT 检查提示：①胸12、腰1椎体爆裂性骨折，累及椎管，椎管内骨碎片；②腰1双侧、胸12、腰2椎体左侧横突骨折；③腰3左侧横突骨皮质毛糙；④胸12、腰1椎体边缘渗出；即急诊全麻下行"胸12～腰1椎体骨折切开复位＋神经根松解＋椎管扩大减压术＋椎弓根螺钉内固定术"治疗，术后患者病情较术前改善，患者术后出现狂躁、焦虑等情绪不稳定症状，心理专科医师会诊后考虑精神分裂症，自诉患有"抑郁症"3个月，病情稳定后于2021年8月13日转入我科行综合康复治疗，来时神志清，精神可，情绪较前缓解，自理能力重度依赖，皮肤多处一期压疮，VTE 评分为5分，神经源性肠，神经源性膀胱，留置尿管，专科查体双上肢肌力肌张力大致正常，双下肢肌张力降低，双下肢肌力0级，坐位平衡0级。

二、康复治疗及康复护理

1. 患者入院后，给予初期康复评定，根据评定结果，制订康复方案

（1）康复治疗：给予运动疗法、关节松动训练、等速肌力训练、中频脉冲电治疗、等速肌力训练、平衡功能训练、气压治疗。

（2）药物治疗：给予奥氮平片改善精神症状，加用舒肝解郁胶囊调节情绪，达肝素针预防下肢静脉血栓。

（3）康复护理：经过综合评估后，给予皮肤的管理、管路管理、抗痉挛体位摆放、体位转移、ADL 指导训练、神经源性膀胱规范管理、神经源性肠指导训练、安全指导、心理护理。

2. 综合评估

经过七天的综合康复治疗，给予综合评估，遵医嘱给予拔除尿管，患者不能自主排尿，考虑诊断明确，为脊髓损伤致神经源性膀胱尿潴留。

3. 神经源性膀胱的管理

（1）《神经源性膀胱护理实践指南（2017年版）》（以下简称《指南》）推荐的处理流程见图 8-3。

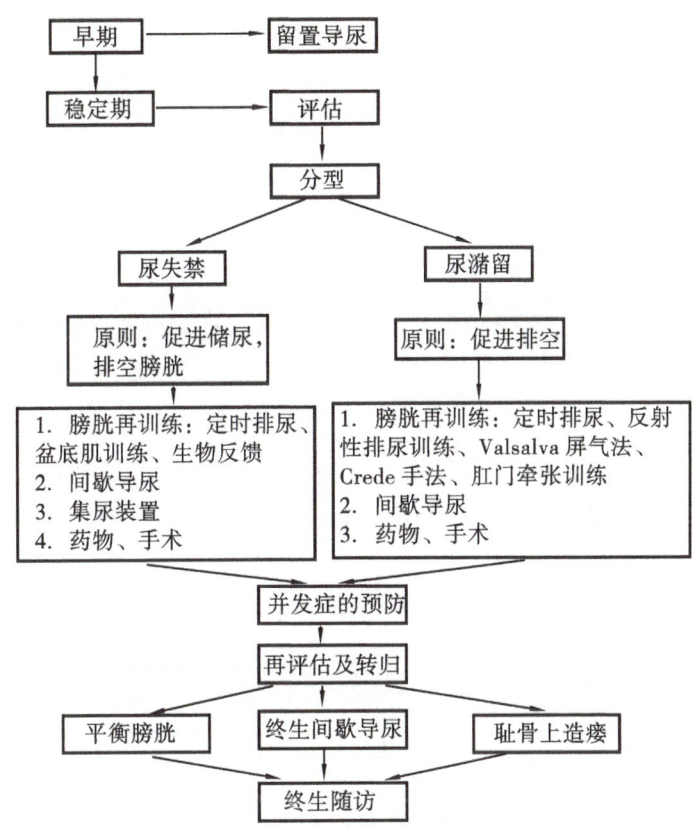

图 8-3 根据膀胱功能障碍表现的处理流程图

首先进行膀胱功能的评估，《指南》推荐行尿流动力学检查；尿动力学参数是评价膀胱功能的客观定量指标，能准确反映病情变化与严重程度。但患者及家属拒绝这项检查，所以为其在床旁进行了膀胱压力测定，简易膀胱容量压力测定法，使康复医生和护士初步评估膀胱尿道功能，指导临床护士膀胱评估，掌握合适的排尿时机（图 8-4）。

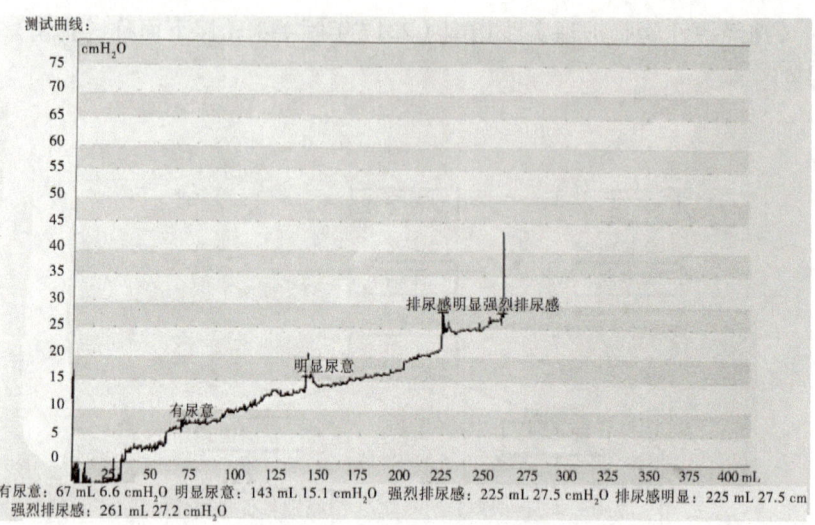

图 8-4　第一次膀胱压力测定

（2）根据膀胱压力测定结果与分析，考虑患者为逼尿肌活动低下伴或不伴括约肌过度活动。《神经源性膀胱护理实践指南（2017年版）》推荐的处理流程见图8-5。

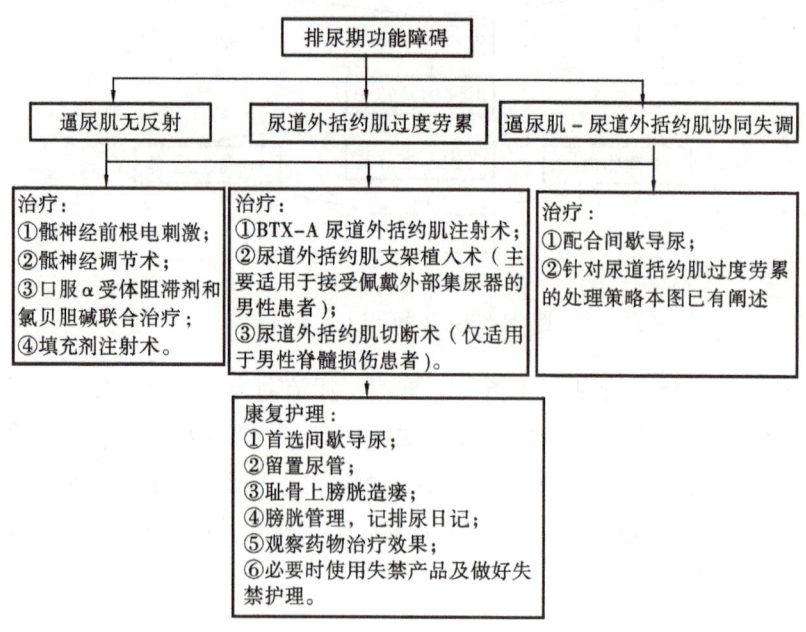

图 8-5　储尿期功能障碍处理流程

首选清洁间歇导尿术。

（3）清洁间歇导尿术：根据清洁间歇导尿计划的时间，制订饮水计划，见表8-15。

表 8-15　导尿计划——饮水计划统计表 1

06：30 导尿	12：30 导尿	18：30 导尿	23：30 导尿
夜间如口渴可少量饮水	07：00 进食	13：00 进食	19：00 进食
	08：00 饮水 300 mL	15：00 饮水 300 mL	19：00～22：00 少量饮水、水果等，少于 100 mL
	10：00 饮水 300 mL	17：00 饮水 100 mL	
06：00 开始叩尿	12：00 叩尿	18：00 叩尿	23：00 叩尿

注：
1. 其中饮用流质如粥、果汁、汤，均计算在内。在前 0.5～1 h 缓慢饮水，避免一次快速大量饮水。
2. 根据情况，感下腹部憋胀不适，可随时叩尿，若尿液无法排出可采取导尿。

除此之外，应做到以下两点。

（1）指导患者每次间歇导尿前配合各种辅助方法进行膀胱功能训练。①触发性排尿：根据患者习惯可牵拉阴毛、摩擦大腿内侧、挤压捏阴茎等。②尿意习惯训练：根据患者个体化排尿习惯，指导其形成尿意习惯，于特定时间排尿，例如餐前 30 min、晨起后或者睡前鼓励患者排尿，日间每隔 3 h 排尿 1 次，夜间排尿 2 次。③排尿意识训练：每次排尿前 5 min，指导患者平卧，想象自己处于安静、宽敞的卫生间，予以聆听潺潺流水声，试图排尿，在想象过程中患者充分利用全部感觉。④盆底肌训练：臀部、下肢及腹部肌肉维持放松状态，指导患者对盆底肌肉进行自主收缩，持续 5～10 s，重复进行 10～20 次，每天 3 次。

（2）给予心理辅导与社会参与指导，具体如下。①心理辅导：患者因疾病原因心理压力较大，我们了解患者心理动态，及时给予疏导，让患者有信心积极配合康复治疗。②社会参与指导：脊髓损伤所致的神经源性膀胱患者，均会有不同程度的残障，社会参与感降低。因此，我们建立一个医患沟通微信群，于微信群中耐心解答患者疑问，不定期发布神经源性膀胱疾病知识、干预措施、预后途径等，为患者提供疾病相关知识。

通过采取这一系列的康复护理措施，患者在清洁间歇导尿的第四天可以在叩击膀胱区时自行排出尿液，但残余尿量在 500～700 mL，仍然超出正常的膀胱容量，遵医嘱给予口服溴吡斯的明片增强逼尿肌收缩；至清洁间歇导尿第七天患者残余尿量减少到 300 mL。

至清洁间歇导尿的第 14 天，为患者进行了第二次的膀胱压力测定，见图 8-6。

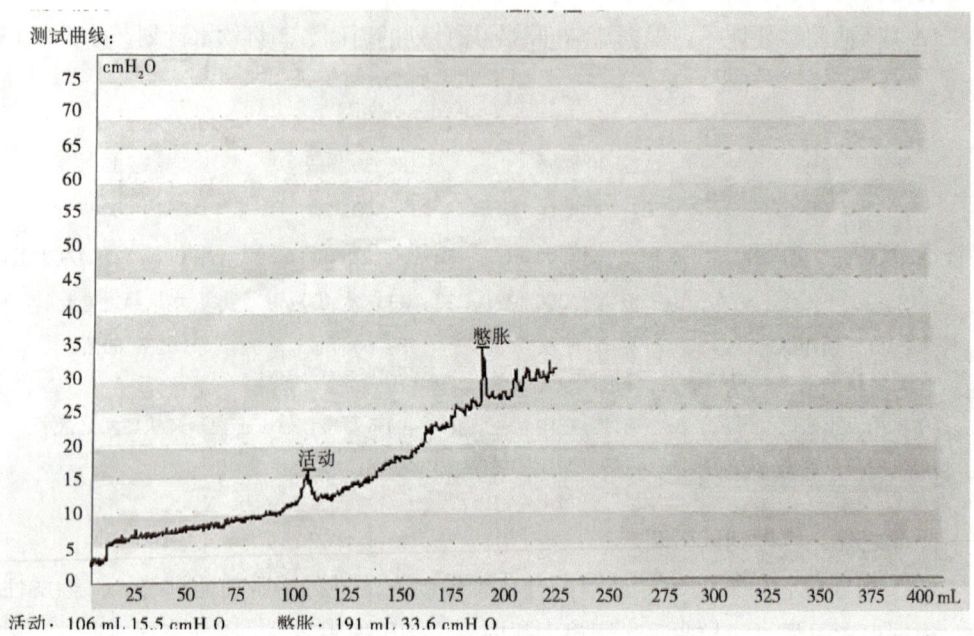

图 8-6　第二次膀胱压力测定

结果显示：较前膀胱压力下降，继续按清洁间歇导尿计划进行。

至第 30 天患者残余尿量 200 mL，遵医嘱给予清洁间歇导尿次数改为每日三次，根据导尿时间，为其重新制订饮水计划，并给予指导。计划见表 8-16。

表 8-16　导尿计划——饮水计划统计表 2

06：30 导尿	14：30 导尿	22：30 导尿
夜间如口渴可少量饮水	07：00 进食	15：00 饮水 300 mL
	09：00 饮水 300 mL	17：00 饮水 100 mL
	11：00 饮水 300 mL	19：00 进食
	12：00 进食	19：00 ~ 22：00 少量饮水、水果等，少于 100 mL
06：00 开始叩尿	14：00 叩尿	22：00 叩尿

注：
1. 其中饮用流质如粥、果汁、汤，均计算在内。在前 0.5 ~ 1 h 缓慢饮水，避免一次快速大量饮水。
2. 根据情况，感下腹部憋胀不适，可随时叩尿，若尿液无法排出可采取导尿。

至第 36 天患者残余尿量 150 mL，遵医嘱给予清洁间歇导尿次数改为每日两次，根据导尿时间，为其重新制订饮水计划，并给予指导。计划见表 8-17。

表 8-17　导尿计划——饮水计划统计表 3

18：30 导尿	06：30 导尿
07：00 进食	19：00 进食
09：00 饮水 300 mL 11：00 饮水 300 mL	19：00 ~ 22：00 少量饮水、水果等，少于 100 mL
12：00 进食	
15：00 饮水 300 mL 17：00 饮水 100 mL	夜间如口渴可少量饮水
18：00 叩尿	06：00 叩尿

注：
1. 其中饮用流质如粥、果汁、汤，均计算在内。在前 0.5 ~ 1 h 缓慢饮水，避免一次快速大量饮水。
2. 根据情况，感下腹部憋胀不适，可随时叩尿，若尿液无法排出可采取导尿。

至第 53 天患者残余尿量 100 mL，遵医嘱给予清洁间歇导尿次数改为每日一次，根据导尿时间，为其重新制订饮水计划，并给予指导。计划见表 8-18。

表 8-18　导尿计划——饮水计划统计表 4

18：30 导尿
07：00 进食
09：00 饮水 300 mL
11：00 饮水 300 mL
12：00 进食
15：00 饮水 300 mL
17：00 饮水 100 mL
18：00 叩尿
19：00 进食
19：00 ~ 22：00 少量饮水、水果等，少于 100 mL
夜间如口渴可少量饮水

注：
1. 其中饮用流质如粥、果汁、汤，均计算在内。在前 0.5 ~ 1 h 缓慢饮水，避免一次快速大量饮水。
2. 根据情况，感下腹部憋胀不适，可随时叩尿，若尿液无法排出可采取导尿。

至第 60 天患者残余尿量少于 100 mL，停止了清洁间歇导尿术。

三、效果评价（表 8-19）

表 8-19 入院及出院效果评价

时间功能	情绪状态	皮肤状态	下肢肌力	坐位平衡	床椅转移	膀胱功能	残余尿量（mL）	膀胱压力（cmH$_2$O）	Barthel指数分
入院时	狂躁焦虑	一期压疮	0 级	0 级	无	留置尿管	500～700	43.6	15
出院时	稳定配合	愈合	1+ 级	3 级	协助下完成	叩击排尿	100 以下	30.5	45

经过两个半月的综合康复治疗，患者 ADL 能力明显提升，增强了患者的康复自信心，家属配合度好，对患者的康复效果表示满意，患者生活质量得到明显提高。

四、参考文献

[1] 于同，孟宪荣，刘钦毅. 尿动力学在神经源性膀胱诊断中的研究进展［J］. 中国实验诊断学，2020，24（08）：1395-1399.

[2] 常翠翠，汪澄，李珍，等. 简易膀胱容量压力测定在神经源性膀胱护理中的应用［J］. 安徽卫生职业技术学院学报，2018，17（06）：74-75+77.

[3] 廖寒，赵文茹，吴斯亮，等. 国际功能、残疾和健康分类指导下康复护理对神经源性膀胱患者康复效果的影响［J］. 全科护理，2021，19（27）：3815-3818.

（陈艳玮）

病例 3　对吞咽障碍合并气管切开患者拔管的康复护理

一、基本病情

患者李 ×，男性，51 岁。

代主诉：气管切开术后，吞咽困难伴行走不能 30 天。

既往史："高血压病"病史 10 年，目前血压控制可；1 月前行"右侧椎动脉支架植入术"。

二、查体

专科查体：

T 37.1 ℃，R 23 次/分，P 102 次/分，BP 108/73 mmHg。

神志清，精神差，气管切开状态，间断气切处咳出黄色脓痰，留置胃管；粗测高级脑智能正常，可见水平眼震，右侧鼻唇沟变浅，伸舌右偏，咽反射消失，右侧面颊部及右侧肢体偏身中度痛觉减退，无坐位及站位平衡，头颈及四肢可见不自主运动。

身高：170 cm，体重：53 kg，白蛋白：31 g/L。

入院后影像学检查见图 8-7。

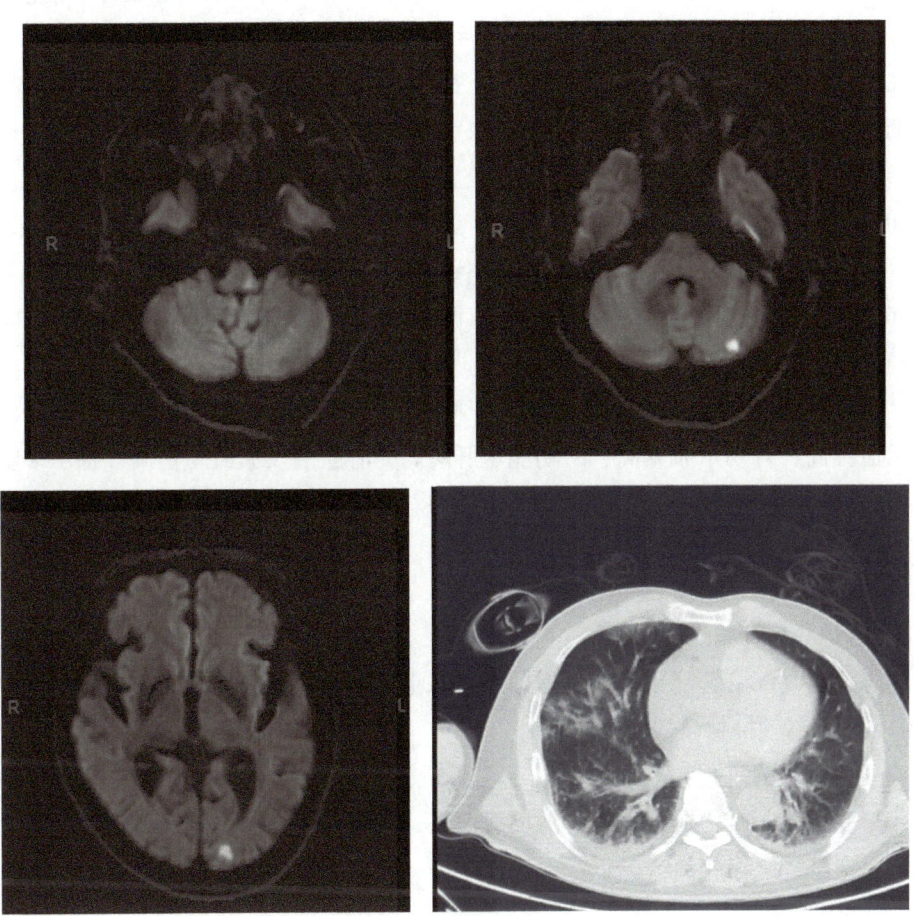

图 8-7　入院后影像学检查

三、诊疗经过

（一）入院诊断

临床诊断：①延髓梗死恢复期；②气管切开术后；③重症肺炎，Ⅱ型呼吸衰竭；④椎动脉支架植入术后（右侧）；⑤高血压病3级，高危；⑥电解质紊乱；⑦低蛋白血症。

功能诊断：①吞咽障碍；②呼吸功能障碍；③偏瘫；④协调障碍；⑤情绪情感障碍；⑥ADL大部依赖。

（二）治疗经过

2020-08-13 以"间断头痛 286 分"为主诉入院。影像提示：急性脑梗死，给予溶栓治疗，行头颅 MRI 示左侧小脑半球、延髓左份、左侧枕顶叶及侧脑室旁多发急性脑梗死。后转入重症监护室进一步生命支持治疗。

2020-08-14 突发烦躁，喘憋，查血气示：pH 7.146，PCO_2 72.1 mmHg，考虑呼吸性酸中毒，给予气管插管呼吸机辅助呼吸，后症状缓解继续呼吸机辅助呼吸。

2020-08-16 出现意识障碍，血压降至 62/39 mmHg，呼吸机辅助呼吸及对症处理后血压渐升，查血气分析：PCO_2 65.4 mmHg，pH 7.220，考虑呼吸性酸中毒，立即调整呼吸机参数。

2020-08-22 转入神经内科行专科治疗；08-26 18：30 突然出现呼吸困难、烦躁，血气分析示 PCO_2 62.1 mmHg，pH 7.190，考虑痰堵致急性气道梗阻，转入 CNICU 行气管切开。

2020-08-28 出现高热，最高 40.3℃，调整抗菌药物治疗后病情稳定，于 09-03 转入神经内科。

2020-09-05 出现意识障碍并氧饱和下降，血气分析示 Ⅱ 型呼吸衰竭、酸中毒，电解质示血钾高，肾功示尿素高，肝功能示肝酶高，心肌酶及肌红蛋白高，提示多脏器功能受损，体温增高至 37.7℃，再次转至 CNICU。

四、综合评估

1. 意识和精神状态

神志清，高级脑智能正常，焦虑抑郁状态[HAMA（汉密尔顿焦虑量表）：26 分；HAMD（汉密尔顿抑郁量表）：18 分]。

2. 吞咽及构音功能

张口受限，咀嚼力弱，流涎，咽反射消失，咳嗽反射减退，返流，留置胃管（抽取胃液）、空肠管（营养供给）。

3. 呼吸功能

胸廓活动范围减小，吸气力量下降，呼气困难，Ⅱ 型呼吸衰竭，双侧胸腔积液。

4. 运动功能

头颈部控制差，四肢可见不自主运动，无坐位及站位平衡

五、护理问题及康复目标

（一）护理问题

（1）呼吸功能障碍：气管切开术后，肺部感染，胸廓活动度幅度减小，吸气困难。

（2）吞咽障碍：间断胃液反流、下颌及咀嚼力弱、咽反射消失、咳嗽反射减弱。

（3）分泌物潴留：流涎，痰液咳出不畅。

（4）平衡协调/运动功能障碍：姿势不良，头颈部控制力差，无坐位及站位平衡。

（5）情绪情感障碍：焦虑抑郁状态。

（二）康复目标

近期目标：控制肺部感染，改善呼吸功能，可间断脱氧；减少流涎、返流，拔除胃空肠管；坐位平衡达1级。

远期目标：治疗性步行，功能性进食3级，ADL部分自理，回归家庭。

六、治疗

（一）治疗方案（表8-20）

表8-20 治疗方案

呼吸功能障碍	吞咽障碍	痰液潴留	运动/协调障碍	焦虑状态
呼吸机支持	吞咽器官运动训练	体位排痰及吸痰处理	运动疗法（辅助坐立、胸廓松动等）	家属陪伴及约定沟通方式沟通
呼吸功能训练（呼/吸气肌肌力训练）	吞咽感觉训练（气脉冲、振动等）	高流量湿化	OT（作业疗法）	增强康复自信心
电刺激治疗（膈肌）	电刺激治疗	维持出入量平衡	物理因子治疗	加强治疗方案沟通
运动治疗	药物治疗（山莨菪碱、肉毒毒素注射）	抗炎、化痰药物	传统康复治疗	心理疏导
药物对症处理	其他对症处理	………		药物干预

（二）临床处理

（1）抗感染、化痰平喘、气道湿化等治疗。

（2）改善循环及营养神经治疗。

（3）基础疾病干预：抗凝、降脂等药物应用。

（4）康复治疗处方开具：治疗项目、时间、强度、频率、注意事项。

（5）其他：营养计划制订。

七、康复护理评估（表8-21）

表8-21 康复护理评估结果

评估内容	评估结果
气道评估	分泌物评估：痰液为3度黄色浓痰，不易咳出 反流物性质：反流物为胃液 气囊压力：低于正常值（更换为塑料套管后）

续 表

评估内容	评估结果
吞咽评估	吞咽障碍简易筛查表：5分 EAT-10吞咽筛查表：26分
营养评估	入院时 NRS 2002 营养风险筛查表：5分，体重53 kg（下降7 kg），BMI指数18.3
口腔卫生	口腔清洁度评估量表：28分，患者口腔内大量分泌物及痰液黏附
综合评估	患者焦虑抑郁状态，以焦虑为主，语言沟通障碍，家属知识缺乏。

八、康复护理措施（表8-22）

表8-22 康复护理措施

存在问题	护理措施
肺部感染误吸	1. 吸痰护理：每日按需吸痰，配合振动+体位引流排痰技术，应用膨肺、吸唾管，行声门下吸引有效清除分泌物，必要时纤维支气管镜吸痰。 2. 气管切开处护理：每日更换气切处无菌纱布或按需更换。 3. 气囊管理：使用气囊测压表测气囊压力，压力维持在高出理想值2 cmH_2O。 4. 气管湿化：压缩雾化吸入、高流量湿化。 5. 血氧饱和度监测。 6. 呼吸训练：指导缩唇呼吸、腹式呼吸、有效咳嗽、抗阻呼吸功能训练、佩戴说话瓣膜的护理。
吞咽障碍	1. 进食方式：胃空肠管进食（留置胃管抽取胃液）。 2. 进食体位：坐位、卧位进食。 3. 鼻胃管、鼻肠管护理。 4. 吞咽障碍病房延续指导。
口腔卫生差	负压冲吸式牙刷、漱口水使用
营养潜在风险	定期进行营养评估 NRS 2002，请营养师全面评估，制订营养计划，加用营养粉，每餐220 mL，每天总热量1500 kcal，每周进行体重测量。
焦虑、知识缺乏	教会患者表达自己情绪，与患者建立有效沟通，给予心理疏导，与患者家属沟通，讲解基础及专科疾病知识，获得更多家庭支持。

九、康复评估

（一）气道仪器评估

会厌谷、梨状窦可见大量分泌物，双侧杓状襞和会厌轻度肿胀，喉前庭可见中等透明分泌物，声门下气道通畅。

套管内可见少量痰痂，气管黏膜未见充血，双侧1~3级支气管通畅，可见中等量浓稠痰液。

（二）吞咽临床 SOAP 评估

主诉：气管切开、鼻饲留置 2 月余、空肠管留置 1 月余。
基础状态：颈部左右侧屈、后伸受限。
呼吸模式：胸腹式呼吸，28 次 / 分。
张口幅度：3 cm。
口颜面功能：下颌下垂 3 分，咀嚼 3 分。
唇：流涎 4 分，唇拢、唇缩 2 分，鼓腮 3 分。
舌：伸舌、摆左、摆右均 2 分，舔上唇 4 分，舔下唇 3 分。
反射：咽反射、呕吐反射缺失，咳嗽反射减弱、咳嗽力量尚可。
吞咽动作 < 2 cm。
（唾液）染色试验：阳性。
患者说话瓣膜评估时，出现闷气，口内咳出 10 mL 含食物性状分泌物（表 8-23）。

表 8-23　说话瓣膜评估量表

	开始时	1 分钟	5 分钟	15 分钟	30 分钟
血氧饱和度	99	99	98	97	96
脉搏	89	90	90	92	93
呼吸	15	15	16	17	18
异样		√	√	√	√

十、吞咽评估治疗

吞咽治疗措施见表 8-24。

表 8-24　吞咽治疗措施

问题	治疗目标	治疗措施
环咽肌不开放	增加喉上抬幅度，改善吞咽协调性，使环咽肌部分开放	导管球囊扩张术
气管切开、隐性误吸	改善声门上压力，促进语言功能恢复	吞咽说话瓣膜佩戴
呼吸不协调	加强呼吸功能，增加呼吸比	呼吸控制训练、呼吸抗阻训练
咳嗽咳痰能力差	提高咳嗽力量，改善咳嗽能力	徒手排痰技术、咳嗽徒手借助技术
口腔感觉运动功能差	改善口腔感觉功能，加强唇、舌协调运动	口腔感觉运动技术

2020-12-01 中期吞咽功能评估：患者口水染色阳性，佩戴说话瓣膜时长可在 12 h 左

右，咳嗽咳痰力量增强，口咽腔分泌物可经口咳出，后管、空拔除胃肠管。

2020–12–05 复查 VFSS：吞咽治疗进展较慢，考虑患者为真性延髓性麻痹，存在吞咽问题难度更大，因此调整方案减少肺部感染，加强呼吸肌群肌力耐力，加强咳嗽训练，争取拔除气切管。

2020–12–29 复查胸部 CT：显示双肺感染性病变较前改善。

2021–01–03 更换金属套管：测气囊压力，塑料套管气囊漏气，更换金属套管，进行堵管训练。增加咳嗽咳痰训练、屏气呼吸训练。

十一、疑难病例讨论

1. 吞咽问题

患者环咽肌开放不能、反流、误吸，是否进行环咽肌肉毒毒素注射？

2. 气道管理

肺部感染，痰液咳出不畅。患者气管切开与吞咽障碍并存，临床处理先解决吞咽障碍还是先进行气管套管拔除？

3. 营养管理

营养管理有效，继续目前方案进行。

十二、围拔管期管理

堵管时间及表现见表 8–25。

表 8–25 堵管时间及表现

问题	治疗目标	治疗措施
舌喉复合体力量差	加强舌喉复合体上抬感觉，促进舌喉复合体上抬幅度	吸管训练、Y 型感应电刺激
环咽肌不开放	改善吞咽动作协调性，使环咽肌开放不完全	导管球囊扩张术
显性误吸	改善吞咽呼吸协调性，预防误吸	声门上吞咽法
口腔感觉运动功能差	改善口腔感觉功能，加强唇、舌协调运动	口腔感觉运动技术
咽部感觉差	改善咽部感觉功能	气脉冲训练

（1）患者病情稳定。

（2）神志清楚。

（3）无呼吸衰竭征象，自主呼吸稳定，氧饱和度 > 95%，血气分析，动脉血氧分压 61.1 mmHg，动脉血二氧化碳分压 38.9 mmHg。

（4）无发热、黄脓痰等肺部感染征象。

（5）呼吸肌功能恢复。

（6）咳嗽反射恢复，患者能将痰液从口中咳出。

（7）吞咽反射恢复。

（8）无喉头水肿，套管远端无瘢痕和肉芽增生导致的明显气道狭窄。

（9）家属签署知情同意书，予以拔管。

十三、拔管后吞咽康复治疗（表8-26）

表8-26 拔管后吞咽康复治疗

2021-01-05	2021-01-15	2021-01-31	2021-02-10	2021-02-20
堵管1 h 指脉氧波动在 94%~96% 心率56~79次/分	堵管3 h 指脉氧波动在 93%~97% 心率50~83次/分	堵管5 h 指脉氧波动在 90%~94% 心率66~95次/分	堵管8 h 指脉氧波动在 92%~96% 心率76~100次/分	堵管24 h 连续5天 指脉氧波动在 90%~96% 心率72~98次/分

拔管后第10天，患者出现体温升高，查血常规：WBC（白细胞）11.49×10^9/L，中性粒细胞计数7.82×10^9/L，RBC（红细胞）3.98×10^{12}/L，血红蛋白107 g/L。复查胸部CT：双肺炎症，较前进展；双侧主支气管、右肺下叶支气管内密度增高影，考虑痰栓。

拔管后气道管理措施：

（1）临床处理：继续抗生素抗炎、纤支镜吸痰及综合对症处理。

（2）康复护理：加强体位排痰、高流量湿化、口/咽腔护理、营养管理等。

（3）气道管理：腹式抗阻呼吸训练、屏气训练、缩唇呼吸训练；强制呼气法、咳嗽和哈气辅助法；气脉冲联合导尿管口咽腔感觉刺激合并声门上吞咽法；呼吸机支持治疗。

结局：系统临床及积极康复干预1周后，患者肺部感染未得到有效控制转入RICU（呼吸重症监护室）进一步专科治疗。

十四、总结

气管切开术后患者拔管前需在气道管理基础上严格把握拔管指征。拔管后伴误吸患者应在气道管理基础上进行吞咽障碍康复。吞咽障碍合并气管切开患者临床处理何者为先需因人而异。

（陈艳玮）

第九章　护理管理

第一节　控制在护理管理中的应用

控制现象存在于各个领域，是客观世界中的一种普遍现象。控制贯穿于护理工作的全过程，涉及各级护理人员。在护理管理中，对护理安全、护理成本、护理质量（包括要素质量、过程质量、结果质量）和护理缺陷等全方位的控制尤为重要。本节主要介绍护理风险管理和护理成本管理。

一、护理风险管理

护理风险始终贯穿在护理操作、处置、配合抢救等各环节和过程中，因此，如何保证安全护理，发现风险隐患和降低护理风险系数是护理管理者的首要任务。

（一）基本概念

1. 护理风险

护理风险是指从事医疗护理服务活动中可能发生的危险与危害，受其主、客观因素的影响，存在突发性和难以预测性。

2. 护理风险管理

护理风险管理是指针对患者、工作人员、探视者可能产生伤害的潜在风险进行识别、评估并采取正确行动的过程。

（二）护理风险管理的意义

1. 护理风险管理水平直接影响患者的安全

护理风险与护理安全是并存的概念，是因果关系。在护理风险系数较低的情况下，护理安全系数就较高，反之护理安全系数就较低。护理活动可产生正反两方面截然不同的结果，使疾病向好的方向转化或者是向不好的方向转化。无论何种结果，均是多种风险因素作用于护理活动的结果。风险管理可以降低护理活动中的风险性，以保障患者的安全。

2. 护理风险管理水平直接影响医院的社会效益和经济效益

护理风险管理水平与医院的发展密切相关。护理风险管理不善，会使病程延长，使治疗护理方法复杂化，增加物质消耗，会使纠纷和投诉增加，进而增加成本投入，有的还要付出额外的经济负担，甚至可能有损医院的形象。

3. 护理风险意识和管理水平直接影响医院和医务人员的自身安全

在医疗护理活动中，如果风险意识不强、管理不力发生事故和医疗纠纷，医院及医务人员将承担风险，包括经济风险、法律风险、人身风险等。

4. 护理风险管理水平直接影响医院功能的有效发挥

医疗场所的各种污染、放射线、有毒药物和化学试剂等一些物理化学因素，会对从事医疗工作的人员构成危害。做好护理风险管理不仅能保障患者的身心安全，还能保障从事医疗护理及医学工程技术人员本身的健康与安全，从而使医院功能正常发挥。

（三）护理风险管理的程序

1. 护理风险识别

护理风险识别是护理风险管理的基础，其主要任务是对护理服务过程中客观存在的及潜在的各种风险进行系统的识别和归类，并分析产生护理风险事故的原因。进行护理风险识别，可以防患于未然，对可能出现的护理风险进行预见。同时，也便于管理者制订详细、周密的风险管理制度，实施全面、系统的管理控制，从而降低风险的发生。

2. 护理风险评估

护理风险评估是在风险识别的基础上进行定量分析和描述，通过对这些资料和数据的处理，发现可能存在的风险因素，确认风险的性质、损失程度和发生概率，为选择处理方法和正确的风险管理决策提供依据。通过评估，使护理管理者关注发生于各个环节的护理风险，尤其是加强对发生概率高、损失程度重的护理风险的监控，从而降低护理风险的发生率。

3. 护理风险处理

护理风险处理是护理风险管理的核心内容。护理风险处理是在风险识别和风险评估基础上采取的应对风险事件的措施，主要包括风险预防和风险处置两方面的内容。

风险预防是在风险识别和风险评估基础上，在风险事件出现前采取的防范措施，如建立健全护理风险管理制度、定期进行护理风险教育、加强护理风险监控等。

风险处置包括风险滞留和风险转移两种方式。风险滞留是指将风险损失的承担责任保留在机构内部，是医疗机构传统应对医疗风险的办法。风险转移是将风险责任转移给其他机构，是最常见的风险处理方式，如购买医疗风险保险等。

4. 护理风险管理效果评价

对风险管理手段的效益性和适用性进行分析、检查、评估和修正，为下一个周期提供更好的决策，是对护理风险管理效果的验证，如患者的满意度是否提高，护士的法律意识和防范风险意识是否增强等。采用的方法有调查问卷法、护理文书抽检、不定期组织理论考试等。

二、护理成本管理

在社会主义市场经济深入发展和卫生事业改革的新形势下，医院只有不断更新、转变观念，强化经济管理，开展成本管理，降低营运成本，才能更好地生存和发展。护理成本作为医院经营成本的重要组成部分，已经成为护理管理领域研究的重要课题。

（一）基本概念

1. 成本

成本是指生产过程中生产资料和劳动的消耗。在医疗卫生领域，成本是指在服务过程中所消耗的直接成本（材料费、人工费和设备费）和间接成本（管理费、教育培训费和其他护理费用）的总和。

2. 护理成本

护理成本是指医疗单位在护理服务过程中产生的物化劳动和活劳动消耗的货币价值。物化劳动是指物质资料的消耗，活劳动是指脑力和体力劳动的消耗，货币价值是指产出的劳动成果用货币表示的价值。

3. 护理成本管理

护理成本管理是运用一系列管理方法，对护理服务过程中发生的费用进行预测、核算、分析、控制等科学管理工作，从而降低成本，增加效益，提高服务质量。

（二）护理成本管理的意义

1. 降低医疗机构经营成本

作为医疗机构经营成本的重要组成部分，护理成本直接或间接地反映在医院的经营成本中，如护理人员工资、仪器设备的利用率、护理材料的消耗等。因此，减低护理成本是护理管理者的重要任务，也是降低医疗机构经营成本的主要途径之一。

2. 提高医疗机构成本核算水平和成本信息的准确性

成本核算是成本管理工作中的重要环节，成本核算的结果可以为成本管理提供信息，而准确的成本信息又是成本预测和成本决策的基础，只有完善的护理管理系统才能取得准确的成本信息。护理成本是医院成本的重要组成部分，因此，护理成本管理水平将直接影响医疗机构成本核算水平和成本信息的准确性。

3. 提高经济效益

护理成本管理的目的就是降低成本费用，减少不必要的支出，增加利润，提高经济效益。

4. 提高医疗机构的竞争力

护理成本管理可以降低成本费用，提高医疗机构的经济实力，用于广纳人才，购置先进医疗器械，改善就医流程，提高医疗机构的技术水平，从而提高市场竞争力。

5. 提高员工的节约意识

调动员工增收节支的积极性是护理成本管理工作的目的之一。护理成本管理可以使护士认识到成本管理既能减少患者负担，增加社会效益，又能提高经济效益，增加个人收入，从而自觉地去参与成本管理和费用控制。

（三）护理成本管理的内容

护理成本管理包括四个方面的内容：一是编制护理预算，将有限的资源适当地分配给预期的或计划中的各项活动；二是开展护理服务的成本核算，提高患者得到的护理照顾的质量；三是进行护理成本－效益分析，计算护理投入成本与期望产出之比，帮助管理者判定医院花费所产生的利益是否大于投资成本；四是开发应用护理管理系统，进行实时动态成本监测与控制，利用有限的资源提供高质量的护理服务。

1. 编制护理预算

编制护理预算是护理管理者为实现护理目标，为一定期限内（通常为 1 年）所预期的收入和计划支出而编制的资金使用计划，详细描述了在该时期发生的各项护理活动所需要的标准经济资源。护理预算一般分为运营预算和资本经费预算。前者包含护理人员的工资、福利、供应品、小型设备等支出，后者提供的经费是有关大型设备器材、重要装备的购置。也有的医院增加人力预算，包括医院内员工的人力计算、薪资核算，外借、临时聘用、交换等人员的费用支付。

2. 护理成本核算

护理成本核算是护理成本管理工作的重要组成部分，是正确制订护理价格、衡量护理服务效益和合理配置人力资源的基础，是降低医疗护理成本的前提。护理成本核算是将医院在护理过程中发生的各种耗费按照一定的对象进行分配和归集，以计算总成本和单位成本。常用的护理成本核算方法有项目法、床日成本核算、相对严重度测算法、患者分类法、病种分类法及综合法。

3. 护理成本－效益分析

其目的是分析护理服务的投入与实际获得效益之间的关系，可以为护理管理者提供资本继续投入的依据。分析的步骤一般包括以下几个环节：①明确要研究和解决的问题。②确立护理方案，收集相关数据。③选择适当的经济分析方法。④确定与分析成本，确定结果的货币价值。⑤决策分析。成本-效益分析作为一种研究方法，可以不受管理体制的束缚，护理管理者可以根据需要选择不同的评价方法，准确反映护理成本投入和产出的关系，为科学决策提供有力依据。

4. 护理成本控制

护理成本控制是按照既定的成本目标，对构成成本的一切耗费进行严格的计算、考核和监督，及时发现偏差，并采取有效措施，纠正不利差异，发展有利差异，使成本被限制在预定的目标管理之内的管理方法。成本控制是现代成本管理工作的重要环节，是落实成本目标、实现成本计划的有力保证。

（马　莉）

第二节　护理质量管理的方法

要确实抓好质量管理，除了要有正确的指导思想，还要依靠科学的质量管理方法。质量管理方法很多，有直方图、控制图、分层法等，而 PDCA 循环被认为是质量管理最基本的工作程序。

一、PDCA 循环

PDCA 循环又叫戴明环，是美国质量管理专家戴明博士提出的，由计划（Plan）、实施（Do）、检查（Check）、处理（Action）四个阶段组成。它是全面质量管理所应遵循的科学管理工作程序，可以使我们的思想方法和工作步骤更加条理化、系统化、图像化和科学化。

（一）PDCA 循环的步骤

每一次 PDCA 循环经过四个阶段、八个步骤。

1. 计划阶段

该阶段包括四个步骤：第一步，分析质量现状，找出存在的质量问题；第二步，分析产生质量问题的原因或影响因素；第三步，找出影响质量的主要因素；第四步，针对影响质量的主要原因研究对策，制订相应的管理或技术措施，提出改进行动计划，并预测实际效果。措施应具体而明确，回答 5W1H 内容：为什么要这样做（Why）？做什么（What）？谁来做（Who）？什么时间做（When）？什么地方做（Where）？怎么做（How）？

2. 实施阶段

实施阶段是 PDCA 循环的第五步，按照预定的质量计划、目标、措施及分工要求付诸实际行动。

3. 检查阶段

检查阶段是 PDCA 循环的第六步，是把执行结果与预定的目标对比，检查预定计划目标的执行情况。在检查阶段，应对每一项阶段性实施结果进行全面检查，衡量和考查所取得的效果，注意发现新问题。

4. 处理阶段

对检查结果进行分析、评价和总结，具体分为两个步骤：第七步为总结经验教训，肯定成功的经验，形成标准、制度或规定；将失败的教训进行总结和整理并记录，作为前车之鉴，以防再次发生类似事件。第八步是把没有解决的质量问题或新发现的问题转入下一个循环中去解决。

（二）PDCA 循环的特点

1. 循环的完整性与连续性

PDCA 循环作为科学的工作程序，其四个阶段的工作具有完整性、统一性和连续性的特点。在实际应用中，缺少任何一个环节都不可能取得预期效果，只能在低水平上重复。比如计划不周，给实施造成困难；有布置无检查，结果不了了之；不将未解决的问题转入下一个 PDCA 循环，工作质量就难以提高。

2. 大环与小环相互联系、相互促进

PDCA 循环作为企业管理的一种科学方法，同样也适用于护理管理。就医院的护理质量管理而言，护理部就是一个大的 PDCA 循环，各个护理单位（门诊、病房、手术室、急诊室等）又有各自的 PDCA 小循环。大环套小环，直至把任务具体落实到每个人。反过来小环保大环，从而推动质量管理不断发展提高。因此，大环是小环的依据，小环是大环的基础。

3. 阶梯式运行，循环式提高

PDCA 循环不是简单地周而复始，也不是同一水平上的循环，而是每转一周都有新的内容与目标，因而也意味着前进一步，就像阶梯式的运行，逐步上升。在质量管理上，经过了一次循环，也就解决了一批问题，质量水平有了新的提高。

二、品质控制圈

（一）概述

品质控制圈是由同一现场工作人员或者工作性质相近的人员，利用自动自发、相互切磋的团队精神，并运用简单有效的管理方法与理念，对自身的工作环境进行持续的改善。

（二）应遵守的基本原则

（1）品质控制圈成员应是同一单位或在一起工作的，且是自愿可以轮换的。

（2）品质控制圈要在上班时间内保证每周一次会议，或者至少每月两次，每次约30分钟至1小时；遇有临时紧急问题则可随时开会，每次20～30分钟。

（3）圈长应注意主持会议的技巧，利用指名发言、接力发言或反问等方式引导全体发言。

（4）把握有效开会的原则，即准时到会、不人身攻击、尊重不同的意见。

（5）品质控制圈成员应尽量学习并运用识别问题及解决问题的品质管理技巧。

（6）一般要有工作现场的督导者来辅助品质控制圈的进行，督导者的主要任务是激发员工的创意。

（7）高级管理者应对品质控制圈给予强有力的支持。

（8）重视人员的发展和现场工作者所提供的创意，以提高生产力及效率。

（马　莉）

第三节　护理缺陷的管理

一、护理缺陷的定义和判定标准

医疗差错、事故与纠纷，均属医疗缺陷范畴，护理缺陷也属此范围，是指治疗、护理服务人员在提供服务的活动中，由于在医疗体制、管理体系、服务质量和技术操作方面存在的欠缺、不完善因素，而导致医疗损害及误解的事实。医疗护理事故、医疗护理差错和医疗护理纠纷均列入护理缺陷的范畴。国务院对医疗事故有明确界定。医疗护理事故是指在护理过程中，由于护理人员的过失，直接造成患者死亡、残废、组织器官损害导致功能障碍。医疗护理差错是指在护理过程中，因责任心不强、工作粗疏、不严格执行规章制度或违反操作规程等原因，给患者造成精神及肉体上的痛苦，但未造成严重后果。根据产生后果的程度，进一步分为严重差错和一般差错。凡发生差错但尚未对患者引起不良后果，或尚未实施即被发现并被纠正则称为缺点。缺点也属于护理缺陷的范畴。

二、护理缺陷的常见原因

1. 人力资源不足，超负荷工作状态

为满足社会对医疗服务的需求，而加大各部门的工作量，造成部分科室的人员、设备、空间相对不足。当护士人手紧缺，工作超负荷时，多数护士无法适应多重角色的转换，出现角色冲突，长此以往，使护士身心疲惫，也是构成护理工作不安全的重要原因。再则，过度工作和劳累同样会引起注意力和警惕性的下降，导致错误的增加。

2. 护理人员缺乏工作经验

新职工、新设备的引入有一个培训、适应、磨合过程。从统计分析来看，低年资护士容易发生不安全护理事件，由于她们专业知识不够丰富，技术操作不够熟练，缺乏有效的沟通技巧，法律知识欠缺，理论与实践脱节，违反技术操作规程，容易导致操作失败或操作错误，而发生护理差错。

3. 管理层的因素

安全护理管理是护理质量管理的核心，护理质量直接影响到医疗质量、患者的安危、医院的声誉。管理制度不完善，制度执行不力，上级对下级的监控缺乏力度，对潜在的不安全因素缺乏预见性，对人力资源的教育、培训不重视，护理人员的缺编，护士的待遇偏低等均会导致不安全护理的后果。

4. 其他因素

差错、事故的鉴定处理仍没有一个使医患双方都信赖满意的机制。社会、媒体等对医疗机构、人员尚缺乏公正的评价，医院生存的环境还不令人满意。对护理安全有直接影响的主要因素还包括院内感染、烫伤、跌倒与坠床、输液渗出及坏死、环境污染、食品污染等。

三、护理缺陷的防范

1. 建立和完善统一的护理安全质量管理体系

针对医院护理安全质量方面存在的问题，结合医院的实际情况，制订相应的预防与控制措施，规范护理工作流程的各个环节。建立以护理部、护士长、科室质控员为主体，全体护理人员参加的护理安全管理组织体系，形成护理监控、科室互控、科内自控的监控网络，层层把关，环环相扣，各司其职，确保护理安全。护理部按照"护理质量考评标准"对全院护理质量进行定期或不定期抽查，召开会议，分析和解决存在的问题，及时纠正处理，并将检查结果反馈到各病区，各病区对存在的问题进行分析，提出整改措施。

2. 运用科学管理系统，建立护理安全管理路径

护理安全是护理管理工作效益的体现，科学系统的管理方法有助于提高管理工作的成效。护士在工作中一旦发现危险因素或不良事件，立即通过上报系统报告。护士长从管理者、教育者的角度出发分析本病房存在的隐患，利用晨交班或会议的机会组织护士进行全面讨论、分析，使护士对存在的隐患有共同认识，并采取相应措施改善不良环节。管理委员会通过这些分析、评价，来掌握护理事故发生的状况，进行集中分析，找出防止事故的对策。护理安全管理路径一方面可以激发护士的自主参与性，加强护士和管理者的沟通，营造积极、公正的安全上报氛围；另一方面可以促进规范化、系统化护理安全管理，有助于管理者根据流程，准确地解读上报内容，从整体的角度出发，兼顾

个人因素和环境因素,及时反馈,合理处理,从本质上减少和杜绝安全事故,使护理安全问题真正受到大家的重视。

3. 健全护理安全制度及处理应急预案

(1) 完善和制订各项管理制度:要建立护理安全的有效体系,就必须实现对差错的严格预防和控制。制订相应的护理制度和流程,使人人知晓并在实践中参照执行,对可能产生护理不安全的高危环节进行重点关注和整治。定期对存在的安全隐患进行重点讲评分析。一个险些酿成差错的不良事件,实际上因为偶然因素或因即时干预未产生后果。管理学的实践证实,对这个方面的研究和控制与对实际产生不良后果的差错研究具有同样重要的预防和治理意义。对各项护理安全工作应有检查、监督、反馈、讲评、整改的机制。对已经出现的医疗不安全事件,应有危机处理方案,医院管理部门应及时知晓,协同处理,尽可能减轻不安全事件造成的危害,做好各项善后工作,尽快找出导致不安全的危险因素,并制订相应对策。

(2) 对各类紧急情况有应急预案:为确保患者住院期间的安全,患者入院后护士即根据患者的病情,结合病区环境做出初步评估。科室必须健全住院患者紧急状态时的应急预案,如猝死、躁动、药物引起过敏性休克等。在制订应急预案时,首先重点突出"预防为主"的原则,如躁动应急预案中,制订该患者护理评估、床头设立"坠床"提示牌及规范使用安全约束带等安全防范措施。其次,制订跌倒等事件发生后的应急处理措施及逐级上报程序。

(3) 重视风险意识、法律意识教育:长期以来,护士习惯处于医疗服务的主导地位。因此在实践中,护士更多考虑的是如何尽快地去解决影响患者健康的根本问题,而忽视潜在的法律问题。护理部要求护士对患者权利和护士义务有正确认识,加强风险意识及法律意识教育,规范护理行为,开展护理核心制度学习,结合《医疗事故处理条例》,让护士充分意识到遵守规章制度、遵守护理规范是对自己的保护。护理工作中无处不潜藏着法律问题,为适应法制社会,护士应学法、懂法、守法。护士执行每项操作前都要向患者解释清楚,并认真做好病情观察。根据科室特点制订相应护理常规、操作流程,护理文书书写规范,建立医嘱的查对制度和方法。

(4) 加强护理管理职能,转变观念,努力营造安全文化氛围:做好护理安全管理工作,首先必须在全体人员中树立护理安全的观念,加强职业道德教育,时刻把患者安危放在心上。树立安全第一的观念,应让每位护理人员都明白,在护理的各个环节上都可能存在不安全的隐患,如果掉以轻心势必危机四伏,对患者的生命带来不可弥补的伤害。护理管理者应着眼于系统分析,对当事人避免单纯的批评责备和处罚,营造安全文化氛围,倡导主动报告护理过失和缺陷,善于以护理差错事故的实例及时教育护士,使其加强工作责任心,吸取教训,防止类似事件发生,从而全面提高护理安全质量。护理管理者还应该经常检查和督促护士严格执行操作规程，并要加强护士业务素质培训，不断充实和更新知识，提高对患者的护理安全质量。

（5）安全管理纳入病房的目标管理：护士长采取科学管理病房的方法，进行恰当的人力资源管理，根据护士的能力、资历及护理工作强度等合理调配护理人员，注意新、老护士搭配，并提供良好的工作环境，在排班上尽量做到满足护士的要求，以调动她们的工作积极性，既要保证护理人员充足，又要避免护士长期处于紧张、疲劳状态而发生差错事故。当使用新的医疗仪器或开展新治疗、新检查时，组织全体护士认真学习以掌握新知识、新技能。各种仪器上均将操作程序写清楚，以便按程序规范操作。为防止各种遗忘性差错，科室建立交接班前的自查制度，以便及时发现问题并纠正。

（马　莉）

参考文献

[1] 叶丹,等. 临床护理常用技术与规范[M]. 上海：上海交通大学出版社，2020.

[2] 尉伟,郭晓萍,杨继林. 常见疾病诊疗与临床护理[M]. 广州：世界图书出版广东有限公司，2020.

[3] 孙丽博,等. 现代临床护理精要[M]. 北京：中国纺织出版社有限公司，2020.

[4] 蒋艳,等. 现代临床妇产与儿科疾病诊疗[M]. 青岛：中国海洋大学出版社，2020.

[5] 刘晓辉,柳明仁. 康复护理[M]. 北京：人民卫生出版社，2018.

[6] 戴艳梅,刘巧玲. 口腔护理技术[M]. 北京：北京科学技术出版社，2020.

[7] 刘新静,刘红燕,程玲. 临床护理健康教育[M]. 厦门：厦门大学出版社，2020.

[8] 狄树亭,万紫旭. 急危重症护理[M]. 北京：人民卫生出版社，2016.

[9] 屈庆兰,等. 临床常见疾病护理与现代护理管理[M]. 北京：中国纺织出版社有限公司，2020.

[10] 彭德飞,等. 临床危重症诊疗与护理[M]. 青岛：中国海洋大学出版社，2020.

[11] 李红霞,石多莲. 急诊急救护理[M]. 北京：中国医药科技出版社，2019.

[12] 丁宪艳. 妇产科护理学教学创新实践[M]. 广州：世界图书出版广东有限公司，2019.

[13] 朱翠英. 现代临床外科护理路径[M]. 长春：吉林科学技术出版社，2019.

[14] 徐凤玲. 危重症护理技术操作规范[M]. 合肥：中国科学技术大学出版社，2020.

[15] 苗蓓蓓,张蔚,刘振波. 现代护理教学与临床实践[M]. 广州：世界图书出版广东有限公司，2019.

[16] 刘毅. 外科护理技术指导[M]. 广州：世界图书出版广东有限公司，2019.

[17] 鹿翠云,刘丽,李妍. 新编临床常见疾病护理与护患沟通技巧[M]. 北京：中国纺织出版社，2018.

[18] 谷业云,等. 实用护理技术与临床[M]. 上海：上海交通大学出版社，2018.

[19] 郑秀娟,等. 新编外科护理学[M]. 上海：上海交通大学出版社，2018.